Jane Fondas Fitness-Buch

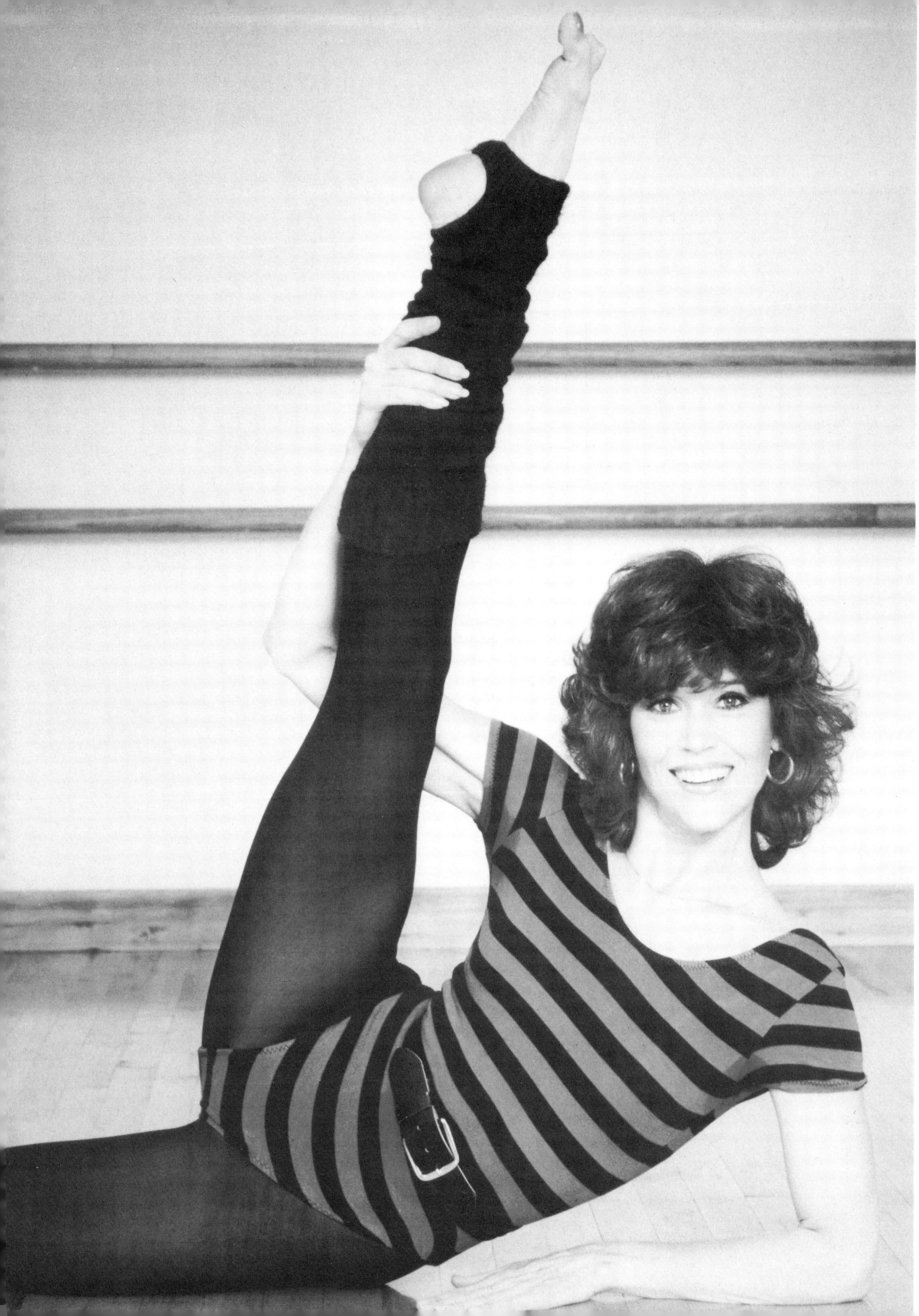

Jane Fondas Fitness-Buch

»Ich fühle mich gut!«

von Jane Fonda

mit Fotos von
Steve Schapiro

Wolfgang Krüger Verlag

Titel der Originalausgabe: »Jane Fonda's Workout Book«
Erschienen 1981 im Verlag Simon and Schuster, New York

Die Autorin dankt dem Verlag Crown Publishers, Inc.,
für die Abdruckgenehmigung des Menüs auf S. 233 aus dem Buch
»Eat Your Heart Out« von Jim Hightower,

21.–60. Tausend
Deutsche Ausgabe:

Aus dem Amerikanischen von Brigitte Stein
Lektorat: Imme Techentin
Satz: Fotosatz Otto Gutfreund, Darmstadt
Gesamtherstellung: Kösel GmbH, Kempten
Printed in Germany 1983
ISBN 3-8105-0625-7

Danksagung

Mein besonderer Dank gilt meinen Freund(inn)en Mary Kushner,
Paul Blanc, Dr. Michael Jacobson, Carol Gutierrez,
Lesley Mallgrave, Karen Nussbaum, David White, Steve Kelly,
Vincent Virga, Nan Talese, Judy Kaplan, Barbara Wyden,
meinem Lieblingsfotografen Steve Shapiro, seinem Assistenten
Steve Shaffer und Leni Cazden (wo immer sie sein mag),
die mir mit Rat und Tat zur Seite gestanden haben.

Für meine Tochter Vanessa

Inhalt

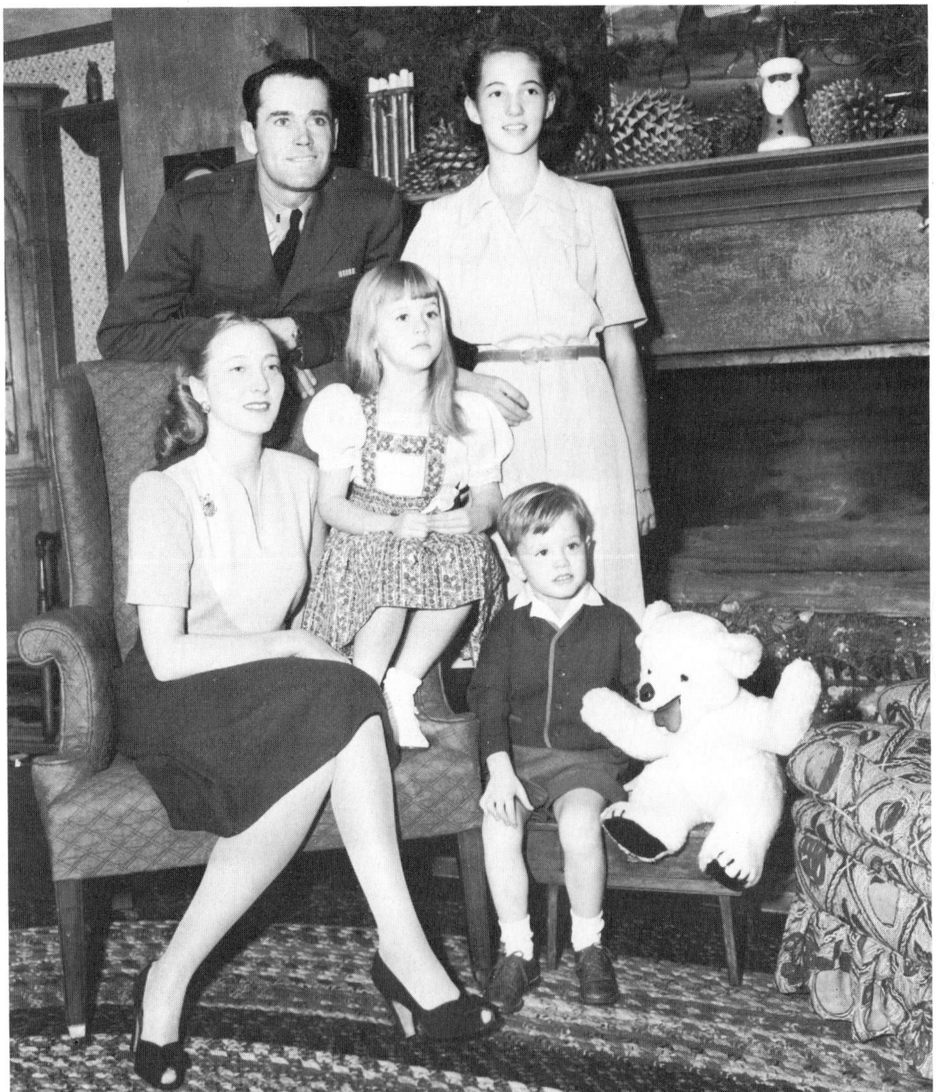

Ich, im Kreis meiner Familie: Oben links mein Vater (während eines Heimaturlaubs im Pazifik-Krieg), meine Schwester Pan, meine Mutter Frances und mein Bruder Peter

Vorwort

Wie viele Frauen in unserer Gesellschaft bin ich mit der Vorstellung aufgewachsen, die wichtigsten Merkmale weiblicher Attraktivität seien eine schlanke Figur, blondes Haar und vor allem ein praller Busen.

Ich erinnere mich, daß meine Mutter und ihre Freundinnen, meine Großmutter, die Gouvernanten und meine Schwester – alle Frauen in meinem Umkreis – sich stets besorgt über die Vorzüge und Nachteile ihrer Figur unterhielten. Kräftige Schenkel, kleine Brüste, ein dicker Po – irgendeinen angeblichen Schönheitsfehler, auf den sich ihre Ängste richteten, gab es immer. Keine dieser Frauen schien mit ihrem Aussehen zufrieden zu sein, was mich sehr verunsicherte, denn ich fand sie so, wie sie waren, sehr schön.

Im Verlangen nach der »weiblichen Idealfigur«, wie sie uns von vollbusigen Filmstars und mageren Mannequins vorgeführt wurde, waren Frauen offenbar sogar zu Gewalttaten gegen ihren eigenen Körper bereit. Meine Mutter beispielsweise, eine recht schlanke, schöne Frau, hatte panische Angst vorm Dickwerden. Sie sagte einmal, falls sie je zunehme, werde sie sich das überschüssige Fleisch wegschneiden lassen! Eine ihrer Freundinnen wollte sich den Urin trächtiger Kühe injizieren lassen, der angeblich die Auflösung von Fett bewirkt.

Vielleicht wurde ich in die intimeren Gespräche der Männer um mich herum zu wenig einbezogen, jedenfalls erinnere ich mich nicht, daß sie sich derartig um ihr Aussehen kümmerten. Zumindest ängstigten sie sich weniger darüber. Ihr Interesse schien mehr den eigenen Leistungen zu gelten: in eine Mannschaft aufgenommen zu werden, eine Aufgabe gut zu bewältigen, Mut zu beweisen. Ich begriff: Männer wurden nach ihren Taten, Frauen nach ihrem Äußeren beurteilt.

Wie viele junge Mädchen verinnerlichte ich diese Botschaft, und in meinen Bemühungen, der ersehnten weiblichen Idealfigur zu entsprechen, mißbrauchte ich meine Gesundheit, quälte mich mit Hungerkuren und schluckte Gott-weiß-welche Pillen. Ich wußte sehr wenig über die Funktionen meines Körpers und wie ich ihn gesund und widerstandsfähig erhalten konnte. Ich verließ mich auf die Ärzte, wenn ich krank war, aber ich selbst tat nichts, um gesund zu bleiben.

Erst als ich dreißig Jahre alt und zum ersten Mal schwanger war, begann ich umzudenken. Als das Kind in mir wuchs, spürte ich, daß ich auf meinen Körper hören und ihn kräftigen mußte, statt ihn zu ignorieren und zu schwächen. Mir wurde klar, daß ich mir mit gesundem Menschenverstand, einigem Wissen und viel Engagement einen neuen Weg zu Gesundheit und Schönheit erschließen konnte: ein Weg, der mir nicht nur zu einem besseren Aussehen verhelfen, sondern mich auch befähigen würde, mein intensives, vielgestaltiges Leben mit größerer Klarheit und Ausgeglichenheit, aber auch mit mehr Energie und Ausdauer zu bewältigen.

Ich habe mich nicht deshalb dazu entschlossen, dieses Buch zu schreiben, weil ich mich als Expertin dazu berufen fühle, sondern weil ich all das, was ich mir zusammen mit anderen Frauen so mühsam aneignen mußte, weitergeben möchte. Ich wünschte, mir wären diese Dinge früher in meinem Leben vermittelt worden. Aus diesem Grund widme ich das Buch meiner Tochter.

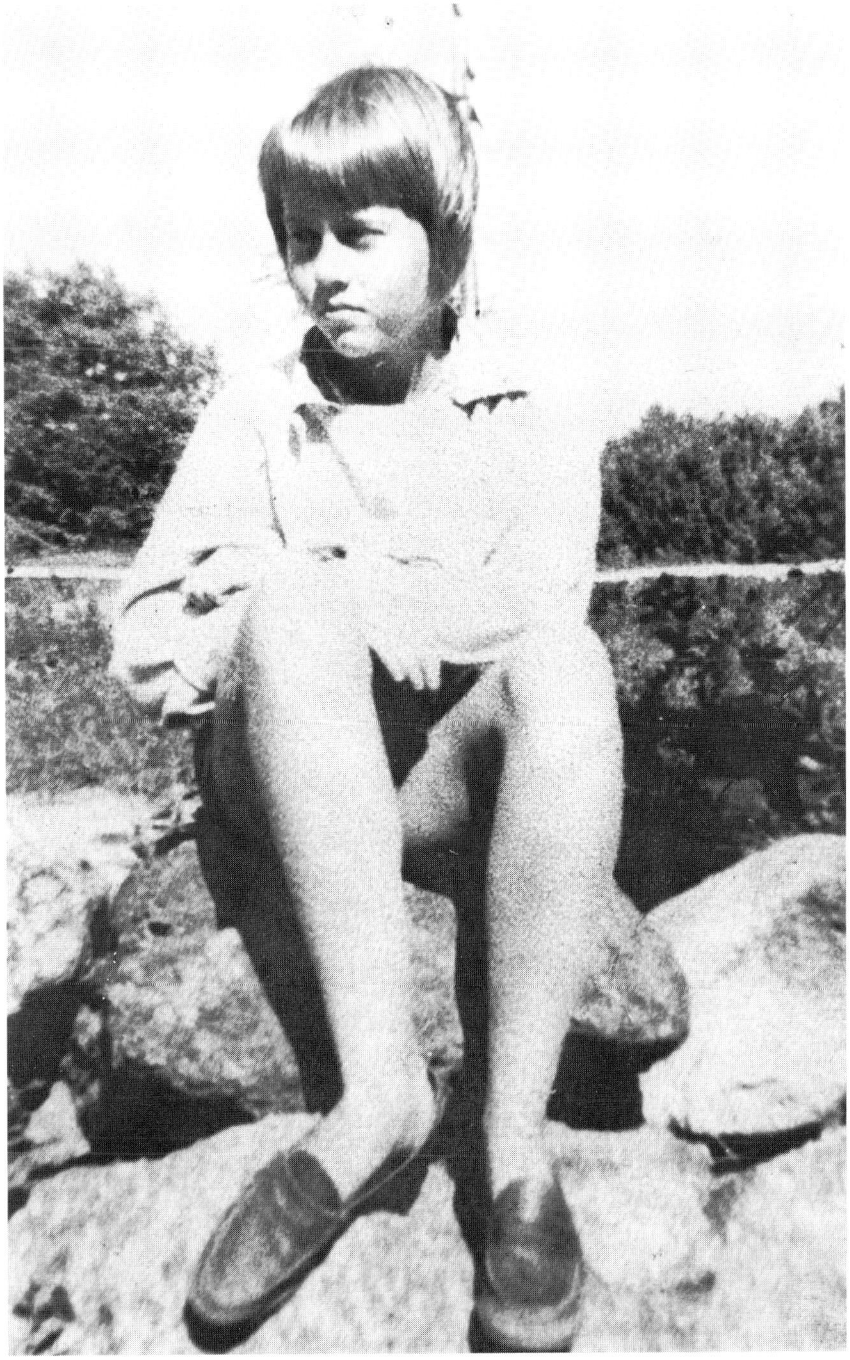

Ich, mit etwa elf Jahren

Erster Teil

Mein langer Weg zum eigenen Ich

Ein mißbrauchter Körper

Als Kind war ich ein Trampelchen – pummelig, unbeholfen und schüchtern. Für mich stand fest: Als Gott die Anmut unter den Menschen verteilt hatte, mußte mein Anteil verlorengegangen sein. Ich konnte kaum einen Raum durchqueren, ohne etwas anzurempeln. Ich mochte meinen Körper nicht. Ich glaubte, ein anderes, interessanteres Ich würde im falschen Körper gefangengehalten, und ich fühlte mich irgendwie betrogen.

Auf andere wirkte ich wahrscheinlich gar nicht so abstoßend. Mein Vater und meine Mutter fanden mich allerliebst, und es war auch nicht etwa so, daß die Leute mich angesehen und sich zugeflüstert hätten: »Sieh bloß mal, das kleine Dickerchen!« Aber wichtig ist eben, wie ich mich selbst wahrnahm. Ich fand mich plump und ungeschickt, also verhielt ich mich plump und ungeschickt.

Psychologen haben erkannt, daß die Selbstwahrnehmung eines Menschen einen weitaus größeren Einfluß auf seine Persönlichkeit und sein Verhalten hat als sein tatsächliches Aussehen. Ich kenne schöne Frauen, die sich selbst unscheinbar finden, weil sie ganz besondere Züge haben, mit denen sie in ihrer Jugend nicht den gängigen Schönheitsvorstellungen entsprachen. Ich kenne auch Frauen, die vom klassischen Schönheitsideal weit entfernt sind, aber einfach atemberaubend wirken, weil sie soviel Selbstbewußtsein ausstrahlen, daß wir sie als schön empfinden. Und ich kenne schlanke Frauen, die meinen, sie seien dick, nur weil sie in ihrer Jugend pummelig waren. Ich war so daran gewöhnt, mich dick zu finden, daß ich später, als ich wirklich schlank geworden war, nie dünn genug sein konnte.

Hätte mir als Teenager jemand prophezeit, daß ich später einmal täglich mehrere Kilometer laufen und Gymnastik treiben würde, bis mir der Schweiß aus allen Poren rinnt – ich hätte ihn für verrückt erklärt. Ich war nie eine begeisterte Sportlerin. Ich hatte keinen großen Ehrgeiz und wenig Ausdauer. Und ich verspürte kein Verlangen, mich meinen sportlich durchtrainierten Freundinnen anzuschließen, die scheinbar ohne Anstrengung Ball spielten, sprangen und liefen. Ja, mir waren sogar die gelegentlichen Ohrenschmerzen oder Bauchkrämpfe recht willkommen, da sie mir eine gute Entschuldigung dafür boten, der Turnstunde fernzubleiben. Ich schwamm gerne und war eine gute Reiterin, aber damit waren meine sportlichen Leistungen und Interessen auch schon erschöpft.

Mit vierzehn kam ich in ein Mädcheninternat. Dort entwickelten meine Freundinnen und ich eine Vorliebe fürs Essen. Freßorgien waren an der Tagesordnung. Rückblickend glaube ich, daß wir damit unsere Langeweile und die keimenden sexuellen Spannungen kompensieren wollten. Wir löffelten Unmengen von Mokka-Eiscreme und stopften Marmorkuchen pfundweise in uns hinein. Wir kauften uns Brownies, ein Art Lebkuchen, in Riesentüten und verschlangen einen nach dem anderen. Wir stürzten uns mit Heißhunger auf Erdnußbutter- und Specksandwiches. Die Freßwelle setzte sich auch während meiner Studienzeit in Vassar

Ich, mit etwa dreizehn Jahren

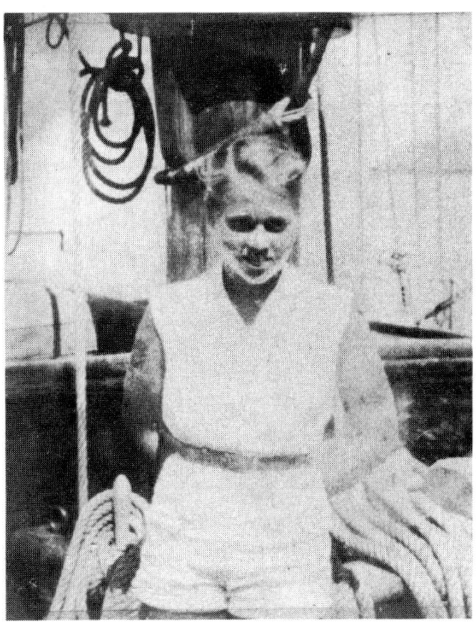

fort, unterbrochen nur ab und zu von meinen verzweifelten Versuchen, mich mit radikalen Hungerkuren im Hauruck-Verfahren für einen Tanzabend oder einen Wochenendausflug schlank zu fasten.

Während meines ersten Internatsjahres entdeckten wir in unserer Geheimsammlung von *True-Confessions*-Heften Anzeigen, in denen gegen die Einsendung eines Coupons und eines Geldbetrages ein Kaugummi zur Gewichtsabnahme angeboten wurde. Meine Zimmerkameradin glaubte (ich weiß nicht, ob sie recht hatte), der Kaugummi enthielte Bandwurmeier, die in uns ausgebrütet würden. Wir nahmen an, der Bandwurm würde die Nahrung, die wir zu uns nahmen, vertilgen, bevor unser Körper sie resorbieren konnte. Unser Leben mit einem Bandwurm zu teilen, erschien uns, gemessen an dem Ziel, endlich schlank zu werden, als ein geringes Opfer. Wir schickten gutgläubig die Coupons ein und kauten den Gummi, aber die Wirkung blieb aus. Vielleicht waren die Bandwurmeier schon abgestorben. Ein glatter Betrug, dachten wir.

Unsere Freßgier nahm bisweilen erschreckende Formen an. In dem Jahr, in dem wir uns im Unterricht mit römischer Geschichte herumschlugen, stießen wir auf eine Fußnote, die davon berichtete, daß die Römer sich während ihrer orgiastischen Eßgelage in ein sogenanntes Vomitorium zurückzogen und sich dort durch selbst herbeigeführtes Erbrechen Platz im Magen schafften, um sodann die Völlerei fortzusetzen.

»Aha«, dachten wir, »endlich eine Methode, zu fasten und trotzdem zu schlemmen!« Wir konnten unserer Eßlust frönen, ohne Dickwerden befürchten zu müssen. Das gab uns das erhebende Gefühl, die Sache unter Kontrolle zu haben. Ich hatte nicht die geringste Ahnung, daß ich dadurch in meinem Körper einen Teufelskreis von Übersättigung und Leere in Gang setzte, der psychisch und physisch zur Sucht führte. Je mehr wir unseren Magen durch Erbrechen entleerten, desto mehr mußten wir essen. Was ich lange Zeit nicht wußte, war, daß Erbrechen ein plötzliches Absinken des Blutzuckers auslöst, wodurch wiederum ein Verlangen nach mehr Nahrung entsteht. Und damit begann wieder alles von vorn, bis wir uns schließlich entkräftet und depressiv fühlten. Der Kreislauf von Überessen und Erbrechen, Bulimarexie genannt, ist bei Mädchen in der Pubertät und heranwachsenden Frauen am verbreitetsten. Zum großen Teil hat dies seine Ursache wohl in der Kombination des sozialen Anpassungsdrucks, schlank zu sein, und einem fast infantilen Bedürfnis, zu beweisen, daß frau, wenn sie schon sonst nichts, so doch wenigstens den eigenen Körper unter Kontrolle hat.

In unserer Schule gab es keinerlei Unterweisung in Gesundheits- und Ernährungsfragen, abgesehen von dem langweiligen Biologie- und Chemieunterricht, und nichts, was wir in diesen Fächern lernten, schien etwas mit unserem eigenen Leben zu tun zu haben. Wahrscheinlich hätten wir auch nicht darauf gehört, wenn es anders gewesen wäre. Unsere Eßgelüste und Hungerkuren beschäftigten uns weit mehr als irgendwelche Gedanken über vernünftige Ernährung oder Gesundheitsvorsorge. Wir fühlten uns unsterblich und betrachteten unsere Gesundheit als etwas Selbstverständliches.

In Vassar entdeckte ich die Amphetamine. Wir nannten sie Pep-Pillen; heute heißen sie Speed. Wenn wir für Prüfungen büffelten oder die ganze Nacht an einem Referat schrieben, hielten die Pillen uns wach und konzentrationsfähig. Bald merkten wir, daß sie eine in unseren Augen grandiose Nebenwirkung hatten: uns verging der Appetit. Also begannen wir Aufputschmittel zu schlukken, um abzunehmen. Wir hatten nicht ein einziges Mal Schwierigkeiten, einen Arzt zu finden, der uns Benzedrin verschrieb. Keiner nahm sich je die Zeit oder zeigte genügend Interesse, uns zu fragen, wie und warum wir diese Pillen einnahmen. Und kein Arzt warnte uns vor der Gefahr, davon abhängig zu werden – und ich wurde abhängig davon! Ich brauchte im Laufe der Zeit immer höhere Dosen, um dieselbe Wirkung zu erzielen. Erst als ich merkte, daß ich die Kontrolle über mein Leben verlor, setzte ich sie ab. Das war allerdings eine qualvolle Erfahrung, denn wenn die Amphetamine dem Körper nach jahrelanger Gewöhnung entzogen werden, stellen sich schreckliche Müdigkeitsgefühle und Depressionen ein.

Nach meiner Studienzeit in Vassar meldete ich mich im Actors Studio in New York zum Schauspielunterricht an; Lee Strasberg wurde mein Lehrer. Um finanziell unabhängig zu sein und die Schule bezahlen zu können, arbeitete ich als Fotomodell. Ich war, ehrlich gesagt, erstaunt über den Erfolg, den ich als Modell hatte. Innerhalb weniger Monate kam ich auf die Titelseiten von *Vogue, Glamour, Esquire* und *Parade.* Ich war zwar kein molliger Teenager mehr, aber ich fand mich immer noch viel zu dick und hatte ständig Abnehmprobleme. Ich ernährte mich von Zigaretten, Kaffee, Speed und Erdbeerjoghurt.

Aber was ich auch versuchte, es gelang mir einfach nicht, das Image des pausbackigen, typisch amerikanischen Durchschnittsmädchens loszuwerden. Ich fand meine Erscheinung langweilig und wollte unbedingt so aussehen wie das damalige Topmodell Suzy Parker, dessen hohlwangige Eckigkeit für mich das absolute Schönheitsideal verkörperte. Ich war zwar jetzt schlank, aber eine zweite Suzy Parker würde ich mit meinen Bäckchen nie werden. Trotzdem war ich dazu entschlossen, alles zu versuchen.

Im Internat hatte ich gelernt, mein Gewichtsproblem mit Erbrechen zu bekämpfen, im College hatte ich Speed erprobt, und als Modell geriet ich an die Entwässerungsmittel (Diuretika). Einige meiner Freundinnen gingen zu einem Arzt, der ihnen beim Abnehmen half, wie sie sagten. Er verschrieb ihnen ein harntreibendes Mittel, kleine weiße Pillen, die sie jeden dritten Tag nehmen

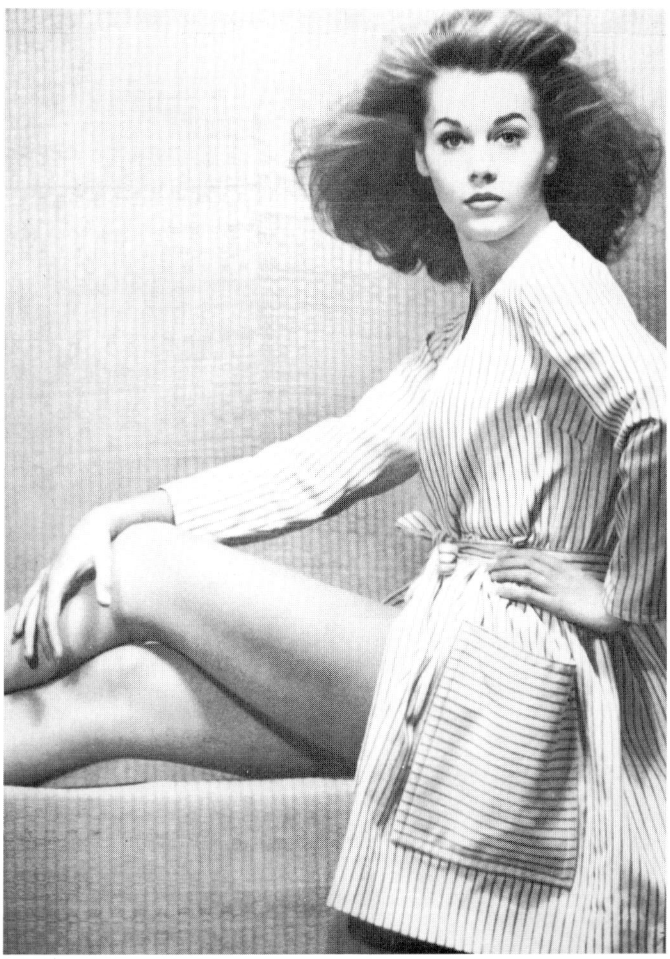

Als Fotomodell, 1960

sollten. Diuretika lassen den Körper »schrumpfen«, indem sie Wasser ausschwemmen. Sie brachten mir die gewünschten Ergebnisse: Fettpölsterchen schienen über Nacht zu verdampfen.

Fast zwanzig Jahre lang, fast mein halbes Leben hindurch nahm ich Entwässerungsmittel – ein Faktum, das mich heute entsetzt. Ich mußte die Dosis ständig erhöhen, denn je länger ich die Pillen nahm, desto mehr verloren sie an Wirkung. Als ich Ende dreißig war, nahm ich bereits zwei bis drei Stück am Tag. Ich hatte keine Ahnung, was ich mir selbst damit antat. Durch die jahrelange Einnahme dieser Mittel wurde aus einem leichten Fall von Harnverhaltung ein chronisches Problem.

Kein Arzt – und im Laufe der Zeit habe ich von vielen Rezepte für Diuretika und Anregungsmittel bekommen – hat mir je etwas über ihre Nebenwirkungen gesagt oder mir geraten, den mit der Entwässerung einhergehenden Kaliumverlust auszugleichen. Ein niedriger Kaliumspiegel im Körper kann eine ernsthafte Muskelschwäche, Müdigkeit und Depressionen zur Folge haben. Die bedenklichste Nebenwirkung eines längeren Gebrauchs von Diuretika ist, daß die Nieren dadurch ihre Fähigkeit einbüßen können, Harn zu konzentrieren. Das führt zu häufigem Wasserlassen und bewirkt einen gefährlichen Abbau der wasserlöslichen B-Vitamine.

Wer unbedingt Entwässerungsmittel nehmen muß, sollte dafür sorgen, daß das abgebaute Kalium auf natürliche Weise ersetzt wird. Bananen und Zitrusfrüchte sind wohl die besten Lieferanten, aber auch Melonen, getrocknetes Obst, Bohnen und Kartoffeln enthalten reichlich Kalium. Ratsam ist auch, täglich zusätzlich etwa 60 Milligramm Vitamin B_6 zu sich zu nehmen, um die im Harn ausgeschiedenen Vitamine zu ersetzen.

Ich hörte erst 1976 auf, Diuretika zu nehmen, als ich während der Dreharbeiten zu dem Film *Julia* in London das Glück hatte, einen wunderbaren, naturheilkundigen Arzt kennenzulernen, dessen ganzheitliche Einstellung zur Medizin Akupunktur, Chiropraktik, Naturheilkunde und Ernährungskunde miteinander verband. Solche Ärzte, die in Amerika eine Rarität sind, gibt es in England und Frankreich in Fülle. Er erklärte mir, daß ich durch den ständigen Gebrauch von Diuretika meine Nieren geschwächt hätte und empfahl mir harmlosere, natürliche Entwässerungsmittel, wie z. B. Petersiliensaft. Er behandelte mich mit Akupunktur und gab mir eine homöopathische Arznei gegen Harnverhaltung. Seither habe ich kein chemisches Diuretikum mehr genommen. Zwar neige ich immer noch zu verlangsamter Flüssigkeitsausscheidung, aber ich kann dies heute mit einem gründlichen Körpertraining und der gelegentlichen Einnahme eines pflanzlichen Entwässerungsmittels ausgleichen.

Bis ich diesem Arzt begegnete, hatte mir nie einer erklärt, daß es außer Hungerkuren oder der Einnahme von Amphetaminen und Diuretika auch andere, unschädliche Möglichkeiten gab, um abzunehmen. Kein Mediziner hatte mich jemals darauf hingewiesen, daß ich mit all diesem chemischen Zeug meinem Körper schadete. Rückblickend wird mir klar, daß ich zum großen Teil das Opfer medizinischer Verantwortungslosigkeit wurde.

Hätte ich bloß gewußt, was ich mir selbst antat! Hätte ich nur schon vor zwanzig Jahren begriffen, welche Sinnlosigkeit, Entmenschlichung und Selbstentwertung in dem Versuch stecken, sich an ein Ideal anzupassen! Ich ging mit mir um, als sei ich keine Person, sondern ein Produkt. Ich mußte erst noch lernen, daß die faszinierendste Schönheit und die erfüllteste Lebensweise daraus resultieren, die eigene Persönlichkeit zu akzeptieren und das Bestmögliche daraus zu machen. Die Ausstrahlung und Energie einer gesunden Frau ist die vollkommenste Schönheit, und es ist die einzige Schönheit, die Bestand hat!

Unsere Arbeit prägt unser Bewußtsein

Ich werde nie den Tag des Jahres 1959 vergessen, an dem ich für meinen ersten Film, *Je länger – je lieber,* geschminkt wurde. Ich sollte in dieser Komödie eine junge Studentin spielen, die es sich in den Kopf gesetzt hatte, den Star der College-Basketballmannschaft (Tony Perkins) zu erobern. Ich lag stundenlang in der Schminkabteilung von Warner Brothers auf einer Art Zahnarztstuhl in zurückgekippter Position, während mich die Maskenbildner und Coiffeure bearbeiteten.

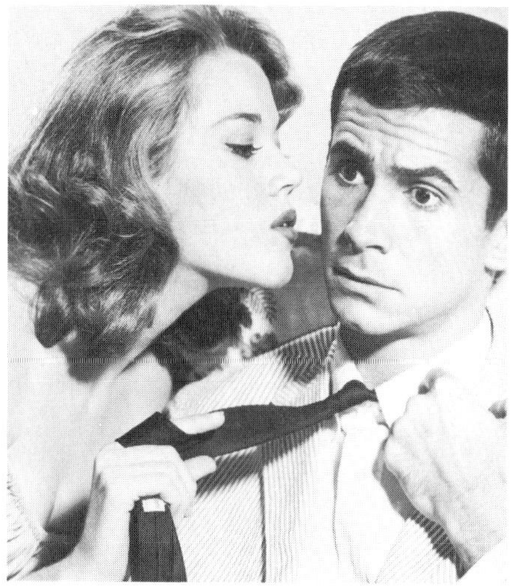

Mit Tony Perkins in *Je länger – je lieber*

Als sie fertig waren, konnte ich mich im Spiegel kaum wiedererkennen – mit den geschwungenen Augenbrauen, falschen Wimpern, vollen rosa Lippen und mit einer Frisur, die wie gebügelt aussah, war ich ein Fließbandprodukt von Warner Brothers, wie Sandra Dee, Connie Stevens, Dorothy Provine und andere. Aber schließlich hatten diese Männer ein imponierendes Renommee als Experten, und ich war nur ein Fotomodell aus New York. Sie investierten eine Menge Zeit, Geld und Mühe, um aus mir einen Star zu machen. Mit welcher Berechtigung konnte ich mir da anmaßen, die Mysterien eines Filmstudios zu durchschauen? Sie mußten wissen, was sie taten.

Die besorgte Aufmerksamkeit, die meine Mutter und ihre Freundinnen in meiner Kindheit ihrem Gesicht und ihrem Körper zukommen ließen, verblaßte gegen das, was ich jetzt erlebte. Während meiner ersten Wochen in Hollywood teilte man mir mit, daß Jack Warner, der Chef des Studios, nicht daran glaube, eine Frau mit kleinem Busen könne ein Star werden. Und kurz darauf riet mir ein prominenter Regisseur auf irgendeiner Party, ich solle mir ernsthaft überlegen, meine Backenzähne ziehen und meinen Kiefer brechen zu lassen. Er erzählte mir, bei einer anderen Schauspielerin, die wie ich ein Kindergesicht gehabt und sich vorstehende Backenknochen gewünscht habe, sei diese Operation mit Erfolg durchgeführt worden. Die nächsten zwölf Jahre lang lief ich zum großen Teil als Blondine mit falschen Wimpern und Gummibusen herum; dabei blieb zwar mein Kiefer ungebrochen, aber nicht mein Selbstbewußtsein.

Die Hollywood-Jane, etwa 1963

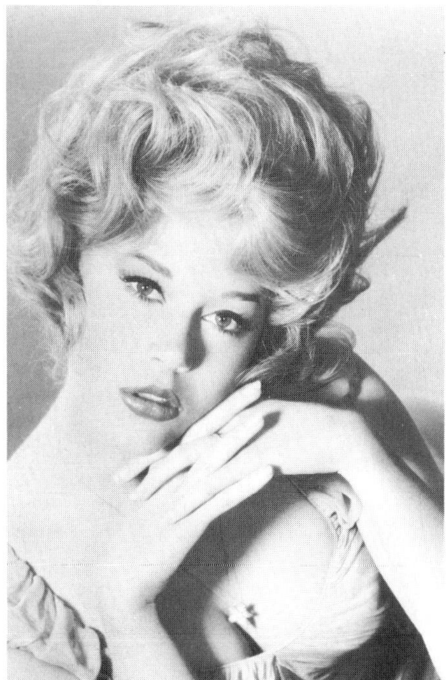

Die in Hollywood herrschende Fixierung auf das Äußere erfüllte mich mit Angst. Trotz meines Erfolgs als Fotomodell hatte ich immer das Gefühl: wenn ich etwas Besonderes zu bieten habe, dann ist es bestimmt nicht mein Aussehen. Ich ging damals mit der Vorstellung durch die Welt, mein wahres Ich sei woanders und die gegenwärtige Bewohnerin meines Körpers, die sich Jane Fonda nannte, sei jemand, den ich kaum kannte – oder mochte.

Ich sehnte mich nach der Faszination, die die Schauspielkunst im Actors Studio auf mich ausgeübt hatte, nach der Herausforderung, mich in die Tiefen einer vielseitigen Frauenfigur hineinzuversetzen, bis ich sie nicht nur verstand, sondern auch ihre Wesenszüge in mir selbst wiederfand. Ich ärgerte mich über die Naivenrollen, die man mir zuwies und die mir nichts anderes abverlangten, als das süße Mädchen zu spielen. Es gab keine Herausforderungen, keine Möglich-

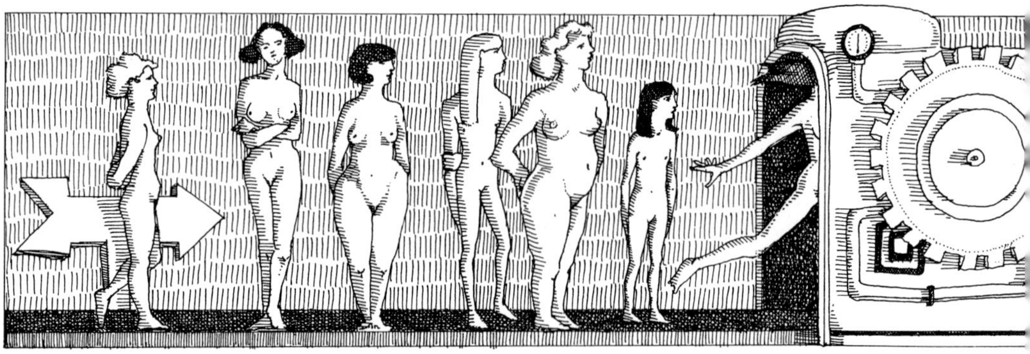

keiten, über mich selbst hinauszuwachsen. Aber ich fühlte mich außerstande, an dieser Situation etwas zu ändern.

Was ich nicht erkannte, war, daß die Situation mich veränderte. Jahr um Jahr, Film für Film spielte ich die gleiche kleinkarierte, eindimensionale Mädchenrolle, und das begann sich auch auf mich auszuwirken. Nach einer Weile rebellierte ich nicht mehr gegen meine innerlich hohlen Hochglanzrollen. Die tieferen, anspruchsvolleren und interessanteren Seiten meiner Persönlichkeit begannen zu verkümmern, weil sie nie gefordert wurden. Ich wurde den Figuren, die ich darstellte, immer ähnlicher.

Ich habe viel über diesen Abschnitt meines Lebens nachgedacht und den Einfluß beobachtet, den die Arbeit auf uns hat. Eine Tätigkeit, die uns anregt und ausfüllt, die uns abverlangt, unseren Verstand und unser Wissen ständig zu erweitern, fördert unsere menschliche Persönlichkeit und unser Vermögen, uns am Arbeitsplatz, aber auch in anderen Bereichen des Lebens zu entfalten. Eine erniedrigende, belastende Tätigkeit oder eine Arbeit, die keine Selbstverwirklichung und Mitbestimmung zuläßt, kann sich sehr negativ auf uns auswirken. Mit der Zeit verkümmert unsere Persönlichkeit, ohne daß uns vielleicht bewußt wird, was da geschieht. Mir ging es jedenfalls so.

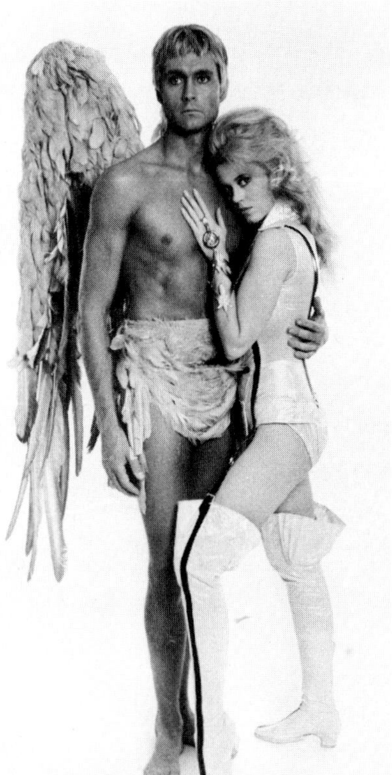

Ich lernte, mich an Hollywood anzupassen. Ich wurde ein erfolgreicher Filmstar und mit dem Film *Barbarella* auch ein Sexsymbol. Die Geschichte von Barbarella, die auf einer französischen Comic-Book-Figur basiert, war der erste Science-fiction-Abenteuerfilm voll Sex und Trivialität. Im Vorspann schwebte ich nackt durch den Weltraum; danach war ich in den verschiedensten bizarren und nahezu textilfreien Aufmachungen zu sehen. Als Barbarella überwand ich jedes Hindernis, denn Barbarellas sexuelle Potenz war so dynamisch, daß sie alles vernichtete, was ihr im Weg stand. Rückblickend finde ich, daß die Geschichte als sexuelle Phantasie in gewisser Weise Reiz und Frische hatte. Aber, wie gesagt, damit war ich zur schnurrenden Sexkatze abgestempelt.

Zwei Jahre später fragte mich eine Feministin, wie mir denn bei den Dreharbeiten zu *Barbarella* zumute gewesen sei. »Diese Rolle muß Sie doch sehr merkwürdig berührt haben«, sagte sie. Ich sah sie nur verständnislos an. Ich konnte ihre Frage nicht beantworten; ich hatte keine Ahnung, worauf sie abzielte. Ich wußte nicht, daß es ihr um den persönlichen Preis ging, den Frauen bezahlen müssen, wenn sie in ein Sexualobjekt verwandelt werden. Es war mir noch nicht einmal klar, daß ich diese Rolle gespielt hatte. Das keimende neue Bewußtsein der Frauen hatte in mein Herz und meinen Verstand noch keinen Eingang gefunden.

Mein einziger Gedanke war: niemand hat mich zu diesem Film gezwungen! Daß ich für diese Rolle gehungert, mir das Haar gefärbt und mich stark geschminkt hatte, war aus eigenem Antrieb geschehen. Ich war mir nicht im

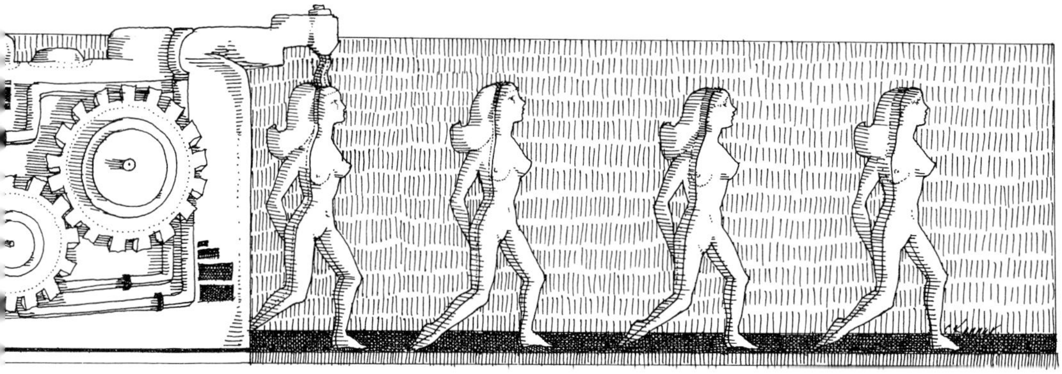

mindesten bewußt, wie sehr ich die gesellschaftlichen Normen verinnerlicht hatte, die den Erfolg einer Frau mit Sex und einer sehr oberflächlichen Art von Schönheit in Verbindung setzen – diese Erkenntnis kam mir erst Jahre später und unter Umständen, die von *Barbarella* so weit entfernt waren wie unsere Galaxie von der nächsten.

Es war im Frühjahr 1972, und ich hatte gerade meinen künftigen Mann, Tom Hayden, kennengelernt. Wir arbeiteten beide aktiv in der Bewegung gegen den Vietnamkrieg mit. Ich hatte einen Dia-Vortrag über Vietnam zusammengestellt, den ich in Gewerkschaftsversammlungen, Kirchen und vor verschiedenen kommunalen Gruppen zeigte. Ich führte dabei fast ausschließlich die Zerstörungen vor, die wir Amerikaner mit unseren Bombardements in Indochina anrichteten. Tom hatte ebenfalls einen Lichtbildervortrag erstellt. Er hatte meine Dias gesehen, und eines Tages rief er mich an und wir vereinbarten ein Treffen. Er zeigte mir seine Vietnam-Dokumentation, und ich glaube, er wollte mir damit deutlich machen, daß ich das Ausmaß der Zerstörung mit meinen Bildern erst dann vollends begreiflich machen könne, wenn ich gleichzeitig auch vorführte, *was* dort im Bombenhagel unterging.

Seine Präsentation begann mit einer Reihe außergewöhnlich schöner Bilder über die Geschichte und die Kultur der Vietnamesen, eines Volkes, das in Harmonie mit seinem Land gelebt hatte und dessen heiligste Institution die Familie war. Er schilderte das traditionsreiche Leben in den Dörfern, die wirtschaftliche Zusammenarbeit der Dörfer miteinander und ihren gemeinsamen Kampf gegen Naturkatastrophen und Feinde von außen.

Toms Dias zeigten, welche Achtung den Älteren entgegengebracht wurde. Ich erinnere mich besonders an das Bild einer über das ganze Gesicht lachenden, lederhäutigen Großmutter, die einen Säugling auf ihrer Hüfte wiegte. Sie strahlte jene unantastbare Würde aus, die einem Menschen eigen ist, der eine anerkannte und respektierte Rolle in der Familie und der Gemeinschaft innehat. Die Alten halfen nicht nur bei der Beaufsichtigung der Kinder, sondern sie gaben auch die gesammelte Weisheit ihrer Lebenserfahrungen an die jüngeren Generationen weiter. Wenn sie starben, wurden sie in den Reisfeldern in der Umgebung der Dörfer bestattet. So lebte Generation um Generation im Angesicht der Gräber der Vorfahren. Die sterblichen Überreste der Vergangenheit düngten den Reis zur Ernährung der Nachkommenschaft – ein ewiger, natürlicher Kreislauf, in sich geschlossen und vollständig. Die Vietnamesen glauben, daß die Seele eines Toten, der nicht begraben wird, nicht zur Ruhe kommen kann. Als die Dörfer und Reisfelder bombardiert wurden, blieben auch die Gräber der Ahnen verwüstet zurück, so daß deren Seelen seither heimatlos umherirren müssen.

Neben den Bombardierungen führten die Amerikaner ein Programm sogenannter Zwangsurbanisierung durch. Familien wurden auseinandergerissen, und das feine Netz der vietnamesischen Dorfgemeinschaften wurde zerstört. Hunderttausende von Bauern wurden aus den Dörfern vertrieben und in den übervölkerten Städten zusammengepfercht, in denen ausnahmslos eine hohe Arbeitslosigkeit herrschte. Die Bauern fanden dort keine Möglichkeit, ihren Lebensunterhalt zu verdienen. Um zu überleben, wurden die Männer Soldaten, und vielen jungen Mädchen aus den Dörfern blieb in ihrer verzweifelten Lage nur der Ausweg in die Prostitution.

Toms Bilder porträtierten das Leben eines genügsamen und tief vom Buddhismus geprägten Volkes, dessen Vorstellung vom vollkommenen menschlichen Körper gemäß der Lehre Buddhas die unschuldige Gestalt eines kleinen Mädchens hatte. Und dann zeigte mir Tom ein Foto, das ich nie vergessen werde. Darauf war eine riesige Plakatwand in Saigon zu sehen, auf der in Überlebensgröße eine Asiatin in der Pose des Playboy-Häschens abgebildet war. Das Plakat warb für die Dienste eines plastischen Chirurgen aus den USA, der sich darauf spezialisiert hatte, die mandelförmigen Augen der Vietnamesinnen in die rundere Augenform der weißen Frauen umzuwandeln. Gegen ein höheres Honorar führte er auch Operationen zur Vergrößerung des Busens und des Gesäßes durch. Anscheinend konnte eine Prostituierte von ihren amerikanischen Freiern höhere Preise verlangen, wenn sie den sexuellen Normvorstellungen westlicher Playboys entsprach. Und diese Operationen wurden nicht nur an Prostituierten vorgenommen. Viele Frauen aus der »besten Gesellschaft«, darunter die Gattinnen der Generäle Thieu und Ky, ließen ihr Gesicht und ihren Körper auf diese Weise buchstäblich amerikanisieren.

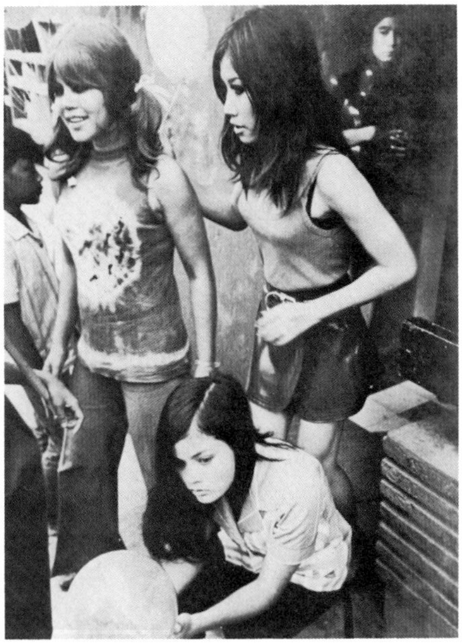

Als ich über die Hintergründe dieses Bildes nachdachte, begann ich mein eigenes Leben mit anderen Augen zu sehen. Die Frauen von Vietnam waren das Opfer derselben Playboy-Kultur geworden, die auch mich bis zur Selbstaufgabe getrieben hatte. Ich hatte mich zwar keinen Operationen, sondern Hungerkuren und Pillendiäten unterzogen, aber ich hatte dabei wie die Asiatinnen meine eigene Natur und meinen Körper verleugnet, um einem von außen aufgezwungenen Schönheitsideal gerecht zu werden. Der Himmel weiß, welche Folgen diese Selbstverleugnung für ihr Bewußtsein hatte – ich weiß nur, was sie in mir anrichtete. Schockartig wurde mir klar, daß ich als Filmstar und Sexsymbol unwissentlich dazu beigetragen hatte, Klischeevorstellungen zu verbreiten, die sich auf Frauen in der ganzen Welt auswirkten.

Der positive Ansatz

Neben all dem Mißbrauch, den ich im Laufe der Jahre mit meinem Körper trieb, tat ich auch etwas Sinnvolles: ich nahm Ballettunterricht. Ich kam ganz zufällig dazu. Ich war Anfang zwanzig, und mein Freund war ein Tänzer, der an der June Taylor School in New York Jazztanz unterrichtete. Ich belegte seine Kurse hauptsächlich, weil ich ihm gern beim Tanzen zusah, aber meine Aufmerksamkeit wurde mehr und mehr von den Ballettkursen gefesselt, die nebenan stattfanden. Der Ballettmeister war übrigens Richard Thomas, der Vater des Schauspielers und Stars der Fernsehserie »Die Waltons«, Richard Thomas. Ich meldete mich bei ihm zum Ballettunterricht an und kam rasch auf den Geschmack. Es war die erste Form starker körperlicher Beanspruchung, die mich interessierte. Mir gefielen die Strenge, die Präzision und die Anforderungen, die an meinen Körper gestellt wurden. Ich machte Fortschritte, und damit wuchs mein Selbstvertrauen. Ich lernte, meinen Körper zu beherrschen und mich leicht und grazil zu fühlen. Ich war zwar keine begnadete Balletteuse – über die Mittelstufe kam ich nie hinaus, und Pirouetten zu drehen kostete mich mehr Nerven als sonst irgend etwas (das ist heute noch so). Aber an der Stange machte ich mich einigermaßen. Zuschauer hätten mich für eine professionelle Tänzerin halten können – solange wir nicht von der Stange zur Saalmitte überwechselten.

Wohin auch immer mich Dreharbeiten riefen – meine erste Aktivität bestand stets darin, die beste Ballettschule am Ort zu suchen, um dort Stunden zu nehmen. Ein *Plié* ist ein *Plié,* ob man nun in London, Rom oder Leningrad ist. Sobald ich an einer Ballettstunde teilnahm, fühlte ich mich zu Hause, an welchem Ort ich auch gerade filmte. Die universelle Sprache des Tanzes wurde zum Bindeglied für das Nomadenleben meiner Schauspielerexistenz. Ich genoß meine Ballettlektionen Tag für Tag und Jahr um Jahr.

Manchmal mußte ich für eine Unterrichtsstunde im Morgengrauen aufstehen. Manchmal schüttelten meine Kolleginnen und Kollegen den Kopf, wenn ich mich nach einem vierzehnstündigen Arbeitstag im stickigen Filmstudio noch dazu zwang, zur Ballettschule zu fahren, statt wie sie mit einem Drink in den nächsten Sessel zu fallen. Sicherlich war mir auch eher danach zumute, als zu trainieren und zu schwitzen, bis mir alles wehtat, aber hinterher fühlte ich mich wieder frisch und voll neuer Kraft. Es fiel mir schwer, dieses Gefühl zu beschreiben oder zu erklären, warum mir die strenge Disziplin so guttat. Ich merkte bald ganz von selbst, daß mein Körper, je mehr ich ihm Gutes tat, desto weniger nach Schlechtem verlangte. Nach der Ballettstunde hatte ich nicht einmal das Bedürfnis zu essen und zu trinken, bevor ich ins Bett ging. Je mehr Disziplin ich beim Training übte, desto mehr konnte ich mir auf anderen Gebieten abverlangen.

Natürlich gab es Zeiten, in denen ich in Versuchung war, das Ballett aufzustekken. Es wäre so einfach gewesen. Aber ich erfand ein kleines Spiel mit mir selbst, das mich davor bewahrte. Ich stellte mir fest vor, ich sei eine Profi-Tänzerin, die auf die Bühne gehen und auftreten mußte, ob sie nun wollte oder nicht. *Mußte.* Da halfen keine Ausreden. Mit diesem Trick überlistete ich meine Schwäche. Und in Zeiten, in denen alles andere in meinem Leben auseinanderzubrechen drohte, war das Ballett die Konstante, die sich wie ein Rückgrat durch mein Leben zog und es zusammenhielt, ihm Beständigkeit gab und mir half, durchzukommen.

In den letzten Jahren ist mein Fitness-Training anstelle des Balletts zur Konstanten in meinem Leben geworden. Den Spaß und den Gewinn an einem solchen Übungsprogramm entdeckte ich, nachdem ich mir vor Abschluß der Dreharbeiten für *Das China-Syndrom* den Fuß gebrochen hatte. Ich spielte in diesem Film eine Fernsehreporterin, die über einen Beinahe-Unfall in einem Atomkraftwerk berichtet. In einer Szene rannten Michael Douglas und ich zu einem Hubschrauber. Ich trug zehn Zentimeter hohe Plateau-Sandalen, und ich stolperte dabei und brach mir den Fuß. In zwei Monaten sollte ich bereits mit den Dreharbeiten zu dem Film *Das verrückte California-Hotel* beginnen und im Bikini auftreten. Ich geriet in Panik. Mir würden weniger als drei Wochen Zeit bleiben, um nach Abnahme des Gipses in Form zu kommen. Für eine Vierzigjährige ist das nicht gerade viel Zeit, insbesondere, wenn sie fünf Wochen lang mit einem Gipsverband belastet und praktisch bewegungsunfähig ist. Ich wußte, daß mein Fuß nach Entfernung des Verbandes nicht so kräftig sein würde, daß ich Ballettstunden nehmen und mich auf diese Weise fit trimmen konnte.

Meine Stiefmutter, Shirlee Fonda, hatte den rettenden Einfall. Sie schickte mich in einen Gymnastikkurs, in dem ich dem härtesten und effektivsten Körpertraining meines bisherigen Lebens unterzogen wurde. Drei Tage lang hatte ich einen solchen Muskelkater, daß selbst das Einsteigen ins Auto eine Qual war. In diesem Kurs trainierte ich eineinhalb Stunden täglich, bisweilen auch zweimal am Tag, und ich war rechtzeitig zu Drehbeginn für *Das verrückte California-Hotel* in Form.

Ich hatte schon vorher an Gymnastikkursen teilgenommen und sie immer langweilig gefunden. Ich fühlte mich nicht gefordert. Sie brachten mich nie zum Schwitzen. Der Kurs, in den mich Shirlee mitnahm und der von einer bemerkenswerten Frau namens Leni Cazden geleitet wurde, war anders als alles, was ich bisher erlebt hatte. Am Ende des Übungsprogramms wußte ich genau, daß ich jedes einzelne Körperteil durchtrainiert hatte.

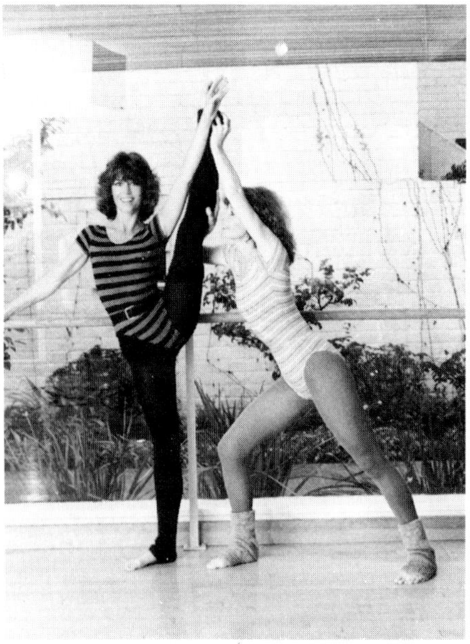

Im Spätherbst dieses Jahres fuhr ich zu Dreharbeiten für den Film *Der elektrische Reiter* nach Utah und fand dort keine Trainingsmöglichkeit vor. Ich gehöre zu den Leuten, denen es unsäglich schwerfällt, allein zu trainieren. In St. George, Utah, gab es weder eine Ballettschule noch ein Fitness-Center, dafür aber ein kleines Heilbad. Ich hatte noch nie zuvor selbst eine Gymnastikstunde abgehalten, und doch ging ich eines Morgens in das Bad hinüber und fragte, ob ich dort abends nach der Arbeit einen Kurs veranstalten könne. Ich wollte keine Bezahlung dafür – ich tat es für mich und für alle, die Lust hatten, sich daran zu beteiligen.

Die Sache sprach sich herum, und der Raum füllte sich jeden Abend mit Mitgliedern des Filmteams, Schülerinnen, jungen Ehefrauen und Frauen mittleren Alters. Auch eine über Sechzigjährige war dabei, die mir erzählte, daß sie seit fünfzehn Jahren stärkste Medikamente nehme. Ich beobachtete, wie sie sich veränderte, seit sie Abend für Abend an der Gymnastik teilnahm. Eines Tages sagte sie nach dem Training zu mir: »Ich habe seit einer Woche keine Medikamente mehr genommen. Zum ersten Mal seit fünfzehn Jahren komme ich ohne sie aus.«

Ich leitete die Gruppe sechs Wochen lang und lernte dabei sehr viel von diesen

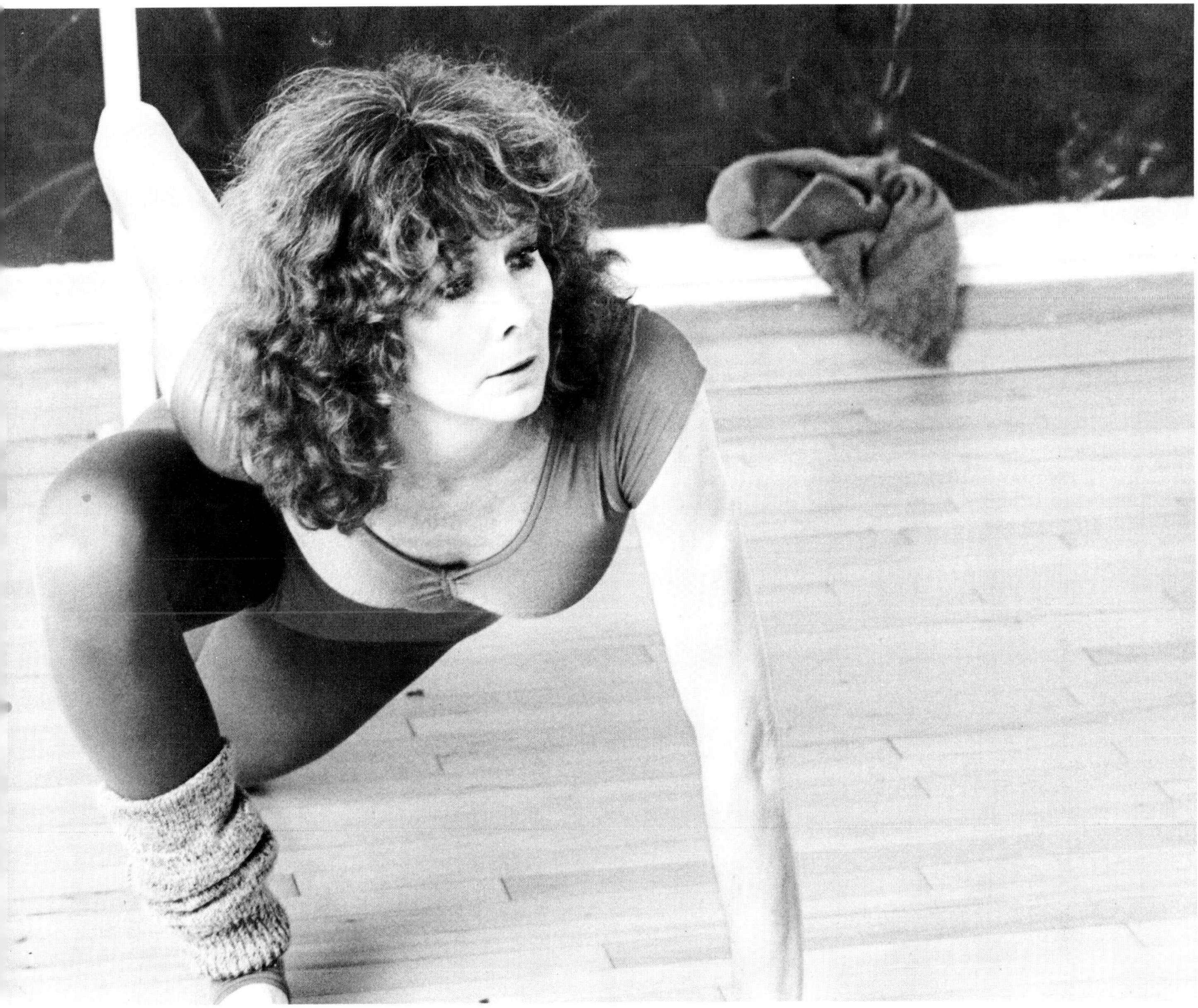

Meine Stiefmutter, Shirlee Fonda

Frauen, indem ich miterlebte, welchen Einfluß das Training auf sie hatte. Manche sagten, es lindere ihre Menstruationskrämpfe, andere verzeichneten eine Abnahme ihres Körpergewichts oder -umfangs. Aber am wichtigsten schien mir, daß das Training sich offenkundig positiv auf ihr Selbstbewußtsein auswirkte. Sie waren zufriedener mit sich selbst, trugen den Kopf höher und fühlten sich rundum wohler. Damals beschloß ich, mehr Menschen die Gelegenheit zu geben, an dem Gewinn eines solchen Trainings teilzuhaben. Etwa ein Jahr später eröffnete ich mein erstes Workout-Studio.

Das tägliche Fitness-Programm ist ein fester Bestandteil in meinem Leben geworden. Auf fast alles andere kann ich verzichten, aber darauf nicht. Ohne diese Einstellung würde ich wahrscheinlich überhaupt nicht trainieren, weil täglich etwas anderes los ist. Aber für mich gehört das Training zu meinem Lebensrhythmus. Den Trick, mit dem ich während meiner Ballettzeit mein

Durchhaltevermögen stärkte, wende ich heute auf das Fitness-Training an. Ich stelle mir vor, ich sei nicht mehr Jane Fonda, die Schauspielerin, Ehefrau, Mutter und politische Aktivistin, sondern eine Spitzensportlerin. In dieser Rolle *muß* ich die Grenzen des mir Möglichen erreichen und darüber hinauskommen, weil ich mich auf Wettkämpfe vorbereite. Aber ich trage diese Kämpfe nur mit mir selbst aus. Mein großer Energiereichtum hat viel mit meiner Selbstverpflichtung zum regelmäßigen Training zu tun. Heute, mit vierundvierzig Jahren, ist mein Körper kräftiger und geschmeidiger, und ich sehe besser aus und fühle mich wohler als mit zwanzig.

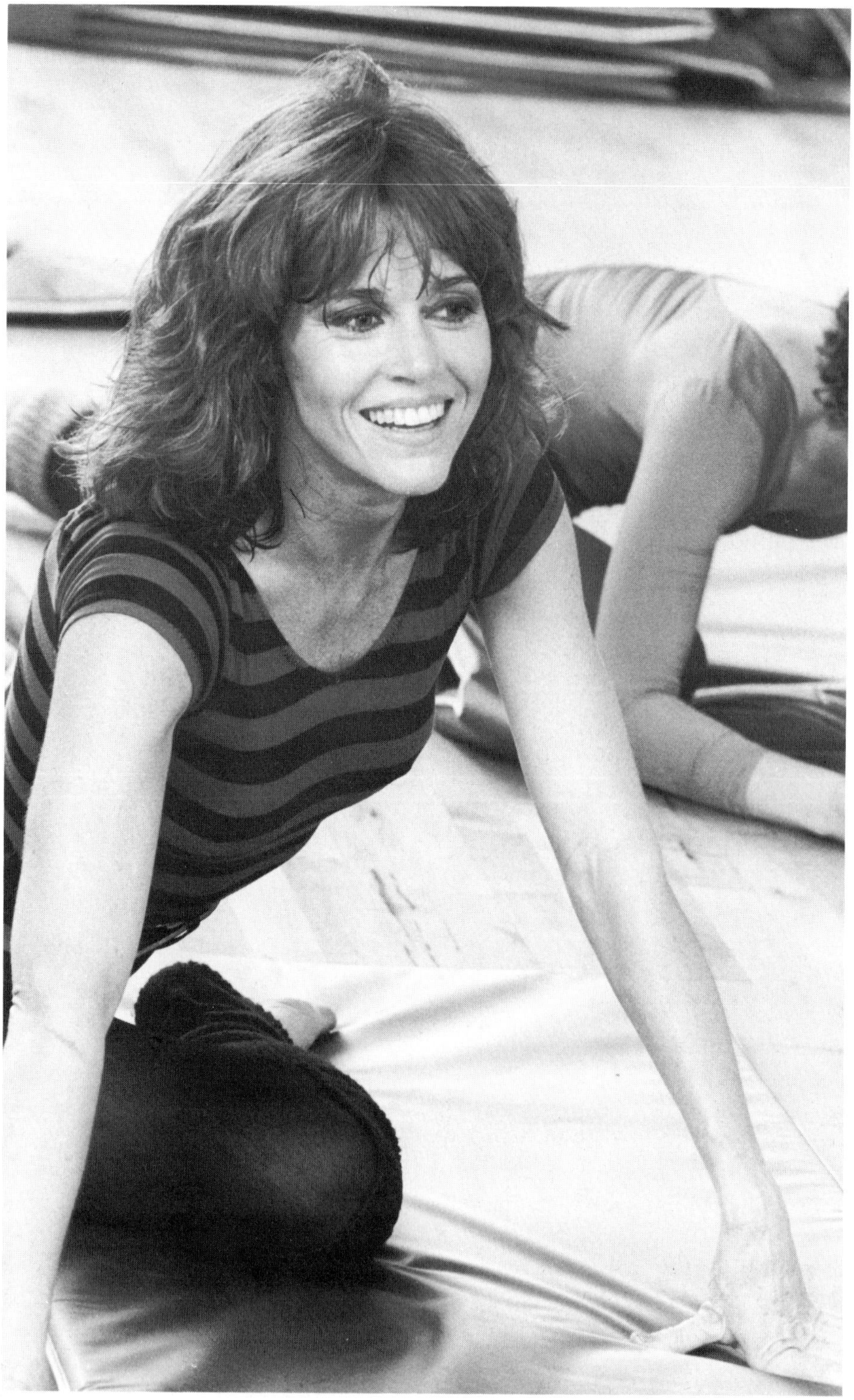

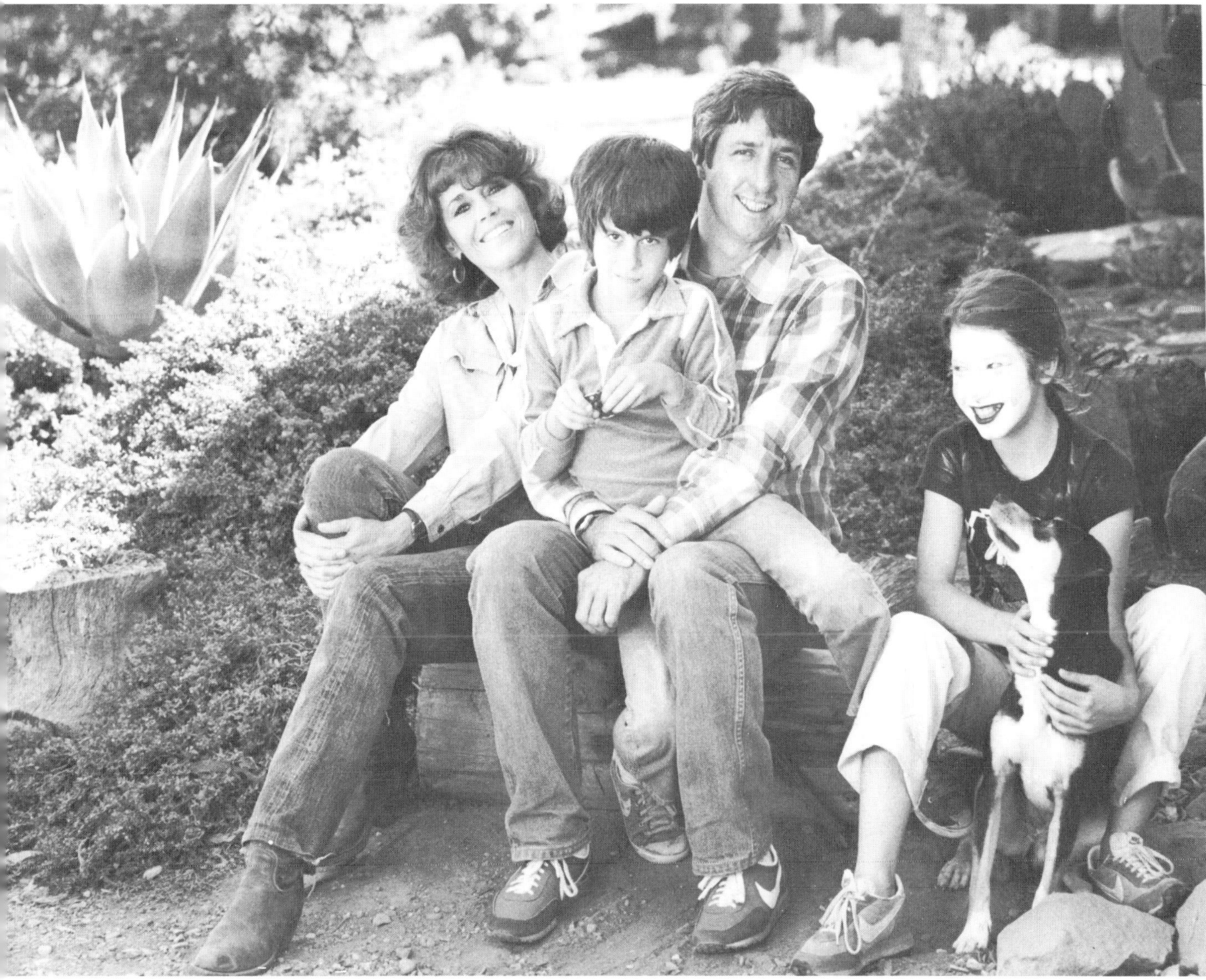

Ich, Troy, Tom, Vanessa (mit weißgeschminktem Gesicht) und ihr Hund Manila (ebenfalls mit weißem Gesicht)

Zweiter Teil

Gesund essen – gesund bleiben

Auf der Suche nach der richtigen Ernährung

Nicht nur mein Fitness-Training gibt mir Energie und Vitalität. Ich habe gelernt, auch durch eine vernünftige Ernährungsweise meine Gesundheit und Schönheit zu fördern.

Ich war dreißig, als ich zum erstenmal schwanger wurde, und die Schwangerschaft löste ein Gefühl in mir aus, das ich nie zuvor gekannt hatte: das Gefühl der Verantwortung für meinen Körper. Ich hatte mit dieser ersten Mutterschaft lange gewartet; ich war kein Teenager und keine ganz junge Frau mehr. Ich wußte nicht, ob ich noch einmal schwanger werden würde und wollte mich vorbildlich verhalten. Ich spürte, daß in dieser Zeit die radikalsten Veränderungen seit meiner Pubertät in mir vorgingen. Mein Körper diktierte mir buchstäblich, was ich tun sollte: Schlafe mehr! Iß gesünder! Ich trank plötzlich viel Milch, die ich früher nie gemocht hatte, und brauchte keinen Kaffee mehr. Obwohl ich Raucherin war, verging mir in der Schwangerschaft die Lust auf Zigaretten. Als mir diese Veränderungen bewußt wurden, begann ich darauf zu achten, was mein Körper mir sagte.

Ich fühlte mich sehr allein in meinem Zustand und wünschte mir sehnlichst einen Arzt, der mir sagte, was ich in diesen entscheidenden Monaten tun müsse, um ein gesundes und kräftiges Kind zu bekommen. Aber auch im Jahr 1967 war es mir nicht möglich, einen Arzt zu finden, der sich der Gefahren bewußt war, die Kaffee, Salz, Zigaretten und Medikamente für eine Schwangere und das Kind in ihrem Leib haben können. So kaufte ich meine ersten Bücher über Ernährungsfragen, und da ich keinen Arzt kannte, zu dem ich Vertrauen hatte, befolgte ich dogmatisch ihre Ratschläge. Am meisten interessierte mich das Buch von Adelle Davis. Es fiel bereits auseinander, als mein Kind zur Welt kam. Ich hatte es mehrmals Wort für Wort gelesen, Stellen unterstrichen und mir vieles gemerkt. Es wurde meine Bibel.

Ich geniere mich, wenn ich an den Tag zurückdenke, an dem ich ratlos einen Kinderarzt in Beverly Hills aufsuchte und ihn fragte, warum wohl meine vier Monate alte Tochter Vanessa die von mir verabreichte Flasche mit Ziegenmilch, dehydrierter Kalbsleber, Lakritzensirup und Preiselbeersaft-Konzentrat immer wieder zurückwies. Ich hatte Vanessa eineinhalb Monate lang gestillt und sie dann entwöhnt, weil ich mich auf die Dreharbeiten zu dem Film *Nur Pferden gibt man den Gnadenschuß* vorbereiten mußte, die in zwei Monaten beginnen sollten. Ich hatte meine Ernährungsbücher zu Rate gezogen und daraus eine für meine Begriffe gesundheitsfördernde Nahrung für mein Kind zusammengestellt. Aber Vanessa spuckte sie wieder aus. Wer hätte das an ihrer Stelle nicht getan!

Der Kinderarzt in Beverly Hills zog nur eine Augenbraue hoch und riet mir, die Ziegenmilch, die getrocknete Kalbsleber und den Rest der Mixtur wegzuschütten und Vanessa mit einer Säuglingsnahrung namens Similac zu füttern. Das war alles. Hätte er sich als Arzt für meine Einstellung zur Gesundheit interessiert,

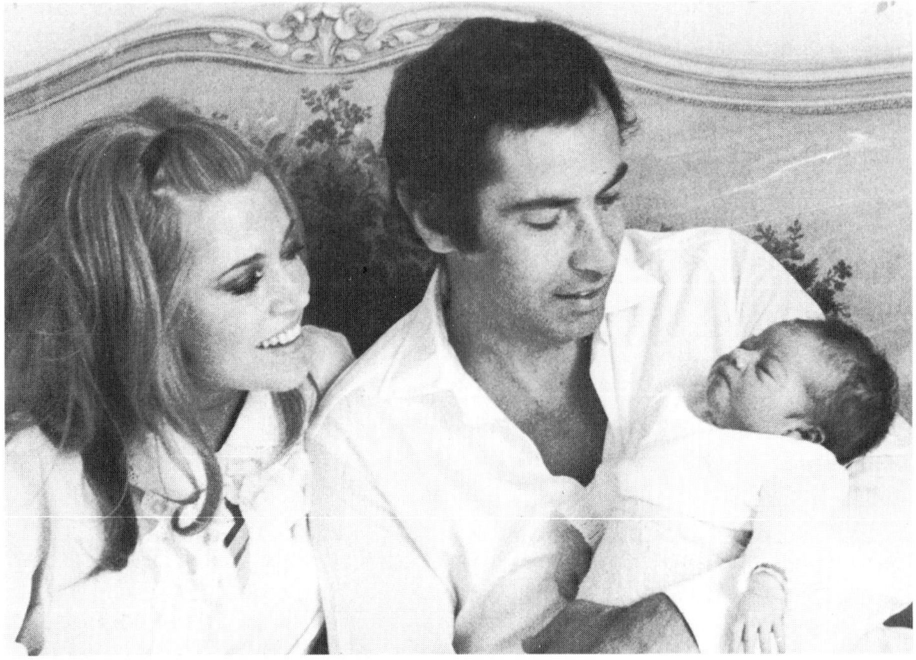

Mit Roger Vadim und unserer Tochter Vanessa

dann hätte er sich wohl die Zeit genommen, mir zu erklären, warum meine kleine Tochter die Nahrung nicht vertrug, die ich ihr verabreichte. Er hätte mir sagen können, daß diese Mixtur zu nahrhaft für sie war. Ihr unterentwickelter Verdauungsapparat war damit überfordert. Er hätte mir andere, natürlichere Nährmöglichkeiten nennen können. Aber er beschränkte sich darauf, mir kommerzielle, synthetische Säuglingsnahrung zu empfehlen.

Damals wurden Leute wie ich, die ihre Gesundheit auf natürliche Weise, durch richtige Ernährung, erhalten wollten, als Spinner abgetan. Und wir waren, ehrlich gesagt, tatsächlich ein wenig merkwürdig – dehydrierte Kalbsleber in einer Babyflasche! Aber damals gab es nur ein Entweder-Oder. Entweder vertraten Sie uneingeschränkt die Vorstellungen der traditionellen Medizin oder Sie galten als »Körnerfresser«.

Dann lernte ich den ersten Ernährungsspezialisten in meinem Leben kennen. Ich bereitete mich gerade auf den Film *Nur Pferden gibt man den Gnadenschuß* vor, in dessen Mittelpunkt ein Tanzmarathon zur Zeit der Wirtschaftskrise Ende der zwanziger Jahre steht. Bei diesen Wettbewerben tanzten viele Teilnehmer wochenlang, und das Paar, das am längsten durchhielt, gewann viele Preise und manchmal auch Geldbeträge. Um uns gut in unsere Rollen einzugewöhnen, beschlossen Red Buttons und ich, vor Drehbeginn zwei Tage lang im Studio miteinander zu tanzen.

Wenn zwei Menschen stundenlang so nahe zusammen sind, haben sie genug Gelegenheit, sich genau zu beobachten. Ich glaube, wir hatten bereits einen Tag lang getanzt. Ich schlief fast ein und konnte mich kaum noch auf den Beinen halten. Red Buttons war viel älter als ich, aber er war nicht müde, er stützte mich sogar noch. Mein Auge war sehr nahe an seiner Wange, und plötzlich wurde mir bewußt, wie schön seine Haut war – frisch und vital. »Woher hast du bloß so eine phantastische Haut und soviel Energie?« fragte ich ihn. »Verrate mir dein Geheimnis!«

Er erzählte mir von seinem Diätetiker im Valley, der ihm Ernährungsratschläge für seine Gesundheit und Ausdauerfähigkeit gab. Von diesem Arzt bekam ich erstmals die nützlichen und vernünftigen Informationen, nach denen ich schon so lange gesucht hatte. Wir sollten dankbar sein, daß es heute sehr viel einfacher ist, solche Ernährungsfachleute zu finden.

Die Art und Weise, wie meine Familie und ich uns heute ernähren, steht in völligem Gegensatz zu den unausgeglichenen, zwischen Freßorgien und Hungerkuren schwankenden Eßgewohnheiten meiner Jugendjahre. Im Laufe der Zeit habe ich gelernt, was Ausgewogenheit und Mäßigkeit bedeuten. Ich habe inzwischen auch begriffen, daß ich von meinen eigenen Kindern nicht verlangen kann, mit esoterischer, beige-farbener Reformkost glücklich zu sein, während sich ihre Freunde mit Limo, Snickers und Milky Way vollstopfen.

Es gab Zeiten, da waren sogar unsere Geburtstagstorten schwere makrobiotische Ziegel, auf denen ein paar Himberen thronten. Inzwischen bin ich flexibler geworden. Unsere Geburtstagsfeiern sind heute süße Schlachten mit glasierten Torten und Eiscreme, wie bei anderen Leuten auch. Troy und Vanessa bekommen ab und zu ihr Glas Limonade und lutschen tagelang an den übriggebliebenen Bonbons herum. Mein Mann ist ein echt irischer Fleisch-und-Kartoffel-Esser, aber wir bemühen uns, die Fleischrationen zu reduzieren und statt dessen mehr Gemüse und Getreide auf den Speisezettel zu setzen. Ich mache jedoch keine große Affäre daraus. Und ich sage es meiner Familie nicht, wenn ich Kleie oder Weizenschrot in die Rühreier mische oder ein rohes Ei in ihrem Orangensaft verquirle.

Statt zu den auf Luzernenschößlinge eingeschworenen Randgruppen unserer Eßkultur zähle ich heute schon fast zur Mitte. Inzwischen interessieren sich mehr Menschen als früher für gesunde Ernährung. Es ist viel einfacher geworden, sich qualitativ hochwertige, natürliche Nahrungsmittel und Kräuter zu besorgen als vor zehn bis fünfzehn Jahren. Und ich habe den Eindruck, daß sich heute mehr Ärzte für die Gesamtheit der Lebensweise ihrer Patienten interessieren, einschließlich ihrer Ernährungsgewohnheiten und sportlichen Aktivitäten, als zur Zeit, in der Vanessa ein Säugling war. Trotzdem liegt noch ein weiter Weg vor uns. Das Bewußtsein der amerikanischen Nation hinsichtlich der Auswirkung ihrer Ernährung auf ihr Wohlbefinden insgesamt ist nicht nur unterentwickelt, es

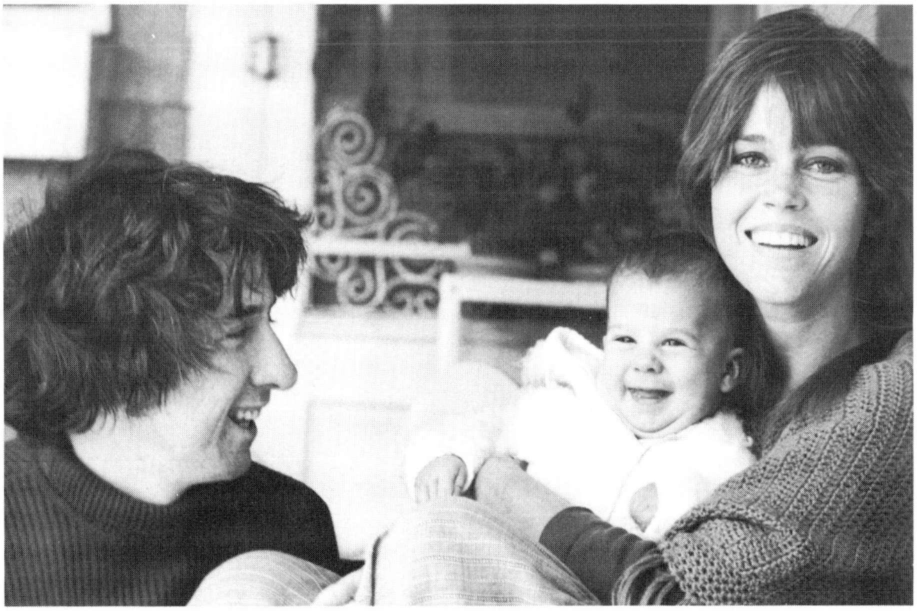

Mit Tom Hayden und unserem Sohn Troy

ist geradezu primitiv. Die meisten von uns sehen im Essen nach wie vor entweder eine Annehmlichkeit oder ein Allheilmittel. Wir haben immer noch nicht verstanden, daß wir unsere Gesundheit selber fördern und viel weniger von Ärzten und Medikamenten abhängig sein könnten, wenn wir nur endlich unsere Ernährung ernst nähmen.

Was wir über Nahrungsmittel wissen sollten

Die meisten Menschen wissen über Nahrung kaum mehr als über ihren Körper. Sie wissen, was ihnen schmeckt – und das ist auch schon fast alles. Aber die Nahrung ist mehr als nur eine Frage des Geschmacks – sie ist der Treibstoff für unseren Körper. Und sie ist mehr noch als Treibstoff; sie erhält und heilt den Körper. Wir sollten uns also in unserem eigenen Interesse ein Minimum an Wissen über diesen wichtigen Lebensfaktor erwerben. Das kostet nicht viel Zeit.

Die Nahrung versorgt uns mit sechs Hauptnährstoffen: mit Proteinen (Eiweiß), Kohlenhydraten, Fetten, Vitaminen, Mineralstoffen und Wasser. Jede dieser sechs Substanzen erfüllt eine wesentliche Funktion und steht in Wechselwirkung zu den anderen. Die Enzyme und Säuren unseres Verdauungssystems interagieren mit diesen Nährstoffen und verwandeln die Proteine in Aminosäuren, die Kohlenhydrate in Zucker und die Fettstoffe in Fettsäuren und Glycerin. In dieser Form werden sie vom Blutkreislauf resorbiert.

Fette und fettlösliche Vitamine gehen aus dem Blut direkt in die Zellen über. Die übrigen Nährstoffe gelangen in die Leber, wo andere Enzyme ihre chemische Zusammensetzung weiter verändern, damit sie im Zellstoffwechsel Verwendung finden können. Unter Stoffwechsel versteht man den Prozeß, durch den verdaute Nahrungsmittel in Baustoffe für das Körpergewebe und die Energieproduktion

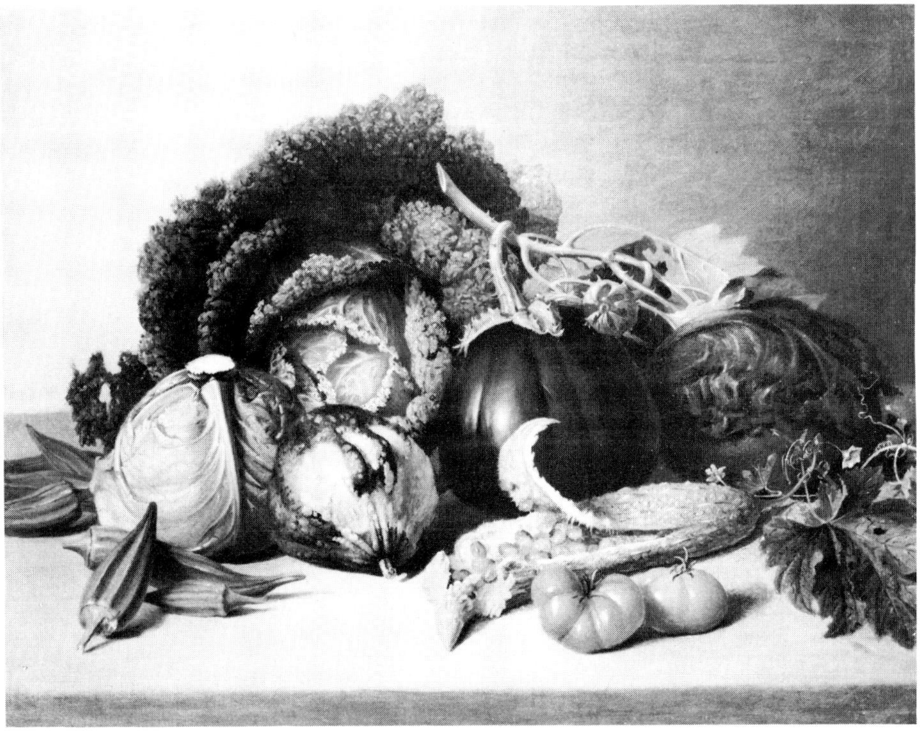

umgewandelt werden. In all den genannten Stadien sind die Enzyme entscheidend für das Funktionieren des Stoffwechsels. Und auf dem ganzen Weg müssen Vitamine und Minerale vorhanden sein, damit die Enzyme ihre Aufgabe erfüllen können.

Die Hauptfunktion der PROTEINE ist der Aufbau, die Erhaltung und die Regeneration von Muskelgewebe und Zellen. Sie liefern auch Energie, wenn die Kohlenhydrat- und Fettreserven des Körpers erschöpft sind. Ein solcher Abbau ist jedoch nicht wünschenswert, da sich Proteine nicht speichern lassen und wir sie rund um die Uhr brauchen, um unsere Haut, die inneren Organe, die Muskeln und alles übrige zu erhalten, zu regenerieren und aufzubauen. Proteine regen auch die Produktion von Hormonen und Antikörpern an, die zur Bekämpfung von Infektionen nötig sind, und sie dienen dem Aufbau der Enzyme, welche die chemischen Reaktionen in unserem Körper steuern. Wenn wir unsere Proteine zur Energieproduktion brauchen, werden diese lebenswichtigen Prozesse gestört.

Proteine bestehen aus Aminosäuren. Davon gibt es insgesamt dreiundzwanzig, wovon vierzehn vom Körper hergestellt werden. Die übrigen neun müssen über die Nahrung zugeführt werden. Milch, Eier, Fleisch, Fisch und Geflügel versorgen uns mit Proteinen, die alle diese neun wichtigen Aminosäuren enthalten. Reis, Bohnen, Linsen und Weizenkeime enthalten Proteine, aber nicht alle neun essentiellen Aminosäuren. Werden diese Nahrungsmittel entsprechend kombiniert – beispielsweise Reis mit Bohnen –, dann erhalten wir die benötigten Säuren.

Die meisten von uns wurden in dem Glauben erzogen, daß wir große Mengen von Proteinen brauchen und deshalb möglichst viel Fleisch essen sollten. Heute ist der Nachteil einer solchen Ernährung offenkundig. Wir nehmen wahrscheinlich doppelt so viele Proteine zu uns, wie unser Körper verwerten kann. Dreißig bis fünfzig Gramm pro Tag sind reichlich. Wir tun unserem Körper den größten Gefallen, wenn wir die Proteine vorwiegend aus pflanzlichen und nicht aus tierischen Quellen beziehen (auf die Gründe dafür werde ich im nächsten Kapitel näher eingehen). Gesünder und vitaler werden wir durch eine Nahrung, die wenig tierisches Protein und viel natürliche Kohlenhydrate enthält.

KOHLENHYDRATE sind unsere Hauptenergiequelle. Stärke, ihr Hauptbestandteil, wird im Körper in Glukose verwandelt. Diese Glukose liefert Energie für das Gehirn, das Nervensystem und die Muskeln. Dies ist die Form, in der Zucker im Blutkreislauf auftritt, und sie wird deshalb oft als Blutzucker bezeichnet. Ein Teil der Glukose wird in Glykogen umgewandelt und im Muskelgewebe und in der Leber gespeichert. Überschüsse an Glukose werden im Körper als Fett gespeichert.

Einfache Kohlenhydrate wie Zucker, Stärkesirup aus Mais und Honig werden rasch in Glukose umgesetzt und direkt vom Blut resorbiert. Das wirkt als sofortige Energiespritze. Aber die plötzliche Zufuhr von Blutzucker veranlaßt die Bauchspeicheldrüse, zusätzliches Insulin zu produzieren. Dies löst eine Reaktion aus, die zu einem beschleunigten Abfall des Blutzuckers führt, wodurch wir uns müde fühlen – und ein noch größeres Verlangen nach Süßigkeiten haben.

Komplexe Kohlenhydrate sind viel gesünder für uns. Diese sind in ungemahlenem Getreide, Bohnen, Körnern und frischem Gemüse enthalten. Sie werden langsamer in Glukose umgewandelt, was bedeutet, daß sie uns über längere Zeit mit Energie versorgen als die einfachen Kohlenhydrate.

Die komplexen Kohlenhydrate haben einen hohen Gehalt an Faserstoffen, die wichtig für gesunde Verdauungsorgane sind und die Ausscheidung regulieren, wodurch sich die Gefahr von Darmkrebs reduziert. Faserreiche Nahrungsmittel werden langsam verdaut, was bedeutet, daß ihre Glukose langsam vom Blutkreislauf resorbiert wird und uns eine langfristige Energiezufuhr gewährleistet.

Hochgradig verfeinerte Kohlenhydrate wie weißes Mehl sind arm an Faserstoffen. Brot aus Weizenschrot, das Weizenkeime und Kleie enthält, liefert uns achtmal soviel Faserstoffe wie Weißbrot. Ich füge meiner Nahrung täglich zwei Eßlöffel naturbelassene Weizenkleie hinzu und mische sie oft auch unter die Rühreier oder Hamburger, die ich für meine Familie zubereite.

Faserstoffe sind überdies für alle Menschen wichtig, die abnehmen wollen, denn sie reduzieren die Kalorienmenge, die wir aus der Nahrung aufnehmen. Eine Untersuchung des Landwirtschaftsministeriums und der Universität von Maryland ergab, daß Männer, die eine faserstoffreiche Diät von 2500 Kalorien täglich zu sich nahmen, fast fünf Prozent weniger Kalorien absorbierten als eine Vergleichsgruppe, die eine faserstoffarme Nahrung gleicher Kalorienmenge er hielt.

FETTE sind unsere zweitwichtigste Energiequelle – und eine figurbedrohende Zeitbombe. Sie liefern neun Kalorien pro Gramm, mehr als doppelt soviel wie Proteine und Kohlenhydrate. Sooft wir mehr essen, als wir brauchen (wobei es keine Rolle spielt, ob wir dabei Kohlenhydrate, Eiweiß oder Fett zu uns nehmen), werden die überschüssigen Kalorien in unserem Körper als Fett gespeichert. Fett schmiert, isoliert und schützt auch unsere inneren Organe und versorgt uns mit wichtigen Fettsäuren.

Ganz allgemein tun wir gut daran, die Zufuhr sämtlicher Fette einzuschränken, insbesondere die von gesättigten tierischen Fetten, die bei Zimmertemperatur fest sind; dazu gehören Butter, Schmalz und Backfette wie Kokosnuß- und Palmöl. Gesättigte Fette erhöhen den Cholesterinspiegel im Blut und das Risiko von Herzkrankheiten. Empfehlenswerter ist die Verwendung von ungesättigten Fetten – sie sind bei Zimmertemperatur flüssig – in Form von pflanzlichen Ölen wie Maisöl und Safloröl. Sie tragen dazu bei, das Risiko von Herzerkrankungen sowie Darm- und Brustkrebs zu senken. Da pflanzliche Öle schnell ranzig werden, ist es günstiger, kleine Mengen zu kaufen und sie im Kühlschrank aufzubewahren.

VITAMINE sind – im Unterschied zu Proteinen, Kohlenhydraten und Fetten – keine unmittelbare Energiequelle. Sie sind Katalysatoren für die biochemischen Reaktionen, die im Körper stattfinden. Da manche Vitamine vom Körper nicht hergestellt werden, müssen wir sie über Nahrungsmittel oder in Form von zusätzlichen Vitamindosen aufnehmen.

Wenn wir in einer sauberen Umwelt lebten und uns mit organisch gewachsenen, naturbelassenen Lebensmitteln ernährten, brauchten wir vermutlich keine zusätzlichen Vitamingaben. Dies ist jedoch nicht der Fall. Die meisten von uns sind der einen oder anderen Art von Luft- und Wasserverschmutzung ausgesetzt und essen eine denaturierte, ihrer Kraftstoffe beraubte Nahrung. So wird zum Beispiel der größte Teil des Obstes und Gemüses, das wir in Supermärkten kaufen, geerntet, bevor es reif ist, über weite Entfernungen transportiert und in Lagerhäusern aufbewahrt, bis es schließlich in die Läden kommt. All dies führt zu Vitaminverlusten.

Vitamine sind entweder wasserlöslich oder fettlöslich. Die wasserlöslichen Vitamine der C- und der B-Gruppe werden nicht im Körper gespeichert; wir müssen deshalb täglich Nahrungsmittel zu uns nehmen, die sie enthalten. Die fettlöslichen Vitamine – A, D, E und K – werden im Fettgewebe des Körpers gelagert. Die Konzentration einer übermäßigen Vitaminmenge kann zu Vergiftungserscheinungen im Körper führen, aber dazu bedarf es schon massiver Dosen (A- und D-Vitaminpillen sollten dennoch möglichst unter ärztlicher Aufsicht genommen werden).

MINERALSTOFFE werden ebenso wie Vitamine für viele Körperfunktionen benötigt, insbesondere zum Aufbau des Gewebes und zur Regulierung von Stoffwechselprozessen. Wir brauchen vierzehn verschiedene Arten von Mineralstoffen für unsere Gesundheit und unser Wachstum, manche in großen Mengen und andere, als Spurenelemente bezeichnete, in winzigen Dosen.

Wer seine Nahrung durch zusätzliche Vitamine und Mineralstoffe ergänzt, sollte darauf achten, daß die Dosis mindestens hundert Prozent der empfohlenen täglichen Menge enthält. Beide sollten zu den Mahlzeiten genommen werden. Dadurch werden sie vom Körper besser absorbiert.

WASSER macht zwei Drittel unseres Körpergewichts aus. Es wird für fast jede Funktion von der Verdauung über die Temperaturregelung und den Transport von Nährstoffen bis hin zur Beseitigung der Abfallstoffe benötigt.

Der größte Teil des Wassers, das über Rohrleitungen zu uns kommt, aber auch das Wasser aus dem eigenen Brunnen, enthält Schadstoffe: landwirtschaftliche und industrielle Emissionen, zur Bakterienbekämpfung verwendete Chemikalien sowie Giftstoffe aus der Luft. Ich empfehle, in Flaschen abgefülltes, stilles Quellwasser oder Mineralwasser zu trinken. Destilliertem Wasser sind die Mineralstoffe entzogen, die unbedingt durch entsprechende Präparate oder durch mineralstoffreiche Nahrung wie frisches grünes Gemüse, Sojabohnen, frische, unverarbeitete Weizenkeime, Hefe, Mandeln, Mais, Äpfel, Spinat, Petersilie und Brunnenkresse ersetzt werden müssen.

Frischobst und Gemüse eignen sich ausgezeichnet als Lieferanten von reinem Wasser, allerdings braucht unser Körper täglich mindestens 6–8 Gläser voll Wasser mehr, als in unserer Obst- und Gemüseportion enthalten ist. Am besten ist es, Wasser zwischen den Mahlzeiten statt mit diesen zu trinken, damit die Verdauungssäfte nicht verdünnt werden.

Sie haben jetzt in der knappestmöglichen Form einen Überblick über die sechs wichtigsten Nährstoffe erhalten, deren der Körper bedarf. Die Qualität der Nährstoffe in den Lebensmitteln, die wir essen, entscheidet mit darüber, wie gut die komplizierten biochemischen Prozesse funktionieren und ob wir über lang anhaltende, hochwertige Energien verfügen oder zyklisch verlaufende, zermürbende Höhen und Tiefen unserer Nervenkraft aushalten müssen.

Gesund und schön durch Naturkost

Sieben Grundsätze für eine gesunde Ernährung

1. Ersetzen Sie fettreiche Nahrung durch fettarme
2. Essen Sie weniger Fleisch – bevorzugen Sie die Nahrungsmittel, die am Anfang der Nahrungskette stehen
3. Meiden Sie Salz und salzhaltige Nahrung
4. Reduzieren Sie den Zuckerverbrauch
5. Bevorzugen Sie Vollkornkost
6. Hüten Sie sich vor Alkohol
7. Rücken Sie die gesunden Fünf in den Mittelpunkt Ihrer Ernährung:
   Rohe, ungesalzene Nüsse und Sesamsamen
   Pflanzenschößlinge, zum Beispiel Sojabohnen
   Frische, rohe Weizenkleie und Weizenkeime
   Joghurt und Kefir
   Frischobst und Gemüse

Seitdem Snacks, Konservennahrung und Fertigprodukte den Hauptbestandteil unserer Mahlzeiten bilden, sind drei signifikante Veränderungen in unserer Ernährungsweise eingetreten.

- Eine Zunahme der Fettstoffe in unserem Essen. 1976 trug Fett mit 42 Prozent zu den Kalorien bei, die der durchschnittliche Amerikaner zu sich nahm, das sind 31 Prozent mehr als 1910.
- Eine Abnahme der komplexen Kohlenhydrate in unserer Nahrung. Sie machten 1976 nur 21 Prozent der gesamten Kalorienmenge aus, 43 Prozent weniger als 1909–1913.
- Eine Zunahme unseres Zuckerverbrauchs. Dieser betrug 1976 18 Prozent unserer Kalorienzufuhr, das sind um 50 Prozent mehr als 1910.

Wir könnten kaum schlechter mit uns umgehen. Frauen, denen ihre Gesundheit und die ihrer Familie am Herzen liegen, werden minderwertige, potentiell schädliche Konserven und Fertiggerichte durch qualitativ hochwertige, naturbelassene Nahrungsmittel ersetzen. Die folgenden sieben Richtlinien für eine gesunde Diät werden Ihnen zeigen, wie einfach es sein kann, sich vernünftig zu ernähren.

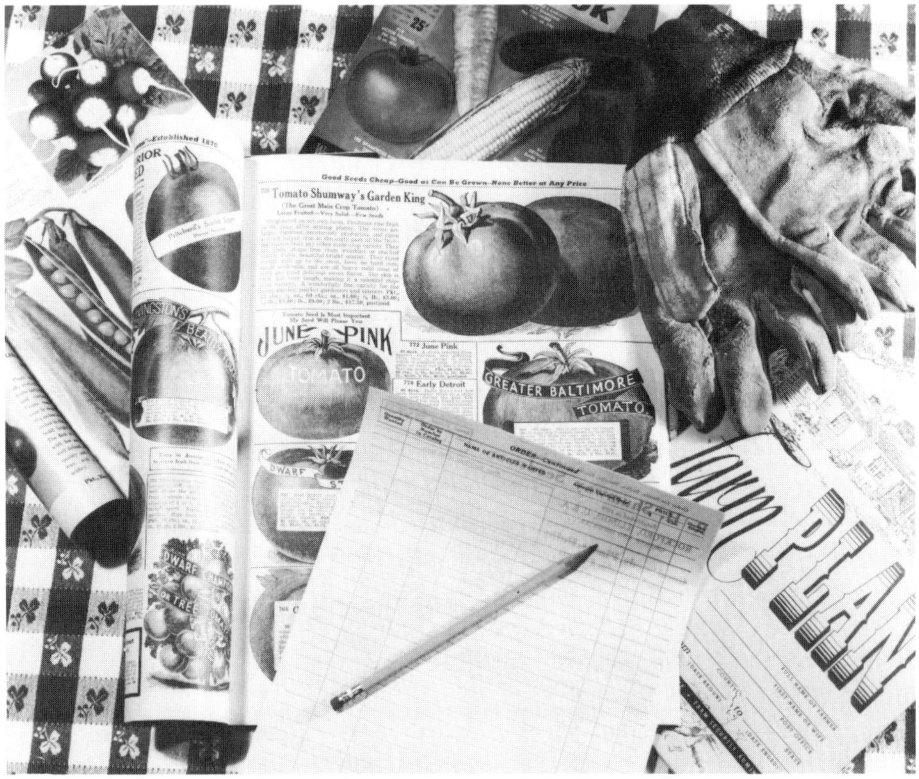

1. Ersetzen Sie fettreiche Nahrung durch fettarme

Verwenden Sie Magermilch statt Vollmilch. Essen Sie Magerquark, Hüttenkäse, Schafskäse und Mozzarella statt fettreicher Käsesorten. Rezepte, die Sauerrahm enthalten, können auch mit fettarmem Joghurt zubereitet werden. Sobald Sie ein wenig Übung haben, werden Sie Dutzende von Möglichkeiten entdecken, wie Sie fettreiche durch fettarme Nahrungsmittel ersetzen können.

2. Essen Sie weniger Fleisch

Frances Moore-Lappé, die Autorin des Buches *Die Öko-Diät,* ermahnt uns, jene Nahrungsmittel zu bevorzugen, die »am Anfang der Nahrungskette stehen«, denn die schwer abzubauenden Pestizide konzentrieren sich im Fett von Nutztieren und Fischen. Wenn ein großer Fisch einen kleineren verschlingt, wenn eine Kuh Gras oder ein Huhn Futter frißt, werden die Pestizide, die im kleineren Fisch bzw. im Gras oder im Futter enthalten waren, im Fett der weiter hinten in der Nahrungskette stehenden Tiere gespeichert. Und wenn wir unsererseits Fische, Fleisch und Geflügel essen, konzentrieren sich diese Pestizide in unserem Körper. Indem wir Produkte essen, die »am Anfang der Nahrungskette stehen« – also Gemüse und Getreide –, sammeln wir weniger Schadstoffe in unserem Körper an.

Die gespeicherten Umweltgifte sind nicht die einzige Gefahrenquelle im Fleisch, das heute auf den Markt kommt. Die Methoden der Viehzucht haben sich grundlegend verändert – zum Schlechteren. Der einzige, der aus dieser Entwicklung Nutzen zieht, ist der Züchter.

Rotwild und Antilopen sind in Amerika heute wahrscheinlich die letzten der menschlichen Ernährung dienenden Tiere, die sich noch frei in ihrem Lebensraum bewegen können. Das Vieh, das einst auf großen Weideflächen graste, wird heute dicht an dicht in Massenstallungen gepfercht und harrt dort sein kurzes Leben lang aus. Als es noch auf Weideland gezüchtet wurde, galt ein Rind erst im Alter von 3 oder 4 Jahren als schlachtreif. In den Stallungen, in denen es jetzt rund um die Uhr künstlichem Licht ausgesetzt ist und pausenlos gefüttert wird, schlachtet man das auf diese Weise schnell und billig gemästete Vieh bereits nach 18 bis 25 Monaten.

Diese gesteigerte Effizienz sorgt zwar für hohe Profite, aber sie setzt die Tiere erheblichen Belastungen und einem erhöhten Krankheitsrisiko – zum Beispiel im Bereich der Atemwege – aus. Um diese Risiken zu minimieren und den Streß zu mildern, werden ihnen Antibiotika und Tranquilizer verabreicht. Schätzungen zufolge werden fast 90 Prozent aller in den USA auf den Markt kommenden Rinder ihr Leben lang mit Antibiotika und anderen Medikamenten behandelt; das gleiche gilt für das Geflügel. Antibiotika, synthetische Hormone und andere Chemikalien werden auch dem Viehfutter beigemischt, um das Wachstum und die Gewichtszunahme der Tiere zu fördern. Die Rückstände sind häufig in ihrem Gewebe festzustellen – und sie werden durch das Kochen nicht beseitigt.

Diese Antibiotikazufuhr »aus zweiter Hand« – zum Beispiel Penicillin – kann den menschlichen Verdauungsprozeß beeinträchtigen und allergische Reaktionen verursachen. Die Gesundheitsbehörden befürchten, daß die ständigen Antibiotika-Dosen, die wir mit dem Fleisch konsumieren, bei krankheitserregenden Mikroben zum Aufbau einer Immunität führen könnten, so daß diese Medikamente im Krankheitsfall wirkungslos wären.

Vieh, das frei grasen und natürlich heranwachsen kann, speichert vorwiegend ungesättigtes Fett im Körpergewebe. Stallvieh hingegen lagert fast ausschließlich gesättigtes Fett ab. Manche Lebensmittelhändler und Metzger bieten Fleisch von natürlich aufgezogenem Vieh an. Falls Sie keine solche Einkaufsquelle in Ihrer Nähe haben, sollten Sie wenigstens frisches Fleisch kaufen und darauf bestehen, daß es in Ihrer Gegenwart zerteilt wird. Lassen Sie sich den Inspektions- und Qualitätsstempel zeigen und vergewissern Sie sich, daß alles überschüssige Fett entfernt wird.

Dasselbe gilt für Geflügel. Ich kaufe, sofern ich die Möglichkeit dazu habe, nur Freilandgeflügel. Die meisten Hühner, die auf den Markt kommen, sind in Legebatterien auf so engem Raum herangewachsen, daß sie sich kaum bewegen

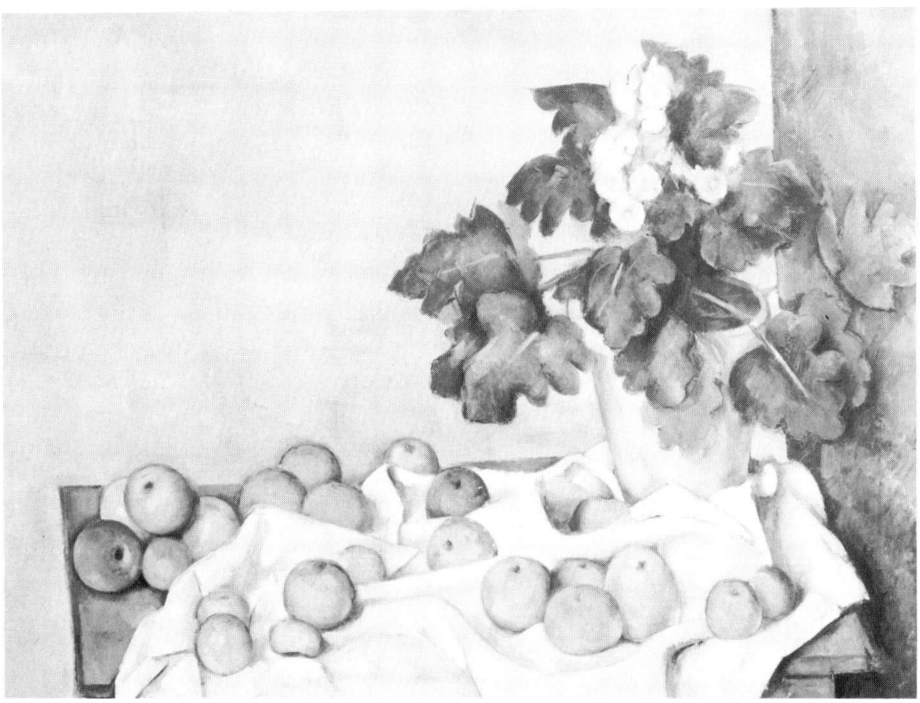

konnten. Sie sind mit Chemiefutter gemästet worden und haben nie die Sonne oder auch nur einen Hahn zu sehen bekommen. Ihre Eier sind unfruchtbar.

Freiland-Hühner werden mit Hähnen zusammen aufgezogen. Sie ernähren sich von Getreide, Körnern, Insekten und Würmern und kommen ohne synthetische Futtermittel und Chemikalien aus. Ihre Eier sind fruchtbar und enthalten mehr Vitamine, weniger gesättigtes Fett und haben einen höheren Nährwert als die Eier von Hennen aus Legebatterien.

Halten Sie sich vor Augen, daß Sie im Grunde weder Geflügel noch Fleisch brauchen, solange Sie genügend frisches, natürliches pflanzliches Eiweiß (Bohnen, Naturreis, Getreideschrot) und nicht fleischliches Eiweiß (Eier, Milch, Käse) zu sich nehmen. Wenn Sie Fleisch kaufen, geben Sie Freiland-Hühnern und -Truthühnern den Vorzug gegenüber Rindfleisch. Wann immer möglich ziehen Sie Fisch als idealen Fleischersatz heran.

3. Meiden Sie Salz

Das bedeutet, auch auf salzhaltige Nahrung weitgehend zu verzichten. Das im Salz enthaltene Natrium und Zusätze wie Monosodium Glutamat verstärken das Risiko, an hohem Blutdruck zu erkranken, an dem in Amerika jährlich 20000 Menschen sterben und der ein entscheidender Faktor bei 900000 Todesfällen durch Schlaganfälle und Kreislauferkrankungen ist. Salz bindet außerdem Flüssigkeit im Körper.

Ich mochte Salz sehr gern und benutzte es für alle Gerichte, aber während meiner ersten Schwangerschaft ging ich auf »Entzug« und strich es völlig. Das fiel mir zunächst nicht leicht, aber bald merkte ich, daß dadurch der Eigengeschmack der Speisen viel besser zur Geltung kommt. Inzwischen bin ich sehr empfindlich gegenüber Salz geworden und mag den Geschmack nicht mehr.

Die Lebensmittel, die wir essen, enthalten genügend Salz, ohne daß wir noch mehr hinzufügen müßten. Lassen Sie es beim Kochen weg, und salzen Sie die Speisen auf Ihrem Teller nicht nach. Wenn Sie ohne Salz einfach nicht auskommen, benutzen Sie ebenso wie wir Kräutersalz, einen aus Pflanzen und Gemüse hergestellten Salzersatz.

4. Reduzieren Sie den Zuckerverbrauch

Streichen Sie Zucker von Ihrer Einkaufsliste – und braunen Zucker gleich mit, denn er hat nicht wesentlich mehr Nährstoffe als weißer. Falls Sie süßen wollen, nehmen Sie ungekochten Honig, der nicht nur Kupfer, Eisen, Kalzium, Kalium und andere wichtige Mineralstoffe, sondern auch alle neun essentiellen Aminosäuren enthält und dazu noch ein mildes Abführ- und Beruhigungsmittel ist.

Die Amerikaner essen heute pro Person und Jahr 58,5 Kilo Zucker, das sind 160 Gramm täglich für jede Frau, jeden Mann und jedes Kind. Abgesehen davon, daß er keine Nährstoffe enthält, fördert Zucker Karies, Fettleibigkeit, Herzleiden und Diabetes. Der Zuckergehalt von Lebensmitteln wird auf den Verpackungen oft geschickt als Stärkesirup, Dextrose, Maltose, Glukose oder Invertzucker kaschiert.

5. Bevorzugen Sie Vollkornkost

Wenn Sie Brot und Zerealien essen, sollten diese aus ganzen Getreidekörnern hergestellt sein.

6. Hüten Sie sich vor Alkohol

Konsumieren Sie Alkohol in mäßigen Mengen, falls überhaupt. Er enthält viele Kalorien, hat wenig Nährwert und kann Leber und Gehirn schädigen.

7. Rücken Sie die gesunden Fünf in den Mittelpunkt Ihrer Ernährung

Die folgenden fünf Gruppen von Lebensmitteln sollten so oft wie möglich in Ihrer Diät enthalten sein:

Rohe, ungesalzene Nüsse (z. B. Mandeln); Sesamsamen und Sonnenblumenkerne. Sie sind reich an Faserstoffen und Vitaminen;

Pflanzenschößlinge wie Sojabohnen, Mungobohnen oder Luzernen, die Sie zu Hause selbst ziehen können;

Frische, rohe Weizenkleie und Weizenkeime;

Joghurt und Kefir, die nach Erfahrung vieler Menschen die Verdauung fördern und die Widerstandskraft gegen Infektionen erhöhen;

Frischobst und Gemüse sowie frisch gepreßte Säfte.

Wenn Sie sich nur ein wenig Zeit lassen, werden Sie eine echte Vorliebe für natürliche Nahrung entwickeln. Chemisch behandelte und stark gesalzene Lebensmittel werden bald abstoßend auf Sie wirken. Um wieviel köstlicher schmeckt doch ein kalter, saftiger, frischer Pfirsich als ein schlabberiger, glitschiger, sirupsüßer Dosenpfirsich! Und letzterer hat noch dazu mehr Kalorien.

Meine Familie und ich befolgen diese sieben Richtlinien. Weder unsere Freunde noch die Freunde meiner Kinder scheinen zu bemerken, daß es in unserem Haus weder weißen Zucker noch Weißbrot, weder Limo noch Bonbons gibt, außer zu ganz seltenen Anlässen wie einem Geburtstag. An Konserven habe ich nur ein absolutes Minimum in meinen Regalen, und zuckerreiche Frühstückszerealien fehlen ganz.

Als Tom und ich merkten, daß unser Sohn Troy beim Fernsehen die Süßigkeiten-Werbung mitsang und bei jedem zweiten Spot für zuckerige Getreideflocken rief: »Mama, kauf mir die!«, beschlossen wir, uns mit ihm darüber zu unterhalten. Wir erklärten ihm, daß die großen Firmen viel Geld in diese Werbung stecken, nur um den Kindern einzureden, sich ihre Produkte zu wünschen. Und wir erzählten ihm auch, daß die Firmen damit ihren Gewinn erheblich steigern. »Sie wollen mit den Werbespots in dein Gehirn eindringen«, sagte ich, »damit du glaubst, dieses Zuckerzeug sei gut für dich – obwohl das nicht stimmt. Du solltest dir bei Werbesendungen immer gut überlegen, welche Absicht dahintersteckt, sonst fällst du auf falsche Versprechungen hinein!« Das hat Troy kapiert. Kürzlich, als er einen Werbespot im Kinderfernsehen sah, während ich in der Küche das Essen machte, rief er mir zu: »Die wollen schon wieder in meinen Kopf hinein, Mama!«

Troy ist inzwischen ganz zufrieden damit, zum Frühstück Zerealien aus Weizenschrot und Weizenkeimen oder eine von mir selbst zubereitete Portion Weizen- oder Haferschleim zu bekommen (ich verwende keine Fertigmischungen).

Wir essen braunen Naturreis statt der »veredelten« weißen Karikatur davon, und wir verbrauchen viel Frischobst sowie frische Frucht- und Gemüsesäfte. Es bedarf immer noch einiger Überzeugung, die Kinder dazu zu bewegen, verschiedene Gemüse zu essen. Da sie beide das Gemüse lieber roh mögen, bekommen sie es auch so vorgesetzt – in Form von Salaten.

Als mir klar wurde, daß die Pasteurisierung viele wichtige Vitamine und Enzyme in der Milch zerstört, begann ich möglichst nur kontrollierte rohe Magermilch zu kaufen. Ihre Mineralstoffe, Proteine und Fettsäuren sind leichter verdaulich und assimilierbar. Dank der heutigen sterilen Herstellungsbedingungen in den Molkereien und der Kühlvorrichtungen können Sie kontrollierte, unbehandelte Rohmilch (Vorzugsmilch) gefahrlos trinken. Wir tun es seit Jahren.

Ich ergänze unsere Nahrung durch Edel- oder Nährhefe, wie sie in Brauereien Verwendung findet. Hefeflocken sind reich an Vitaminen der B-Gruppe, Magnesium, Kalium und Kalzium. Ich löse mehrere Eßlöffel der Flocken in einer Tasse mit heißem Wasser auf und würze sie mit einer Prise Cayennepfeffer oder spanischem Pfeffer. Das Getränk schmeckt fast wie Hühnersuppe. Für mich ist es ein wundervoller Energielieferant, und ich trinke anstelle von Kaffee lieber zwei oder drei Tassen täglich hiervon.

Unbehandelte Weizenkleie ist eine weitere wichtige Ergänzung meines Ernährungsplans. Als ein faserreiches komplexes Kohlenhydrat ist Weizenkleie reich an Nikotinsäure, Eisen und Thiamin (Vitamin B_1).

Hefeflocken und Weizenkleie nehme ich auf alle meine Reisen mit. Sie helfen mir, bei Flügen die Zeitverschiebungen zu überwinden und bringen meinen Stoffwechsel wieder in Ordnung. Die Weizenkleie mische ich gewöhnlich in Joghurt oder Rühreier.

Ich gehe gern leicht hungrig zu Bett und nehme dafür am Morgen ein herzhaftes Frühstück aus frischem Obst (Melone, Erdbeeren, Grapefruit oder Papaya) und zwei Rühreiern, die ich mit Safloröl zubereite, zu mir. Manchmal füge ich getrocknete gehackte Zwiebeln oder frische Kräuter und Kräutersalz hinzu. Und gelegentlich esse ich ein Stück Toast aus Sieben-Korn, Weizenkeimen oder Vollweizen, das keine Konservierungsmittel enthält.

Ein weiteres Lieblingsfrühstück von mir ist ein fabelhaftes Proteingetränk. Ich gebe Magermilch, frischen, organischen Apfelsaft, Erdbeeren oder Pfirsiche, die ich vorher eingefroren habe, eine Banane und manchmal eine Papaya in den Mixer. Gelegentlich schütte ich Weizenkeime oder Kleie dazu. Und dann mische ich Proteinpulver darunter. (Wenn Sie Proteinpulver kaufen, wählen Sie eines, das weder Zucker noch Konservierungsmittel, noch künstliche Farbstoffe, Geschmackszusätze oder Soja enthält. Ich verwende Proteinpulver aus Milch- und Eiprotein; ich glaube, es ist leichter verdaulich und vom Körper zu resorbieren als Produkte aus Sojaprotein.) Dann mische ich das Ganze, bis es glatt und dickflüssig ist. Dieser Super-Frucht-Milchshake enthält wenig Kalorien, stillt mein Verlangen nach Süßem und sättigt mich gewöhnlich so, daß ich bis in den Nachmittag hinein nichts mehr zu essen brauche.

Damit kommen wir zu der Frage, wann wir essen sollten. Ich empfehle Ihnen, nur zu essen, wenn Sie Hunger haben – nicht, weil es ein Uhr oder sieben Uhr oder was auch immer ist. Die Forschung hat gezeigt, daß früh am Tag eingenommene Mahlzeiten weniger dick machen als späte Mahlzeiten. Der Grund ist, daß unser Körper abends anders funktioniert. Wenn wir die Hauptmahlzeit während des Tages einnehmen, wird sie resorbiert, solange der Blutkreislauf in vollem Schwung ist. Essen wir jedoch am Abend sehr üppig, muß der fettreiche Gehalt von einem trägen Kreislauf assimiliert werden. Auch zwingen wir dadurch unser Verdauungssystem, Überstunden zu machen, während wir schlafen.

Es gibt noch einen weiteren guten Grund, die Hauptmahlzeit während des Tages einzunehmen. Wenn wir tagsüber wenig gegessen haben, ist unser Blutzuckerspiegel abends niedrig, mit der Folge, daß wir dann wahrscheinlich mehr essen als nötig. Mit anderen Worten: wir schlagen über die Stränge. Und falls Sie versuchen wollten, abzunehmen, haben Sie sich damit selbst ein Bein gestellt. Unser mühseliges Fasten tagsüber wird meist dadurch zunichte gemacht, daß wir abends zuviel essen.

Eine der schlimmsten Fußangeln jeder Schlankheitskur ist das Bedürfnis nach einem Energieschub im Laufe des Tages. Dieser körperliche Tiefpunkt tritt in der Regel immer zur selben Zeit auf und bedeutet, daß der Blutzuckerspiegel gesunken ist. Zwar spüren wir dieses Bedürfnis alle dann und wann, aber während einer Schlankheitskur ist es besonders gefährlich: unser erster Impuls ist, nach etwas Süßem zu greifen, um rasch neue Energie zu gewinnen. Und das ist das Verkehrteste, was wir tun können.

Ich schütze mich vor diesem Zuckerbedürfnis, indem ich einen Apfel oder anderes Obst bei mir habe. Der natürliche Fruchtzucker erhöht meinen Zuckerspiegel, stillt meinen Hunger auf natürliche Weise und gibt mir Energie ohne den plötzlichen Schub, der von raffiniertem Zucker ausgelöst wird, und dem steilen, fast übelkeitserregenden Energieabfall, der darauf folgt.

Eine Frau, die sich gesund ernähren und gleichzeitig abnehmen will, sollte wissen, daß dies nur auf eine Weise möglich ist: sie muß die Nahrungsmenge reduzieren, die sie zu sich nimmt, und sich gleichzeitig mehr Bewegung verschaffen. Das ist das ganze Geheimnis. Hungerkuren, Schnelldiäten oder eine ständige reduzierte Kalorienzufuhr aus minderwertiger Nahrung sind nicht der richtige Weg zum Schlankwerden. Wir werden die verlorenen Pfunde wieder ansetzen, sobald wir zu unseren normalen Eßgewohnheiten zurückkehren. Wenn wir das Essen zu unserem Feind machen, mit dem wir einen zwanghaften Machtkampf austragen, dann nehmen wir nicht nur, sooft wir den Kampf verlieren, wieder zu, sondern wir verlieren auch unser Selbstvertrauen. Ich weiß das. Ich habe es erlebt.

Der beste und leichteste Weg, seine Einstellung zum Essen zu verändern, ist, ihm den Platz zuzuweisen, der ihm gebührt. Betrachten Sie es als das, was es wirklich ist – Treibstoff für Ihren Körper. Statt also in der Ernährung Ihren Feind zu sehen, blasen Sie den Kampf ab, erklären Sie den Waffenstillstand und akzeptieren Sie sie als lebensspendende Freundin. Wenn Sie Diät halten, möchten Sie Ihrem Körper den bestmöglichen Treibstoff zuführen – das heißt, Nahrung, die wenig Kalorien enthält, aber natürlich und bekömmlich und so frei von Schadstoffen wie möglich ist. Der beste Kurs, den Sie einschlagen können, ist, sich an die faserstoffreiche, aus komplexen Kohlenhydraten bestehende, wenig tierisches Eiweiß und Fett enthaltende Kost zu halten, die ich in diesem Kapitel beschrieben habe. Essen Sie einfach weniger davon und verschaffen Sie sich mehr Bewegung.

Ob Sie eine Schlankheitskur machen oder nicht, ich empfehle jeder Frau, die durch ihre Lebensweise etwas für ihre Gesundheit und Schönheit tun will, die Etikette zu lesen, bevor sie konservierte Lebensmittel kauft. Erst dann wissen Sie, was Sie alles zu sich nehmen. Wenn Sie die Liste der Ingredienzen studiert haben, stellen Sie das betreffende Produkt vielleicht schnell wieder in das Regal zurück.

Die Aufschriften nennen die Bestandteile in der Reihenfolge der jeweils enthaltenen Mengen; wenn also Zucker an erster oder zweiter Stelle angeführt ist, wissen Sie, daß das betreffende Produkt, was immer es ist, nicht in eine Gesundheitsdiät gehört. Meiden Sie auch Lebensmittel, die so fragwürdige Zusätze wie Nitrate, Saccharin, Natrium, künstliche Farbstoffe und Petroleumderivate wie BHA und BHT enthalten.

In den letzten Jahren ist der schlüssige Nachweis erbracht worden, daß einige der chemischen Zusätze in unserer Nahrung allein oder im Zusammenwirken mit anderen chemischen Substanzen Magenkrebs erzeugen können. Zu den Stoffen, die krebsfördernd wirken können, zählen Süßstoffe wie Saccharin, Natriumnitrit und rote Farbstoffe.

Die Lebensmittelindustrie hat auf die Untersuchungen, die diese Zusätze als karzinogen erwiesen haben, mit dem Argument reagiert, die an Ratten in Tests verabreichten Dosen seien viel höher gewesen als die Mengen, die Menschen je zu sich nehmen würden. Dem lag die Annahme zugrunde, kleine Dosen krebsfördernder Substanzen stellten keine Gefahr dar. Krebsfachleute vertreten jedoch die Auffassung, daß es keine ungefährliche Dosis von Karzinogenen gibt. Wenn große Mengen einer Substanz Krebs hervorrufen können, dann besteht diese

Gefahr auch bei geringen Dosen – wenn auch seltener oder in einem längeren Zeitraum.

Die Fachleute glauben, daß es eine kritische Schwelle für den Kontakt mit krebsfördernden Stoffen gibt, daß kleine Dosen einer Substanz mit der Zeit akkumulieren und daß jede geringe Menge eines Karzinogens genau der zusätzliche Streßfaktor sein kann, der den Körper vor seinen krebsfördernden Belastungen kapitulieren läßt, so daß die Krankheit ausbricht.

Wir sind alle täglich Karzinogenen ausgesetzt: durch bestimmte Lebensmittel (beispielsweise ranzige Erdnüsse); durch Luft- und Wasserverschmutzung; durch Röntgenstrahlen und die ultravioletten Strahlen der Sonne. Schon diese Belastungen können ausreichen, um den Körper der Krebsschwelle nahezubringen. Manche dieser Streßfaktoren können wir nicht vermeiden, aber warum sollten wir unser Krebsrisiko erhöhen, indem wir wissentlich auch nur kleine Mengen eines nachgewiesenen Karzinogens zu uns nehmen? Es könnte der Tropfen sein, der das Faß zum Überlaufen bringt.

Ich empfehle Ihnen dringend, die Komplexität Ihrer biochemischen Prozesse zu respektieren, die sich unmittelbar auf Ihre Stimmungen, Ihre Gesundheit und Ihr Energieniveau auswirken. Eine Frau, die sich nach den Bedürfnissen ihres Körpers richtet, wird keine minderwertigen, denaturierten Nahrungsmittel, wie wir sie z. B. in Schnellimbißlokalen bekommen, mehr anrühren und sich mit einer Kost ernähren, die ihrem natürlichen Lebens- oder Wachstumsstadium so weitgehend wie möglich entspricht.

Sie wird ihren Kindern beibringen, den eigenen Körper zu respektieren und nur gesunde Nahrungsmittel zu essen. Tom und ich haben viel Zeit aufgewendet, um Vanessa und Troy zu erklären, warum wir möchten, daß sie mehr von diesen und weniger von jenen Nahrungsmitteln essen. Wir haben ihnen erklärt, warum der rote Farbstoff in den Maraschino-Kirschen, die sie so gerne essen, gefährlich für sie ist, und daß das Natriumnitrit, das zur Konservierung, Färbung und zum Würzen von heißen Würstchen dient, Krebs erzeugen kann. Wir haben festgestellt, daß sie sich in der Regel vernünftig verhalten, sobald sie wirklich verstehen, was gut und was schlecht für sie ist.

Ich erinnere mich beispielsweise, wie ich einmal mit ihnen ins Kino ging. Wir hatten noch nicht zu Mittag gegessen und waren hungrig, deshalb fragte ich sie, ob sie heiße Würstchen wollten. Vanessa stemmte ihre Hände in die Hüften und sagte »Mm-o-m!«, wobei sie das Wort in drei Silben dehnte, wie sie das immer tut, wenn sie etwas an mir mißbilligt. »Du weißt, daß die schlecht für uns sind.«

»Es ist geschafft«, dachte ich bei mir.

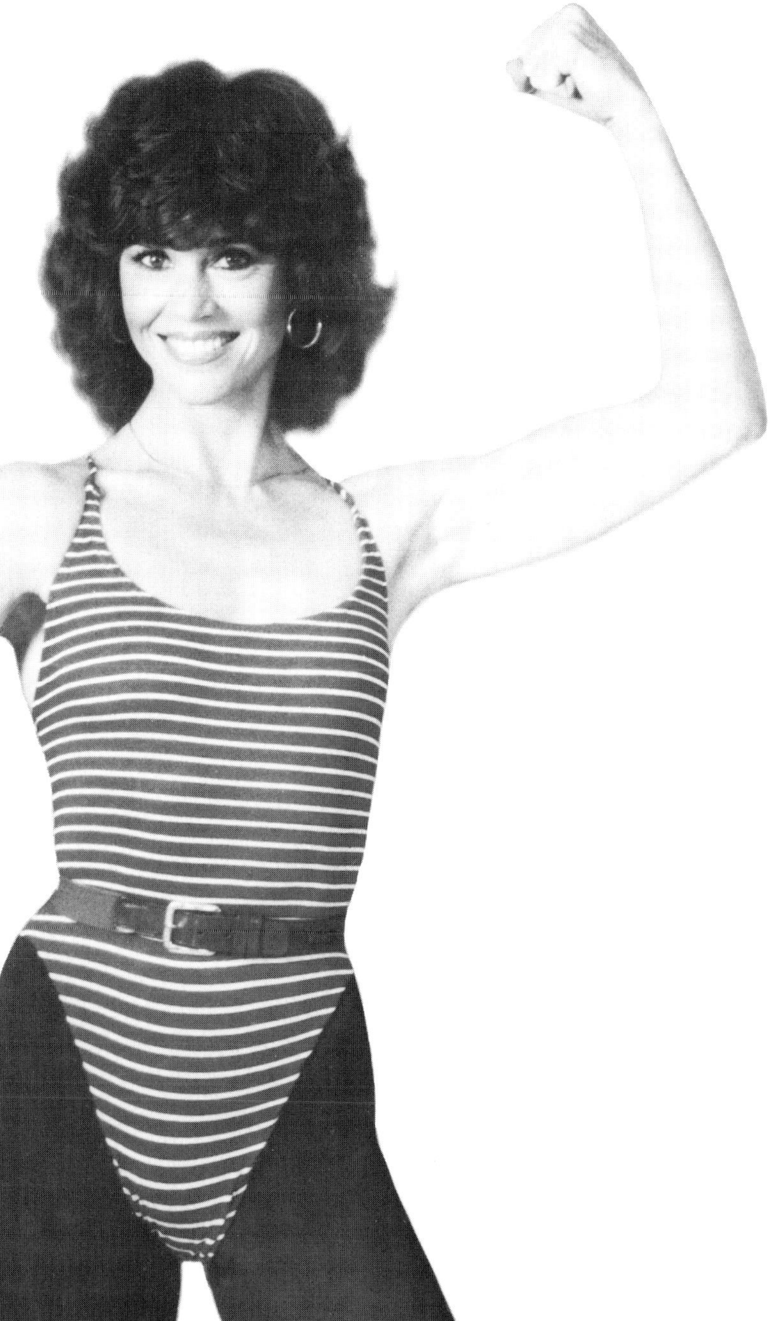

Dritter Teil

Stark sein

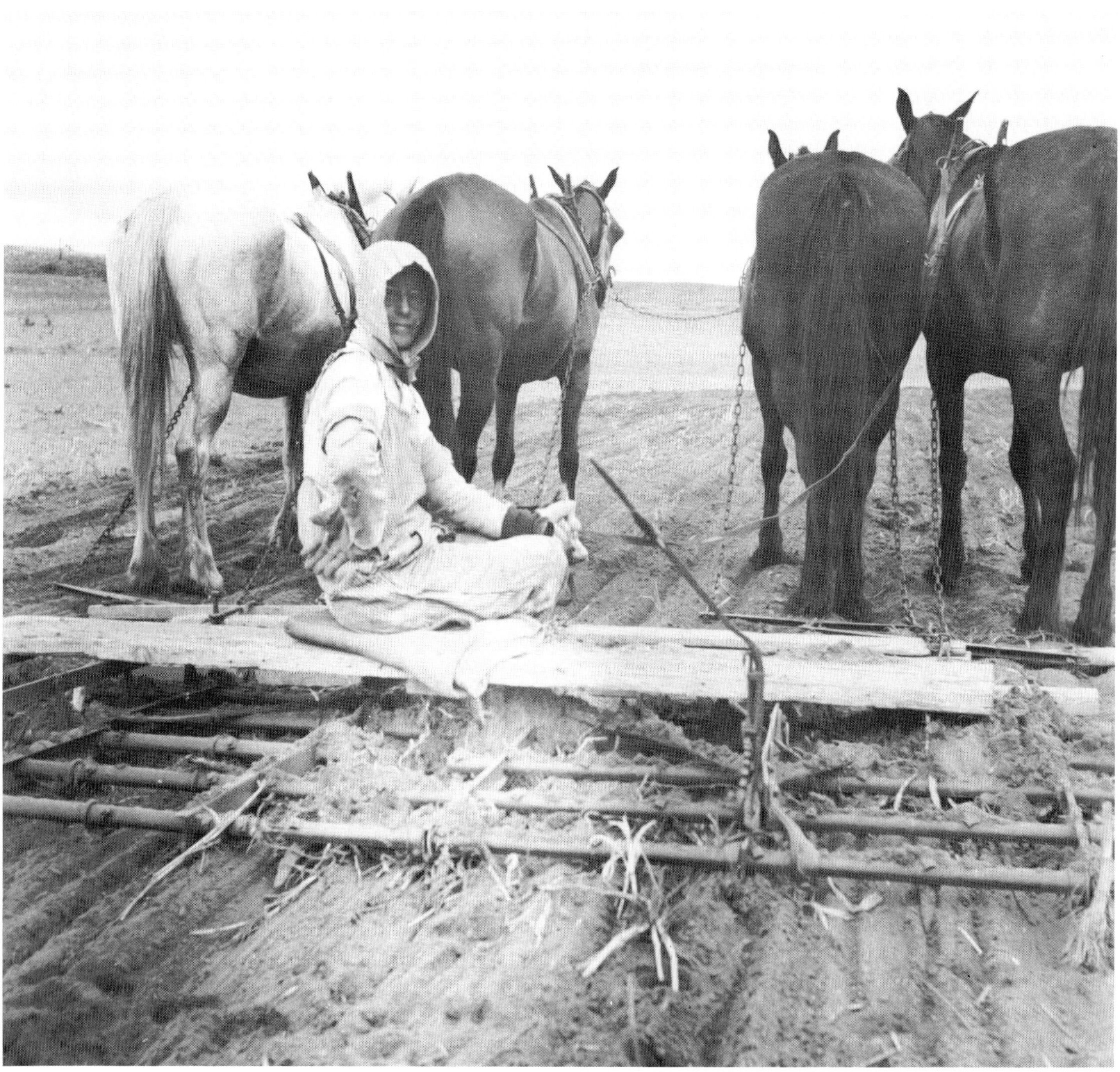

Das Vorurteil vom »schwachen Geschlecht«

Es gab Zeiten, in denen schwere körperliche Arbeit für Frauen ebenso selbstverständlich zum täglichen Leben gehörte wie für Männer. Frauen mußten stark sein, weil sie die Verantwortung für den Unterhalt der Familie mittrugen.

Viele Amerikanerinnen sind Nachkommen der Pionierfrauen, die Seite an Seite mit ihren Männern die Wildnis erschlossen, Häuser bauten und das noch unberührte Land kultivierten. Eine meiner Vorfahrinnen, Peggy Fonda, lebte in einem Flecken namens Fonda im Staat New York, wohin ihre holländische Familie 1642 emigriert war. Um Mehl an General Washingtons Armee liefern zu können, baute diese Frau – eine Witwe – die Getreidemühle ihrer Familie, die während der Revolution niedergebrannt war, mit den eigenen Händen wieder auf. Es gab Abertausende von starken, mutigen, entschlossenen Frauen wie sie.

In der Zeit vor der industriellen Revolution des 19. Jahrhunderts waren nur die Frauen der Aristokratie zerbrechliche Zierfiguren, die der Macht und dem Reichtum ihrer Männer als Aushängeschild dienten. Die industrielle Revolution veränderte das Leben der arbeitenden Klasse von Grund auf, holte sie von den Feldern weg in die Fabriken, die mit der Entwicklung der neuen maschinellen Technologie überall aus dem Boden schossen. Die Männer der sich herausbildenden Mittelschicht prunkten mit ihrem neuen Status, indem sie für die Arbeiten, die bislang ihre Frauen übernommen hatten, Dienstboten einstellten. Hundert Jahre später schafften sie Maschinen und Geräte an, die das Hauspersonal ersetzten.

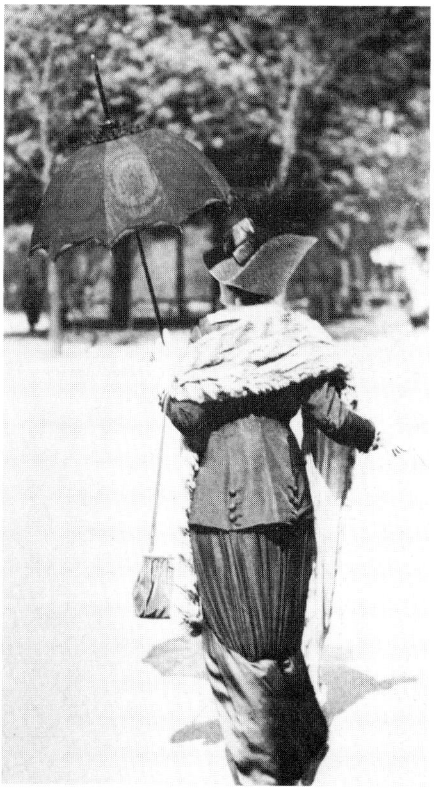

Ein starker Rücken und kräftige Muskeln wurden an Frauen nicht mehr geschätzt. Das gesellschaftliche Ideal verlangte nun von einer begehrenswerten Frau, sie solle so zartgliedrig und schmuck sein wie ihre aristokratischen Schwestern – ein Ideal, das wir alle bis zu einem gewissen Grad internalisiert haben.

Während des Zweiten Weltkriegs, als Frauen die Arbeitsplätze der in den Krieg gezogenen Männer übernehmen mußten und das Arbeitsheer für die florierende Kriegsindustrie zu stellen hatten, paßte sich dieses Ideal vom schwachen Weibchen fast über Nacht den neuen Bedürfnissen an. Die Nieterin Rosie wurde zu einer Heldin. Ich habe aus den vierziger Jahren ein Bild von kräftig aussehenden Frauen mit breiten Schultern vor Augen, die, ein Tuch um den Kopf, am Fließband arbeiten.

Stillen wurde plötzlich unmodern. Man redete es den Frauen aus, weil es sie im Haus festhielt. Kindertagesstätten wurden eingerichtet, damit Frauen, die bisher daheim geblieben waren, um ihre Kinder zu versorgen, dem Arbeitsmarkt zur Verfügung standen. Die starke, unabhängige Frau avancierte nun wieder zum Rollenbild und wurde in Filmen, Romanen, Schlagern und Anzeigen verherrlicht, weil ihr Land sie so brauchte.

Kaum war jedoch der Krieg vorüber und die Männer kehrten wieder ins Zivilleben und an ihre alten Arbeitsplätze zurück, da wurden die Frauen erneut

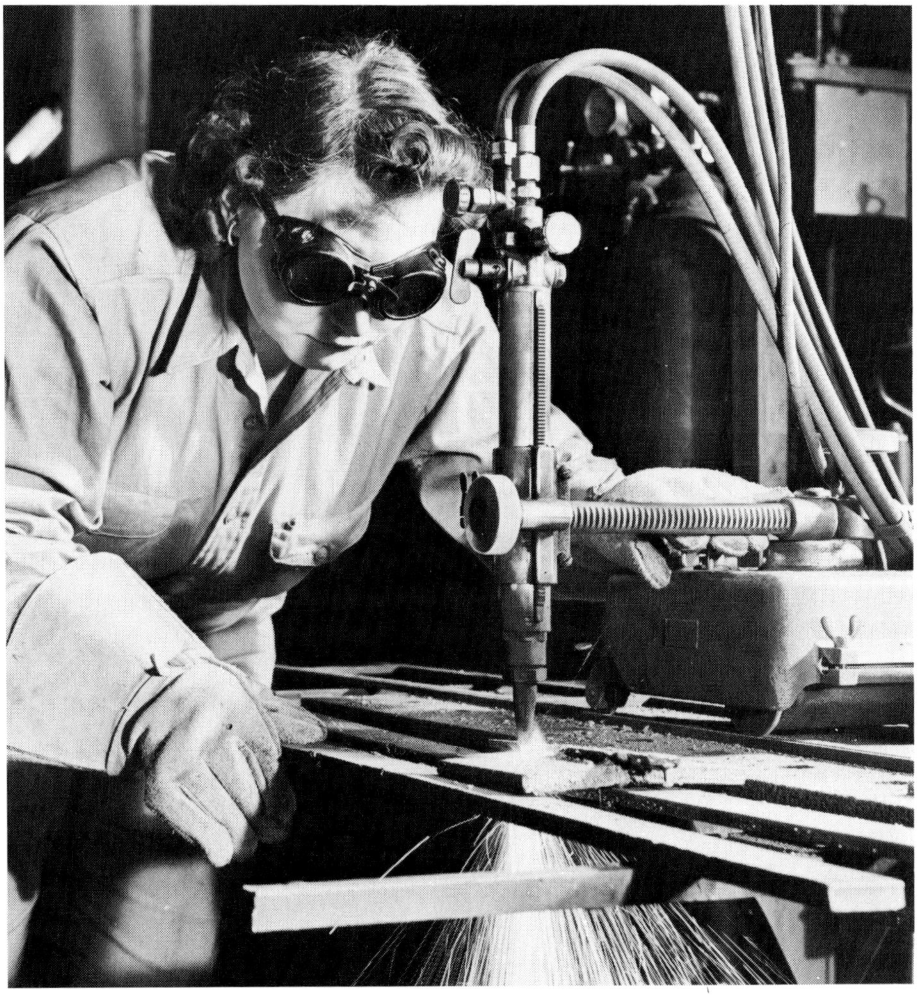

Schweißerin im Zweiten Weltkrieg

in die Schranken des »schwachen Geschlechts« verwiesen. Dieselben Meinungsmacher in den Medien, die einst die unabhängige Frau gepriesen hatten, lamentierten jetzt über die Situation der »Schlüsselkinder«, die von ihren berufstätigen Müttern vernachlässigt würden.

Heute gewinnen wir Frauen unsere Stärke zurück. Wir lehnen die Gleichsetzung von Weiblichkeit mit Schwäche auf jeder Ebene einschließlich der physischen ab. Auch heute sind wieder wirtschaftliche Faktoren im Spiel. Die Inflation zwingt viele Ehefrauen zu einem Nebenerwerb zusätzlich zum Einkommen des Mannes, um die Grundbedürfnisse der Familie befriedigen zu können. Die Hälfte aller verheirateten Amerikanerinnen ist neben dem Haushalt noch außerhalb berufstätig. Dazu kommt eine große Anzahl geschiedener, verwitweter und alleinstehender Frauen, die sich selbst und oft auch ihre Kinder ernähren müssen. Die Kosten medizinischer Behandlung sind so hoch, daß diese Frauen es sich gar nicht leisten können, krank zu werden. Sie *müssen* sich gesund erhalten.

Darüber hinaus stehen Frauen oft schon vor dem Problem, den eigenen Körper gegen Angriffe verteidigen zu müssen. Viele Frauen haben Angst davor, abends allein auszugehen, nicht nur in den großen Städten, sondern auch in kleinen Orten und Stadtrandsiedlungen. Ich übertreibe nicht. Einer sehr konservativen Schätzung nach wird in Amerika alle zwei Minuten eine Frau vergewaltigt. Und das ist nur eine Form der körperlichen Angriffe auf Frauen. Der Christliche

Verein Junger Mädchen (YWCA) hat vor kurzem eine bundesweite Untersuchung abgeschlossen, aus der hervorgeht, daß 20 Millionen Amerikanerinnen jährlich von ihren Ehemännern oder Partnern physisch mißhandelt werden. Wenn wir unseren Körper vor Übergriffen schützen wollen, müssen wir ihn so trainieren, daß wir uns im Ernstfall wirkungsvoll verteidigen oder schnell genug davonlaufen können. Ich glaube jedoch nicht, daß der Wunsch vieler Frauen heute nach einem kräftigen, gesunden Körper lediglich das Wiederaufleben eines früheren, von ökonomischen Zwängen jahrhundertelang geprägten Frauenbildes ist. Ebensowenig glaube ich, daß er nur einem pragmatischen Verteidigungsbedürfnis entspringt. Dieses Mal ergreifen die Frauen selbst die Initiative, dieses Mal werden sie nicht manipuliert.

Das neue Frauenbewußtsein, das sich in den letzten zehn Jahren entwickelt hat, fordert unser Recht auf physische wie ökonomische, politische wie soziale Gleichstellung. Wir brauchen die Entwicklung und Erweiterung unserer körperlichen Fähigkeiten nicht nur, wir wollen sie auch. Und wir haben keine Angst mehr davor, als starke Frauen nicht mehr dem gängigen Schönheitsideal zu entsprechen und als unattraktiv zu gelten. Für uns sind kräftige, gesunde Frauen schön, die ihre körperlichen Fähigkeiten voll entwickeln: Die Marathonläuferin Gayle Olinekova, die Weltrekordläuferin Mary Decker, die Weltklasseturnerin Nadia Comaneci, die Eisschnelläuferin und Radfahrerin Beth Heiden, die Läuferin Evelyn Ashford und die Weltrekordlerin im Bodybuilding, Lisa Lyon, sind nur einige Beispiele von Frauen, die stark und schön sind.

Ein weiteres Beispiel ist Janice Darling. Sie ist Schauspielerin und war Übungsleiterin im Workout-Studio. Auf den Seiten 98 bis 102 sehen Sie Janice in Aktion. Sie hat uns allen, die wir sie kennen, einen Begriff davon gegeben, was körperliche Stärke vermag.

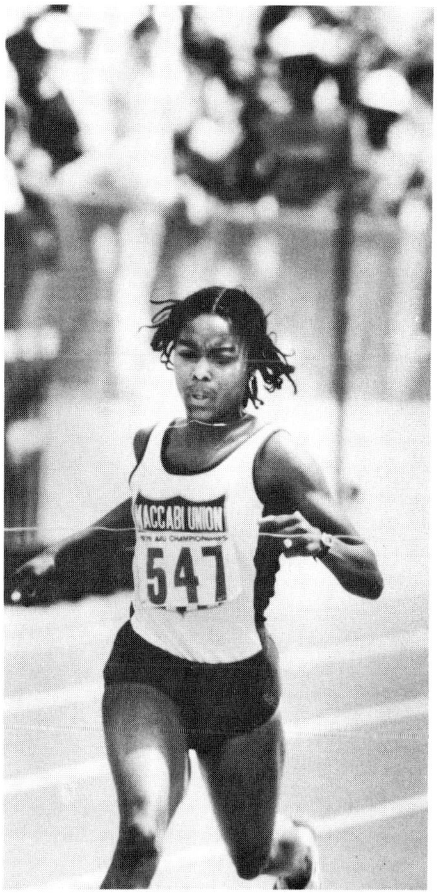

Evelyn Ashford

Gayle Olinekova

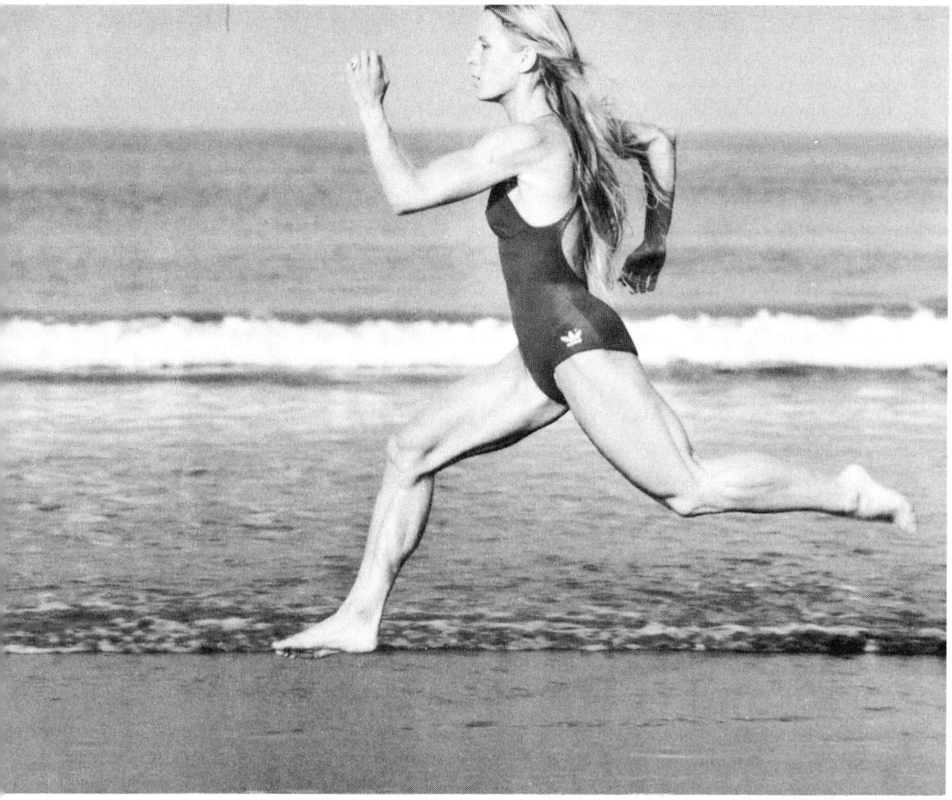

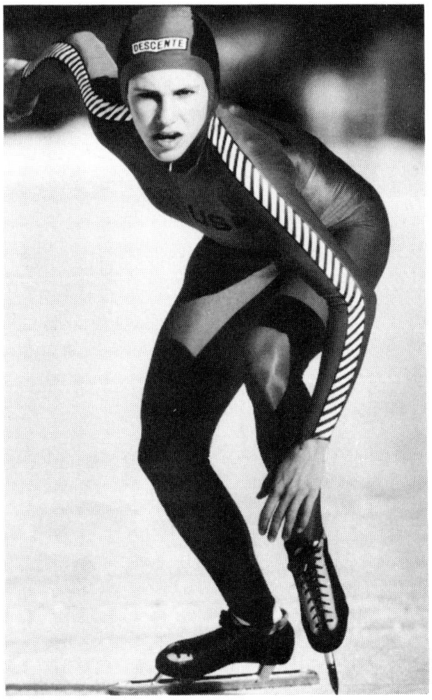

Beth Heiden

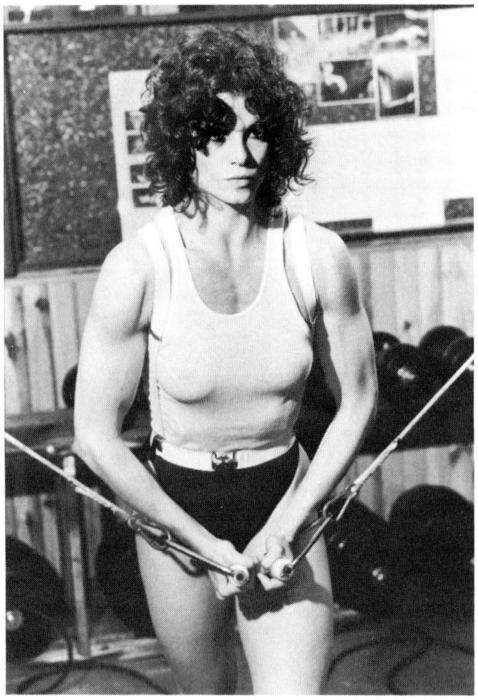

Lisa Lyon

Mary Decker

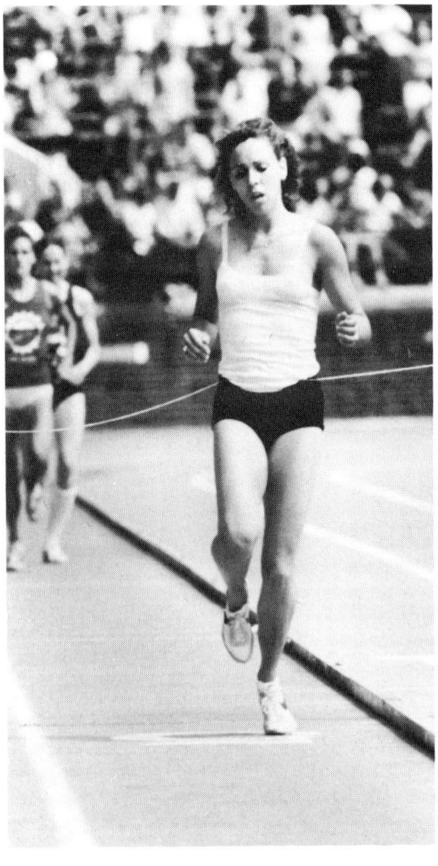

Weniger als sechs Monate, bevor die erwähnten Fotos von ihr entstanden, wurde Janice, als sie auf dem Gehsteig vor einer Kinokasse anstand, von einem Auto erfaßt, das zu schnell gefahren und ins Schleudern gekommen war. Janice wurde durch das Schaufenster eines Geschäftes gedrückt; ihr Becken wurde zertrümmert, beide Beine wurden gebrochen. Ein Glassplitter flog ihr ins linke Auge und zerschnitt den Augenmuskel.

Janice lag vier Wochen lang im Krankenhaus. Dann sagten ihr die Ärzte, es würde noch viele Monate dauern, bis sie wieder gehen könne. Sie weigerte sich, das einfach hinzunehmen und begann mit einem intensiven Programm zur Selbstrehabilitierung. Sie ließ sich von Freundinnen Joghurt und eiweißreiche Energiedrinks bringen (wer mehr als zwei Wochen im Krankenhaus verbringt, setzt sich der Gefahr einer Fehlernährung aus). Und sie bat um die Bandaufzeichnung eines Gymnastikprogramms. Obwohl sie an ihr Krankenhausbett gefesselt war, brachte sie es fertig, ein spezielles Übungsprogramm für ihren Oberkörper zu entwickeln. Um ihre Beine zu stärken, übte sie mit Gewichten, die sie an den Fußgelenken befestigte.

Die Ärzte und Schwestern waren erstaunt über ihre Entschlossenheit – und über ihre schnelle Genesung. Nach vier Wochen unterrichtete sie bereits wieder im Workout-Studio. Sie hat eine Augenprothese und trägt darüber eine Augenbinde, die ihr, wie sie meint, zu exotischeren Rollen verhelfen könnte. »Gut in Form zu sein, heißt nicht nur, gut auszusehen«, sagt Janice. »Eine gute körperliche Kondition ist ein Schutz. Der Körper ist die Quelle unserer Kraft. Die Tatsache, daß ich von einem Auto durch die Luft geschleudert und nicht in Stücke gerissen oder getötet wurde, ist der beste Beweis dafür. Meine Muskeln waren so fest und so stark, daß sie mir das Leben gerettet haben!«

Die meisten von uns wollen stark sein, sind es aber nicht. Automation, Autos, unsere meist sitzende Arbeitsweise und die starre geschlechtsspezifische Rollenverteilung – all das hat sich schädlich auf unseren Körper ausgewirkt. Wußten Sie, daß die typische Arbeit in einem modernen Büro (in dem die meisten berufstätigen Frauen beschäftigt sind) vergleichsweise weniger körperliche Anstrengung erfordert, als eine Dusche zu nehmen? Ich möchte damit keine Kritik an der Automation oder an Maschinen üben, die uns Arbeit abnehmen. Ich für meine Person möchte nicht ans Waschbrett oder ans Butterfaß zurückkehren. Aber wir sollten die zusätzliche Freizeit, die uns der technische Komfort gewährt, dazu nutzen, irgendeine Form körperlicher Bewegung auszuüben. Unser Körper will nicht nur benutzt, sondern echt gefordert werden. Unser Muskelapparat muß gestärkt und trainiert werden, damit er unser Knochengerüst ausreichend stützen und unsere Wirbelsäule schützen kann. Ohne genügend körperliche Bewegung laufen wir Gefahr, vorzeitig zu altern, ungelenkig zu werden, Bluthochdruck, Kreuzschmerzen, Herzleiden, Übergewicht, eine chronische Müdigkeit oder Depressionen zu bekommen. (Depressionen sind übrigens eine Hauptursache übermäßigen Essens.) Ärzte empfehlen körperliche Bewegung gegen Krampfadern, Arthritis, Migräne, Menstruationsbeschwerden und Nikotinsucht. Es ist außerdem nachweisbar, daß Bewegung den Cholesterinspiegel senkt.

Das euphorische Gefühl und die Energiegeladenheit, die wir nach einem harten Training empfinden, sind nicht mystischen Ursprungs. Durch ein intensives körperliches Training werden Stoffe im Körper freigesetzt, die als natürliche Antidepressiva wirken. Psychiater wissen, daß Bewegung eine therapeutische Wirkung auf Menschen ausübt, die unter psychischen Störungen leiden. Ich habe die Erfahrung gemacht, daß ich klarer denken kann, wenn ich trainiert habe, weil das Blut dann mein Gehirn mit mehr Sauerstoff versorgt. Bitte beachten Sie, daß ich von »intensivem Training« gesprochen habe. Ich wähle diese Worte ganz bewußt. Lasch ausgeführte Übungen, die Ihren Herzschlag nicht beschleunigen und Sie nicht zum Schwitzen bringen, lohnen die Mühe nicht. Wenn Sie vom Training in gesundheitlicher und ästhetischer Hinsicht profitieren wollen, müssen Sie sich schon anstrengen und buchstäblich mit ganzem Herzen dabeisein!

Körperliches Training läßt Sommersprossen nicht verblassen, es macht Füße nicht kleiner und Augen nicht größer. Aber mit frischem Teint und wachen Augen werden Sie fröhlicher, agiler und selbstbewußter sein. Sie werden ein besseres Verhältnis zu sich selbst und mehr Spaß an der Liebe haben. Die Farbe der Blätter wird Ihnen mehr Freude machen. Und die frische, kühle Luft auf Ihrer Haut. Sie werden den kleinen Veränderungen in der Natur, an denen Sie früher achtlos vorübergegangen sind, mehr Aufmerksamkeit schenken. Aber vor allem können Sie das Kind in Ihnen wiederentdecken, das Sie im Laufe der Jahre vergessen hatten.

Ich behaupte nicht, daß eine kräftige, gesunde Frau zwangsläufig auch ein fortschrittlicher, integrer Mensch sein muß. Offensichtlich spielen für die persönliche Entwicklung noch andere Faktoren eine Rolle. Aber ich bin sicher, daß unsere angeborene Intelligenz und unser Instinkt für das Gute durch körperliche Fitness gefördert werden können.

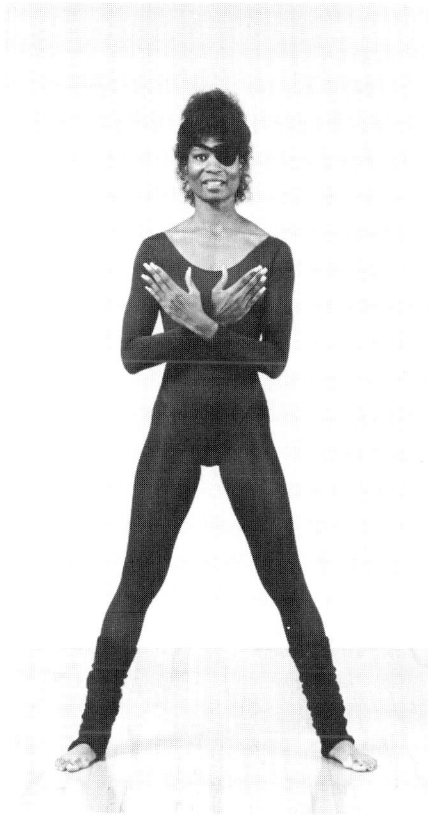

Janice Darling

Nadia Comaneci

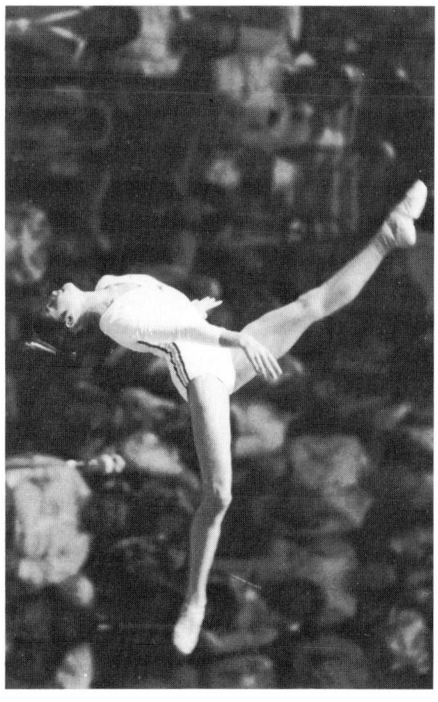

Der natürliche Weg zur Schlankheit

In Amerika hat jede(r) dritte Übergewicht. Abgesehen von den emotionalen und psychologischen Problemen, die damit verbunden sind, ist Übergewicht eine echte Gefahr für unsere Gesundheit. So muß zum Beispiel das Herz schwerer arbeiten, um das gesamte Fettgewebe mit Blut zu versorgen, und das kann zu Bluthochdruck führen.

Bewegungsmangel trägt genauso viel zu Übergewicht bei wie Überernährung. Mit Hilfe einer Diät können wir zwar abnehmen, ein Großteil des Gewichtsverlusts kommt jedoch bei einer kurzfristigen Diät durch Entwässerung zustande. Die dem Körper entzogene Flüssigkeit wird rasch ersetzt, sobald wir wieder normal essen und trinken. Radikale und langfristige Diäten stellen uns vor Ernährungsprobleme; darüber hinaus ist bei extremen Schlankheitskuren ein volles Viertel der Gewichtsabnahme auf einen Verlust von Muskelgewebe zurückzuführen. Wenn Sie nach Beendigung der Diät wieder mehr Kalorien zu sich nehmen, als Sie verbrauchen, wird Ihre Gewichtszunahme aus Fett bestehen, mit dem Resultat, daß Sie dann mehr Fett und weniger Muskeln haben als vor der Kur. Sie werden sich schneller müde fühlen und weniger aktiv sein – und dadurch noch mehr zunehmen.

Der schnellste, gesündeste, wirksamste, interessanteste und lohnendste Weg zum Schlankwerden ist die Verbindung von intensivem Körpertraining mit einer bekömmlichen Diät. Entscheidend ist, daß Sie die Balance finden zwischen den Kalorien, die Sie zu sich nehmen, und den Kalorien, die Sie verbrennen. Die besten Resultate erzielen Sie, wenn Sie gleichzeitig Ihre Kalorienzufuhr reduzieren und durch vermehrte Bewegung eine größere Kalorienmenge verbrennen.

»Aber Sporttreiben macht mich immer so hungrig! Ich werde nicht abnehmen, sondern zunehmen«, haben mir viele Frauen gesagt. Das stimmt nicht. Sorgfältig überwachte ärztliche Untersuchungen haben ergeben, daß in der Regel das *Gegenteil* der Fall ist. Eine gertenschlanke, sportliche Frau wird in der Tat nach intensivem Körpertraining mehr essen, um die verbrannten Kalorien zu ersetzen; die meisten Menschen haben jedoch so große Fettpolster, daß ihr Übungsquantum den Appetit nicht steigert.

Nach meiner eigenen Erfahrung, die von Kursteilnehmern in meinen Workout Studios immer wieder praktisch bestätigt worden ist, vermindert körperliches Training den Appetit. Das hat seinen Grund. Wenn unser Blutzuckerspiegel sinkt, bekommen wir Hunger. Treiben wir regelmäßig Sport, bleibt unser Blutzuckerspiegel stabil, weil unsere Muskeln entsprechend mehr Fett denn Zucker als Treibstoff verbrauchen. Und unser Blut enthält weniger Insulin. Wie ich weiter vorn schon erklärte, bewirkt Insulin ein rasches Absinken des Blutzuckerspiegels, und dadurch entstehen Hungergefühle.

Sie brauchen also nicht zu befürchten, daß körperliches Training Ihren Appetit steigert und Sie dadurch zunehmen. Ganz im Gegenteil. Bewegung fördert auch

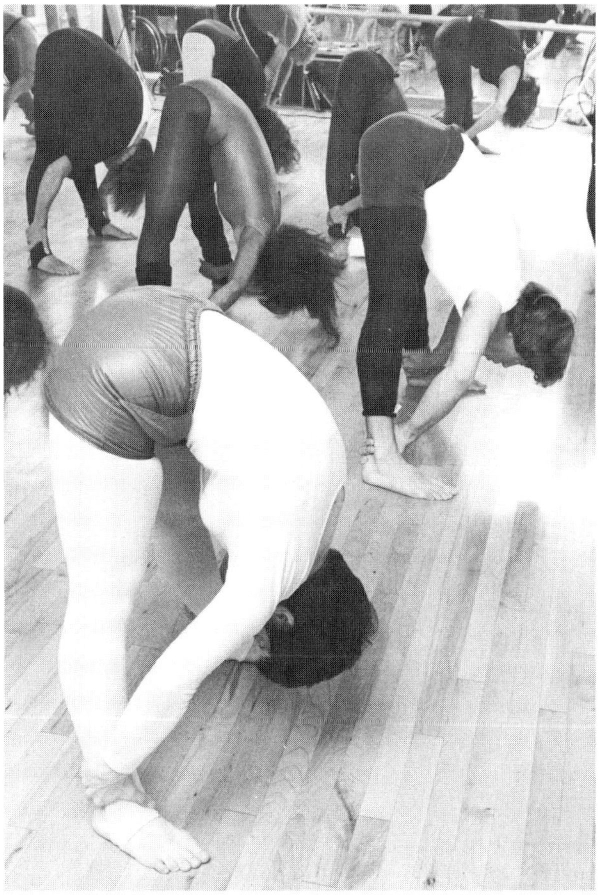

den Verdauungsvorgang, so daß die Nahrung rascher den Darmtrakt passiert und weniger Kalorien resorbiert werden.

Bewegungstraining wirkt sich auf den Stoffwechsel aus, auf den Verbrennungsprozeß, der in den Zellen vor sich geht, wenn Kohlenhydrate in Form von Glukose oder Glykogen und Sauerstoff verbrannt werden, um Energie zu erzeugen. Die Energie, die durch diesen Vorgang freigesetzt wird, wird in Kalorien gemessen. Deshalb sprechen wir auch vom »Kalorienverbrennen«. Bei intensiver Bewegung beschleunigt sich unser Stoffwechsel, und es dauert geraume Zeit, bis er sich wieder verlangsamt. Das bedeutet, daß er auch nach Beendigung des Trainings weiterhin Kalorien verbrennt. Und je mehr fettfreies Gewebe und je weniger Fettdepots wir haben, desto mehr Kalorien werden verbrannt, denn das fettfreie Gewebe ist sauerstoffreicher als Fett und hält den Stoffwechselprozeß daher länger in Gang.

Wenn Sie Ihr Training jeweils ausdauernd genug betreiben, beginnen die Muskeln Fett anstelle der Kohlenhydrate als Treibstoff zu benutzen, fast als sagten sie sich: »Achtung, die Kohlenhydrate werden knapp! Verheizen wir lieber die Fettpolster!« Bei diesem Vorgang werden die Muskeln programmiert, Kohlenhydrate zu speichern und Fett zu verbrennen, wodurch sich Ihre Ausdauerfähigkeit erhöht.

Steve Kelly, dreimaliges Mitglied des olympischen Kajakteams der USA und Leiter des Sports Training Institute in Manhattan, an dem Hochleistungssportler ebenso trainieren wie Amateursportler, die sich fit halten wollen, meint, der Abbau der Fettdepots würde erst nach einem mindestens einstündigen intensiven

Training beginnen. Sobald dieser Verbrennungsprozeß jedoch eintritt, erfaßt er alle Fettdepots im Körper. Das Fett wird in den Blutkreislauf übergeführt und zu den Muskelzellen transportiert, die den Treibstoff brauchen. Aus diesem Grund halten es die Fachleute für unmöglich, gezielt an bestimmten Stellen abzunehmen. Vielleicht haben sie recht. Aber zumindest passiert etwas mit dem Reithosenspeck, dem Rettungsring um den Bauch, dem Hüftspeck und unseren sonstigen unliebsamen Fettpolstern. Wenn die Fettablagerungen, die auch als Zellulitis bezeichnet werden, zu schrumpfen beginnen, ist dies hauptsächlich auf die Kräftigung und Straffung unserer Muskeln zurückzuführen. Das Fett sammelt sich in den Muskelpartien an, die nicht bewegt werden und in denen der Stoffwechselprozeß deshalb sehr träge ist. Sobald diese Muskeln trainiert werden, aktiviert sich auch der Stoffwechsel. Die beanspruchten Muskelzellen brauchen Energie, deshalb wird mehr und sauerstoffreicheres Blut für den Stoffwechselprozeß und zum Abtransport der angesammelten Giftstoffe dorthin gepumpt.

Vielleicht haben Sie bereits intensiv trainiert und Diät gehalten, ohne daß Ihre Pfunde sich rührten. Haben Sie Geduld. Jeder Körper reagiert anders auf sportliche Aktivitäten. Ihr Erfolg hängt davon ab, was Sie essen, in welcher Verfassung Ihr Körper vor Trainingsbeginn war und wie hart Sie ihn trimmen. Manche werden durch sofortiges Abnehmen belohnt – und halten dann wochenlang dasselbe Gewicht.

Es gibt Gründe, warum sich die Gewichtsabnahme langsam vollzieht. Sobald Ihr Körper Fett als Muskeltreibstoff zu verbrennen beginnt, tendiert er zunächst dazu, das Wasser zurückzuhalten. Das aus Wasser bestehende Körpergewicht wird erst durch die Ausscheidung überschüssiger Flüssigkeit in Form von Schweiß und Urin abgebaut. Bedenken Sie auch, daß Muskeln mehr wiegen als Fett, aber weniger Raum einnehmen. Sie werden wahrscheinlich feststellen, daß sich Ihr Körperumfang eher reduziert als Ihr Gewicht. Das Geheimnis des Abnehmens besteht darin, Geduld aufzubringen, regelmäßig und intensiv zu trainieren und den Willen zu haben, heute mehr zu leisten, als Sie gestern geschafft haben.

Wenn wir älter werden, setzt unser Körper mehr Fett an, weil sich der Stoffwechsel verlangsamt und wir in der Regel körperlich weniger aktiv sind. Essen wir dabei weiterhin genauso viel wie in jüngeren Jahren, werden wir dicker. Für Frauen über dreißig ist es daher besonders wichtig, ein ausgewogenes Verhältnis zwischen Nahrungsmenge und körperlicher Leistung zu finden.

Auch wenn wir täglich nur wenige Kalorien mehr essen als wir verbrennen, wird es sich in einigen Jahren bitter rächen. Bei einem Überschuß von 100 Kalorien pro Tag nehmen wir innerhalb von fünf Jahren 40 bis 50 Pfund zu. Ein wenig mehr Bewegung am Tag – einen flotten halbstündigen Spaziergang machen, zwanzig Minuten radfahren oder zehn Minuten länger joggen –, und wir setzen diese Pfunde nicht an. Wenn Sie das wissen und wirklich verstehen, werden Sie sich nicht mehr aus Angst vor einer Gewichtszunahme pausenlos mit Diäten – also mit dem Essen – beschäftigen, und Sie werden sich nicht mehr als Versager fühlen, weil Sie eine Diät nicht eingehalten haben. Frauen, die ständig intensiv trainieren, und dazu zähle ich auch mich, können mehr essen und mehr wiegen, ohne daß man es sieht, als zu Zeiten, in denen sie nicht sportlich aktiv waren. Wir können ganz normal essen und uns auch gelegentlich ein Stück Schokoladenkuchen oder Apfelstrudel gönnen, solange wir den Willen aufbringen, am nächsten Tag ein wenig länger zu trainieren und etwas mehr zu schwitzen.

Das Fitness-Training hat mir gezeigt, daß Disziplin Spaß machen kann, und je besser ich ein Trainingsprogramm durchhalte, desto leichter fällt es mir auch, meine Eßgewohnheiten zu disziplinieren. Ich habe meine spontanen Wünsche unter Kontrolle, statt von ihnen beherrscht zu werden. Tun Sie lieber etwas *Positives,* als sich selbst immer nur etwas vorzuenthalten: »Ich darf dies nicht essen, ich darf das nicht essen.« Und, glauben Sie mir, je positiver Sie zu sich selbst stehen, desto weniger werden Sie Ihre eigenen Wünsche negieren müssen.

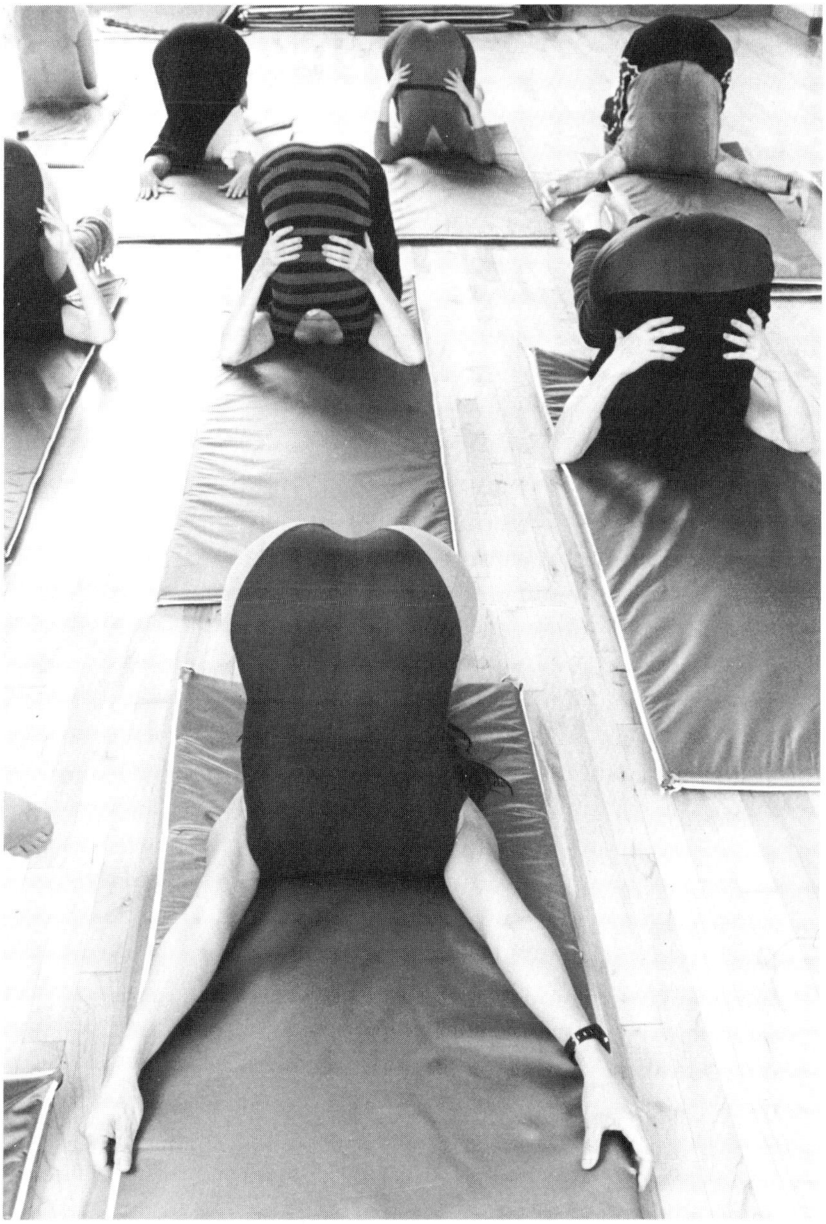

Ihr Wille ist entscheidend

Die Selbstverpflichtung zu einem regelmäßigen und intensiven Fitness-Training ist nicht leicht. Ich möchte keineswegs einen anderen Eindruck erwecken. Wenn ich über Willensstärke und Selbstdisziplin nachdenke, kommen mir Katharine Hepburn und der Sommer 1980 in den Sinn.

Wir filmten *Am goldenen See* in New Hampshire. In einer Szene sollte ich einen Salto rückwärts in das eiskalte Wasser des Squam Lake machen. Ich war noch nie rückwärts ins Wasser gesprungen, geschweige denn mit dem Kopf zuerst. Und als Kalifornierin, die kaltes Wasser haßt, fragte ich mich, ob es in meinem Alter nicht wirklich schon zu spät sei, noch mit solchen Kunststücken anzufangen. Es wäre durchaus gerechtfertigt gewesen, den Sprung von einem Double ausführen zu lassen. Warum nicht?

Dann lernte ich Miss Hepburn kennen. Sie fragte mich, ob ich den Salto lernen wollte, und sie ließ durchblicken, daß *sie* ihn beherrschte. Ich erfuhr, daß sie früher an Meisterschaften im Kunstspringen teilgenommen hatte, und dann erinnerte ich mich an ihren großartigen Sprung in dem Film *Die Nacht vor der Hochzeit.* Ich fühlte mich herausgefordert, und ich muß gestehen, daß ich ihre Sympathie erringen wollte. Also beschloß ich, es mit dem Salto rückwärts zu versuchen.

In diesem Sommer übte ich Tag für Tag mit einer wundervollen Trainerin. Zuerst in einem Schwimmbecken und dann von einem Floß in den Squam Lake. Ich war miserabel. Meine Beine klatschten so hart auf das Wasser, daß es mir weh

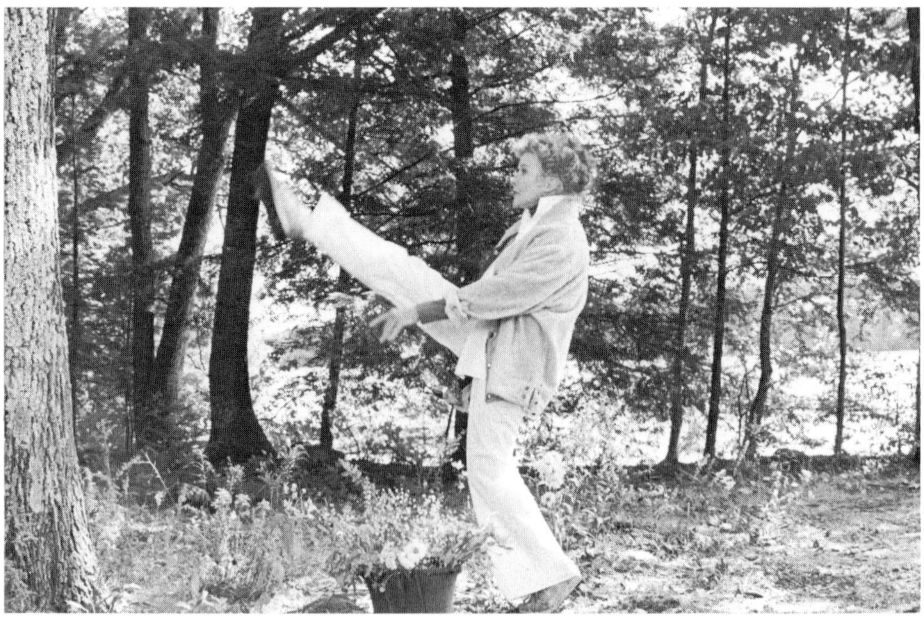

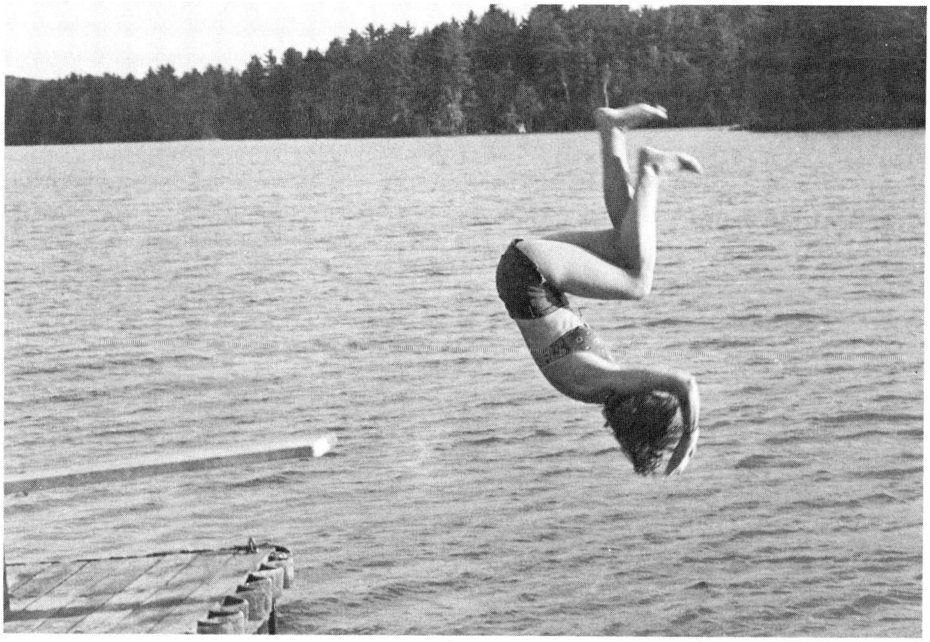

tat und ich blaue Flecken bekam. Alle Minderwertigkeitsgefühle aus meiner Jugendzeit hinsichtlich der Vorstellung, ein Trampel zu sein, brachen wie Wellen über mich herein. Es wurde so schlimm, daß ich in Panik geriet, sooft ich den Salto übte, aber ich wollte Miss Hepburns Achtung nicht verlieren, deshalb machte ich weiter.

Schließlich gelang er mir. Nicht gerade im olympischen Stil, aber es war ein Salto rückwärts, und ich beherrschte ihn. Eines Tages, als ich aus dem eisigen Wasser stieg, kam Miss Hepburn auf mich zu. »Fühlen Sie sich nicht großartig?« fragte sie mich mit einem Lächeln.

»Phantastisch«, antwortete ich, und es stimmte. Miss Hepburn schien genau zu wissen, was ich empfand, denn sie sagte: »Jeder sollte das Gefühl kennen, das uns überkommt, wenn wir unsere Angst überwinden und eine Schwierigkeit meistern. Leute, die das nicht lernen, werden träge und unbeweglich!«

Katharine Hepburn ist das beste Gegenbeispiel eines trägen Menschen, das ich kenne. In diesem Sommer am Squam Lake erzählte sie mir, welches Vergnügen es ihr bereitet, sich körperlich zu fordern. In ihren Siebzigern ist sie der Inbegriff einer agilen Frau. Unsere Bekanntschaft hat zweifellos dazu beigetragen, daß auch ich einen Teil meiner Trägheit überwunden habe. Sie hat mich davon überzeugt, daß es nie zu spät ist, die eigenen Schwächen zu überwinden und in den Genuß des Hochgefühls zu kommen, das wir angesichts neuer Erfolge verspüren. Wenn Sie heute träge sind, ist das kein Grund, auch morgen träge zu sein.

Wenn es Ihnen ernst damit ist, ein für allemal schlank zu werden, Ihren Körper in Form zu bringen, Ihr Selbstbild und Ihre Moral zu heben, dann müssen Sie Schluß mit der Trägheit machen. Auf diesem Weg gibt es keine Abkürzungen, kein müheloses Schnellverfahren. Sie müssen sich auf ein hartes Training, viel Schweiß und einen gehörigen Muskelkater einstellen. Wenn Sie passiv bleiben, indem Sie in einen Kurort fahren, Ihren Po von einem Vibrator durchschütteln lassen, ein wenig radfahren und in einer Sauna herumsitzen, machen Sie sich nur selbst etwas vor und werfen Ihr Geld zum Fenster hinaus.

Sie müssen sich Ihre Figur erarbeiten. Ideal ist es, täglich in irgendeiner Form intensiv zu trainieren. Wenn Sie nicht jeden Tag dafür Zeit haben, müssen Sie die

Ausfalltage durch Intensität und Ausdauer wettmachen. Das absolute Minimum eines wirksamen Trainings ist dreimal wöchentlich (jeden zweiten Tag) mindestens eine halbe Stunde lang. Im Laufe der Zeit wird Ihnen Ihr Körper sagen, wann Sie Ihr Pensum steigern können. Ich habe das Gefühl, mich nicht genug gefordert zu haben, wenn ich weniger als eine Stunde übe, aber ich bin an körperliches Training gewöhnt. Vielleicht sind 40 Minuten richtig für Sie, oder auch nur 30. Stellen Sie keine unrealistischen Anforderungen an sich. Es ist wichtig, daß Sie versuchen, sich zu steigern, aber hören Sie dabei auf Ihren Körper.

Zu hohe Erwartungen können sich nachteilig auf Ihre Leistungen auswirken. Wenn Sie Ihren übertriebenen Vorstellungen nicht gerecht werden können, verlieren Sie leicht den Mut und verfallen schnell wieder in Ihre träge Lebensweise. Steigern Sie Ihre Kräfte Schritt für Schritt. Gehen Sie das Training anfangs nicht so hart an, daß Sie keuchen und nach Luft ringen.

Es gibt keinen Grund, warum das Fitness-Training nicht zu einem regelmäßigen Bestandteil Ihres Lebens werden könnte. Mein Kalender ist vollgestopft mit langen, unberechenbaren Terminen, ich habe Kinder, einen Ehemann, einen Haushalt – also genug Arbeit. Aber in den letzten 15 Jahren habe ich meinem Bedürfnis nach Fitness stets Vorrang gegeben, weil ich weiß, wie eminent wichtig sie für mich ist. Ich plane das Training in meinen Tagesablauf ein, als ob mein Leben davon abhinge, und in gewisser Weise stimmt das ja auch. Ich tue es für mich, und ich tue es, ganz gleich was passiert.

Es ist nicht leicht. Sie werden immer einen guten Grund finden, um Ihr Training ausfallen zu lassen. Vielleicht haben Sie Hausputz oder wollen einen Kuchen backen, vielleicht möchten Sie lieber ins Kino gehen, nach der Arbeit gleich nach Hause fahren oder lange schlafen. Aber wenn Sie sich zum Training zwingen und dafür hinterher dieses gewisse Kribbeln im ganzen Körper spüren, das Wohlgefühl und die Befriedigung über Ihre Selbstdisziplin, werden Sie mir zustimmen, daß es sich gelohnt hat. Was immer Sie zugunsten Ihres Trainings haben ausfallen lassen – Sie können es hinterher tun und wahrscheinlich sogar besser.

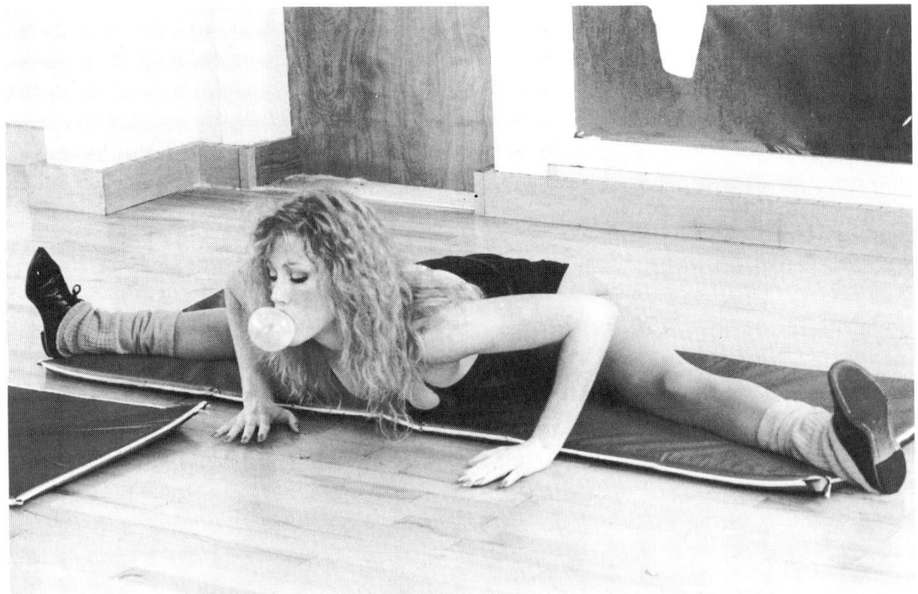

Ihr individuelles Fitness-Training

Welche Art des körperlichen Trainings Sie wählen, wird zum Teil von den Möglichkeiten abhängen, die Ihnen Ihre Umgebung bietet: ein Sportplatz, eine Joggingstrecke, ein Schwimmbad, ein Gymnastiksaal oder eine gute Tanz- oder Gymnastikschule in Ihrer Nähe.

Sie sollten auch etwaige körperliche Beschwerden berücksichtigen. Falls Sie unter Rückenschmerzen leiden, empfehle ich Ihnen, einen Chiropraktiker danach zu fragen, welche Art des Trainings für Sie richtig ist. Falls Sie ein ausgesprochenes Übergewicht oder Anzeichen von Herzbeschwerden haben, sollten Sie Ihren Blutdruck überprüfen und ein EKG anfertigen lassen. Sie können trotzdem trainieren, Bewegung ist sogar gut für Sie, aber Sie sollten vorsichtig sein und nur unter strikter und entsprechend informierter Aufsicht Sport treiben.

Ihr individuell zusammengestelltes Fitness-Programm sollte aerobische Übungen zur Konditionierung des Herzgefäßsystems und zur Steigerung der Ausdauerfähigkeit sowie Widerstandsübungen zur Kräftigung der Muskeln und Streckübungen zur Förderung der Gelenkigkeit beinhalten. Mein eigenes Workout-Programm, das ich im vierten Teil ausführlich beschreibe, entspricht meinen Bedürfnissen in diesen drei Übungsbereichen, aber jede Frau hat ihr eigenes Temperament und ihren eigenen Rhythmus; hören Sie daher auf Ihren Körper, wenn Sie Ihr Fitness-Programm entwickeln.

Wenn Sie Ihrem Übungsprogramm treu bleiben wollen – und ich bin fest dazu entschlossen, meines bis ans Lebensende beizubehalten –, dann muß es auf Sie zugeschnitten sein und Ihnen Spaß machen. Das heißt nicht unbedingt, daß es Ihnen leichtfallen sollte. Freude wird Ihnen das Training dann bereiten, wenn Sie dabei etwas lernen, das Sie sich bislang nicht zugetraut haben – so wie es mir mit dem Salto rückwärts erging –, und wenn Sie von sich sagen können, daß Sie nicht mehr zu den »trägen und unbeweglichen Menschen« gehören, um nochmals Katharine Hepburn zu zitieren.

Aber wie sich auch immer Ihr individuelles Übungsprogramm zusammensetzen mag, es sollte die Großen Drei des Gesundheits- und Fitness-Trainings einschließen: aerobische Übungen, Widerstandsübungen und Streckübungen.

Aerobische Übungen

Zu den aerobischen Übungen gehören schnelles Gehen, Joggen, Laufen, Skilanglauf, Schwimmen, Radfahren, Seilspringen und intensive, unablässige gymnastische Übungen. Die rhythmischen, ausdauernden Bewegungen beanspruchen die großen Muskelgruppen, insbesondere der Hüften und Beine. Aerobische Übungen fördern deshalb die Elastizität der Herzgefäße und die Ausdauerfähigkeit.

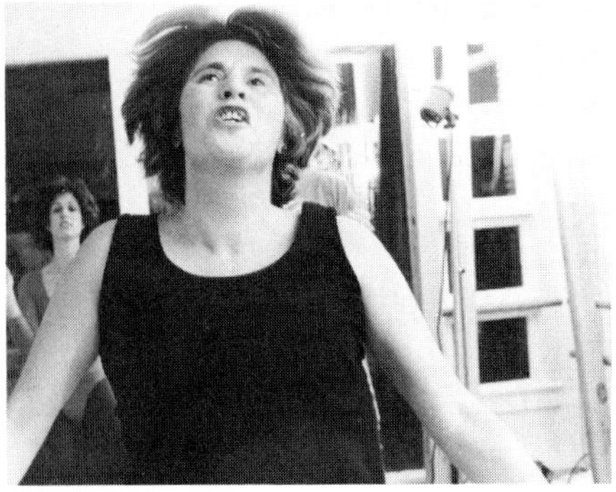

Dies geschieht dadurch, daß die rhythmischen Kontraktionen der großen Hüft- und Beinmuskeln die Blutgefäße zusammenpressen, so daß größere Blutmengen zum Herzen gepumpt werden. Dadurch arbeitet der Herzmuskel stärker. Er wird wie jeder Muskel größer und stärker, wenn er Mehrarbeit leisten muß – aber nur bis zu einem bestimmten Prozentsatz seiner Kapazität und für eine sorgfältig kontrollierte Zeitspanne.

Ein kräftigerer Herzmuskel pumpt mit weniger Schlägen mehr sauerstoffreiches Blut durch das Gefäßsystem. Fließt mehr Blut durch den Kreislauf, steht mehr Sauerstoff für die Energieproduktion zur Verfügung.

Wie bei jedem Verbrennungsmotor erfordert der Vorgang der Verbrennung von Treibstoff zur Energieproduktion Sauerstoff. Aerobische Übungen bewirken eine Erweiterung der Arterien, erhöhen die Zahl der Kapillaren (der kleinsten Blutgefäße), die den Muskeln Blut zuführen, erhöhen die Zahl der sauerstoffbefördernden Zellen im Blut und verbessern die Fähigkeit der Enzyme in den Muskeln, Sauerstoff aus dem Blut aufzunehmen.

Um echte aerobische Fitness zu erzielen, müssen Sie Ihren Herzschlag mindestens dreimal wöchentlich auf ein Trainingstempo steigern und dieses mindestens zwanzig Minuten lang beibehalten.

Sie können Ihr Trainingstempo bestimmen, indem Sie zunächst Ihre maximale Herzfrequenz errechnen. Die Maximalfrequenz eines gesunden Herzens beträgt 220 Schläge pro Minute, sie nimmt jedoch mit jedem Lebensjahr um einen Schlag ab. Ihre persönliche Maximalfrequenz erhalten Sie, indem Sie Ihr Alter von der Zahl 220 abziehen. Sind Sie dreißig Jahre alt, beträgt sie 190 Schläge (220−30 = 90), sind Sie vierzig, beträgt sie 180.

Ihr Trainingstempo liegt zwischen 70 und 85 Prozent Ihrer maximalen Herzfrequenz. Sind Sie dreißig, beträgt es also zwischen 133 und 162 Schlägen pro Minute. Sind Sie vierzig, liegt es zwischen 126 und 153. Um festzustellen, ob Sie in Ihrem Trainingstempo üben, messen Sie Ihren Puls, nachdem Sie mehrere Minuten lang intensiv trainiert haben. Zählen Sie sechs Sekunden lang Ihren Puls und multiplizieren Sie das Ergebnis mit 10, um den Herzschlag pro Minute zu erhalten. Wenn Sie lange nicht trainiert haben und/oder außer Kondition sind, sollten Sie bei 60 Prozent Ihrer Maximalfrequenz beginnen und sich dann sehr behutsam auf 70 und später auf 85 Prozent steigern.

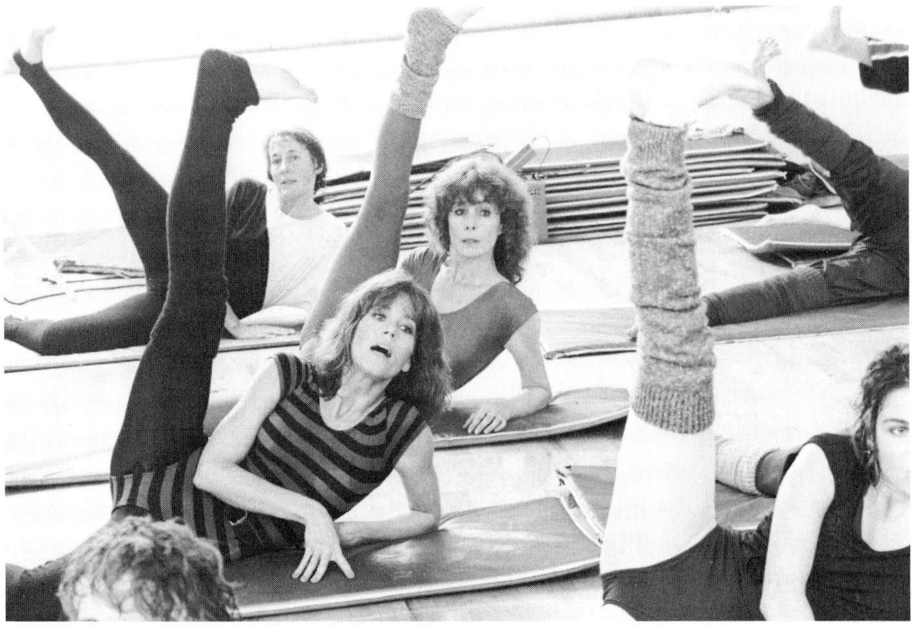

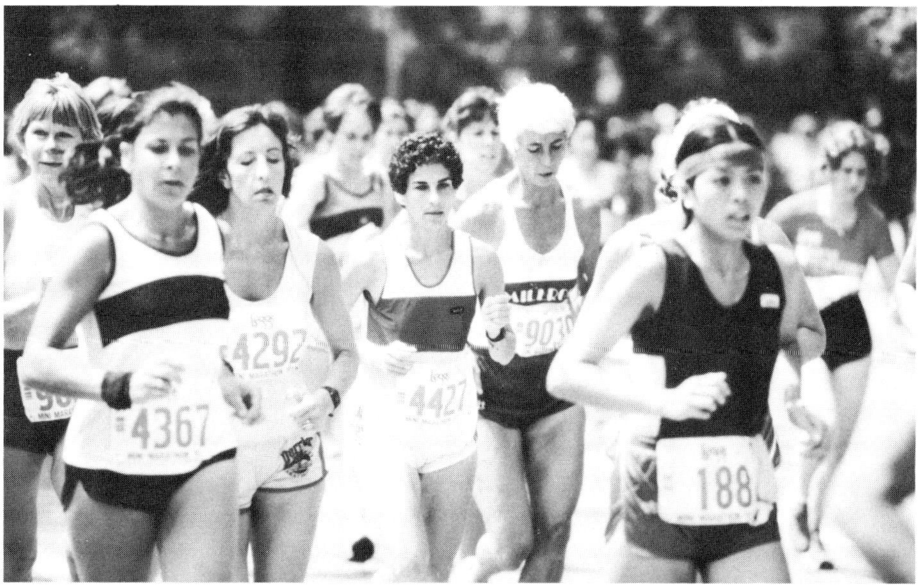

Laufen ist eine ausgezeichnete aerobische Übung, die nichts kostet und fast überall durchgeführt werden kann – auf dem Schulsportplatz, in einer ruhigen Straße am Stadtrand, auf einer Landstraße, am Strand, im Park, und warum nicht auch um Ihr Haus herum oder auf dem Parkplatz eines Supermarktes, bevor dieser morgens öffnet.

Früher einmal hätte ich mir nie träumen lassen, zu joggen oder zu laufen. Ich war ein paarmal mit Männern gelaufen, aber jedesmal hatte ich ein Stechen in der Brust bekommen und schon nach wenigen Minuten zu keuchen begonnen. Überdies hatte ich gehört, Frauen bekämen vom Laufen starke Beinmuskeln und einen Hängepo, und es sei schädlich für ihre Fortpflanzungsorgane. Damit war die Sache für mich erledigt. Laufen war nichts für mich.

Dann, vor etwa zwei Jahren, versuchte ich es noch einmal. Drei Freundinnen, die regelmäßig joggen, luden mich eines Abends ein, mitzulaufen. Sie wollten die Pacific Palisades entlanglaufen, eine schöne Strecke in der Nähe unseres Hauses mit Blick auf das Meer. Ich war überrascht, wie leicht es mir fiel. Wir unterhielten uns beim Laufen, und sobald uns die Luft ausging, stoppten wir ab und gingen ein Stück. Ich merkte plötzlich, daß es mir ungeheuren Spaß machte. Ich fühlte mich großartig. Und ich war stolz auf mich! Ich schaffte es! Mir wurde klar, daß ich es früher falsch angefangen hatte, als ich mit den Männern Schritt halten wollte, die geübte Läufer und für mich viel zu schnell waren. Nach diesem Erlebnis nahm ich das Laufen ernst. Ich lief sehr langsam an, und sobald ich nach Luft zu schnappen begann, legte ich eine Gehpause ein und setzte meinen Lauf nach einer Weile fort. Nach und nach wurden die Laufzeiten länger und die Gehpausen kürzer. Ich freute mich unheimlich, als ich meine erste Meile durchlief.

Als ich dann eines Tages zwei Meilen schaffte, wurde ich übermütig. Ich erhöhte tags darauf mein Pensum abrupt auf drei Meilen und absolvierte diese Distanz täglich, obgleich ich zur damaligen Zeit sehr erschöpft war. Für diesen Fehler zahlte ich mit einem schmerzhaften »Läuferknie«, das mich drei Wochen lang zum Pausieren zwang.

Ich begann Bücher über das Laufen zu lesen – was Sie auch tun sollten, bevor Sie mit Ihrem Lauftraining beginnen. Ich lernte, wie wichtig es ist, daß wir die Laufdistanz allmählich steigern, daß wir nicht jeden Tag stur die Maximalstrecke laufen und daß wir auf unseren Körper hören. Wenn er uns signalisiert, daß er zu müde ist, sollten wir ihn nicht gnadenlos antreiben.

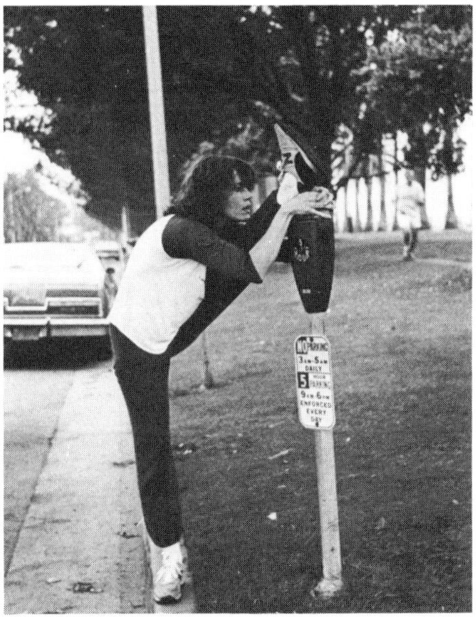

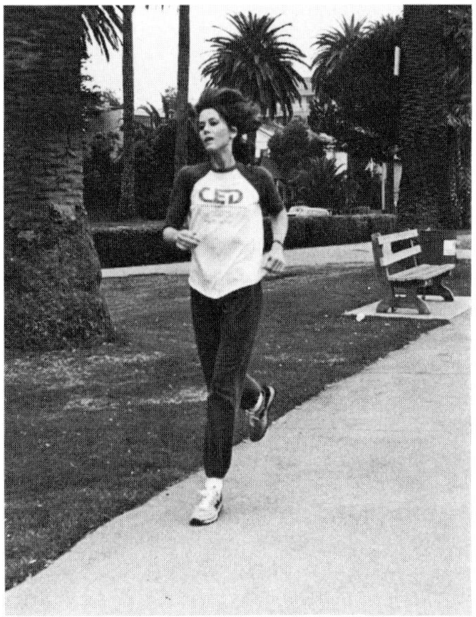

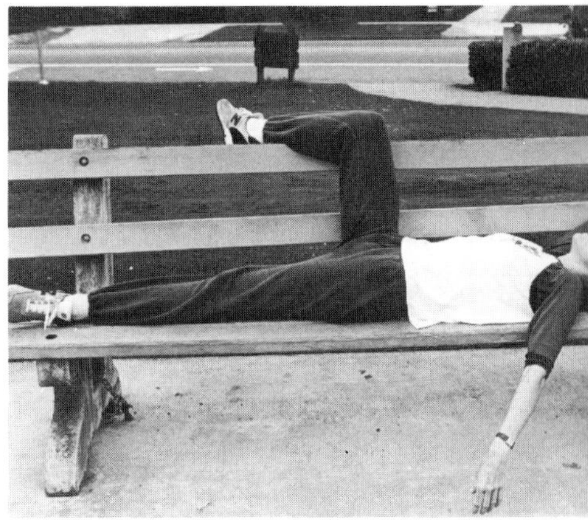

In dieser Zeit fielen mir Zeilen von Lao Tse in die Hände, deren Weisheit ich im Gedächtnis zu behalten versuche:

Alle Dinge haben Zeiten des Vorangehens und Zeiten des Folgens,
Zeiten des Entflammens und Zeiten des Erkaltens,
Zeiten der Kraft und Zeiten der Schwäche,
Zeiten des Gewinnens und Zeiten des Verlierens.
Daher meidet der Weise Übertreibungen, Maßlosigkeit und Überheblichkeit.

Was die düsteren Prognosen über das Laufen betrifft, an die ich früher geglaubt hatte – nun, es mag sein, daß dieser Sport für manche Frauen nicht ideal ist, weil er die Knie- und Hüftgelenke belastet. Und vielleicht empfiehlt er sich auch nicht für Frauen mit empfindlichen Fortpflanzungsorganen. Das kann ich nicht beurteilen. Ich weiß jedoch sehr gut, daß Sie, wenn Sie die richtigen Laufschuhe tragen und nicht mit den Zehen, sondern mit den Fersen auftreten, weder Muskelpakete an den Beinen noch einen Hängepo bekommen. Im Gegenteil, die Muskeln des Gesäßes und der Hüften, der Schenkel und Beine werden gekräftigt, und Sie werden in diesen Problemzonen abnehmen, wenn Sie die Pulsfrequenz lange genug auf Trainingsniveau halten. Ihre Muskeln bleiben lang und geschmeidig, und Sie verringern das Verletzungsrisiko, wenn Sie sich vor und nach dem Laufen Zeit für Aufwärm- und Streckübungen nehmen.

Heute laufe ich für mein Leben gern. Ich versuche, mehrmals wöchentlich 9 bis 11 Kilometer und an den »Ruhetagen« dazwischen 5 bis 7 Kilometer zu absolvieren. Ich bin durch das flimmernde Licht sommerlicher Landstraßen New Englands gelaufen, habe auf Hallenbahnen trainiert, die so eng waren, daß ich mich wie ein Hamster in der Tretmühle fühlte, ich bin durch den Central Park in New York gejoggt, als es so kalt war, daß meine Tränen gefroren, und ich bin verschlafen in die kalifornische Morgendämmerung hinausgestolpert, um meine Runden zu drehen, bevor die Kinder aufwachten.

Mir gefällt daran, daß ich viel draußen bin und meine Haut einen rosigen Teint bekommt. Ich freue mich, wenn ich unterwegs die bekannten Gesichter der anderen Läufer sehe, insbesondere die der rüstigen über Sechzigjährigen. Mir gefällt, daß dieser Sport nichts kostet und daß ich ihn überall praktizieren kann; aber das Schönste am Laufen ist das Gefühl »danach«.

Geräte: Passiver Widerstand

Meine neuen Trainingserfahrungen verdanke ich offensichtlich meist der Tatsache, daß ich mir die Füße breche. Ein gebrochener Fuß war der Anlaß zu meiner Fitness-Gymnastik. Ein anderes Mal brach ich mir den Fuß, als ich in Israel spät abends in einer fremden Wohnung ans Telefon laufen wollte, dabei die falsche Richtung nahm und eine Treppe hinunterstürzte. Das passierte wenige Wochen vor Drehbeginn des Films *Am goldenen See,* in dem ich wiederum im Bikini auftreten und den schon erwähnten Salto rückwärts vollführen sollte. Ich konnte es mir nicht leisten, mit dem In-Form-Kommen zu warten, bis der Gipsverband abgenommen wurde – dazu war einfach nicht genug Zeit. Ich mußte praktisch sofort damit beginnen; zum Teufel mit dem Gips!

Ich nahm an Kursen in meinem Workout-Studio teil und tat mein Bestes mit dem schweren Gipsklumpen am Fuß. Aber das war nicht genug. In meiner Verzweiflung ging ich in eine Sporthalle, die mit Trimmgeräten ausgestattet war.

Die Vorstellung, mit Geräten und Gewichten zu trainieren, stieß mich ab. Diese Art des Trainings schien in krassem Gegensatz zu meiner tänzerischen Sensibilität zu stehen. Ich erfuhr jedoch bald, daß viele Tänzer mit diesen Geräten üben, und daß sie für verletzte Sportler besonders hilfreich sind. Jedes Gerät beansprucht gezielte Muskelgruppen, so daß Sie damit trotz einer verletzten Körperpartie gefahrlos trainieren können.

Es gibt verschiedene Gerätemarken. Sie können mit allen gut trainieren, wenn Sie richtig mit ihnen umzugehen verstehen. Es kommt lediglich darauf an, welche Ihnen am besten zugänglich sind. In meinem Fall waren es Nautilus-Geräte. Jedes trimmt eine bestimmte Muskelgruppe. Sie führen eine Übung oder eine Bewegung aus, die den Muskel zwingt, seinen Bewegungsspielraum gegen den Widerstand des Gerätes voll auszuschöpfen. Sie trainieren jede Bewegung so lange, bis Sie den Punkt der vorübergehenden Muskelschwäche erreichen, das heißt, bis der Milchsäurestau eine weitere Muskelkontraktion verhindert.*

Sie gehen dann zum Training einer anderen Muskelgruppe über.

Zu meinem Bedauern sehe ich oft, daß die Geräte nicht richtig genutzt werden, das heißt, daß sie, gemessen an der daran aufgewendeten Zeit und Energie, nicht maximal beansprucht werden. Es wäre ideal, wenn Sie einen Trainer hätten, der Sie beim Gebrauch der Geräte anleitet, aber das ist eine kostspielige Angelegenheit. Als ich im Frühjahr 1981 in New York *Rollover* drehte und die Geräte im Sports Training Institute benutzte, mußte ich für eine Trainerstunde 10 Dollar bezahlen. Aber ich glaube, diese Investition lohnt sich, insbesondere am Anfang, wenn Sie mit den Geräten noch nicht vertraut sind. Sollte es in dem Fitness Center, in dem Sie trainieren, keinen individuellen Betreuer geben, versuchen Sie anderswo einen Trainer zu finden, der Ihnen eine gründliche Einführung gibt, bevor Sie allein an das Training herangehen.

Anfänglich benutzte ich die Trimmgeräte zur Kraftsteigerung und trainierte mit dem Maximum an Gewichten, das ich bewältigen konnte. Als ich stärker geworden war, änderte mein Trainer am Sports Training Institute, der Marathon-Radrennfahrer David White, mein Programm mit dem Ziel, meine Ausdauer zu steigern. Er läßt mich jetzt zunächst mehrere Sprints auf einem Standfahrrad machen, um meinen Puls auf Trainingsfrequenz zu beschleunigen. Dann beginne ich mit dem Gerätetraining, wobei ich zwischen den Übungen möglichst kurze oder gar keine Pausen mache, damit mein Puls nicht unter meine Trainingsfre-

* Eine Erklärung der Ursache und Bedeutung dieses vorübergehenden Muskelversagens (das kein Grund zur Besorgnis ist) finden Sie auf S. 68.

quenz absinken kann. Diesem Zweck dienen auch die Aufrichtbewegungen und Stoßsprünge, die mir mein Trainer zwischen einzelnen Übungen ansagt. Das Trainingstempo ist sehr rasch, aber ich absolviere die Übungsabläufe ohne Hast. Ich bemühe mich, sie harmonisch und gleichmäßig auszuführen. Ich mag dieses aerobische Übungsprogramm an den Trimmgeräten, weil es das Herz-Kreislauf-System fördert und gleichzeitig ein Krafttraining ist.

Anfänger kann ich jedoch nur vor dem soeben geschilderten Konditionstraining warnen. Sie sollten langsam darauf hinarbeiten. Außerdem ist das Training an diesen Geräten eine so intensive körperliche Beanspruchung, daß Sie es nur alle zwei Tage machen sollten. Andernfalls erhöht sich Ihr Verletzungsrisiko. Die bis zum Äußersten belasteten Muskelfasern brauchen Zeit, um sich zu regenerieren und um ihren Treibstoffvorrat zu ergänzen.

Zu Beginn meines Gerätetrainings (und nachdem mein Fuß geheilt war) wurde ich allzu leichtsinnig. Ich absolvierte das Konditionstraining an zwei aufeinanderfolgenden Tagen und machte daneben noch mein normales Gymnastik- und Lauftraining. Die Folge war, daß ich nicht nur einen Muskelkater bekam, sondern so müde und deprimiert war, daß ich kaum das Bett verlassen konnte und es auch gar nicht wollte. So lernte ich die klassischen Symptome eines überzogenen Trainings kennen.

Falls Sie übrigens einmal Ihr gewohntes Trainingsprogramm für eine Woche oder länger unterbrochen haben, sollten Sie nicht versuchen, es sofort wieder in vollem Umfang aufzunehmen. Ihre Muskeln haben in der Ruhezeit teilweise die Fähigkeit, den Sauerstoff effizient zu nutzen, zurückgebildet. So fit Sie auch sein mögen – Sie brauchen nur drei bis vier Wochen mit dem Training auszusetzen, und Sie haben Ihre Kondition verloren. Wenn Sie also aus dem einen oder anderen Grund Ihr Training unterbrechen müssen, machen Sie sich nichts draus, daß Sie nicht mehr auf Ihrem einstigen Niveau üben können. Versuchen Sie es erst gar nicht. Geben Sie Ihrem Körper die Chance, allmählich wieder in Form zu kommen.

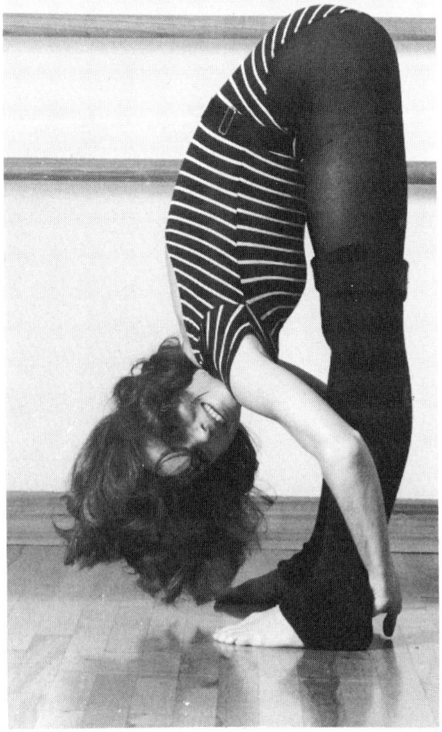

Mein Gymnastik-Programm

Der Hauptbestandteil meines Fitness-Trainings ist mein eigenes Workout-Gymnastikprogramm. Es enthält Streckübungen, durch die meine Muskeln und Bänder (die die Knochen miteinander verbinden) lang und geschmeidig bleiben. Die Übungen sind rhythmisch und werden oft wiederholt, daher stärken sie das Herz-Kreislauf-System. Mein Workout-Programm enthält auch Übungen, die gegen den Widerstand entweder meines eigenen Körpergewichts oder den von Fußgewichten durchgeführt werden, um die Spannkraft der Muskeln zu stärken.

Ich schätze ein Übungsprogramm, das ich im Kopf behalten und täglich absolvieren kann. Das ermöglicht mir, mit mir selbst zu konkurrieren; ich kann meine Leistungen vergleichen und selbst beurteilen, wie sich meine Kraft und meine Ausdauer entwickeln. Ich führe mein Gymnastikprogramm stets zu Musik durch, das macht mir mehr Spaß.

Wenn Sie nach einem Gymnastikkurs Ausschau halten, sollten Sie auf sechs Dinge achten:

1. Die Stunde sollte mit Aufwärmübungen beginnen. Das Aufwärmen sollte auch der Streckung Ihres Körpers und der Erhöhung Ihrer Pulsfrequenz dienen. Dadurch wird Ihr Stoffwechsel auf die folgenden Übungen vorbereitet: Die Blutgefäße in den Muskeln dehnen sich aus, um größere Blutmengen aufnehmen

zu können. Je härter Sie trainieren – sei es mit Jogging oder anderen aerobischen Sportarten, an Geräten oder mit Gymnastik –, desto mehr Streckübungen sollten Sie machen, da sich stark beanspruchte Muskeln verkürzen und leichter gezerrt werden können.

2. Am Schluß der Gymnastikstunde sollte eine Abkühlphase stehen. Nach einem intensiven Training ist ein allmählicher Ausklang überaus wichtig. Solange Sie trainieren, wird durch die Kontraktionen der großen Beinmuskeln, die die Venen zusammenpressen, eine erhöhte Blutmenge zum Herzen gepumpt. Kommen die Beinmuskeln plötzlich zur Ruhe, staut sich das Blut in den Gliedmaßen (Sportler bezeichnen das als »Pooling«), statt zum Herzen zurückzufließen. Ihr Herz arbeitet immer noch stark, aber das Blut fließt nicht ab. Werden Sie hingegen allmählich langsamer, helfen Ihnen die Muskeln, das Blut zurückzupumpen, bis Ihr Pulsschlag nachläßt, weniger Blut zirkuliert und das Herz den Kreislauf wieder allein steuern kann.

Während der Abkühlphase können die Muskeln außerdem die giftigen Abfallprodukte, die durch den Stoffwechselprozeß entstehen, leichter abstoßen.

3. Die Bewegungen der Kursleiterin oder des Kursleiters sollten klar und präzise sein, damit Sie sie leicht nachturnen können.

4. Die Kursleitung sollte den Eindruck vermitteln, daß sie etwas vom Körper versteht, und sie sollte darauf achten, daß die Teilnehmer jede Übung korrekt ausführen. Sie sollten das Gefühl haben, daß die Kursleiterin oder der Kursleiter gerne unterrichten und alle Teilnehmer dazu motivieren, ihr Bestes zu geben.

5. Das Kursprogramm sollte alle Beteiligten fordern.

6. Nach dem Kurs sollte Ihre Haltung aufrechter und Ihr Wohlbefinden um einiges gestiegen sein.

Welche Sportart oder Übungskombination Sie auch wählen, es empfiehlt sich immer, mit leerem Magen zu trainieren. Nach dem Essen pumpt Ihr Herz mehr Blut in den Magen, um den Verdauungsprozeß zu fördern. Wenn Sie Ihr Übungsprogramm nach dem Essen durchführen, wird das Blut in die Muskeln umgeleitet und dem Magen dadurch Sauerstoff entzogen, was zu Krämpfen oder Übelkeit führen kann.

Wenn Sie während des Trainings Durst bekommen, trinken Sie Wasser. Nachher nehmen Sie Orangensaft oder einen anderen natürlichen Fruchtsaft zu sich, um Ihren Vorrat an Kalium und Spurenelementen aufzufüllen. Aber bitte trinken Sie keine Sodalimonade. Warum sollten Sie Ihrem Körper ein zuckerhaltiges oder künstlich gesüßtes, gefärbtes, aromatisiertes und mit Kohlensäure versetztes Getränk zuführen, wenn Sie doch gerade so hart daran gearbeitet haben, ihn gesünder zu machen?

Sie sollten sich nach Beendigung Ihres Jogging- oder Gymnastikprogramms nicht auf den Standpunkt stellen, es »für heute geschafft« zu haben. Als gesunde Frauen sollten wir jede Gelegenheit nutzen, um unseren Körper den ganzen Tag lang in Bewegung zu halten. Nachstehend einige Vorschläge, wie Sie sich zusätzliche Bewegung verschaffen können. Wahrscheinlich werden Sie von sich aus ein halbes Dutzend weitere Tips beisteuern.

1. Steigen Sie die Treppe hinauf, statt mit dem Aufzug oder der Rolltreppe zu fahren.

2. Wenn sich die Gelegenheit ergibt, stellen Sie sich mit den Zehen auf den Rand einer Stufe, halten sich dabei am Geländer oder an der Wand fest und wippen mit den Fersen so tief nach unten, wie Sie können. Das ist eine gute Streckübung für die Waden.

3. Gehen Sie in flottem Tempo zu Fuß ins nahe gelegene Einkaufszentrum, statt mit dem Auto zu fahren.

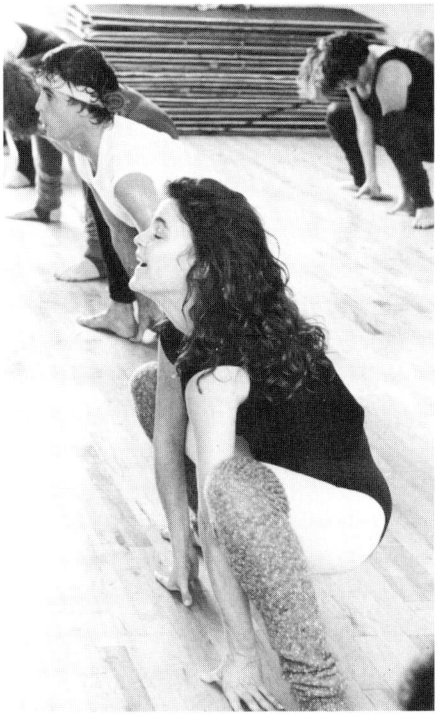

4. Wenn Sie sich nach etwas bücken oder in die Hocke gehen, versuchen Sie dabei, Ihre Hüften, Knie und Kniesehnen zu strecken.

5. Wenn Sie irgendwo stehen und warten, wippen Sie auf den Zehen auf und ab oder spannen Sie die Gesäßmuskeln mehrfach hintereinander jeweils für einige Sekunden an. Das können Sie auch beim Telefonieren machen.

6. Ziehen Sie Ihre Schuhe und Strümpfe im Stehen an und aus; Sie verbessern dadurch Ihre Balancefähigkeit.

Denken Sie daran, daß es nicht Ihr Ziel sein kann, bleistiftdünn zu werden oder wie eine andere Frau auszusehen. Es sollte Ihnen darum gehen, daß Ihr Körper so gesund, kräftig, geschmeidig und wohlproportioniert wie möglich wird. Ob Sie schlank oder mollig, jung oder alt sind, das Training wird Sie schöner, selbstbewußter, gesünder, ausgeglichener machen – Sie werden Ihrer Umwelt den Eindruck vermitteln, daß Sie sich wohl fühlen und Ihr Körper Ihnen Selbstvertrauen schenkt. Eine wundervolle Nebenwirkung der sportlichen Aktivitäten ist, daß Sie neue Interessen entdecken werden, die Ihr Leben bereichern.

Vielleicht geht es Ihnen ebenso wie mir und Sie haben sich bisher nie für eine sportliche Frau gehalten, die sich gerne im Freien aufhält. Sie waren immer ein Zaungast, haben nicht mitgemacht. Sie fühlten sich immer ein wenig zu müde oder hatten Angst, mit den anderen nicht Schritt halten zu können. Gruppensport, Campingreisen, die Erforschung unserer schönen Nationalparks – das war stets etwas für *andere* Leute.

Seit ich regelmäßig laufe und Gymnastik treibe, habe ich ein echtes Verlangen nach diesen Dingen. Es ist mein *Bedürfnis,* mehr im Freien zu sein. Ich genieße die frische Luft und die Naturschönheiten, und ich bin immer bereit zu neuen Unternehmungen, weil ich jetzt die nötige Ausdauer zum Mitmachen habe. Ich will kein Zaungast mehr sein. Ich will dabeisein – nicht, um bewundert zu werden, sondern weil es mir Spaß macht.

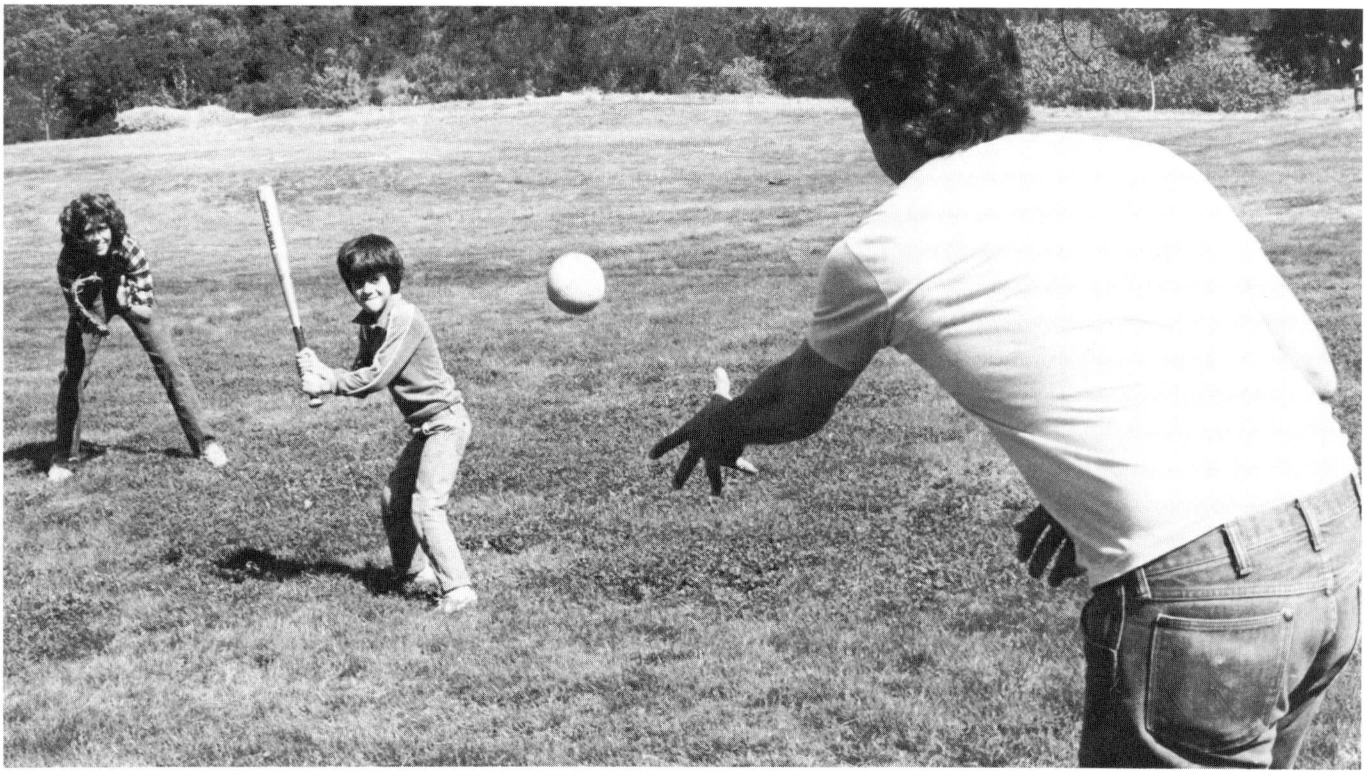

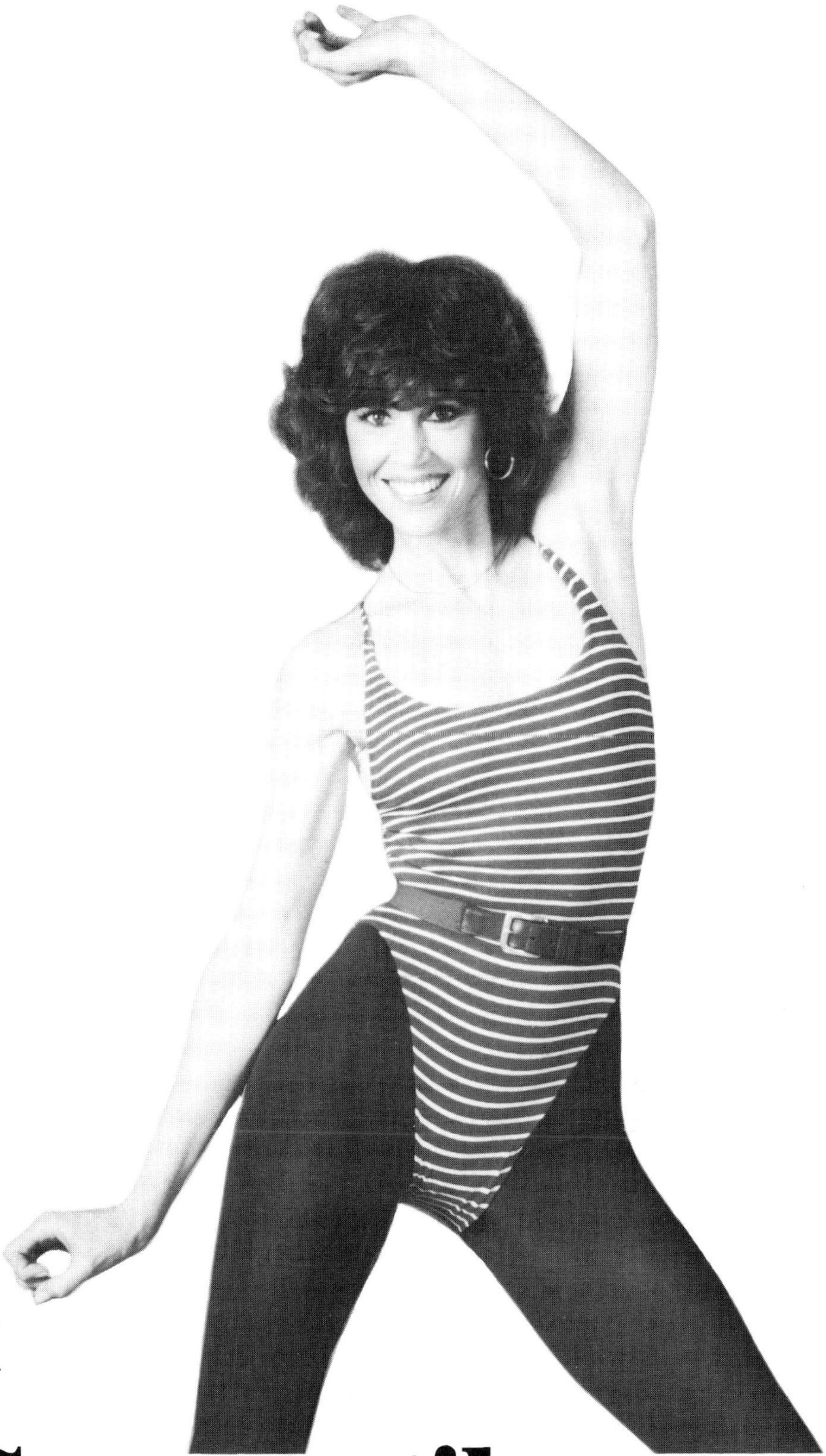

Vierter Teil

Mein Gymnastik-Programm

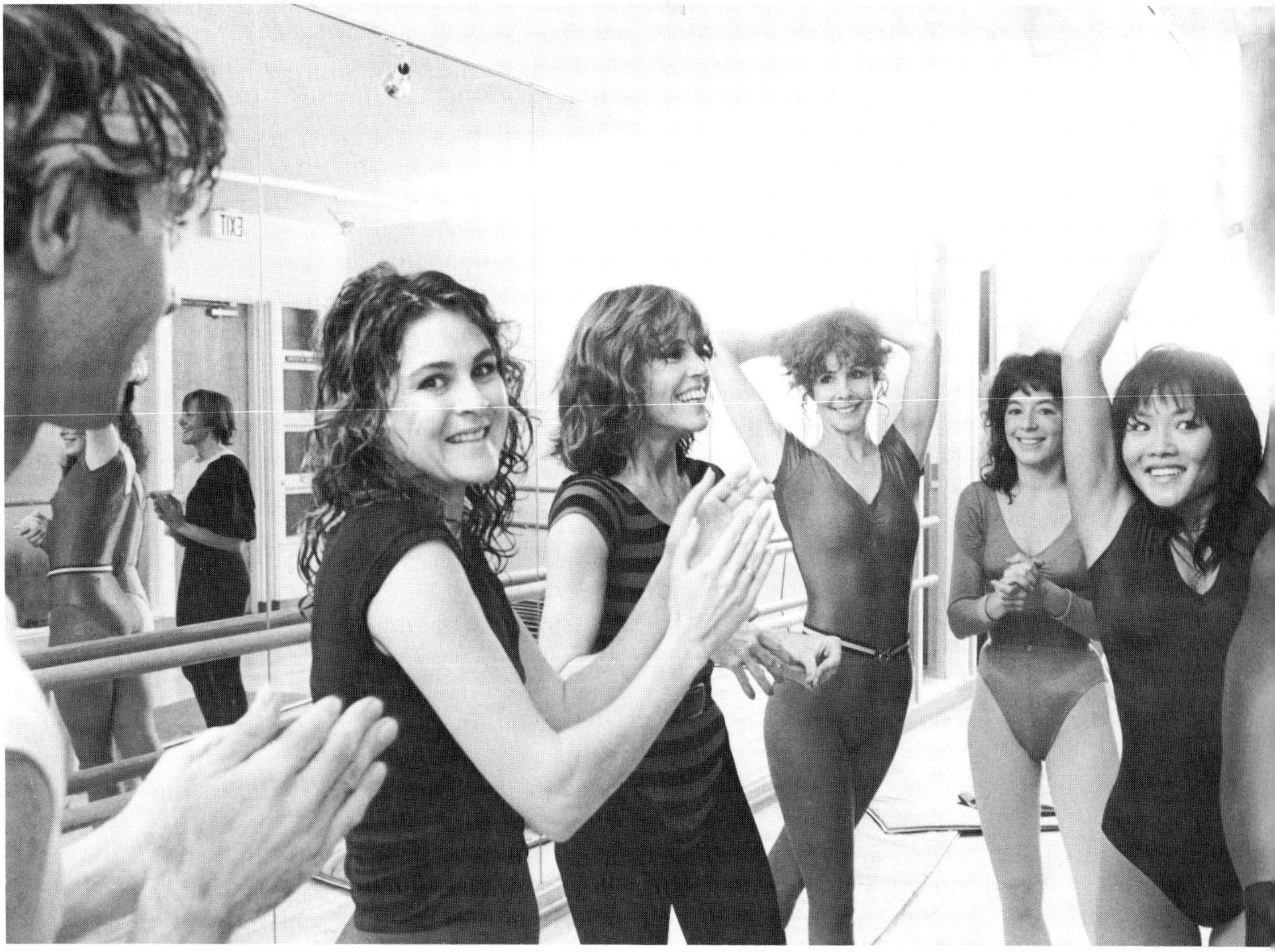

Grundsätzliches

Den meisten Menschen – und ich zähle mich zu ihnen – fällt es wesentlich leichter, in einem Gymnastikkurs oder in einem Fitness-Center zu trainieren als in den eigenen vier Wänden. Zwar erfordert es unsere Bereitschaft, regelmäßig zu einer Trainingsstätte zu fahren, aber dort sind wir dann nur zu einem Zweck; wir werden nicht abgelenkt und von der Übungsleitung und den übrigen Teilnehmern in unserer Motivation gestärkt. Alle ächzen und stöhnen und leiden gleichzeitig, und hinterher fühlen sich alle miteinander großartig.

Vielleicht ist es Ihnen zu teuer, an einem Gymnastikkurs teilzunehmen oder in einem Fitness-Center zu trainieren; möglicherweise gibt es in Ihrer Nähe auch kein empfehlenswertes Institut. Es mag sein, daß Sie viel reisen oder niemanden haben, der Ihre Kinder beaufsichtigt. Ich kenne diese Schwierigkeiten. Für Sie habe ich die folgenden Kapitel geschrieben. Sie enthalten alles, was Sie für eine gute Gymnastik brauchen – außer der Zeit, dem Ort und Ihrer Bereitschaft zum Training. Diese Dinge müssen Sie selbst beisteuern.

Das bedeutet: Sie müssen sehr viel Selbstdisziplin und die nötige Zeit aufbringen, um trotz Telefon, Kühlschrank, Kindern, Fernsehen, Hausputz und allem übrigen Ihr Training zu absolvieren. Ich weiß aus eigener Erfahrung, wie schwierig das oft ist. Aber es lohnt sich.

Leichter wird es Ihnen fallen, wenn Sie jemanden finden, der mit Ihnen trainiert. Aber ob Sie nun allein oder mit anderen üben – zunächst einmal brauchen Sie DIE BEREITSCHAFT ZUM REGELMÄSSIGEN TRAINING. Mindestens dreimal wöchentlich sollten Sie das Gymnastikprogramm zu einer Musikbegleitung absolvieren, ohne sich dabei durch irgend etwas unterbrechen zu lassen.

Der Aufbau

Die folgenden Übungen entsprechen im großen und ganzen meinem eigenen Trainingsprogramm. Ich habe sie nicht erfunden, aber ich habe sie gründlich ausprobiert, entwickelt und in eine Reihenfolge gebracht, die sich für mich und die Besucher meiner Workout Studios bewährt hat. Sie dienen dem Ziel, Ihre Kraft, Geschmeidigkeit und Ausdauer zu erhöhen. Ohne Frage können Sie mit diesem Trainingsprogramm Ihre Figur verändern, Fettpolster abbauen und Muskeln an Körperpartien entwickeln, wo Sie es nie für möglich gehalten hätten. Sie werden sich wohl fühlen, in körperlicher wie in seelischer Hinsicht. Aber Sie müssen sich dazu verpflichten, regelmäßig und intensiv zu trainieren, sich gesund zu ernähren und genügend zu schlafen.

Die Übungen bauen sorgfältig aufeinander auf, so daß jede Körperpartie in einer bestimmten Reihenfolge trainiert wird. Sie fühlen sich vielleicht versucht, gleich mit Übungen zu beginnen, die auf Ihre Problemzonen abzielen. Das können Sie in seltenen Ausnahmefällen tun, wenn Sie wenig Zeit zur Verfügung haben, aber Sie verfehlen dadurch den eigentlichen Sinn des Programms. Soll Ihr Training Wirkung zeigen, müssen Sie den ganzen Körper mindestens 20 bis 40 Minuten lang intensiv und unablässig beanspruchen. Das strafft nicht nur die Muskeln in bestimmten Körperpartien, sondern verbrennt auch Kalorien, regt den Blutkreislauf an, eliminiert Giftstoffe und stärkt Herz und Lungen.

Die Grundlage meines Workout-Trainings ist die Wiederholung bestimmter Bewegungen, durch die einzelne Muskelgruppen gegen den Widerstand des Körpergewichts beansprucht werden. Jede Muskelgruppe wird dabei maximal trainiert. Daran schließen sich Streckübungen an, die den Körper geschmeidiger machen und die Muskeln langgestreckt halten. Diese Übungen sind genauso wichtig wie die Wiederholungsübungen.

Das Brennen

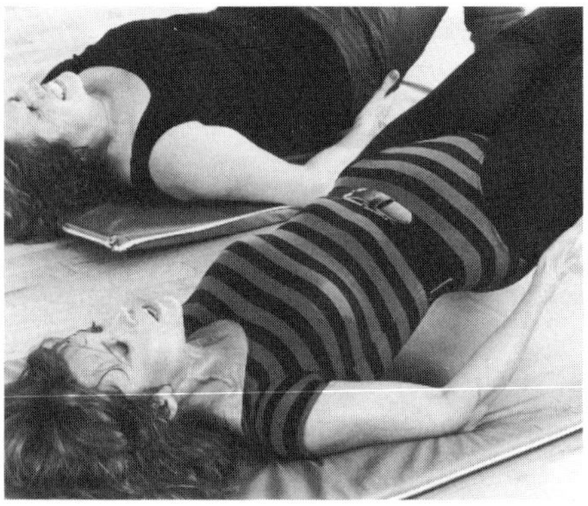

Von jetzt an werde ich oft das Wort »brennen« gebrauchen; ich werde Sie auffordern, so zu üben, daß es »brennt«. Es ist eine charakteristische Empfindung, die auftritt, sooft Sie einen Muskel sehr stark beanspruchen. Sie spüren ein Brennen, und es fällt Ihnen in diesem Augenblick schwer, den Muskel anzuspannen. Anfänger lassen sich dadurch oft beunruhigen, aber seien Sie unbesorgt: Es zeigt Ihnen nur, daß Sie den betreffenden Muskel intensiv und wirkungsvoll bearbeiten, daß Sie hart und konsequent trainieren.

Das Brennen ist die Folge einer chemischen Reaktion in Ihrem Körper. Beim normalen Stoffwechselprozeß wird der aus Kohlenhydraten bestehende »Brennstoff« in Ihrem Muskel in einen Stoff namens Pyruvat umgewandelt. Pyruvat verbindet sich mit Sauerstoff, und die Verbindung zerfällt dann in Kohlendioxyd und Wasser, die durch das Blut abtransportiert und in Form von »Abgasen« aus dem Körper ausgeschieden werden.

Ist nicht genug Sauerstoff vorhanden, der sich mit dem Pyruvat verbinden kann, verwandelt sich dieses in Milchsäure, die ein Giftstoff ist. Der Milchsäurestau verursacht das Brennen und hemmt die Muskelkontraktion.

Dieser Vorgang ist keinesfalls schädlich oder gefährlich. Er verlangsamt lediglich Ihre Bewegungen, bis der Sauerstoffvorrat aufgefüllt ist, und das ist eine Sache von Sekunden. Sobald wieder genügend Sauerstoff vorhanden ist, wird die Milchsäure in Pyruvat umgewandelt.

Wenn Sie gut in Form sind, können Sie länger trainieren, bevor Sie das Brennen verspüren, als wenn Sie außer Kondition sind. Als ich die auf den Seiten 124–126 beschriebene Gesäßmuskelübung zum erstenmal machte, brannten meine Muskeln so, daß ich die Übung drei- oder viermal unterbrechen mußte. Heute stellt sich das Brennen später ein, und ich brauche nicht zu pausieren. Inzwischen freue ich mich sogar darauf. Es zeigt mir, daß ich mich echt anstrenge.

Gewichte

Den meisten von Ihnen bietet das eigene Körpergewicht genügend Widerstand bei den Wiederholungsübungen; sobald Sie sich jedoch zu den Übungen für Fortgeschrittene vorgearbeitet haben oder falls Sie eine geübte Turnerin sind, werden Sie vielleicht feststellen, daß sich Ihre Muskeln an Ihr Körpergewicht gewöhnt haben. Wenn Sie das Programm für Fortgeschrittene nahezu mühelos absolvieren können, ohne daß es brennt, dann sollten Sie, statt die Zahl der Bewegungswiederholungen zu erhöhen, Fußgewichte dazunehmen.

Ein Muskel besteht aus Fasern. Je größer er ist, desto mehr Fasern enthält er. Um die volle Muskelkapazität zu nutzen, sollten alle Fasern aktiviert werden. Aber Ihr Muskel gebraucht nur die Anzahl von Fasern, die tatsächlich zur Bewegung erforderlich sind. Anfangs bedarf es aller Fasern Ihrer Beinmuskeln, wenn Sie aus der Rückenlage die Beine hochheben, aber sobald sie stärker werden, nutzen sie nur noch einen Bruchteil ihrer Fasern. Und daran ändert sich nichts, sooft Sie die Beine auch hochheben. Dann ist es an der Zeit, mit Gewichten zu trainieren.

In Sportfachgeschäften gibt es Gewichte von ca. 1 kg zu kaufen, mit denen die meisten meiner Kursteilnehmer anfangen. Diese Gewichte werden zu Beginn der Bauchmuskelübungen an den Fußgelenken befestigt und dann bis zum Ende des Trainingsprogramms benutzt.

Anfangs werden Sie mit den Gewichten an den Füßen nicht das volle Übungspensum schaffen. Das macht nichts. Wiederholen Sie die Bewegungen sooft es geht, ohne daß Ihre Muskeln streiken, und nehmen Sie sich dann die nächste Übung vor. Es ist besser, eine kurze Zeitlang den ganzen Muskel zu beanspruchen, als bei hundert Bewegungen nur einen Teil zu nutzen. Sie brauchen sich keine Sorgen zu machen, dadurch Muskelpakete zu entwickeln. Frauen – und das gilt für 99,9 Prozent der weiblichen Bevölkerung – haben nicht genug Testosteron, das männliche Hormon, welches das Muskelwachstum reguliert und fördert. Aber ein gewisses Muskelvolumen stellt sich auch bei uns ein, und es gefällt mir. Da Sie dieses Buch lesen, finden Sie wahrscheinlich wie ich einen weiblichen Körper schön, an dem sich die Wölbungen und Konturen der Muskeln abzeichnen. Trainieren Sie regelmäßig, und Sie werden auch so aussehen!

Die Vorbereitung

1. Versuchen Sie, eine bestimmte Tageszeit für Ihr Training festzusetzen. Ich trainiere am liebsten in den frühen Morgenstunden. Dann habe ich es hinter mir und beginne den Tag mit viel Energie. Vielleicht fällt es Ihnen nach der Arbeit leichter, wenn Sie den ganzen Tag sitzend zugebracht und sich dabei verspannt haben. Möglicherweise ist der Nachmittag, wenn Ihr Kind schläft, für Sie am günstigsten.

Das Gymnastikprogramm am frühen Abend zu absolvieren, wirkt lockernd, es baut Spannungen ab und hilft Ihnen, beim Abendessen maßzuhalten. Nachmittags belebt es und bringt Ihnen neue Energie für den Rest des Tages. Suchen Sie sich den Zeitraum für Ihr Training, der am besten in Ihren Tagesablauf paßt und machen Sie ihn zu einer festen Einrichtung. Wenn er Ihnen zur Gewohnheit wird, ist die Schlacht schon halb gewonnen. Aber machen Sie sich nicht den Vorwurf, versagt zu haben, wenn Sie einmal aus gutem Grund nicht trainieren. Schuldgefühle entmutigen Sie nur und könnten den altbekannten Selbstbestrafungsmechanismus – zu essen – wieder in Gang setzen.

2. Legen Sie den Telefonhörer neben die Gabel, bevor Sie anfangen.

3. Ihr Übungsraum sollte frei von Zugluft und seine Decke sollte hoch genug sein, damit Sie springen und die Hände über dem Kopf zusammenschlagen können. Sie brauchen genügend Platz, um Ihre Arme weit schwingen zu können, ohne irgendwo anzustoßen.

4. Als Unterlage für Ihre Bodenübungen brauchen Sie eine Turnmatte, ein Badetuch oder eine Decke. Falls Sie auf einem Teppich trainieren, breiten Sie ein

Badetuch auf dem Boden aus, um Ihren Übungsplatz zu kennzeichnen und den Staub und die Fasern von Ihrer Nase und Ihren Haaren fernzuhalten.

5. Kleiden Sie sich trainingsmäßig. Das Tragen eines Gymnastikanzugs hilft Ihnen dabei, die Übungszeit als eine vom übrigen Tag klar unterschiedene und bedeutungsvolle Zeit zu erleben. Ich trainiere am liebsten in einer Strumpfhose und einem Trikot. Wenn ich zugenommen habe, ziehe ich mir eine weite Hose mit Gummizug an, sogenannte »sweat pants«, die sich anfühlen, als seien sie aus Fallschirmseide. Sie verdecken eine Vielzahl von Sünden und heizen den Körper schneller auf. Ich trage stets Beinwärmer, damit meine Beinmuskeln nicht kalt werden – und weil ich mich damit wie eine Tänzerin fühle. Sie sollten sich in Ihrer Trainingskleidung wohl fühlen und sich frei bewegen können.

6. Ein großer Spiegel, vor dem Sie turnen können, erleichtert das Training wesentlich. Freuen Sie sich, wenn Sie einen haben; eine unabdingbare Voraussetzung ist er jedoch nicht.

Musik

Nach meiner Erfahrung trainiert es sich leichter mit Musik, und es macht auch mehr Spaß. Musik hilft uns, die Anstrengung besser durchzustehen. Ich kann mir mein Training ohne sie überhaupt nicht mehr vorstellen.

Ich habe jedem Abschnitt des Übungsprogramms Schallplattenvorschläge* für eine Musikbegleitung vorangestellt. Es sind Titel, die wir in meinen Workout Studios gerne verwenden. Meine Musikvorschläge sollen Ihnen eine Vorstellung von dem Rhythmus geben, den Sie brauchen. Vielleicht mögen Sie andere Titel lieber; versuchen Sie jedoch, nur Musikstücke mit dem richtigen Rhythmus, einem gleichförmigen, einfachen Takt, auszuwählen. Sie sollten eine ausreichend lange Laufzeit haben, damit Sie Ihr Training nicht unterbrechen müssen, um einen neuen Musiktitel aufzulegen. Experimentieren Sie ein wenig und machen Sie die Musikbegleitung zu einem wichtigen Bestandteil Ihrer regelmäßigen Gymnastik. Ich mag eigentlich keine Disco-Musik, aber ich habe festgestellt, daß sie sich hervorragend zum Training eignet, weil ihr Rhythmus gleichmäßig ist, Schwung hat und die einzelnen Nummern relativ lang sind. Wie Sie aus meinen Vorschlägen zu den einzelnen Übungsabschnitten sehen können, ist von allem etwas dabei: Pop- und Country-, Western- und Rockmusik.

Ich habe die Lektionen für Anfänger und Fortgeschrittene auf Band aufgezeichnet. Ich spreche die Anweisungen vor und zähle die Wiederholungen zur Musik mit. Wenn ich auf Reisen bin und keine Schallplatten mitnehmen kann oder keine Stereoanlage zur Verfügung habe, nehme ich einfach das Band und meinen kleinen Kassettenrecorder zur Hand, und ich bin bereit zum Training.**

* Die Diskographie finden Sie im Anhang.

** Sie können die amerikanische Originalaufzeichnung des Anfänger- und Fortgeschrittenenkurses als Tonbandkassette, Videokassette oder Schallplatten-Doppelalbum (in englischer Sprache) über Jane Fondas Workout Studio beziehen. Die deutsche Fassung der Tonbandkassetten erscheint im Frühjahr 1983 bei CBS, die deutsche Videokassette bei Warner Home Video/WGA Music GmbH. Bitte richten Sie Ihre Anfragen bezüglich der Preise und Bestellmodalitäten direkt an:
Workout, P.O. Box 2957, Beverly Hills, Calif. 90213, USA.

Tips für den Anfang

Die Übungsanweisungen werden Ihnen zunächst sehr mechanisch vorkommen. Beim Lesen werden Sie versuchen, gleichzeitig die vorgeführten Positionen auszuprobieren und den richtigen Atemrhythmus zu finden. Lassen Sie sich Zeit; lesen Sie die Anweisungen sorgfältig. Es ist wichtig, daß Sie die Übungen korrekt ausführen, sonst riskieren Sie Verletzungen, und Ihre Mühe wird nicht angemessen belohnt.

Lernen Sie die Übungsreihe möglichst rasch auswendig, und legen Sie dann das Buch weg. Die Übungen sollen ohne Unterbrechung aufeinanderfolgend geturnt werden, und das geht schlecht, wenn Sie ständig in ein Buch sehen müssen. Lesen Sie deshalb jeden Abschnitt mehrmals und führen Sie die Bewegungen langsam aus, um mit ihnen vertraut zu werden. Schalten Sie danach erst die Musik ein. Das dauert zwar anfangs länger, aber dafür wird es Ihnen später um so mehr Spaß machen, fließend von einer Übung zur nächsten überzugehen.

Wenn Sie an diesem Punkt angelangt sind, sollten Sie folgendermaßen vorgehen, um möglichst viel aus Ihrem Training herauszuholen und mit Spaß bei der Sache zu sein:

1. Schalten Sie die Musik ein, die Sie sich für den betreffenden Übungsabschnitt ausgesucht haben, begeben Sie sich in die Ausgangsstellung und – los geht's!
2. Führen Sie alle Übungen eines Abschnitts ohne Unterbrechung hintereinander bis zum Ende durch.
3. Stopp!
4. Legen Sie einen anderen Musiktitel auf und gehen Sie zum nächsten Abschnitt über.
5. Führen Sie die Übungen in der angegebenen Reihenfolge durch. Ihr Ablauf ist so geplant, daß sie aufeinander aufbauen. Falls keine Ausgangsstellung angegeben ist, beginnt eine Übung in derselben Position, in der die vorhergehende endete.
6. Bleiben Sie ständig in Bewegung. Das ist überaus wichtig. Wenn Sie Ihr Training unterbrechen, um ans Telefon zu gehen oder sonst etwas zu tun, kühlen sich Ihre Muskeln ab. Kalte Muskeln reißen leichter und sind generell anfälliger für Verletzungen. Die kreislaufaktivierende Wirkung läßt nach, wenn Sie pausieren, und aus psychologischer Sicht kostet es Sie Überwindung, das Training nach einer Unterbrechung wieder aufzunehmen.

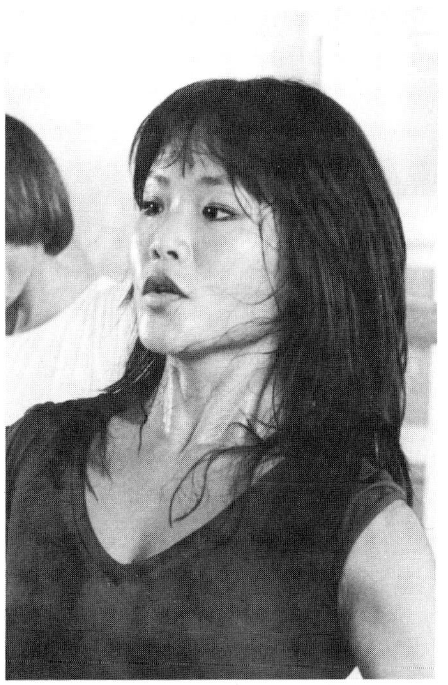

Sind Sie Anfängerin oder Fortgeschrittene?

Sie sollten mit dem Anfängerkurs beginnen, es sei denn, Sie sind eine sehr geübte Turnerin. Sobald Sie das gesamte Anfängerprogramm glatt und mühelos bewältigen, gehen Sie zu den Lektionen für Fortgeschrittene über und erhöhen die Zahl der Wiederholungen im angegebenen Umfang. Sobald Sie alle Wiederholungen ohne Anstrengung schaffen, trainieren Sie mit Gewichten.

Tun Sie, was Sie können. Seien Sie nicht übertrieben ehrgeizig, Sie könnten sich dabei verletzen. Andererseits: Wenn Sie es sich zu leicht machen, bleibt die erhoffte Wirkung aus. Sie müssen Ihren Körper fordern. Bringen Sie ihn zum Schwitzen. Sie müssen sich immer eine Spur mehr abverlangen, als Sie glauben, leisten zu können. Sie werden sich wundern, wie viele stille Energie- und Kraftreserven Sie besitzen, von denen Sie bisher nichts wußten. Wenn Sie

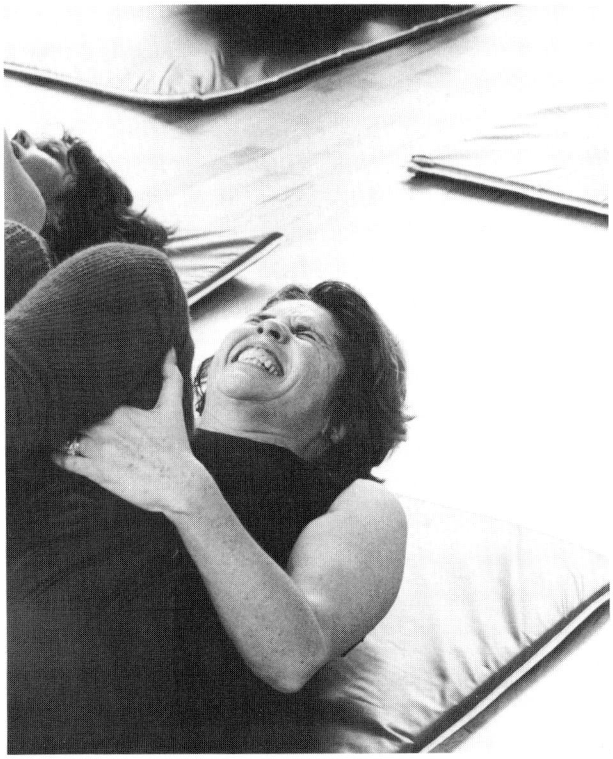

meinen, für weitere Bewegungswiederholungen keine Kraft mehr zu haben, machen Sie noch zwei! Üben Sie so, daß es brennt! Schwitzen Sie!

Schmerzen

Mit jeder großen Anstrengung ist ein natürlicher, gesunder Schmerz verbunden. Das Brennen, von dem ich berichtet habe, ist ein solcher Schmerz. Andere Schmerzen sagen Ihnen, daß etwas nicht in Ordnung ist. Lernen Sie, auf Ihren Körper zu hören. Er teilt Ihnen mit, wenn er ein Problem hat. Und lernen Sie, Ihren Schmerz zu deuten. Wenn Ihr Körper Ihnen signalisiert, daß etwas nicht stimmt, sollten Sie Ihr Training abbrechen und versuchen, die Ursache zu ergründen. Wenn die Schmerzen nicht aufhören, empfehle ich Ihnen, sich an einen guten Chiropraktiker zu wenden.

Die Atmung

Die Lunge hat die Funktion, Sauerstoff aufzunehmen, ihn in den Blutkreislauf abzugeben und Kohlendioxyd aus dem Körper auszuscheiden. Durch diesen Vorgang wird unser Blut von Giftstoffen gereinigt, und die Körperzellen werden regeneriert und mit Energie versorgt. Ich mache bei jeder Übung Angaben über die korrekte Atemtechnik. Es ist wichtig, so ein- und auszuatmen, wie es angegeben ist. Sie werden vielleicht feststellen, daß Sie die Tendenz haben, den Atem anzuhalten. Tun Sie das bitte nicht. Sie müssen Ihrem Blutkreislauf Sauerstoff zuführen. Und Sie müssen ausatmen, um Abfallprodukte und giftige Gase auszuscheiden. Im allgemeinen sollten Sie im Augenblick der größten Anstrengung ausatmen und beim Lockern einatmen.

Weitere Tips

1. Anfänger werden vielleicht feststellen, daß ihre Muskeln anschwellen. Mir ging es genau so. Sie versprechen sich vom Training, daß Ihre Hosen lockerer sitzen, und statt dessen bemerken Sie zu Ihrem Entsetzen, daß sie noch enger werden. Machen Sie sich keine Sorgen. Sie sind dabei, Ihre Muskeln abzuhärten. Es ist, als hätten Sie ihnen einen Schlag versetzt – sie schwellen an, aber die Schwellung geht schnell wieder zurück.
2. Achten Sie mehr darauf, ob Sie an Umfang, und weniger, ob Sie an Gewicht verlieren. Muskeln wiegen mehr als Fett; während Sie also Ihre Kraft steigern, wird Ihr Gewicht entweder gleich bleiben oder möglicherweise sogar etwas zunehmen. Aber Ihr Körperumfang wird sich reduzieren und Ihre Proportionen werden sich verbessern. Wollen Sie Ihr Gewicht verringern, müssen Sie Ihre Kalorienzufuhr drosseln.
3. Sie werden anfangs Muskelkater bekommen. Sie können die Schmerzen lindern, indem Sie gleich nach dem Training, bevor Ihre Muskeln abgekühlt sind, ein heißes Bad nehmen. Aber setzen Sie das Training trotz Ihrer Steifheit fort. Sie vergeht dadurch, und Sie werden überrascht sein, wie schnell sich Ihre Muskeln an die regelmäßige Gymnastik gewöhnen. Etwa nach einer Woche werden Sie keine Muskelschmerzen mehr haben.
4. Ich habe es bereits erwähnt, aber ich betone es nochmals, weil es wichtig ist: Essen Sie nie vor dem Training. Ihnen könnte übel davon werden. Ihr Blut wird gerade dann, wenn Sie es brauchen, um die Muskeln mit Sauerstoff zu versorgen, zur Unterstützung des Verdauungsprozesses abgezogen.
5. Denken Sie daran, vor Beginn des Trainings Ihre Blase zu entleeren.

Ein letztes Wort

Das Training erfordert Zeit und Mühe. Sie beginnen etwas, von dem ich hoffe, daß es ein fester Bestandteil in Ihrem Leben wird. Sie sollten wissen, daß Sie nur soviel Gewinn aus dem Training ziehen, wie Sie an Mühe investieren. Straffere, festere Muskeln können Sie innerhalb kurzer Zeit bekommen, aber wenn Sie eine dauerhafte Tiefenwirkung erzielen möchten, müssen Sie hart und regelmäßig trainieren. Sie werden dann – genau wie ich – für Ihre Anstrengung tausendfach belohnt.

. . . und ein allerletztes Wort

Ich möchte Ihnen noch die Modelle vorstellen, die im Übungsteil abgebildet sind. Alle sind außergewöhnliche Frauen. Von Janice habe ich Ihnen schon erzählt. Außer ihr sehen Sie Debra Feuer, eine Tänzerin, und Carol Gutierrez, ebenfalls Tänzerin. Carol unterrichtet im Workout Studio und leitet dort die Ausbildung der Übungsleiterinnen. Und Sie sehen Jennifer Parsons, ebenfalls Tänzerin.

Schließlich gehört noch eine Frau dazu, die ich besonders schätze: Shirlee Fonda, meine Stiefmutter. Ihr habe ich meinen ersten, ausgezeichneten Gymnastikkurs zu verdanken, mit dem für mich alles anfing. Sehen Sie sich Shirlee an – sie trainiert täglich –, und ich glaube, Sie werden wie ich finden, daß sie nicht aussieht wie eine über Fünfundvierzigjährige. Gibt es einen besseren Beweis für die positive Wirkung eines regelmäßigen, intensiven Fitness-Trainings?

Es wird Zeit, daß wir anfangen!

Konzentrieren Sie sich auf die Übungen

Lassen Sie sich nicht ablenken

Zentrieren Sie sich

Die Übungszeit ist *Ihre* Zeit

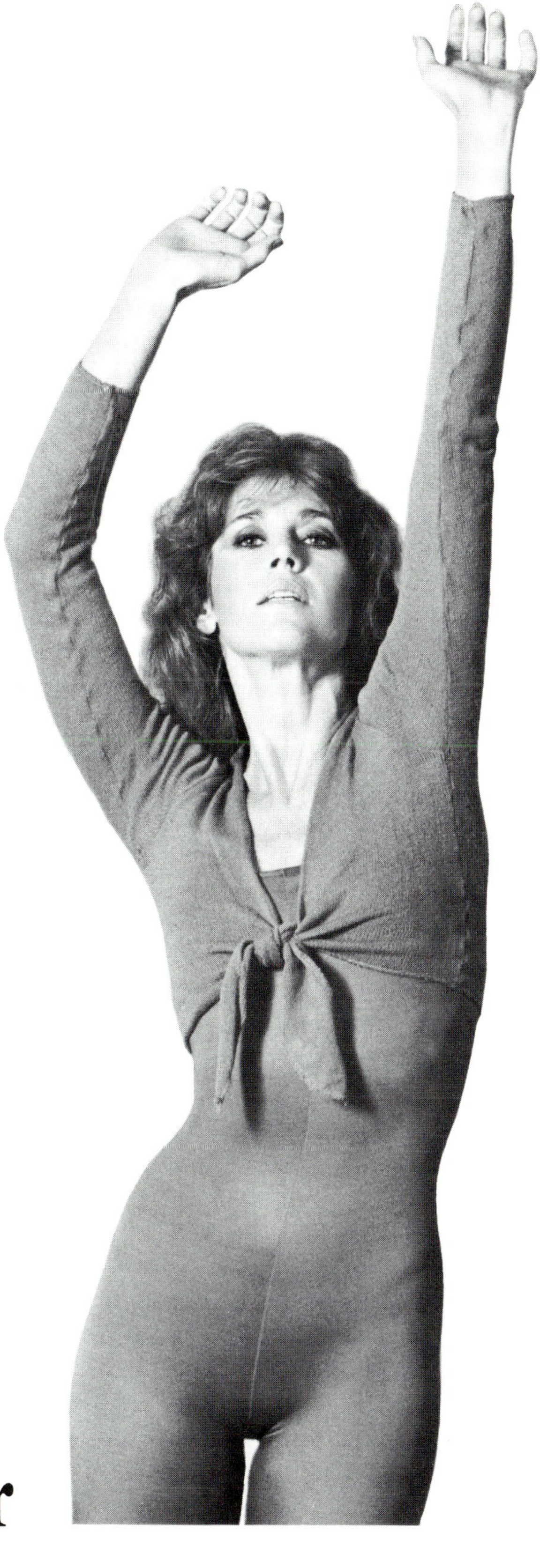

Anfänger

AUFWÄRMEN

Auf-wärmen

5 Minuten

Zweck

Den Puls zu beschleunigen und die Muskeln in allen Körperteilen zu erwärmen und zu strecken. Keine Gymnastik sollte ohne Aufwärmübungen beginnen. Kalte Muskeln sind leichter verletzbar.

Musik

London Symphony Orchestra – »Theme from *Star Wars*« / *Star Wars*
Donna Summer – »Fairy Tale High« / *Live and More*
Irene Cara – »Red Light« / *Fame*
Kongas – »Gimme Some Lovin'« / *Africanism*
Barbra Streisand – »Main Event« / *Main Event*

1 Kopfpendeln

Ausgangsstellung: Stehend, die Beine etwas mehr als Hüftbreite gegrätscht. Strecken Sie den Oberkörper aus den Hüften heraus, ziehen Sie dabei den Bauch ein, spannen Sie die Gesäßmuskeln an, lassen Sie die Schultern hängen und die Arme seitlich baumeln.

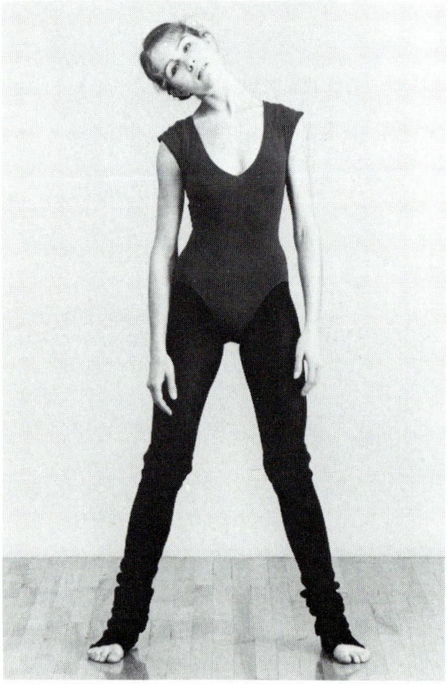

Modell: Debra Feuer

1. Pendeln Sie mit dem Kopf einmal nach rechts. Sie sollten dabei an Ihrer linken Halsseite ein Ziehen verspüren. Die Schultern bleiben unten.

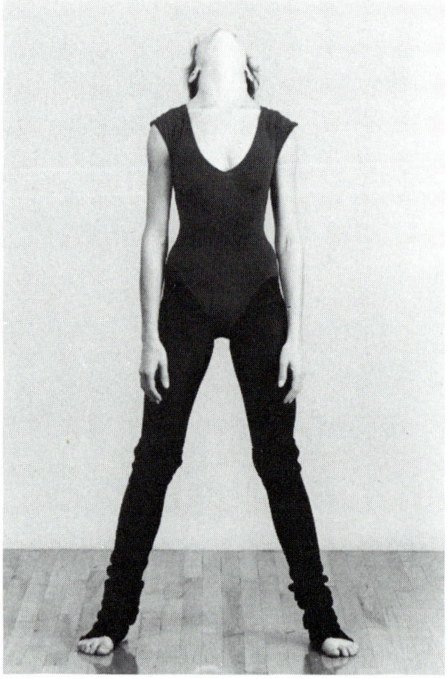

2. Pendeln Sie mit dem Kopf einmal nach hinten. Strecken Sie Ihr Kinn zur Decke und öffnen Sie dabei den Mund.

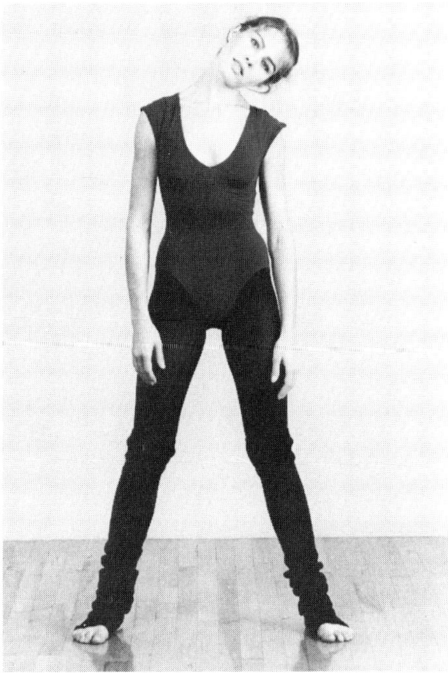

3. Pendeln Sie mit dem Kopf einmal nach links.

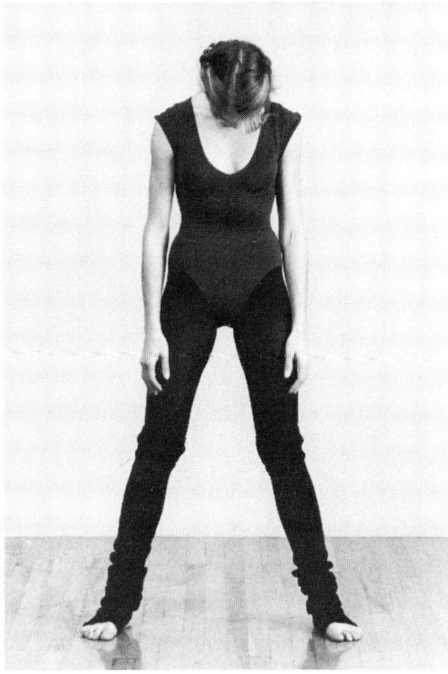

4. Pendeln Sie mit dem Kopf einmal nach vorne. Drücken Sie dabei das Kinn auf die Brust. Spüren Sie das Ziehen in Ihrem Nacken?

Wiederholen Sie diese Bewegungen, rechts beginnend und wieder jeweils einmal in jede Richtung. Dann üben Sie das Kopfpendeln zweimal linksherum.

Atmung: normal

2 Schultern heben

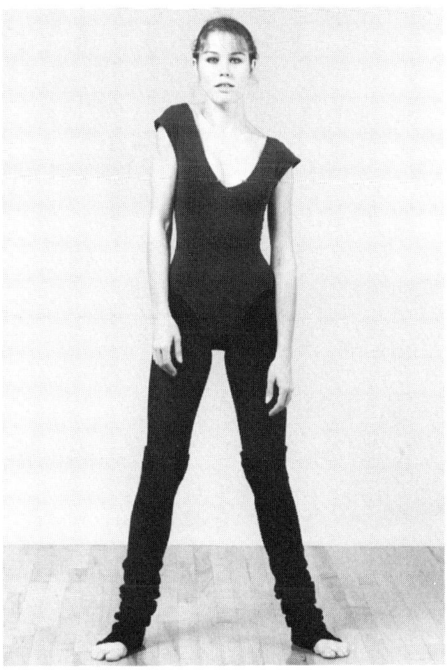

1. Heben Sie Ihre rechte Schulter einmal bis an Ihr Ohr.

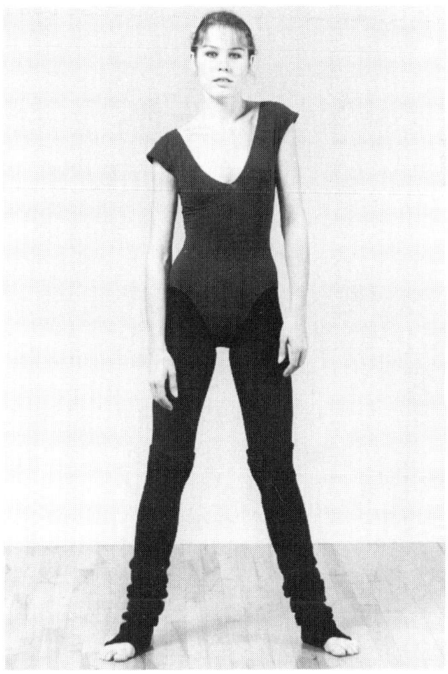

2. Heben Sie einmal Ihre linke Schulter und senken Sie dabei gleichzeitig die rechte.

Üben Sie das Schulterheben rechts und links insgesamt 8mal.

Atmung: normal

3 Seitliches Strecken

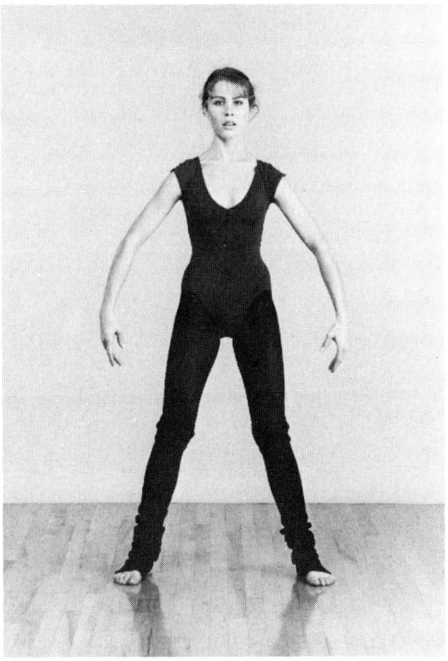

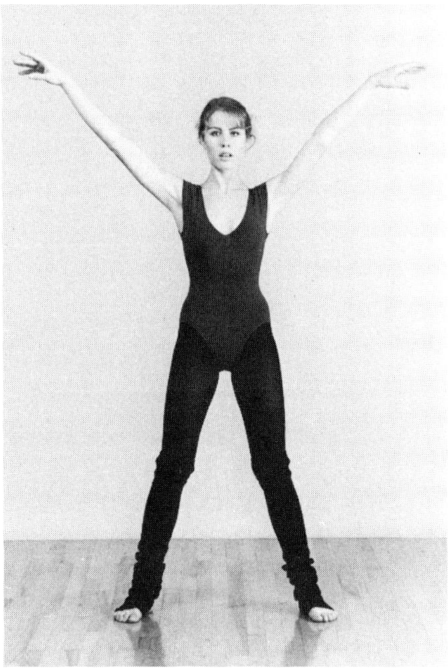

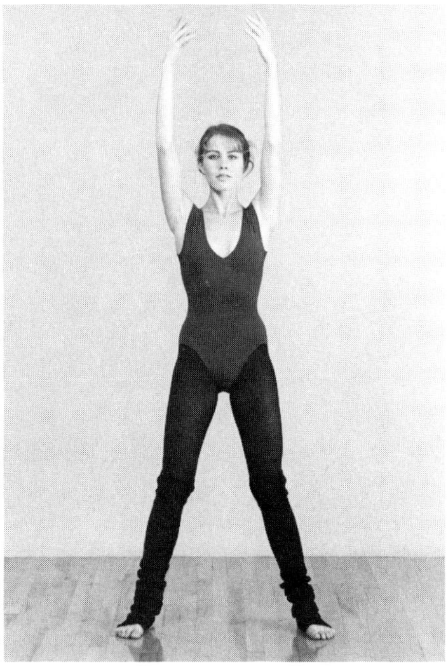

1. Atmen Sie ein, während Sie die Arme seitlich heben,

atmen Sie aus, sobald sie in Schulterhöhe sind . . .

strecken Sie die Arme senkrecht in die Höhe

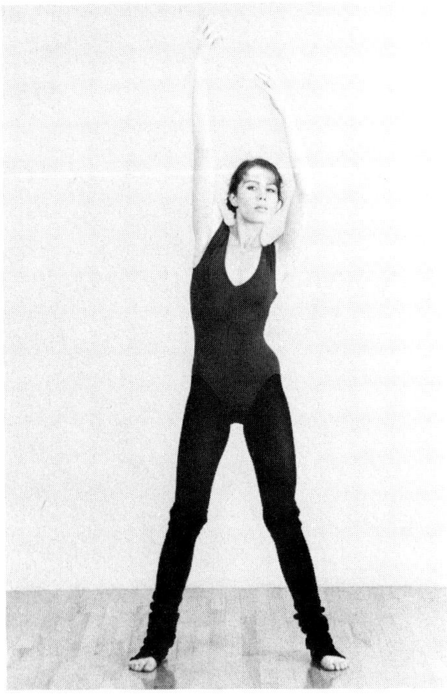

2. Strecken Sie den rechten Arm einmal so hoch Sie können. Spüren Sie das Ziehen auf Ihrer rechten Seite?

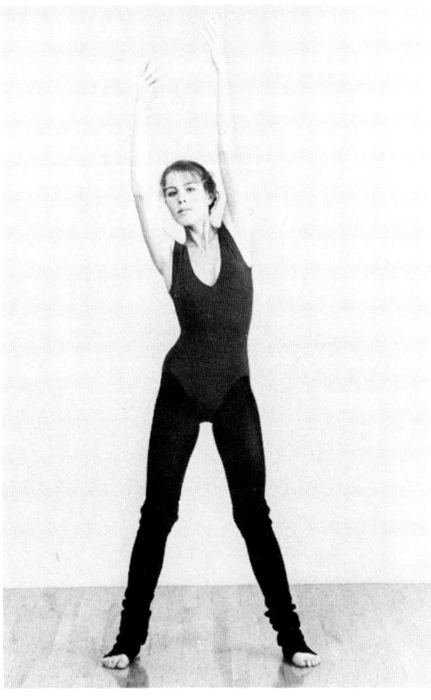

3. Strecken Sie den linken Arm einmal so hoch Sie können. Spüren Sie das Ziehen auf Ihrer linken Seite?

Üben Sie das Strecken rechts und links insgesamt 8mal.

Atmung: normal

4 Taille dehnen

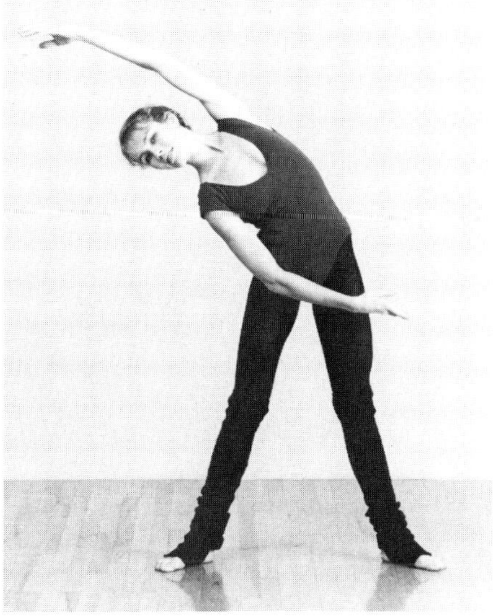

1. Strecken Sie Ihren linken Arm seitlich über den Kopf nach rechts und wippen Sie 4mal mit dem Oberkörper. Lassen Sie dabei die Hüften vorne; die linke Schulter ist hinten und der rechte Arm leicht vor Ihrem Körper angewinkelt.

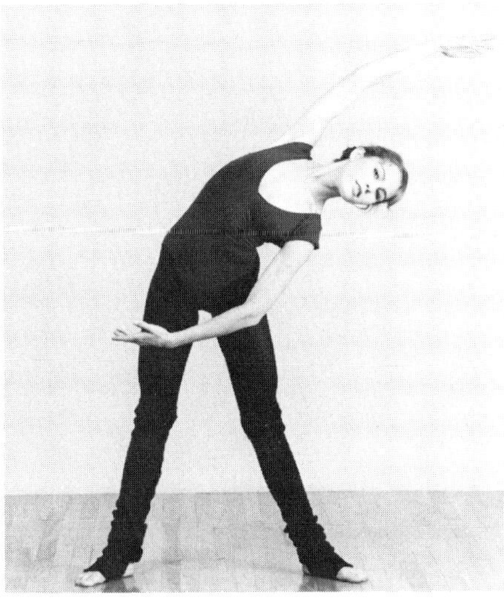

2. Strecken Sie Ihren rechten Arm seitlich über den Kopf nach links und wippen Sie 4mal, wobei Sie den linken Arm leicht vor Ihrem Körper anwinkeln.

Wiederholen Sie die Übung einmal nach rechts und einmal nach links.

Atmung: normal

5 Kniesehnen strecken

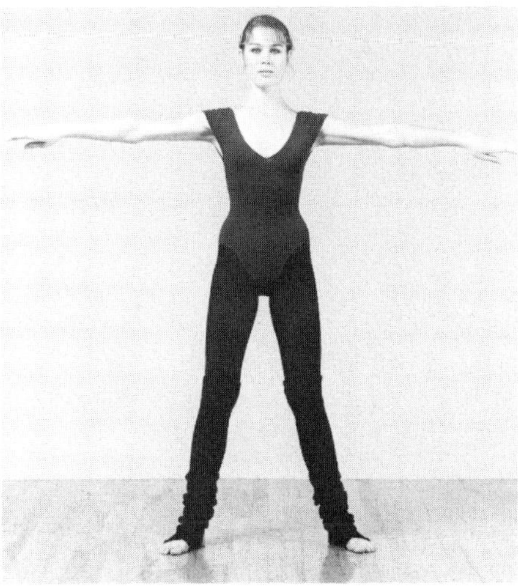

Ausgangsstellung: Wenn Sie die Taillen-Dehnübung beendet haben, kehren Sie in die Ausgangsposition zurück. Heben Sie die Arme 2mal bis in Schulterhöhe und atmen Sie dabei ein.

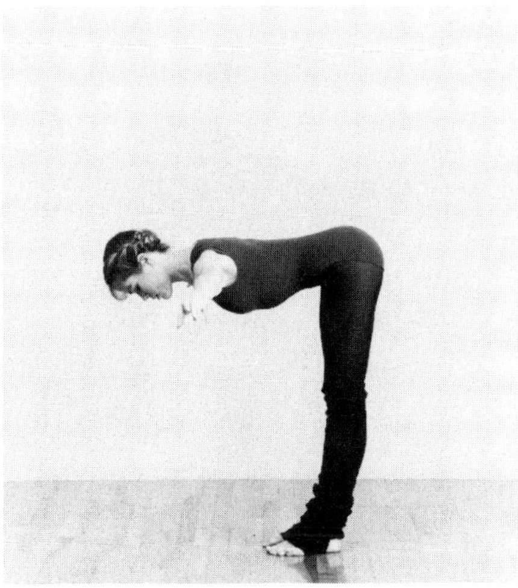

Lassen Sie die Arme in Schulterhöhe und beugen Sie sich 4mal mit geradem Rücken und gestreckten Beinen nach vorne. Atmen Sie beim Vorbeugen aus. Strecken Sie das Kinn dabei nach außen, recken Sie das Gesäß zur Decke und wippen Sie mit dem Kreuz 8mal leicht nach unten.

Atmung: normal

6 Kniesehnen strecken

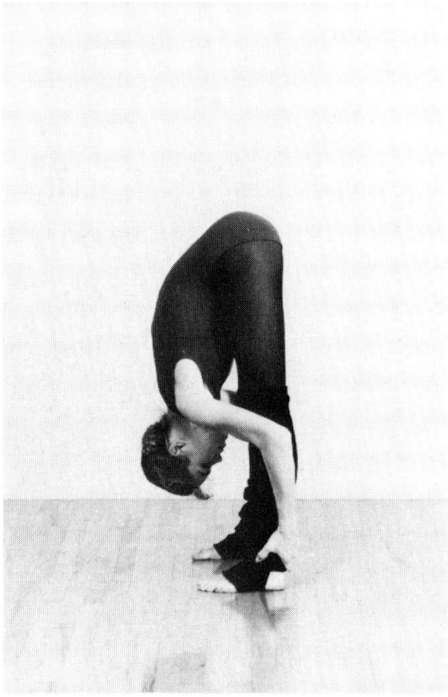

Fassen Sie sich bei den Fußgelenken, wenn Sie können, oder bei den Waden und wippen Sie 8mal nach unten.

Atmung: normal. Achten Sie darauf, nicht den Atem anzuhalten.

7 Wirbelsäule strecken

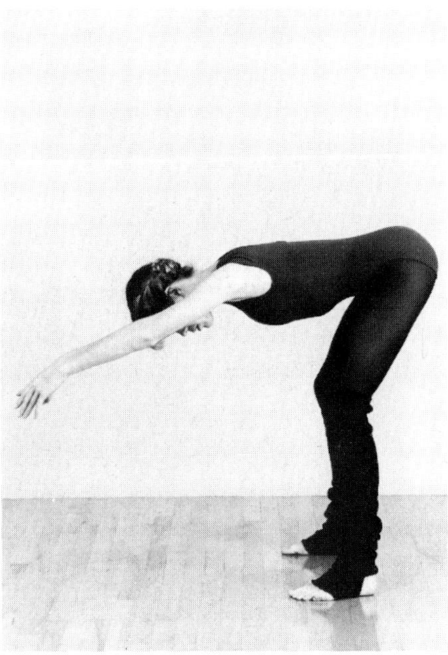

Ausgangsstellung: Heben Sie den Rumpf, bis er parallel zum Boden ist, wobei die Arme ausgestreckt und die Knie leicht gebeugt sind.

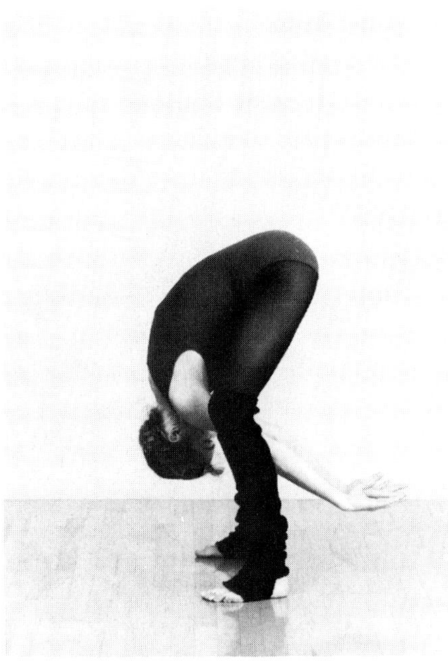

Schwingen Sie die Arme einmal durch die Beine und kehren Sie wieder in die Ausgangsstellung zurück. Machen Sie diese Übung insgesamt 8mal.

Atmung: Atmen Sie beim Zurückschwingen aus und beim Hochkommen in die Ausgangsstellung ein.

8 Kniesehnen strecken

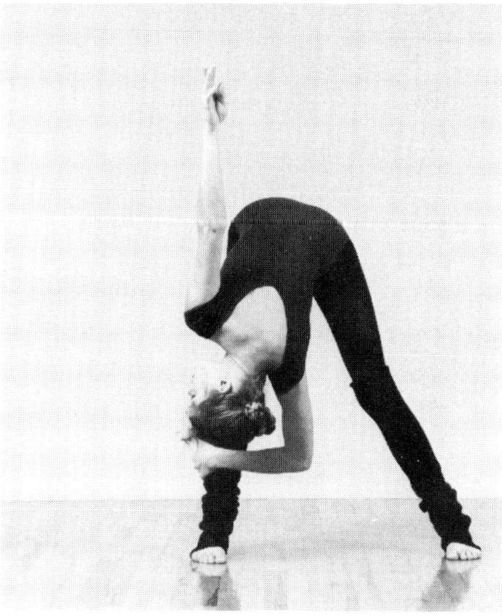

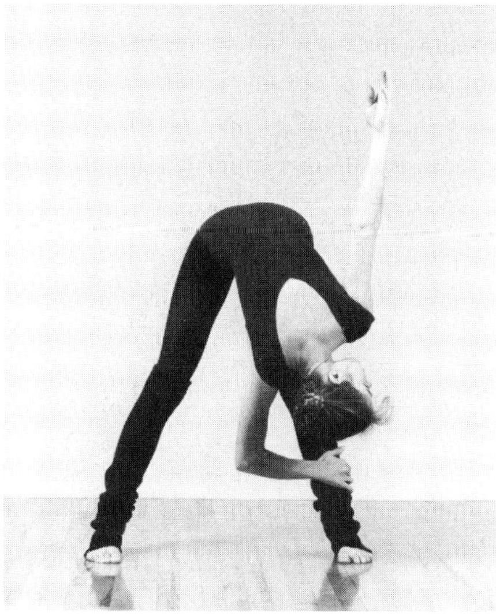

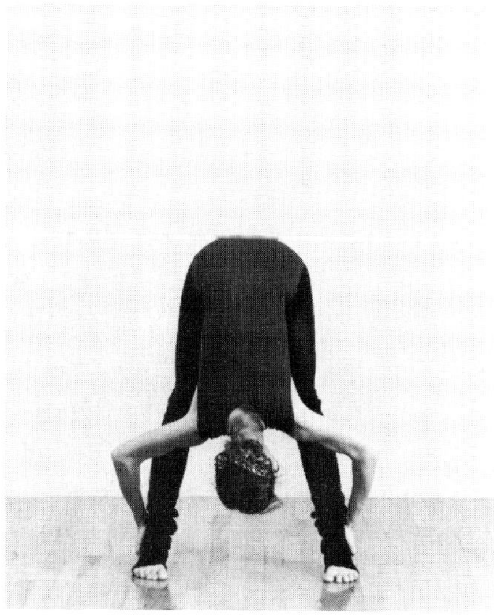

1. Strecken Sie die Beine wieder, fassen Sie Ihr rechtes Fußgelenk oder Ihre Wade mit der linken Hand und ziehen Sie Ihren Rumpf über Ihr rechtes Bein nach unten. Strecken Sie den rechten Arm zur Decke. In dieser Stellung ziehen Sie den Oberkörper 4mal nach unten und bemühen sich dabei, mit Ihrer Brust dem rechten Knie möglichst nahezukommen.

2. Üben Sie die gleiche Bewegung 4mal auf der linken Seite, wobei Sie Ihr linkes Fußgelenk oder Ihre Wade mit der rechten Hand fassen und den linken Arm zur Decke strecken.

Wiederholen Sie die Übung einmal nach rechts und einmal nach links, wobei Sie jeweils 4mal Ihren Rumpf nach unten ziehen.

3. Kehren Sie zur Mitte zurück, fassen Sie sich an beiden Fußgelenken oder Waden und ziehen Sie den Oberkörper 4mal nach unten.

Atmung: gleichmäßig

9 Kniesehnen strecken

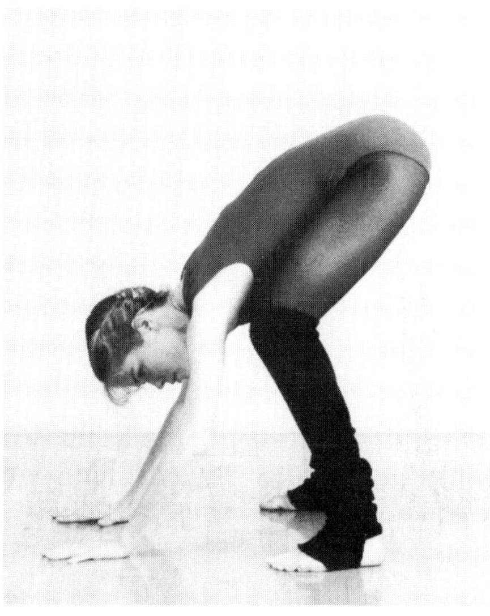

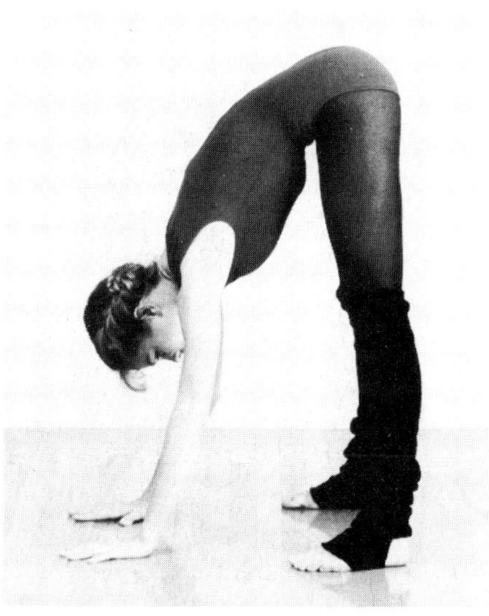

Ausgangsstellung: Beugen Sie die Knie bei gespreizten Beinen und legen Sie die Hände vor sich auf den Fußboden.

Strecken und beugen Sie die Knie und versuchen Sie dabei, Ihre Handflächen auf dem Boden zu lassen. Üben Sie diesen Bewegungsablauf 8mal.

Atmung: beim Strecken ausatmen, beim Beugen einatmen.

10 Waden anspannen

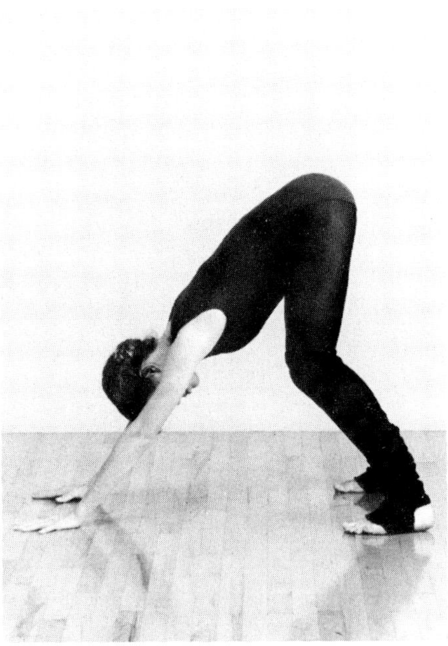

Ausgangsstellung: Grätschen Sie die Beine und beugen Sie die Knie leicht. Laufen Sie mit den aufgestützten Händen auf dem Boden nach vorn.

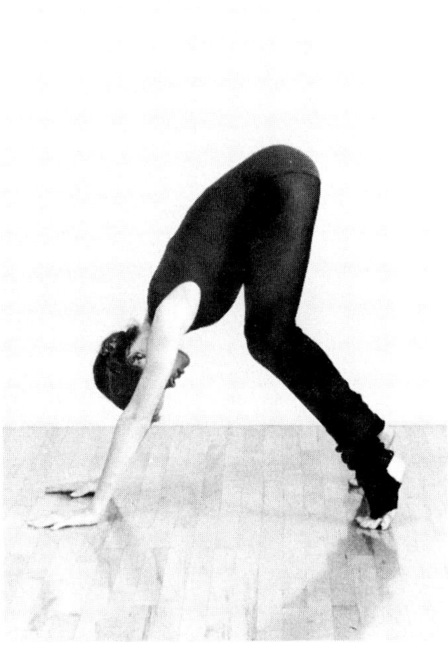

Heben Sie die Fersen und recken Sie sich, auf Zehenspitzen stehend, nach oben. Versuchen Sie, möglichst hoch zu kommen, um Ihre Fußgelenke und Waden intensiv zu beanspruchen. Senken Sie die Fersen dann wieder.

Machen Sie diese Übung 20mal. Üben Sie so, daß es brennt!

Atmung: Atmen Sie aus, wenn Sie sich auf die Zehen stellen, atmen Sie ein, wenn Sie die Fersen wieder senken.

11 Innenschenkel strecken

Ausgangsstellung: Laufen Sie auf den Händen zwischen die Beine zurück, beugen Sie die Knie bis zur Hocke und setzen Sie die Hände hinter Ihren Füßen auf den Boden. Sie werden merken, daß Ihre Kniekehlen auf den Ellenbogen ruhen und sich die Innenseite Ihrer Schenkel dadurch streckt.

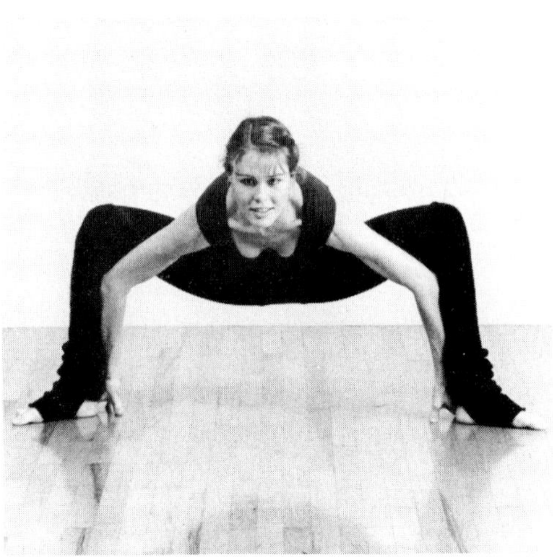

Wippen Sie 16mal leicht mit dem Gesäß.

Atmung: normal

12 Aufrichten

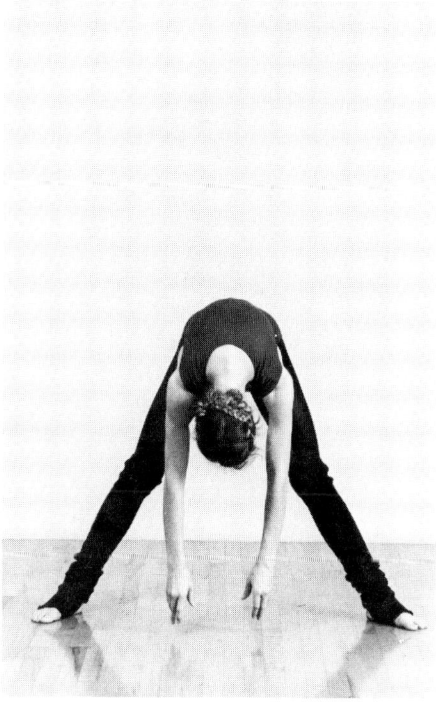

Ausgangsstellung: Lassen Sie die Füße los, strecken Sie die Knie, lassen Sie die Arme und den Kopf hängen wie eine Stoffpuppe.

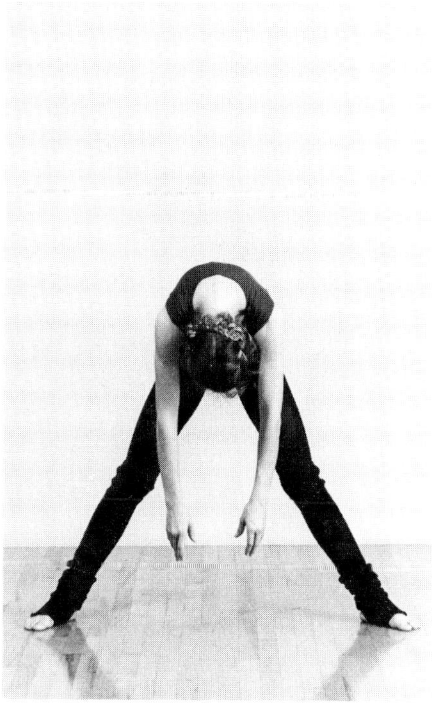

Richten Sie sich langsam auf, Wirbel für Wirbel . . .

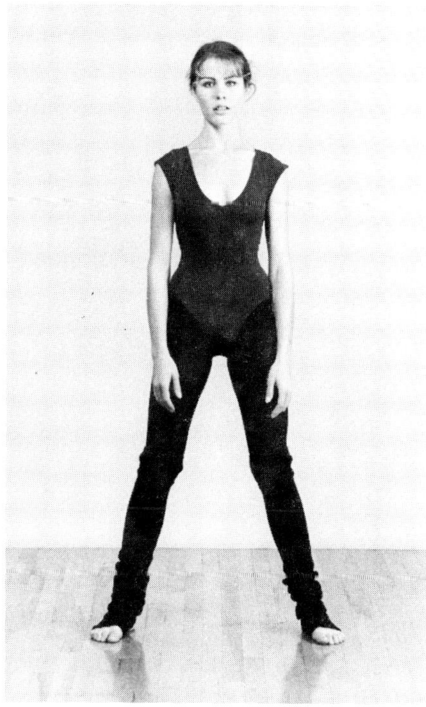

bis Sie gerade und aufrecht stehen, genau so, wie Sie die Aufwärmübungen begonnen haben.

Atmung: normal

13 Aerobische Übungen

Zweck

Der aerobische Übungsteil dient ebenfalls dem Aufwärmen. Wir wollen jetzt, da Sie schon etwas lockerer geworden sind und Ihren Kreislauf in Schwung gebracht haben, den Puls weiter beschleunigen, einige Kalorien verbrennen und mit dem Training zur Stärkung von Herz und Lunge beginnen. Es wird Ihnen anfangs schwerfallen, aber lassen Sie nicht locker. Nach kurzer Zeit werden Sie es mühelos schaffen, und je kräftiger Ihre Herzmuskulatur wird, desto mehr Energie wird Ihnen zur Verfügung stehen und desto begeisterter werden Sie trainieren.

Besonders wichtig ist es, daß Sie bei allen aerobischen Übungen tief und regelmäßig atmen. Sobald das Herz gezwungen wird, das Blut schneller zu Ihren Muskeln zu pumpen, muß Ihre Lunge größere Sauerstoffmengen an den Blutkreislauf abgeben, der damit Ihre Muskeln versorgt und die Gasschlacken abtransportiert.

Musik

Nehmen Sie dieselbe Musik wie zu Beginn des Aufwärmens.

Ausgangsstellung: Stehen Sie aufrecht,
die Füße geschlossen, und strecken Sie den Oberkörper.

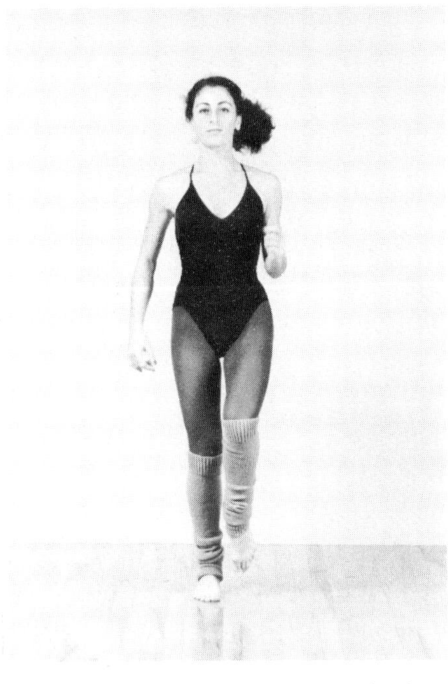

1. Traben Sie auf der Stelle und zählen Sie dabei bis 20. Eine Trainingseinheit besteht aus einem rechten und einem linken Tritt. Sie sollten auf den Ballen landen und dann den Fuß gut am Boden abrollen lassen, wobei darauf zu achten ist, daß auch die Fersen auftreten.

Modell: Carol Gutierrez

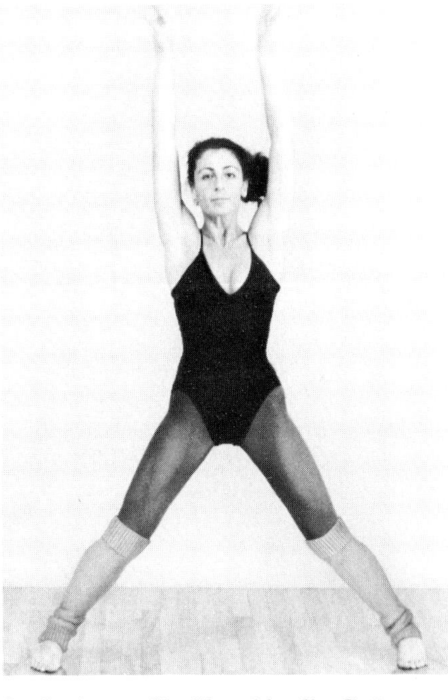

2. Springen Sie 10mal in die Grätsche: Während sich Ihre Beine öffnen, schwingen Ihre Arme seitlich hoch, bis sie senkrecht zur Decke gestreckt sind.

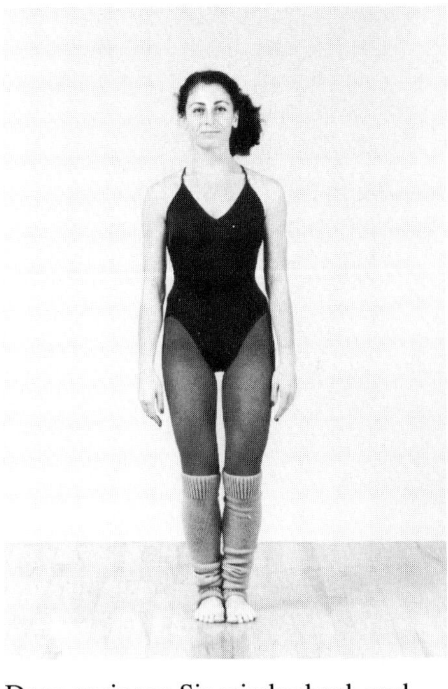

Dann springen Sie wieder hoch und landen mit geschlossenen Füßen, wobei Sie gleichzeitig Ihre Arme senken. Beide Bewegungen zusammen zählen als ein Sprung.

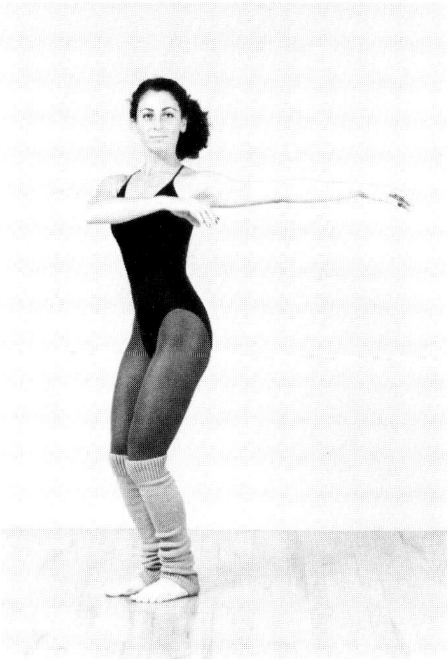

3. Machen Sie zehn Drehsprünge: Springen Sie und drehen Sie Ihren Körper nach rechts, gleichzeitig schwingen Sie Ihre Arme nach links . . .

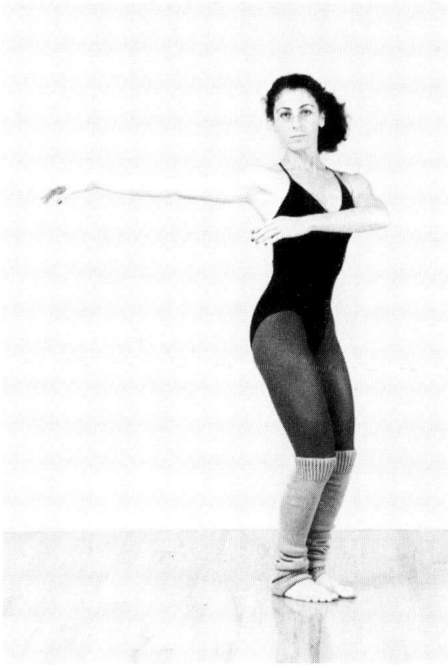

. . . dann springen Sie und drehen Ihren Körper nach links, dabei schwingen Sie die Arme gleichzeitig nach rechts. Beide Bewegungen zusammen zählen als ein Sprung.

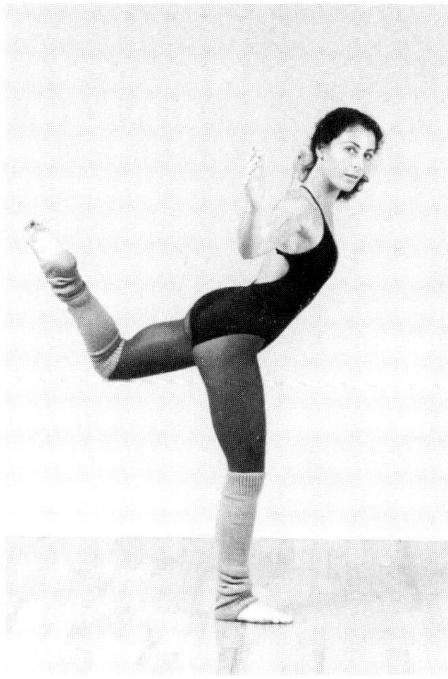

4. Fersen hoch, Knie hoch: Traben Sie auf der Stelle und zählen Sie bis fünf, während Sie die Fersen hinter sich heben.

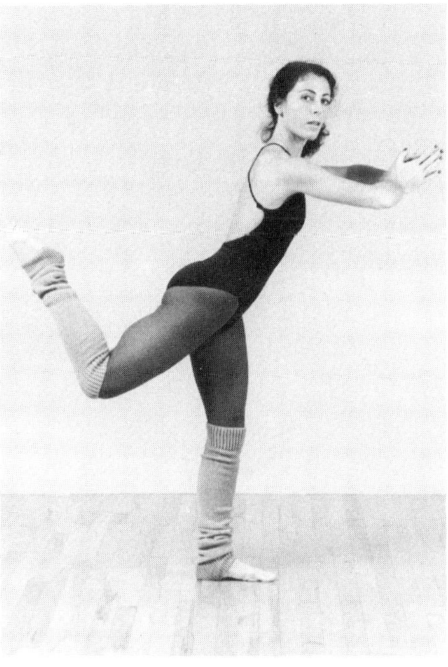

Für eine Trainingseinheit heben Sie jeweils einmal die rechte und die linke Ferse.

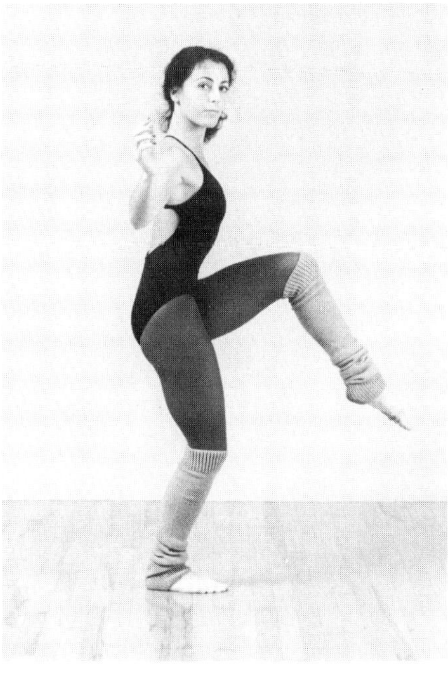

Traben Sie weiterhin auf der Stelle, heben Sie dabei aber 5mal Ihre Knie vorne hoch.

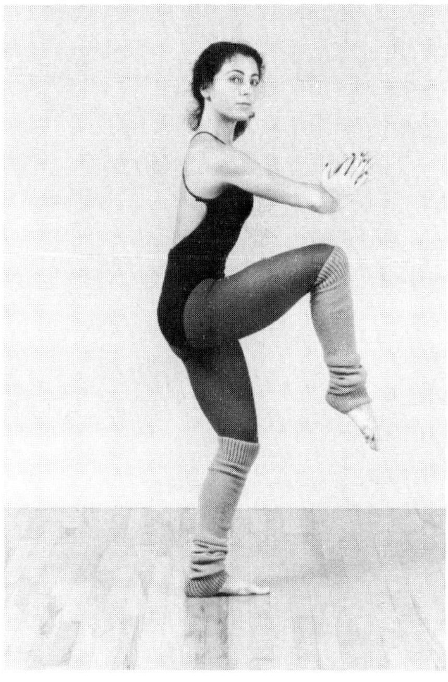

Für eine Trainingseinheit heben Sie jeweils einmal das rechte und das linke Knie. Klatschen Sie in die Hände, sooft Sie das rechte Knie heben.

Fortsetzung der Übung →

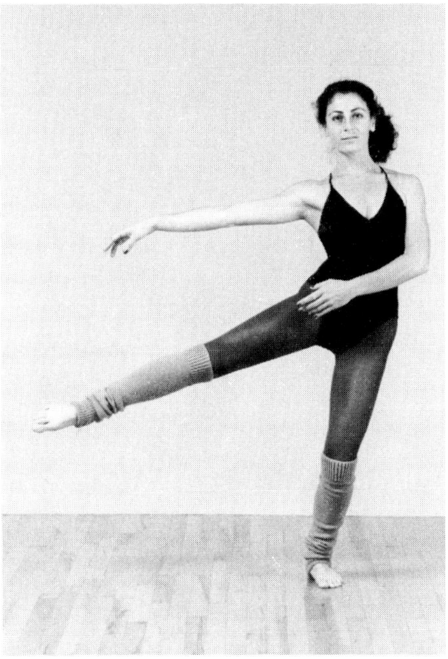

5. 10mal die Beine schwingen: Springen Sie, landen Sie auf dem linken Fuß und schwingen Sie dabei Ihr rechtes Bein und Ihre Arme nach rechts.

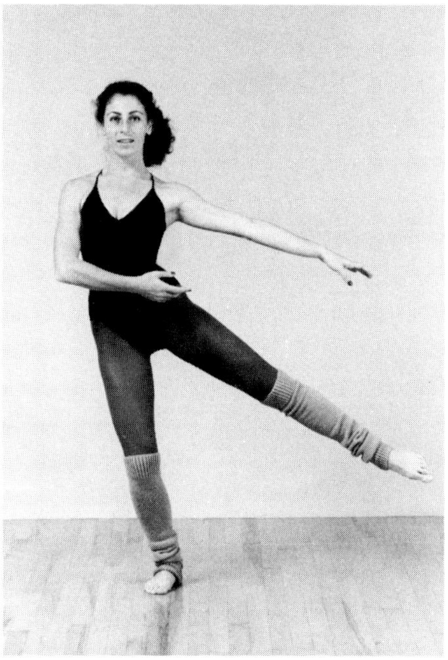

Wiederholen Sie die Übung nach links. Beide Sprünge zusammen sind eine Trainingseinheit.

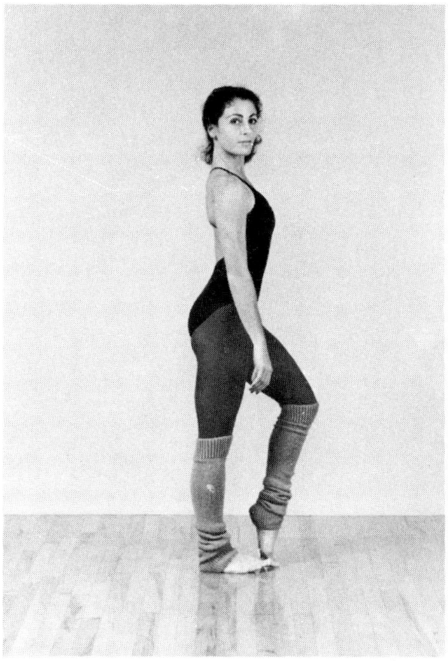

6. Traben Sie wieder auf der Stelle, insgesamt 10mal. Werden Sie dabei langsamer, bis sich nur noch Ihre Fersen vom Boden abheben. Damit verlangsamt sich der Pulsschlag allmählich.

14 Rumpfbeugen und Kniebeugen

Ausgangsstellung: Füße geschlossen, Arme seitlich baumelnd, Bauch eingezogen, Gesäßmuskeln angespannt.

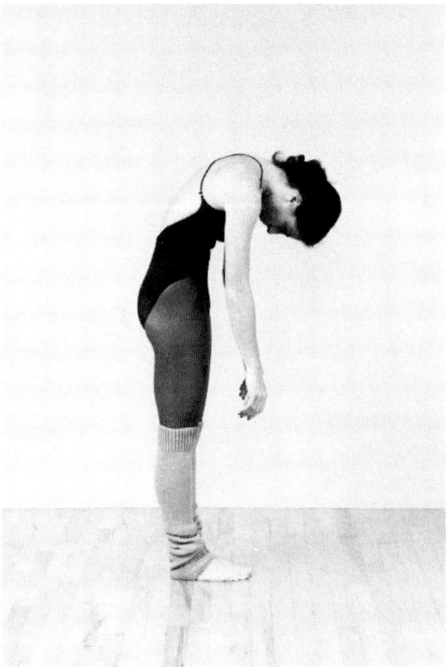

1. Senken Sie den Kopf und biegen Sie die Wirbelsäule allmählich nach unten, Wirbel für Wirbel. Ihre Beine bleiben gestreckt; Ihre Arme hängen schlaff herab wie die einer Stoffpuppe.

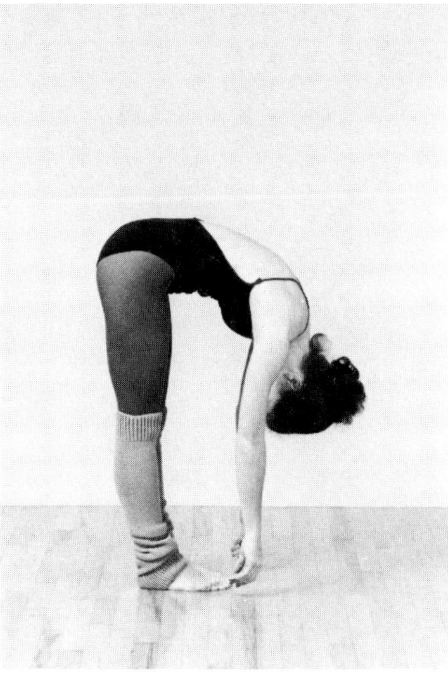

Berühren Sie mit den Händen den Boden und zählen Sie dabei bis vier.

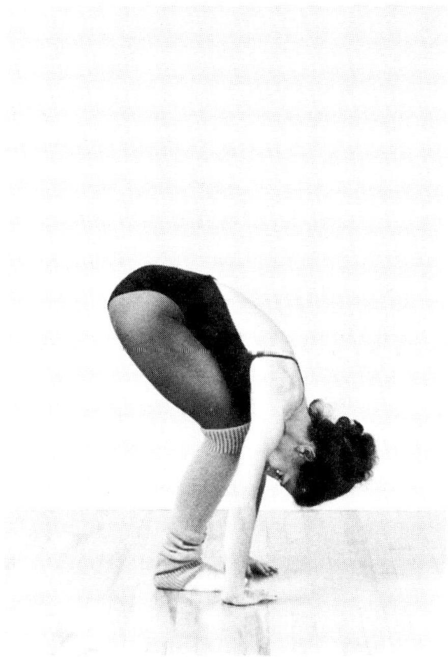

2. Beugen Sie die Knie und legen Sie die Hände flach auf den Boden.

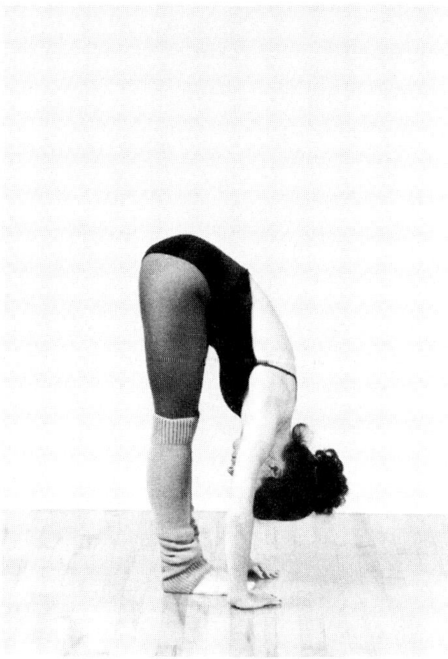

3. Strecken Sie die Beine und versuchen Sie, die Handflächen dabei auf dem Boden zu lassen. Beugen und strecken Sie die Beine 8mal.

Atmung: Ausatmen beim Strecken, einatmen beim Kniebeugen.

15 Achillessehnen strecken

Ausgangsstellung: Bleiben Sie von der Hüfte aus vornübergebeugt und laufen Sie mit den Händen auf dem Boden weit nach vorn. Strecken Sie beide Beine.

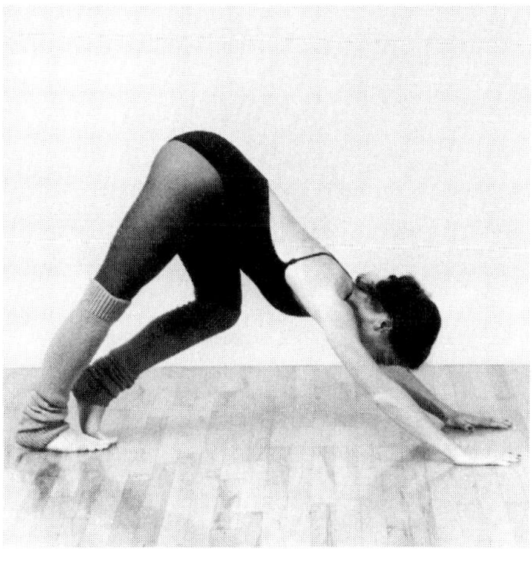

1. Heben Sie die linke Ferse, beugen Sie das linke Knie und wippen Sie mit der rechten Ferse 4mal auf den Boden.

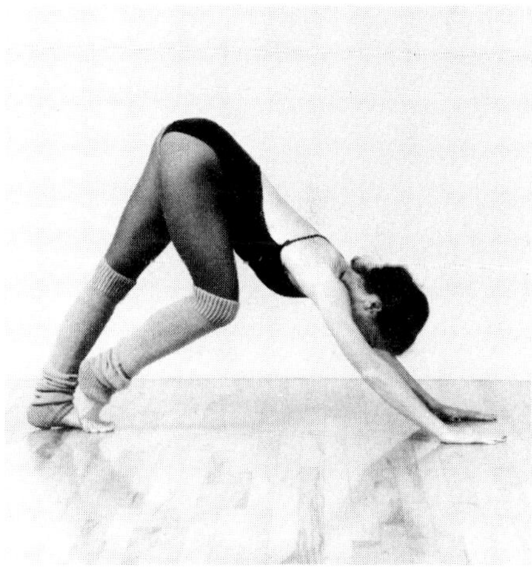

2. Heben Sie die rechte Ferse hoch, beugen Sie das rechte Knie, strecken Sie das linke Bein und wippen Sie mit der linken Ferse 4mal nach unten.

Wiederholen Sie die Übung 3mal mit jeder Seite, abwechselnd rechts und links.

Atmung: normal

16 Den Rücken strecken und beugen

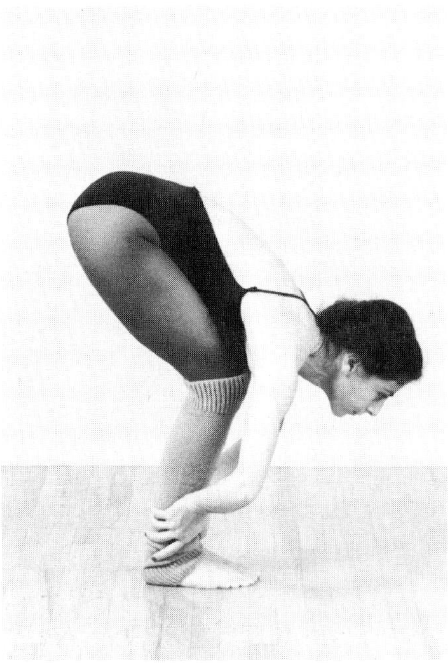

Ausgangsstellung: Laufen Sie mit den Händen wieder zu den Beinen zurück und beugen Sie die Knie; die Füße sind geschlossen.

1. Fassen Sie Ihre Fußgelenke oder Waden, lassen Sie die Knie gebeugt.

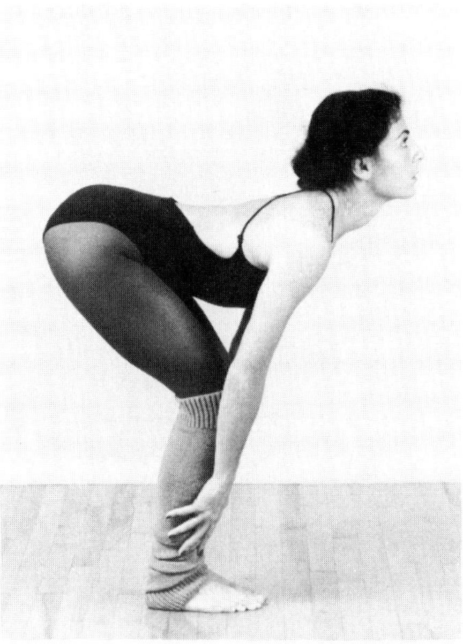

2. Drücken Sie Ihre Wirbelsäule nach unten durch, heben Sie den Kopf und das Kinn und zählen Sie dabei bis vier. Dann strecken Sie die Brust noch weiter heraus, drücken den Rücken so weit wie möglich nach unten durch und recken das Gesäß nach oben. Dabei zählen Sie bis vier.

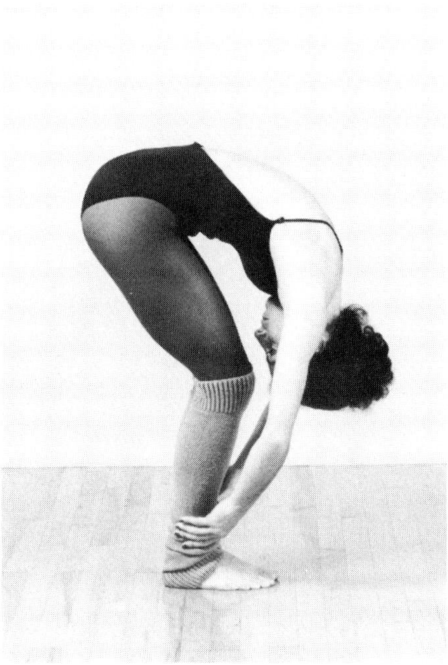

3. Machen Sie Ihren Rücken rund, ziehen Sie Ihren Rumpf über die Schenkel nach unten.

Wiederholen Sie die Bewegungen 1, 2 und 3 einmal.

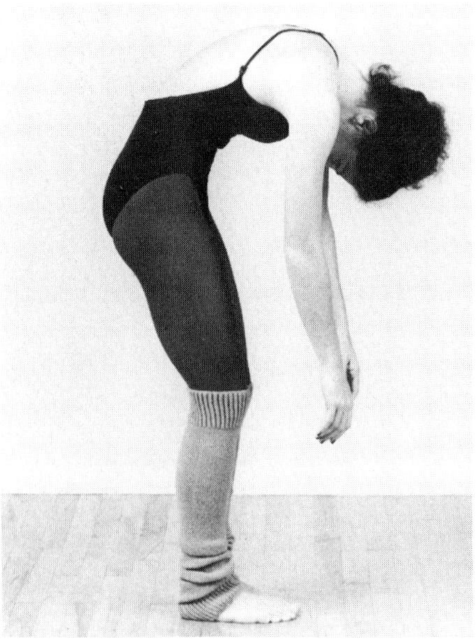

4. Lassen Sie die Beine los und richten Sie sich langsam auf, Wirbel für Wirbel.

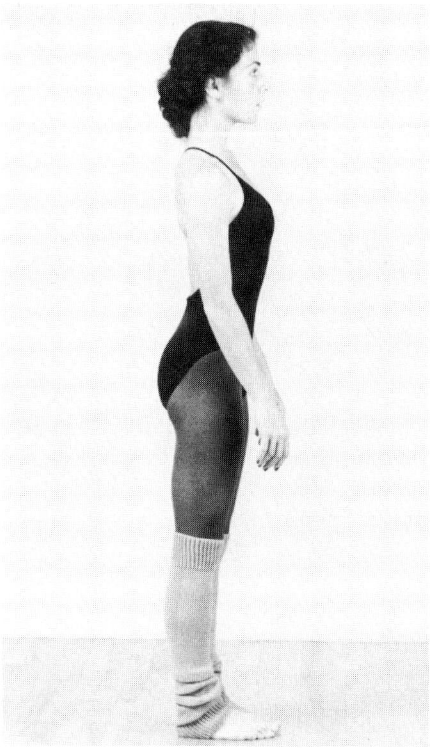

5. Stehen Sie zuletzt aufrecht, den Bauch eingezogen, das Gesäß angespannt, und strecken Sie Ihren Oberkörper.

Atmung: Holen Sie Luft; atmen Sie aus, wenn Sie Ihren Rücken durchdrücken. Holen Sie Luft; atmen Sie aus, wenn Sie ihn rund machen.

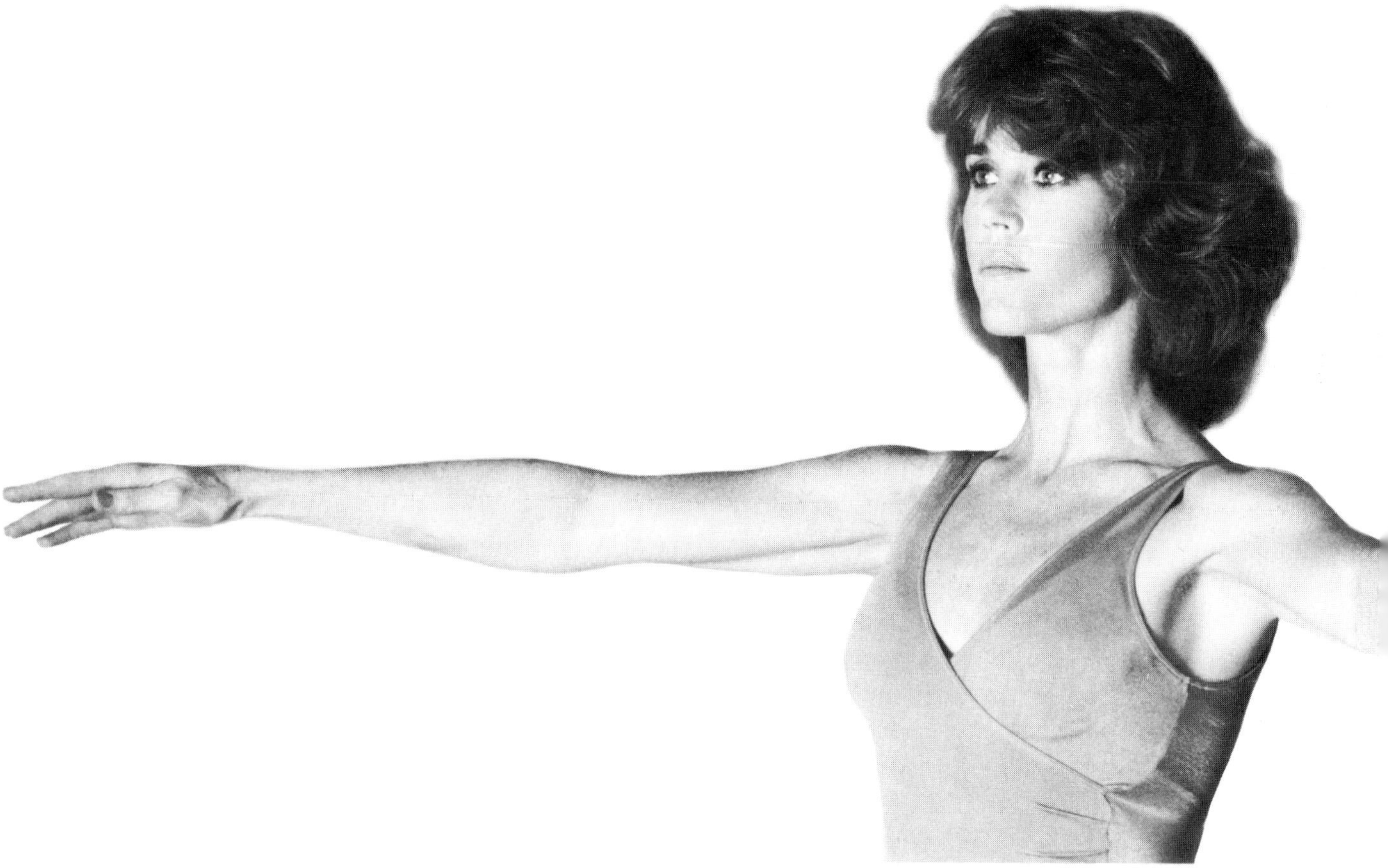

Anfänger

ARME

Arme

4 Minuten

Zweck

Alle Partien Ihrer Arme, Ihrer Schultern und Ihres Brustkorbs sollen gekräftigt, gestrafft und geschmeidig gemacht werden.

Musik

Irene Cara – »Fame« / *Fame*
Irene Cara – »Red Light« / *Fame*
Kongas – »Gimme Some Lovin'« / *Africanism*
Johnny Lee – »Lookin' for Love« / *Urban Cowboy*

1 Gestrecktes Armkreisen

Deltoides (Deltamuskel), Trapezius (Kapuzenmuskel)

Ausgangsstellung: Stehen Sie mit geschlossenen Füßen, die Gesäßmuskeln angespannt, den Bauch eingezogen, den Oberkörper gestreckt, die Schultern gesenkt.

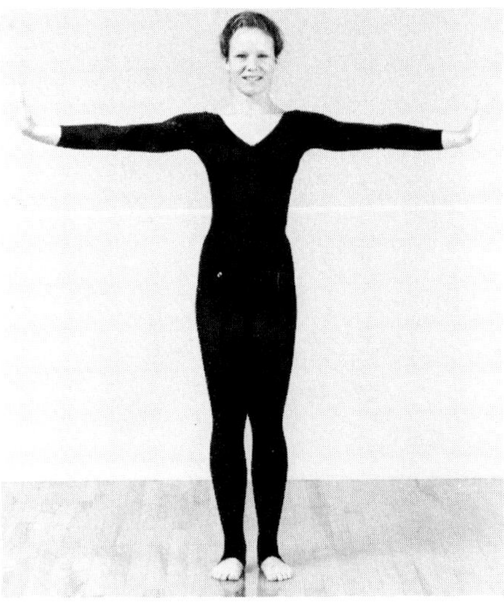

Modell: Jennifer Parsons

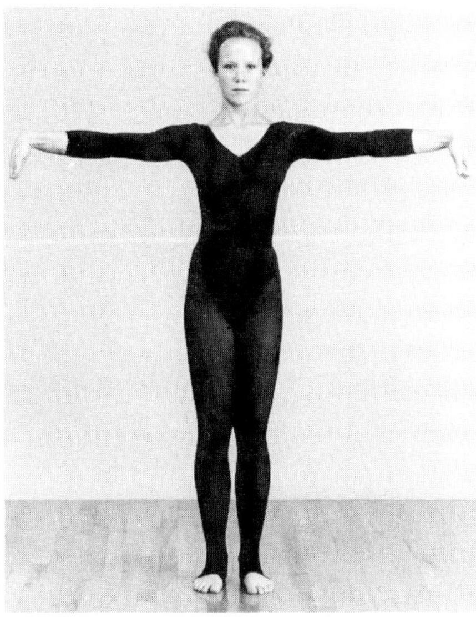

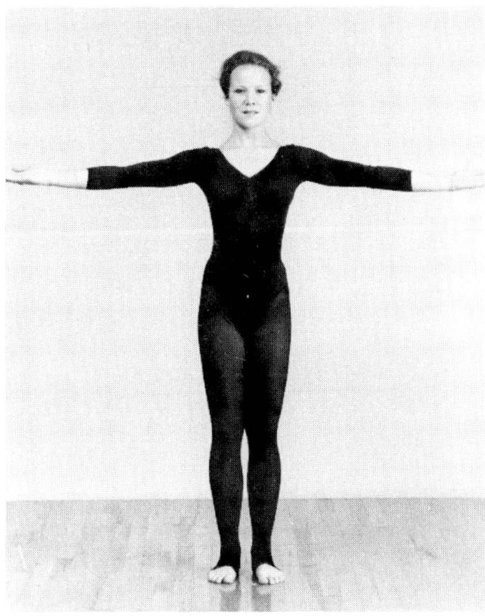

1. Arme seitlich ausgestreckt, Handgelenke nach oben gebogen, Handflächen parallel zu den gegenüberliegenden Wänden. Kreisen Sie mit den Armen 8mal nach vorn und 8mal nach hinten. Achten Sie darauf, daß Sie die Schultern dabei nicht hochziehen. Die kreisende Bewegung wird mit dem ganzen Arm von der Schulter ausgeführt. Machen Sie die Kreise so groß Sie können.

2. Wiederholen Sie das Kreisen 8mal vorwärts, 8mal rückwärts, aber diesmal mit nach unten gebogenen Handgelenken, wobei Sie die Handrücken so fest Sie können zur Wand drücken; die Fingerknöchel sind abgebogen.

3. Wiederholen Sie das Kreisen 8mal vorwärts, 8mal rückwärts mit gestreckten Händen, die Handflächen nach oben gekehrt.

Atmung: gleichmäßig

2 Schultern lockern

Deltamuskeln

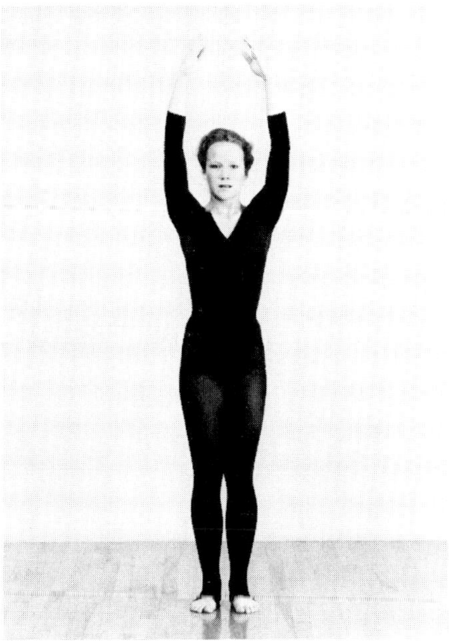

Ausgangsstellung: Senken Sie die Arme.

1. Schwingen Sie die Arme zur Seite und senkrecht nach oben.

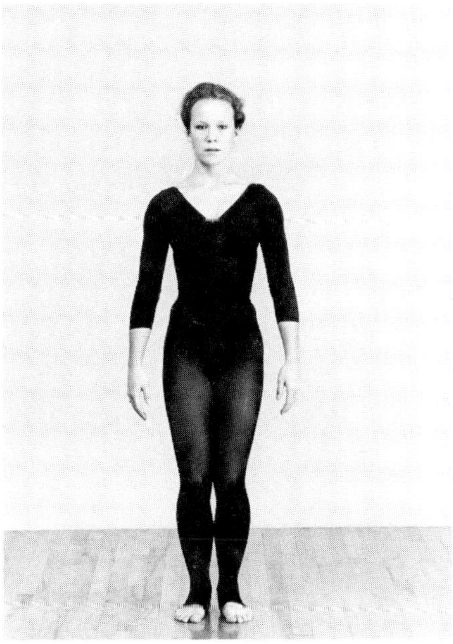

2. Schwingen Sie die Arme wieder nach unten und beugen Sie dabei leicht die Knie.

Diese beiden Bewegungen sind eine Trainingseinheit. Machen Sie die Übung insgesamt 8mal und strecken Sie die Knie, sooft Sie die Bewegung 1 wiederholen.

Atmung: Atmen Sie aus, wenn Sie die Arme senken. Atmen Sie ein, wenn Sie die Arme heben.

3 Ellenbogen strecken

Trizeps (Oberarmmuskel)

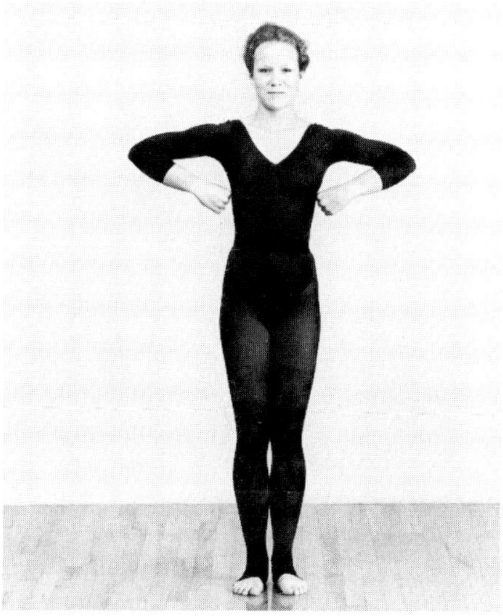

Ausgangsstellung: Stehen Sie mit gestreckten Knien, heben Sie die Ellenbogen seitlich auf Schulterhöhe. Ihr Unterarm ist angewinkelt, die Fäuste sind geballt, die Handflächen zeigen nach hinten.

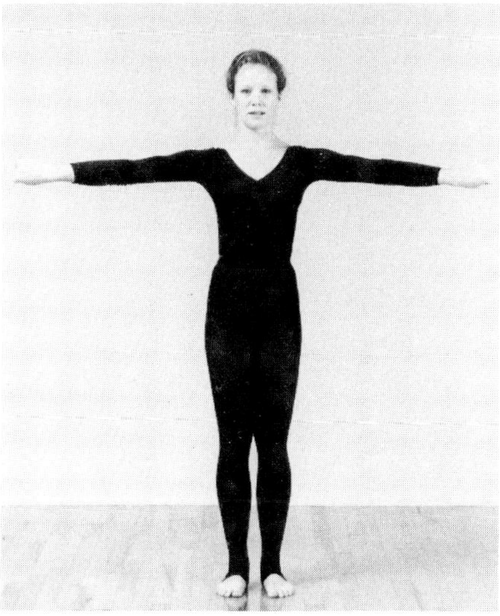

Schwingen Sie Ihren Unterarm nach unten und dann seitlich auf Schulterhöhe und strecken Sie ihn. Versuchen Sie, Ihre Schultern und Oberarme dabei nicht zu bewegen und lassen Sie die Fäuste geballt; die Handflächen zeigen nach hinten.

Kehren Sie in die Ausgangsstellung zurück. Beugen und strecken Sie Ihre Unterarme 10mal auf diese Weise.

Atmung: Atmen Sie aus, während Sie den Arm vom Ellenbogen aus strecken. Atmen Sie ein, wenn Sie den Arm wieder zur Ausgangsposition anwinkeln.

4 Schultern drehen

Deltamuskeln, Trizeps

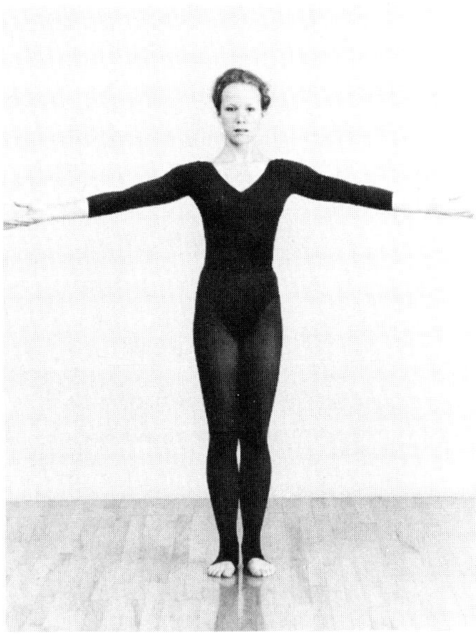

Ausgangsstellung: Die Arme sind seitlich ausgestreckt, in Schulterhöhe, die Handflächen zeigen nach oben.

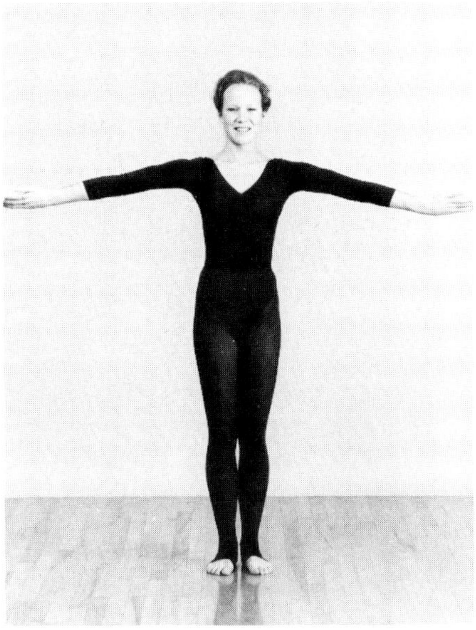

Drehen Sie die Arme von den Schultern aus nach vorn um die eigene Achse und dann wieder von den Schultern aus in die Ausgangsstellung zurück.

Die beiden Bewegungen sind eine Trainingseinheit. Üben Sie das Schulterndrehen 16mal. Stellen Sie sich dabei vor, Sie drehen mit jeder Hand einen Türknauf.

Achten Sie darauf, daß Sie außer den Armen nichts bewegen. Das Drehen ist nur eine kleine Bewegung, aber sie sollte ein Brennen hervorrufen. Also gut! Versuchen Sie es!

Atmung: Atmen Sie aus, während Sie den Arm von der Schulter aus nach vorn drehen. Atmen Sie ein, wenn Sie ihn zurückdrehen.

5 Schultern lockern

Deltamuskeln

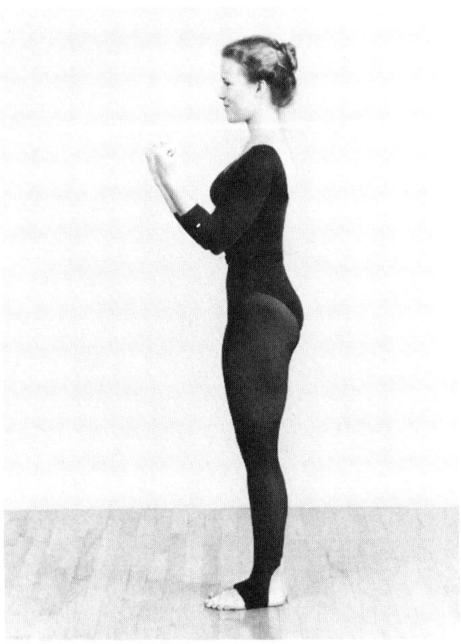

Ausgangsstellung: Winkeln Sie die Arme parallel zueinander vor Ihrem Oberkörper mit geballten Fäusten an.

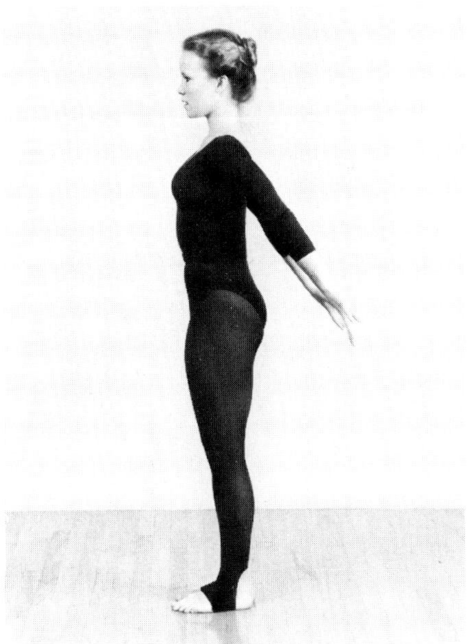

1. Schwingen Sie die Arme eng am Körper nach unten und dann so weit wie möglich nach hinten, ohne Ihren Oberkörper zu bewegen. Am Ende der Bewegung öffnen sich die Fäuste, und die Handflächen zeigen zur Wand hinter Ihnen.

2. Schwingen Sie die Arme wieder nach vorn in die Ausgangsstellung zurück.

Das Rückwärts- und Vorwärtsschwingen ist eine Trainingseinheit. Machen Sie die Übung insgesamt 8mal.

Atmung: Atmen Sie aus, wenn die Arme nach hinten schwingen. Atmen Sie ein, wenn sie nach vorn schwingen.

6 Arme nach hinten strecken

Trizeps

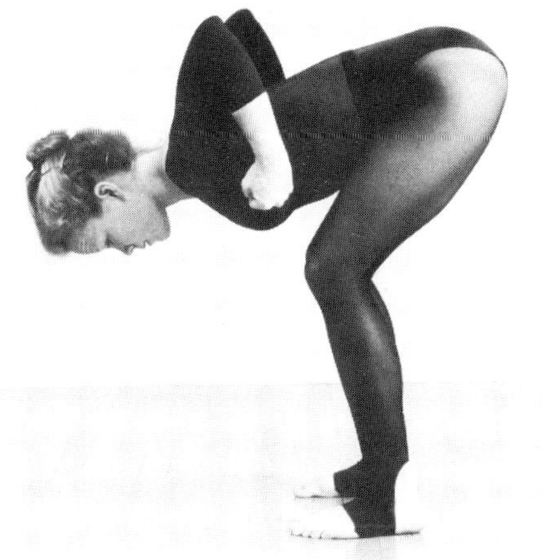

Ausgangsstellung: Grätschen Sie die Beine etwas mehr als Hüftbreite. Beugen Sie die Knie und Ihren Oberkörper vor. Ihr Rücken ist gestreckt, Ihre Ellenbogen sind abgewinkelt, die Arme liegen eng an den Seiten an, und die Hände sind neben der Brust zu Fäusten geballt.

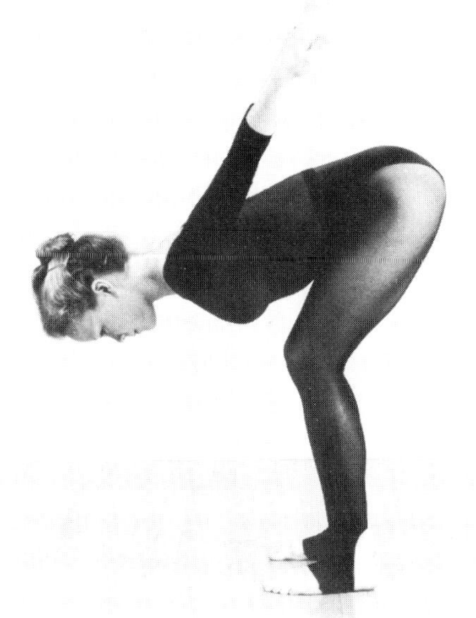

1. Lassen Sie die Knie gebeugt, strecken Sie die Arme und Hände hinter Ihrem Rücken so hoch wie möglich, öffnen Sie die Fäuste und strecken Sie die Finger.

2. Beugen Sie die Arme wieder zurück in die Ausgangsposition.

Diese beiden Bewegungen sind eine Trainingseinheit. Wiederholen Sie sie 10mal. Achten Sie darauf, die Arme eng an den Seiten zu halten.

Atmung: Atmen Sie aus, wenn Sie die Arme hinter dem Rücken ausstrekken. Atmen Sie ein, wenn Sie die Arme anwinkeln.

7 Unkraut ausreißen

Bizeps (Oberarmmuskel)

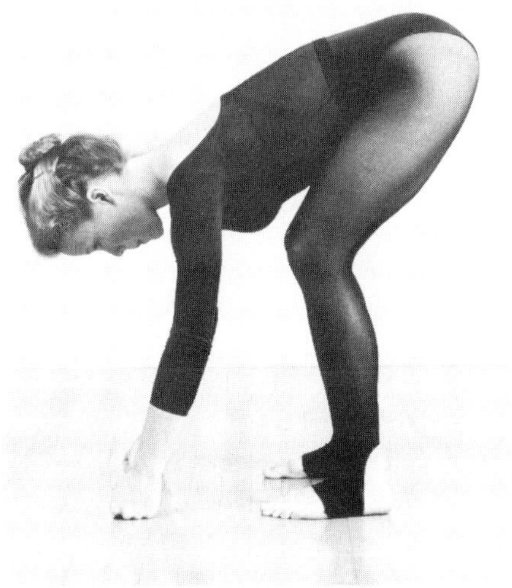

1. Lassen Sie Ihre Knie gebeugt und greifen Sie mit den Händen vor sich auf den Boden, als wollten Sie Unkraut ausreißen.

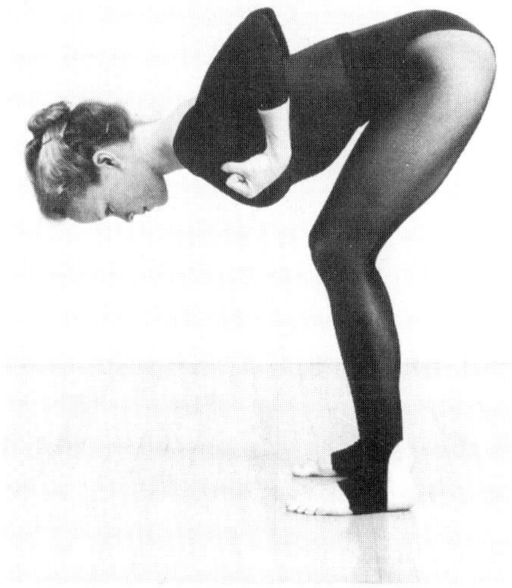

2. Jetzt ziehen Sie Ihre Arme rasch zurück, wobei Sie Ihre Ellenbogen nach hinten abwinkeln und die Hände zu Fäusten ballen, als würden Sie ärgerlich Unkraut aus dem Boden ziehen.

Diese beiden Bewegungen sind eine Trainingseinheit. Üben Sie das Unkrautausreißen insgesamt 10mal.

Atmung: Atmen Sie aus, wenn Sie die Arme hochziehen. Atmen Sie ein, wenn Sie nach vorn greifen.

8 Scheren

Brustmuskeln

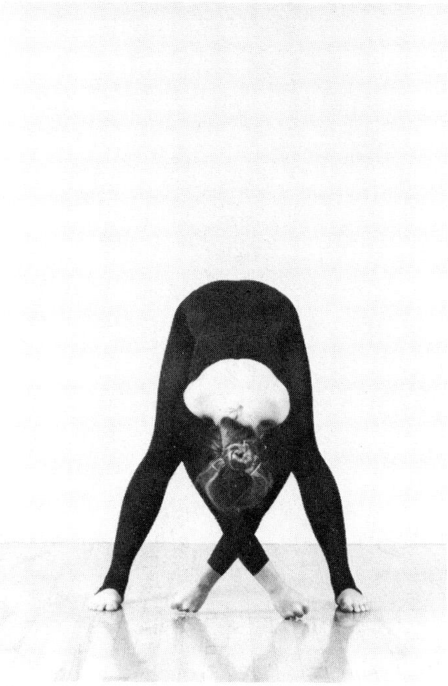

Ausgangsstellung: Stehend, die Beine etwas mehr als Hüftbreite gegrätscht. Lassen Sie Ihren Oberkörper mit gekreuzten Armen vornüber hängen.

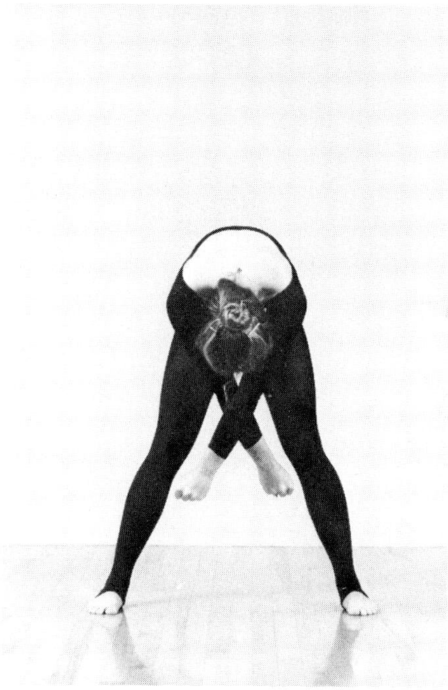

1. Während Sie sich aus der Wirbelsäule aufrichten, kreuzen Sie in einer scherenförmigen Bewegung den linken Arm über den rechten und dann den rechten über den linken.

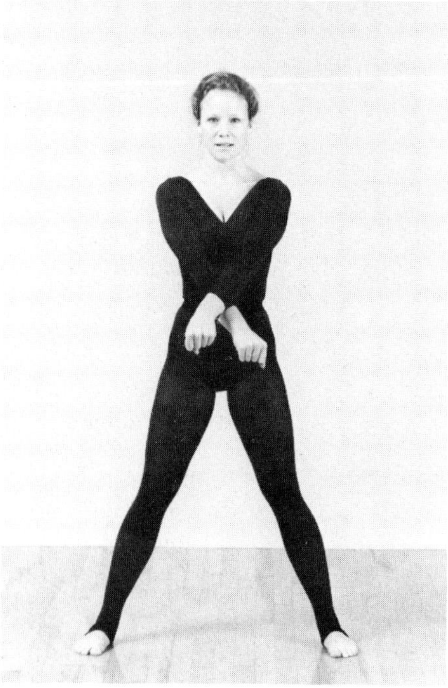

2. Wenn Sie sich aufgerichtet haben, setzen Sie die scherenförmige Bewegung der Arme nach oben fort.

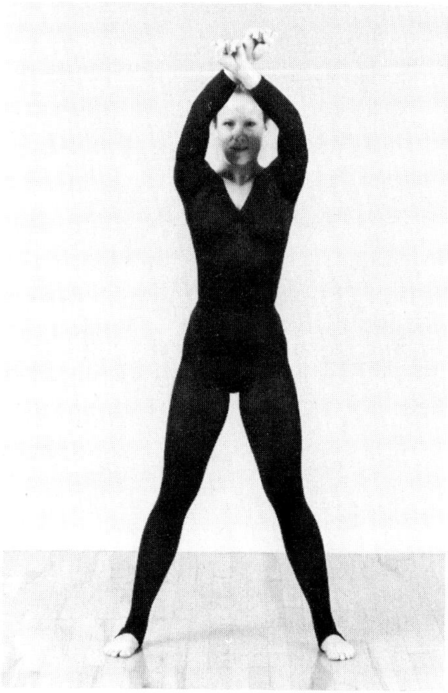

3. Kreuzen Sie die Arme bis über Ihren Kopf und dann wieder abwärts, wobei Sie aufrecht stehen bleiben.

Zählen Sie bis acht, während Sie die Arme nach oben bewegen, und wieder bis acht, während Sie sie senken.

Versuchen Sie, die Arme so weit wie möglich zu öffnen, bevor Sie sie kreuzen, und dabei den übrigen Körper nicht zu bewegen. Dies ist eine ausgezeichnete Übung für die Brustmuskeln, die den Busen straff halten.

Atmung: gleichmäßig

9 Arme strecken

Brustmuskeln

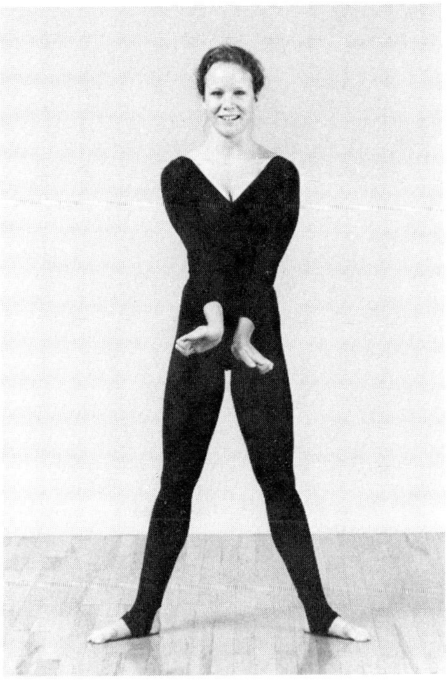

Ausgangsstellung: Stehen Sie, die Beine etwas mehr als Hüftbreite gegrätscht, die Arme gerade vor sich ausgestreckt, beide Hände nach außen gebogen, die Finger gekrümmt.

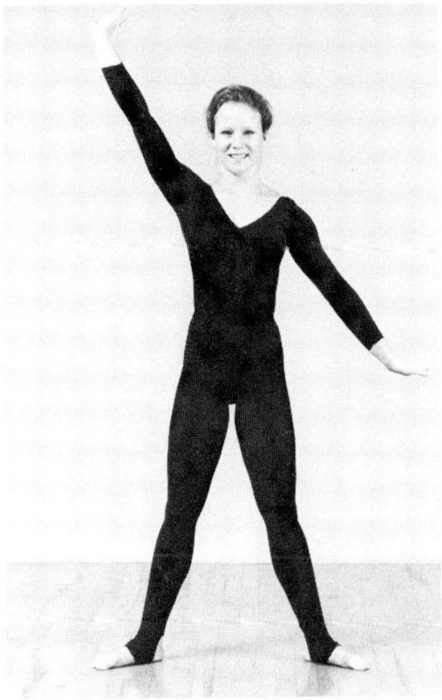

1. Schwingen Sie Ihren rechten Arm schräg nach oben und über Ihren Kopf zurück, während Ihr linker Arm schräg nach unten und zurück schwingt und Ihre Brust dadurch einem diagonalen Zug ausgesetzt ist.

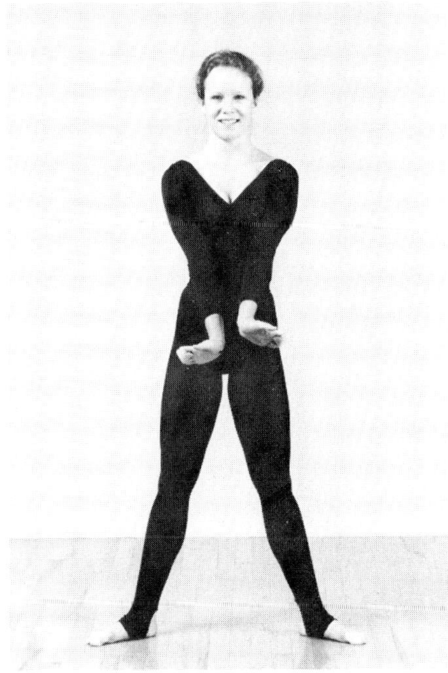

2. Führen Sie die Arme wieder zusammen in die Ausgangsstellung. Diese beiden Bewegungen sind eine Trainingseinheit. Wiederholen Sie die Bewegungen 1 und 2 (d. h. üben Sie sie insgesamt zweimal nach rechts).

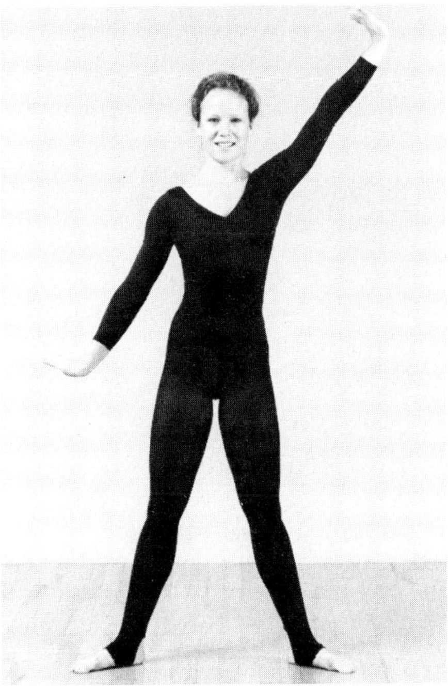

3. Wechseln Sie die Arme; schwingen Sie den linken Arm nach oben und den rechten Arm nach unten und zurück.

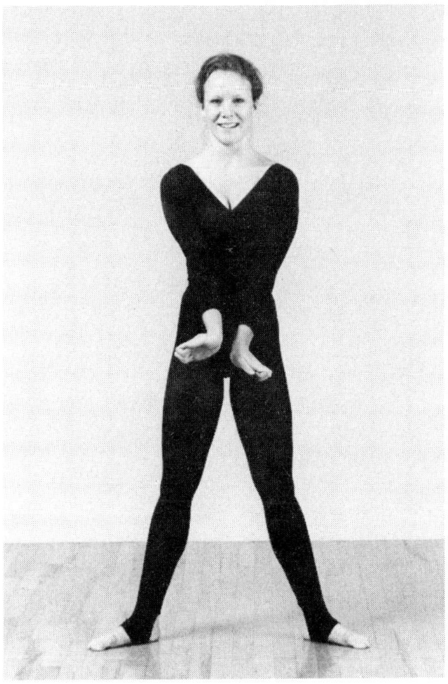

4. Führen Sie die Arme wieder zusammen in die Ausgangsstellung. Wieder sind beide Bewegungen zusammen eine Trainingseinheit.

Wiederholen Sie die Bewegungen 3 und 4 (d. h. üben Sie sie insgesamt zweimal nach links).

Wiederholen Sie den gesamten Bewegungsablauf von 1–4; Sie turnen ihn also insgesamt zweimal und zählen dabei bis acht.

Atmung: Atmen Sie aus, wenn Sie die Arme nach außen bewegen. Atmen Sie ein, wenn Sie sie zusammenführen.

SCHÜTTELN SIE DIE ARME AUS.

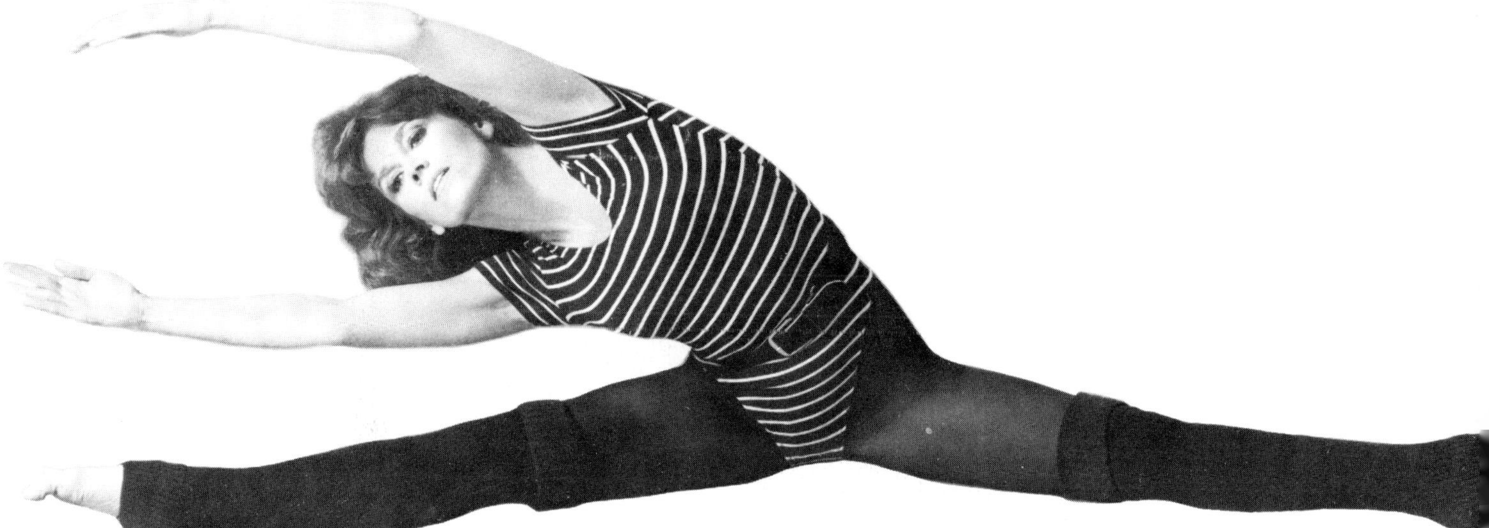

Anfänger

TAILLE

Taille

5 Minuten (einschließlich Bodenübungen)

Zweck

Die Fettdepots um die Gürtellinie zu reduzieren und die Bauch- und Rückenmuskeln zu straffen, zu formen und zu stärken.

Musik

Jacksons – »Can You Feel It« / *Triumph*
Isaac Hayes – »Don't Let Go« / *Don't Let Go*
Donna Summer – »Hot Stuff« / *Bad Girls*
Donna Summer – »MacArthur Park« / *Live and More*
Amii Stewart – »Light My Fire« / *Knock on Wood*

1 Seitliches Beugen

Zwischenrippenmuskeln, schräge Bauchmuskeln

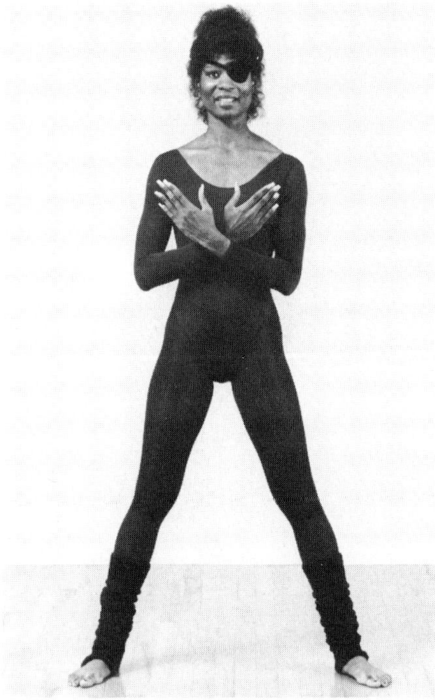

Modell: Janice Darling

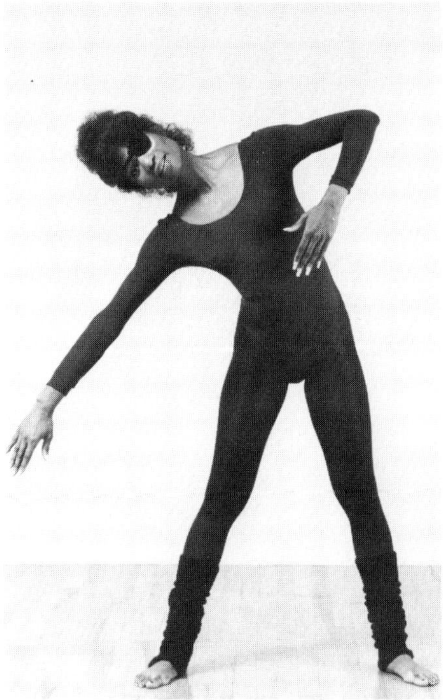

Ausgangsstellung: Stehen Sie aufrecht mit gespreizten Beinen. Der Bauch ist eingezogen, die Gesäßmuskeln sind angespannt, die Hände vor der Brust gekreuzt, mit den Handflächen zum Körper. Stellen Sie sich vor, Sie stehen zwischen zwei Glasplatten. Sie dürfen sich also nicht vorbeugen, sonst zerbrechen Sie das Glas.

1. Beugen Sie sich nach rechts, wobei Ihr rechter Arm nach unten und außen zieht, während Ihr linker Ellenbogen so weit wie möglich nach oben zeigt. Sie sollten dabei an Ihrer linken Körperseite ein Ziehen verspüren. Ihr Kopf fällt locker nach rechts. Ihre linke Schulter bleibt hinten, Ihre Hüften vorn.

Kehren Sie wieder in die Ausgangsstellung zurück, bevor Sie sich erneut zur Seite lehnen. Beugen und Aufrichten sind eine Trainingseinheit. Wiederholen Sie sie 20mal nach rechts.

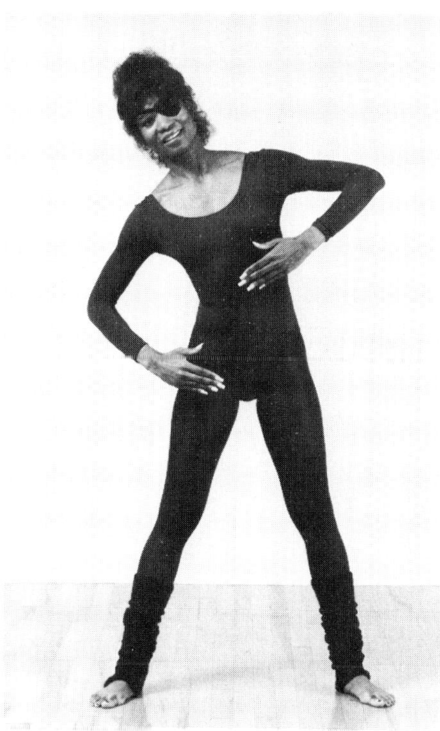

2. Wiederholen Sie die Übung 20mal nach links, indem Sie den linken Arm nach unten und außen strecken und den abgewinkelten rechten Ellenbogen nach oben drücken. Achten Sie darauf, daß Ihre rechte Schulter hinten bleibt und daß Ihre Hüften vorn sind.

Dies ist wohl die wirksamste Übung, die ich kenne, um in der Taille schlanker zu werden. Um eine möglichst große Wirkung zu erzielen, müssen Sie sich allerdings genau zur Seite beugen, dürfen sich also nicht mit dem Oberkörper nach vorn neigen.

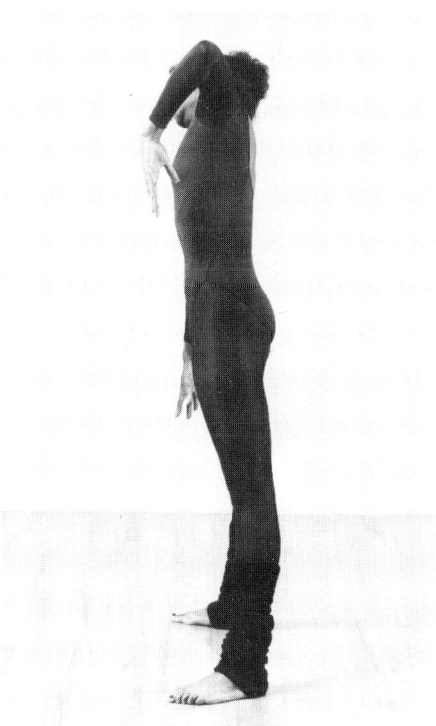

Atmung: Atmen Sie aus, während Sie sich zur Seite beugen. Atmen Sie ein, während Sie sich aufrichten.

2 Weitere Übungen zum seitlichen Beugen

Zwischenrippenmuskeln, schräge Bauchmuskeln

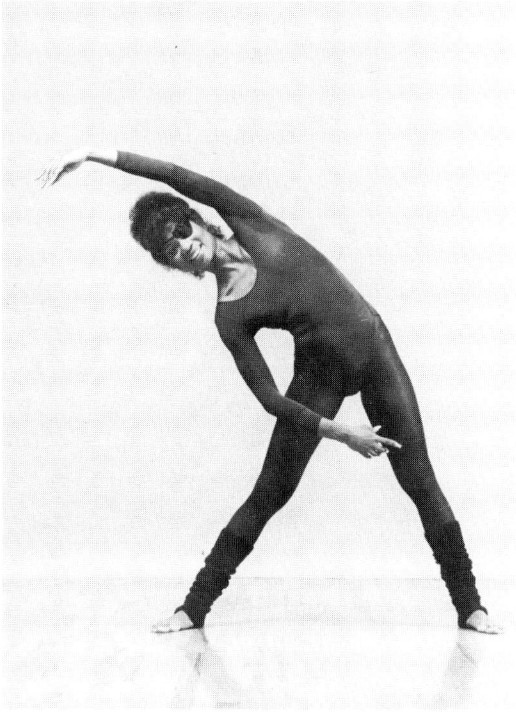

1. Beugen Sie sich nach rechts, wobei Sie den linken Arm genau über das Ohr strecken, während Ihr rechter Arm vor dem Oberkörper abgebogen wird. Wippen Sie 8mal leicht und achten Sie darauf, daß Ihre Hüften vorn bleiben, das Gewicht gleichmäßig auf beide Füße verteilt ist und die linke Schulter hinten bleibt.

2. Legen Sie beide Hände hinter den Kopf und wippen Sie 8mal leicht nach rechts. Achten Sie darauf, daß die Ellenbogen nicht nach vorn zielen; Sie sollten sie seitlich nach außen ziehen.

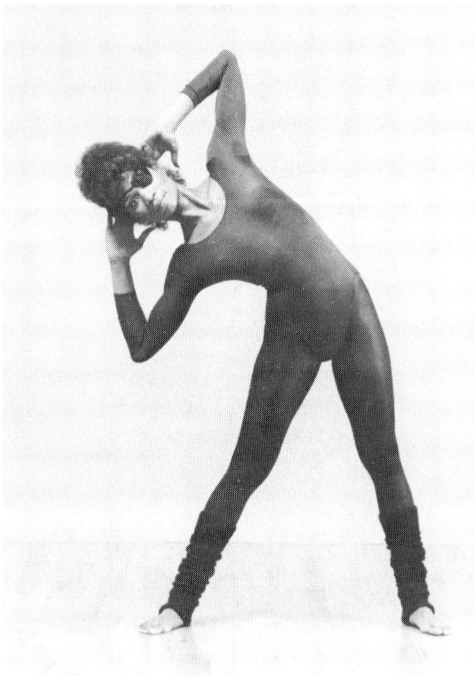

3. Strecken Sie beide Arme rechts zur Seite, fassen Sie Ihr linkes Handgelenk mit der rechten Hand und ziehen Sie es weiter hinüber; dabei wippen Sie 8mal.

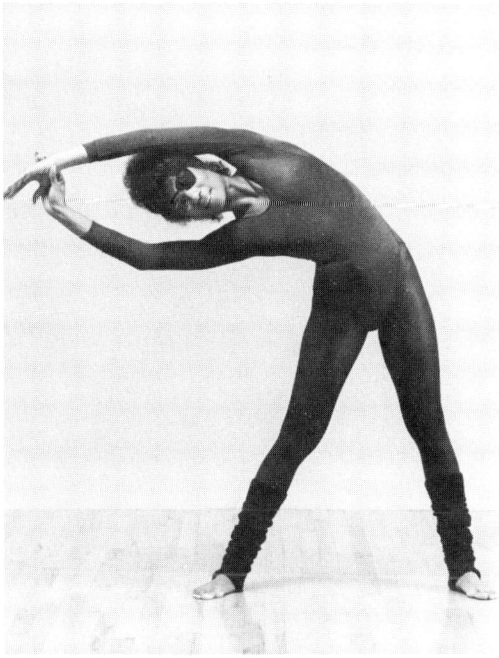

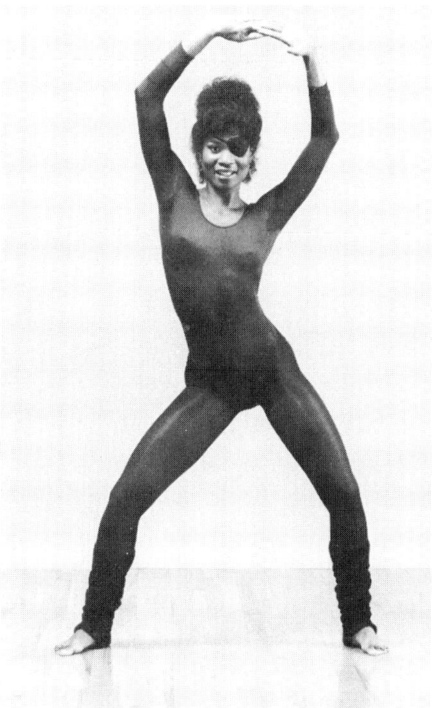

4. Kehren Sie mit den Armen zur Mitte zurück, beugen Sie die Knie, verschränken Sie die Finger und kreisen Sie mit den Hüften und Armen . . .

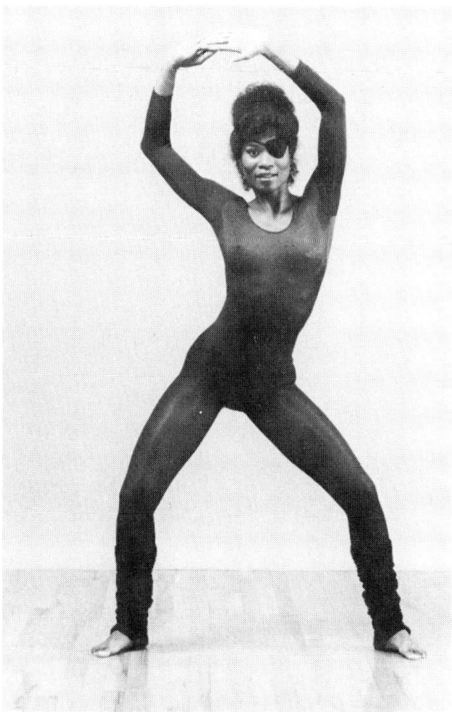

. . . 8mal, um Ihr Kreuz zu lockern.

Wiederholen Sie alle vier Bewegungen 8mal in jeder Stellung nach links und schließen Sie mit dem Hüft- und Armkreisen.

Atmung: Atmen Sie aus, während Sie sich zur Seite beugen. Atmen Sie ein, wenn Sie sich zwischen den Ziehbewegungen lockern.

3 Drehen aus der Taille

Zwischenrippenmuskeln, schräge Bauchmuskeln

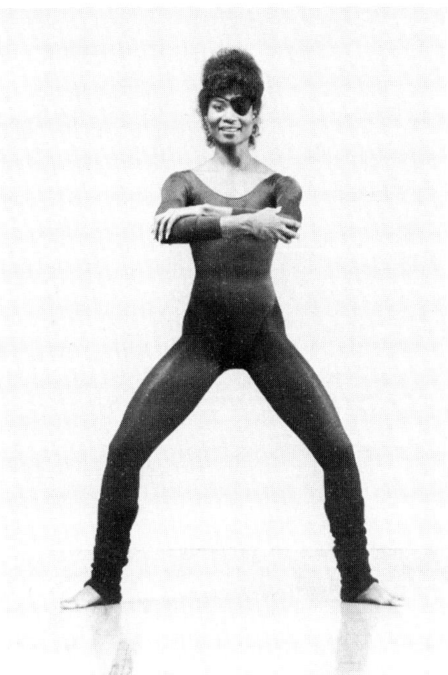

1. Lassen Sie die Knie gebeugt . . .

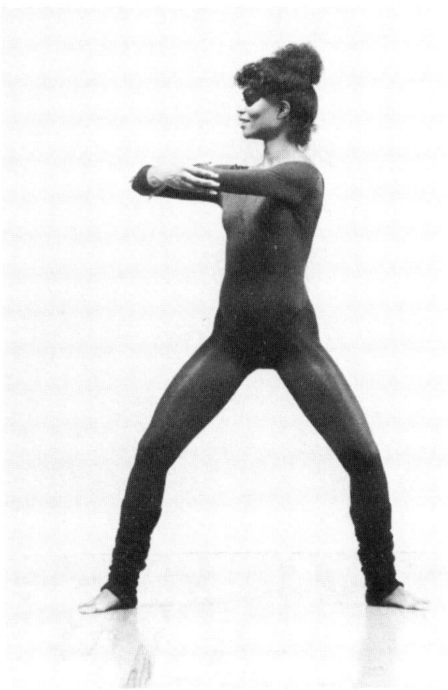

. . . fassen Sie sich an den Ellenbogen und drehen Sie sich 4mal nach rechts, wobei Sie sich zwischen den Drehungen etwas lockern, und schauen Sie dabei über Ihre rechte Schulter.

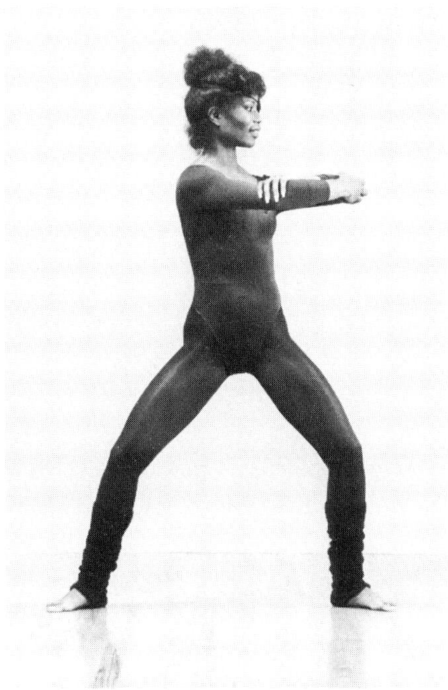

2. Drehen Sie sich 4mal nach links.

Wiederholen Sie die Übung 4mal nach jeder Seite.

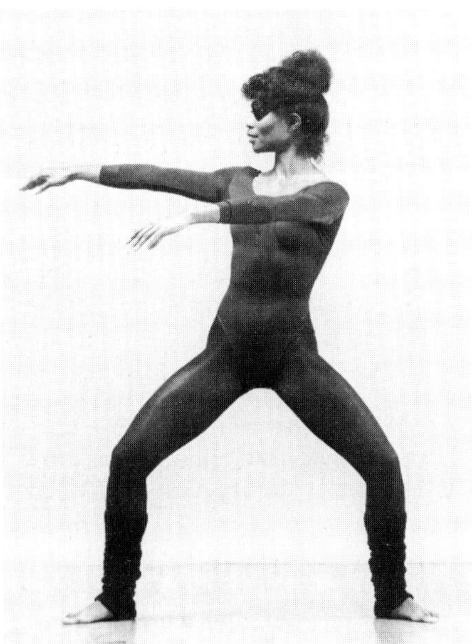

3. Lassen Sie die Ellenbogen los und schwingen Sie Ihre offenen Arme nach rechts . . .

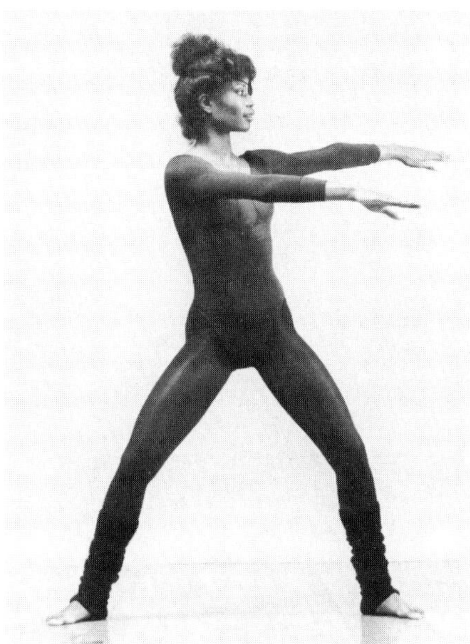

. . . dann nach links. Schwingen Sie insgesamt 8mal abwechselnd nach rechts und links.

Halten Sie die Arme während des Schwingens auf Schulterhöhe.

Atmung: gleichmäßig

Die Taillenübungen werden auf dem Boden fortgesetzt. Holen Sie sich eine Matte, ein Badetuch, eine Decke oder irgendeine andere weiche Unterlage zum Üben.

4 Taille und Innenschenkel strecken

Zwischenrippenmuskeln und schräge Bauchmuskeln

Ausgangsstellung: Setzen Sie sich auf den Boden und spreizen Sie die Beine so weit Sie können, ohne die Sehnen an der Innenseite Ihrer Schenkel zu zerren. Die Füße sind gestreckt.

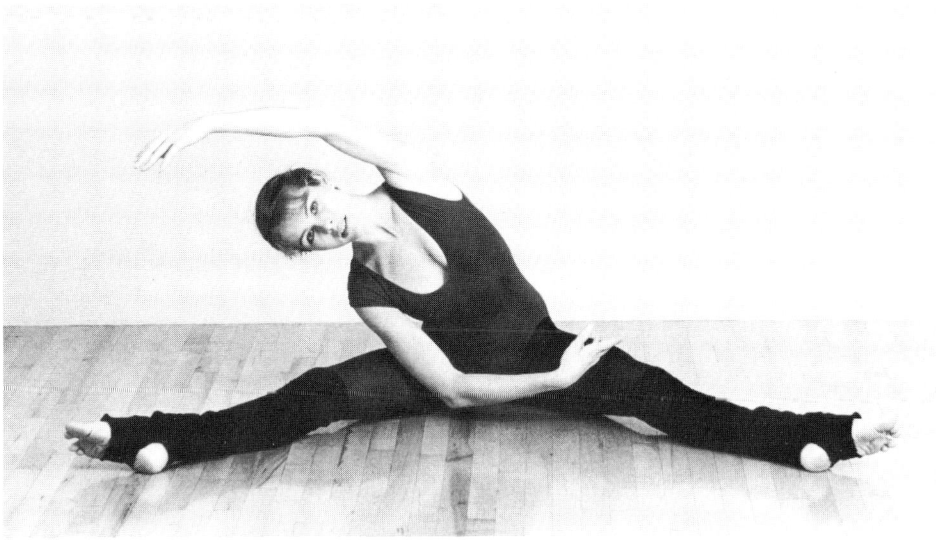

1. Beugen Sie sich nach rechts und versuchen Sie, Ihr Ohr dem rechten Bein anzunähern. Ihr linker Arm zieht genau nach rechts, während Ihr rechter Arm graziös vor Ihnen abgewinkelt ist. Wippen Sie 8mal leicht nach unten; dazwischen lockern Sie sich immer wieder etwas.

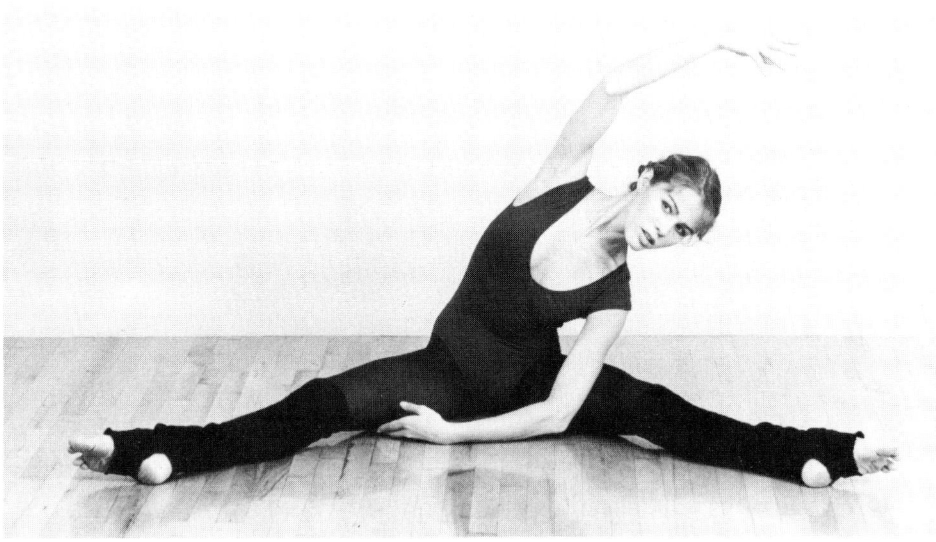

2. Wiederholen Sie diese Bewegung nach links, ebenfalls 8mal.

Wiederholen Sie die Übung zuerst mit 6, dann mit 4 und zuletzt zweimal mit 2 Wippbewegungen nach jeder Seite.

Wenn Sie sich nach einer Seite beugen, versuchen Sie, die entgegengesetzte Hüfte auf dem Boden zu lassen. Achten Sie darauf, sich genau zur Seite zu neigen.

Atmung: Atmen Sie aus, während Sie sich zur Seite beugen; atmen Sie ein, wenn Sie sich vor der nächsten Wippbewegung lockern.

5 Brust-zum-Knie-Strecken

Zwischenrippenmuskeln, schräge Bauchmuskeln

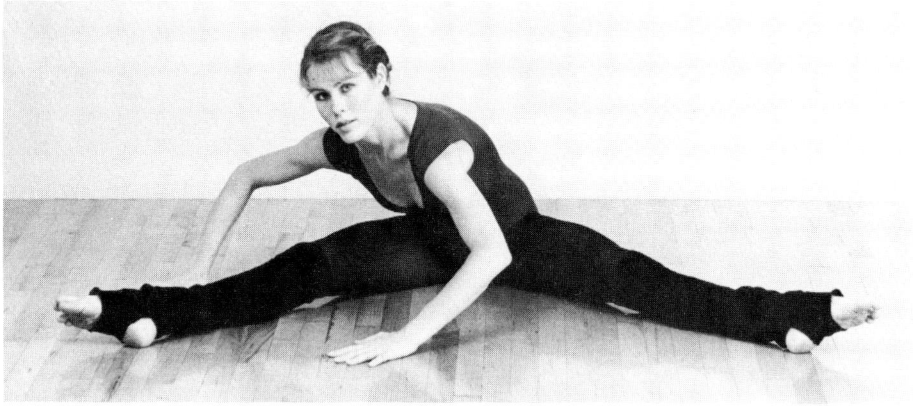

1. Legen Sie die Hände zu beiden Seiten an Ihren rechten Fuß und strecken Sie Ihre Brust zum Knie. Wippen Sie 8mal leicht nach unten.

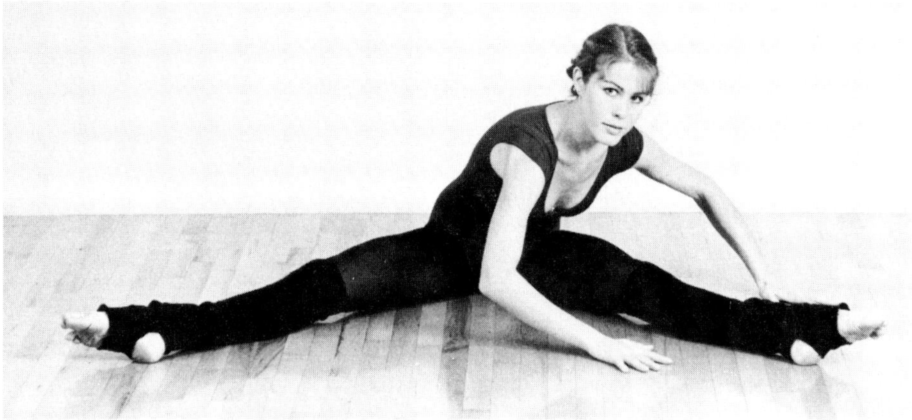

2. Legen Sie die Hände vor sich auf den Boden, beugen Sie sich aus der Hüfte nach vorn und »gehen« Sie mit den Händen zur linken Seite. Dabei zählen Sie bis vier. Ihr Oberkörper sollte so tief wie möglich über dem Boden sein. Legen Sie die Hände zu beiden Seiten des linken Beines auf den Boden und beugen Sie sich nieder, wobei Sie die Brust zum Knie drücken. Wippen Sie 8mal leicht nach unten.

3. »Gehen« Sie wieder in die Mitte und wippen Sie leicht mit dem Oberkörper nach unten, wobei Sie sich mit den Händen auf den Boden stützen und die Füße strecken. Wippen Sie 8mal.

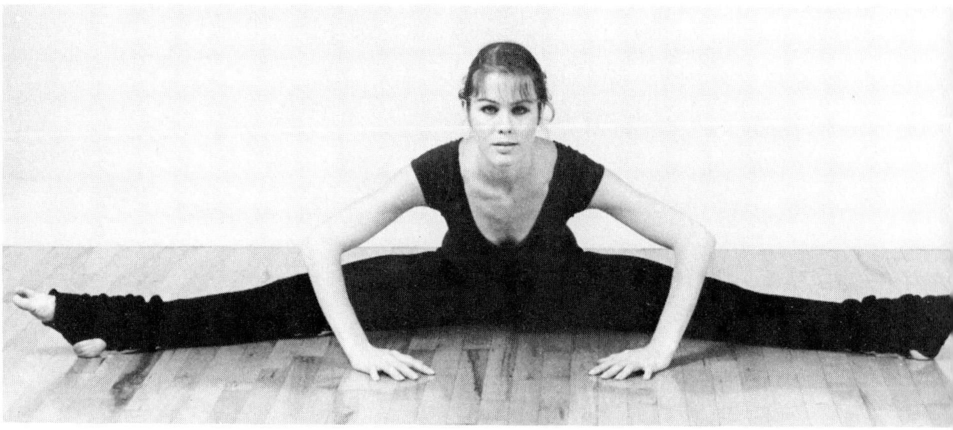

4. Versuchen Sie die Beine etwas weiter zu spreizen, winkeln Sie die Füße an und wippen Sie wieder 8mal leicht nach unten.

Atmung: gleichmäßig

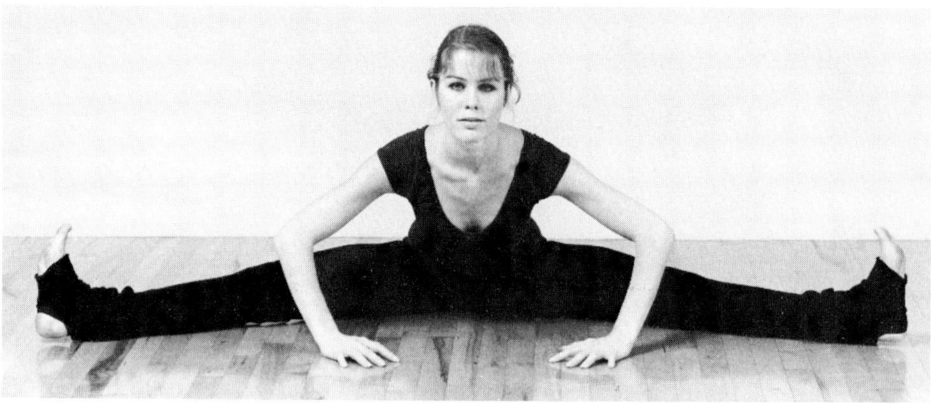

6 Die Killer-Streckübung

Kniesehnen

Ausgangsstellung: Sie sitzen auf dem Boden, schließen die Beine und richten Ihren Oberkörper auf. Fassen Sie sich an den Zehen, wenn Sie können, sonst an den Fußgelenken oder Waden, und winkeln Sie Ihre Füße so stark an, daß sich Ihre Fersen vom Boden heben.

Ziehen Sie Ihren Oberkörper so weit Sie können über Ihre Beine nach unten. Wenn diese Übung anfangs zu schwierig ist, machen Sie sie mit leicht gebeugten Knien.

Halten Sie diese Stellung, während Sie bis zehn zählen.

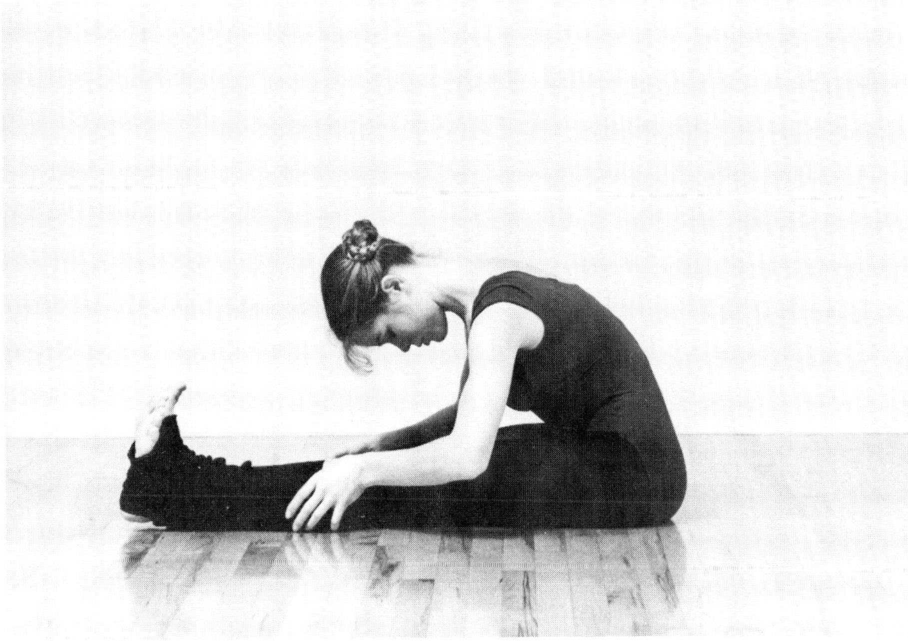

Atmung: Holen Sie vor der Übung tief Luft; beim Hinunterziehen atmen Sie tief aus – dadurch entspannen Sie sich und können die Streckübung länger durchhalten.

Schütteln Sie die Beine aus, indem Sie damit ein paarmal abwechselnd auf den Boden klatschen.

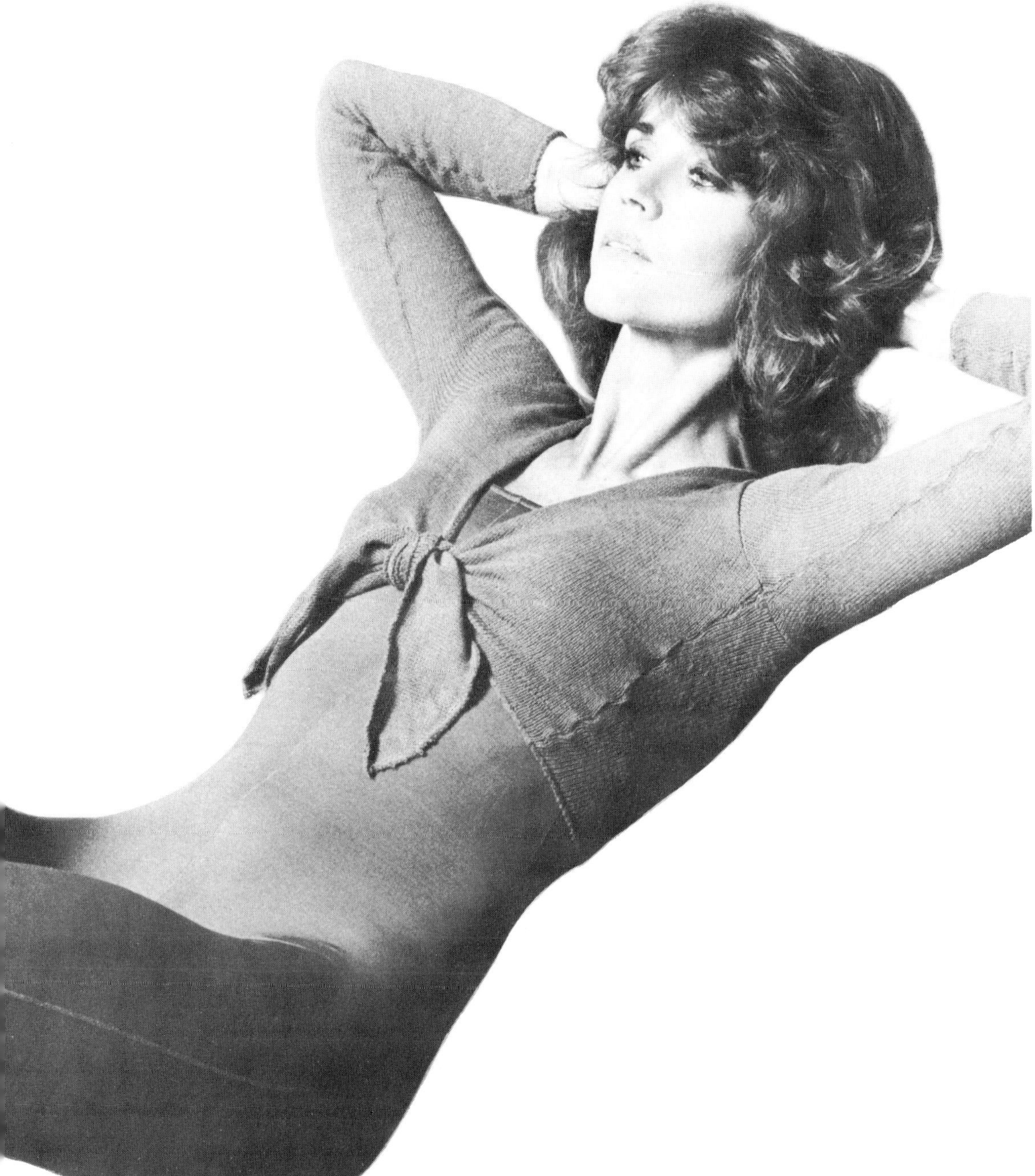

Anfänger

BAUCH

Bauch

4 Minuten

Zweck

Den Rettungsring um den Bauch abzuspecken und die oberen und unteren Bauchmuskeln zu straffen und zu kräftigen.

Musik

Blondie – »Call Me« / *American Gigolo*
Irene Cara – »Fame« / *Fame*
Irene Cara – »Red Light« / *Fame*
Sylvester – »You Make Me Feel« / *Step 2*
Sylvester – »Dance Disco Heat« / *Step 2*

Achtung: Denken Sie stets daran, bei diesen Übungen den Bauch einzuziehen, damit Sie keinen vorstehenden Unterleib bekommen.

1 Kopfheben

Untere Bauchmuskeln

Ausgangsstellung: Legen Sie sich auf den Rücken, die Knie sind gebeugt, die Fußsohlen flach auf dem Boden, Füße und Knie parallel, etwa eine Fußbreite voneinander entfernt, die Hände sind hinter dem Kopf, die Ellenbogen zeigen zur Seite.

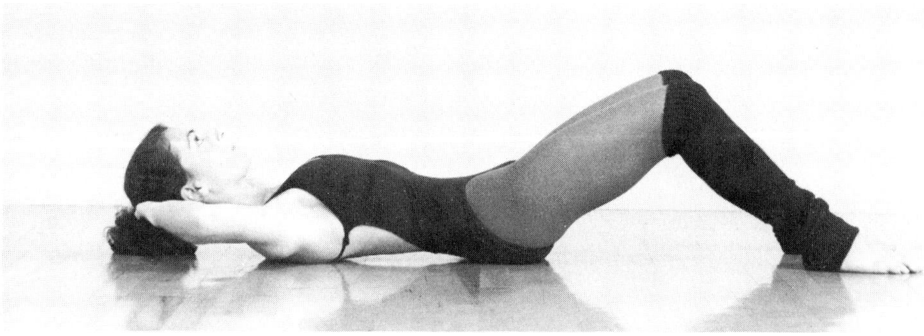

1. Heben Sie den Kopf und den Nakken so hoch Sie können vom Boden und benutzen Sie dazu die Bauchmuskeln, nicht die Arme. Die Ellenbogen bleiben hinten.

2. Senken Sie den Kopf wieder etwas, aber ohne den Boden zu berühren.

Üben Sie das Kopfheben, bestehend aus den Bewegungen 1 und 2, 20mal.

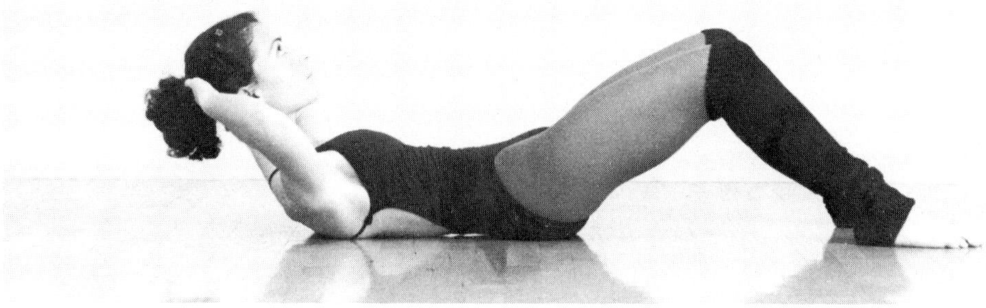

Atmung: Atmen Sie aus beim Heben, atmen Sie ein beim Senken des Kopfes.

2 Nach vorn ziehen

Obere und untere Bauchmuskeln

Lassen Sie die rechte Hand zur Unterstützung hinter Ihrem Kopf. Strecken Sie den linken Arm zwischen Ihren Knien hindurch und ziehen Sie Ihren Oberkörper dabei nach vorn. Machen Sie das 15mal, wobei Sie sich nach jedem Ziehen ein wenig lockern.

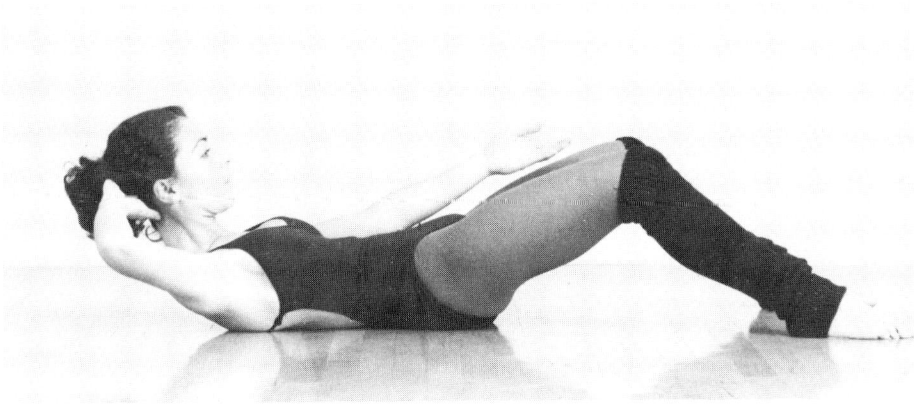

Atmung: Atmen Sie beim Vorziehen aus und beim Lockern ein.

3 Knie zur Brust

Zur Lockerung der Bauchmuskulatur

Ausgangsstellung: Im Anschluß an die vorangegangene Übung lassen Sie den Kopf wieder auf den Boden sinken und entspannen sich.

Umfassen Sie Ihre Knie und drücken Sie sie fest zur Brust. Diese Stellung ist besonders angenehm und wohltuend für die weiblichen Organe. Halten Sie diese Stellung, während Sie bis zehn zählen.

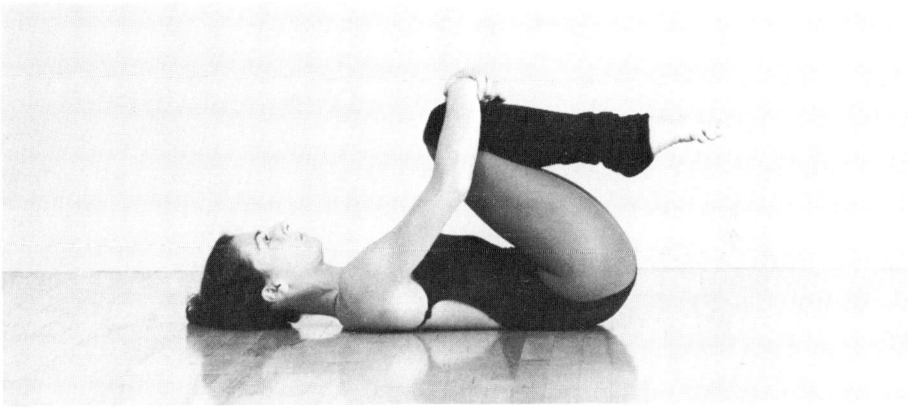

Atmung: normal

4 Das Fahrrad

Schräge Bauchmuskeln, untere Bauchmuskeln

1. Verschränken Sie die Hände hinter dem Kopf. Strecken Sie das rechte Bein und den rechten Fuß und halten Sie das Bein ein paar Zentimeter über dem Boden. Beugen Sie das linke Knie und ziehen Sie Ihren rechten Ellenbogen zum linken Knie, bis Sie es berühren.

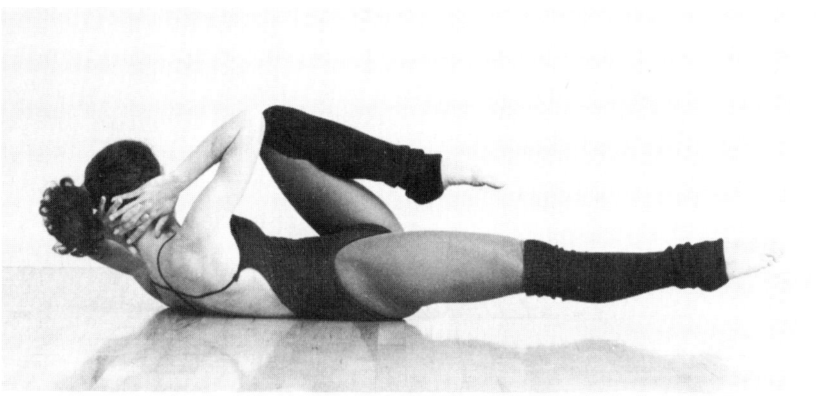

2. Wechseln Sie die Seiten, strecken Sie jetzt das linke Bein und den linken Fuß. Beugen Sie das rechte Knie und berühren Sie das rechte Knie mit dem linken Ellenbogen.

Diese beiden Bewegungen, rechts und links, zählen als eine Trainingseinheit. Wiederholen Sie die Übung 10mal mit gestreckten Füßen . . .

. . . und dann 10mal mit angewinkelten Füßen.

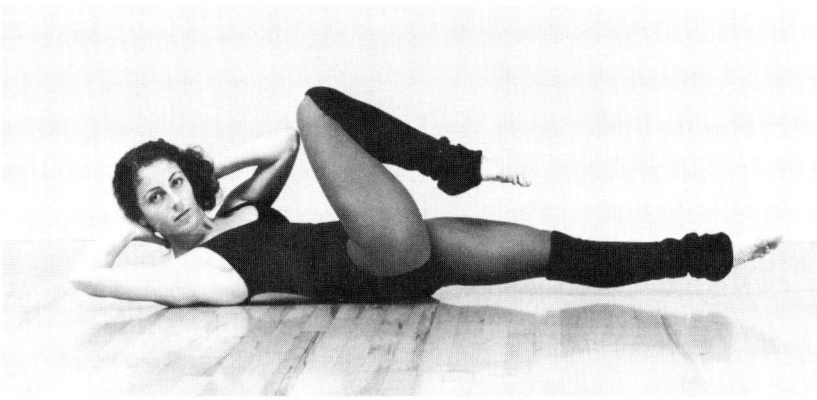

Achten Sie darauf, daß das Bein gestreckt ist und halten Sie es knapp über dem Boden.

Atmung: gleichmäßig

5 Knie zur Brust

Zur Lockerung der Bauchmuskulatur

Ausgangsstellung: Lassen Sie den Kopf und den Oberkörper wieder auf den Boden sinken und entspannen Sie sich. Drücken Sie Ihre Knie fest zur Brust und halten Sie diese Stellung, während Sie bis zehn zählen.

Atmung: normal

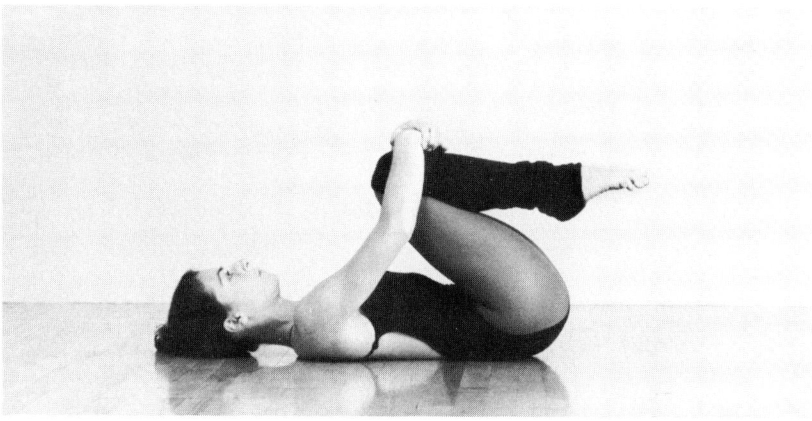

6 Kopfheben bei gehobenen Beinen

Untere und obere Bauchmuskeln

Ausgangsstellung: Strecken Sie die Beine mit leicht gebeugten Knien zur Decke, die Hände hinter dem Kopf verschränkt, die Ellenbogen nach hinten gedrückt.

1. Heben Sie Kopf und Schultern mit Hilfe Ihrer Bauchmuskeln – nicht mit den Armen.

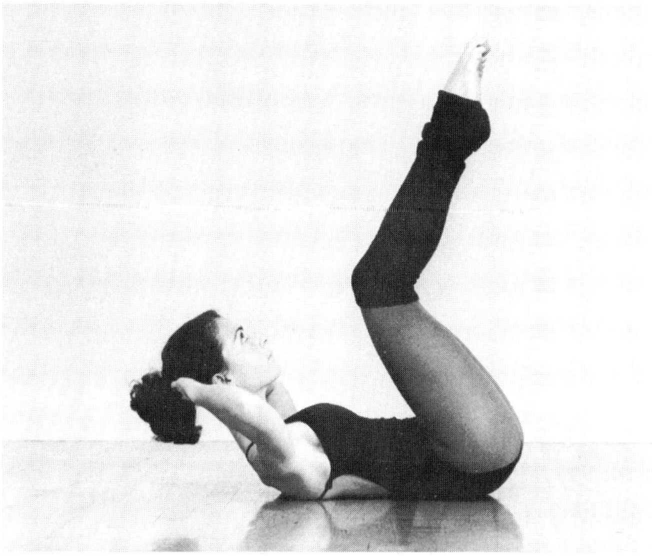

2. Dann lockern Sie sich etwas, aber ohne mit dem Kopf oder den Schultern den Boden zu berühren.

Machen Sie diese beiden Bewegungen 20mal.

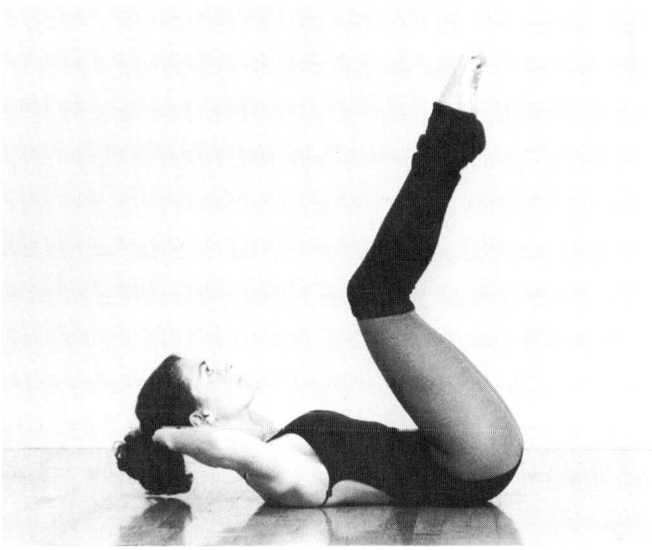

3. Heben Sie Kopf und Oberkörper und den Kopf noch höher, wobei Sie die Arme an den erhobenen Beinen vorbeistrecken. Die Knie bleiben leicht gebeugt. Machen Sie diese Übung – vorgreifen, zurücklehnen, vorgreifen, zurücklehnen – 30mal.

Atmung: Beim Vorgreifen ausatmen und beim Absenken einatmen.

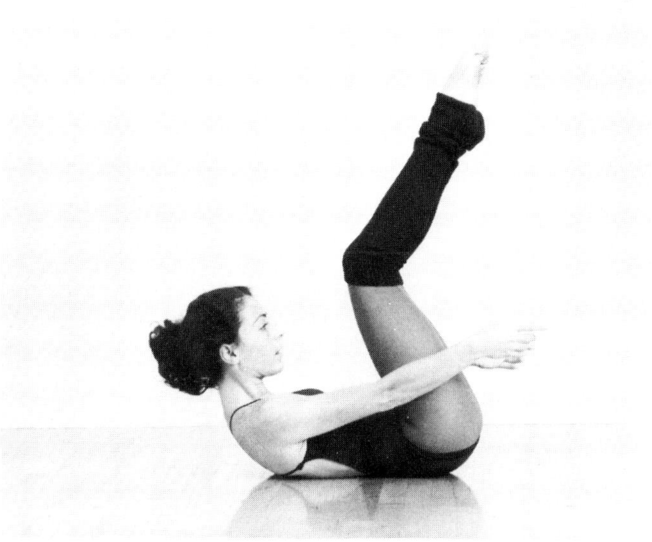

7 Knie zur Brust

Zur Lockerung der Bauchmuskulatur

Ausgangsstellung: Lassen Sie den Kopf und den Oberkörper wieder auf den Boden sinken und entspannen Sie sich.

Drücken Sie die Knie fest zur Brust und halten Sie diese Stellung, während Sie bis zehn zählen.

Atmung: normal

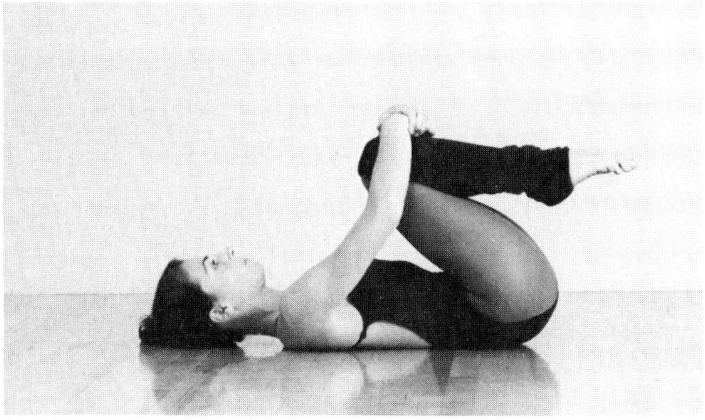

8 Scheren mit gestreckten Beinen

Obere und untere Bauchmuskeln, Oberschenkelmuskeln

Ausgangsstellung: Strecken Sie Ihre Beine und Füße bis zu den Zehenspitzen senkrecht in die Höhe und verschränken Sie die Hände hinter dem Kopf; drücken Sie dabei die Ellenbogen nach hinten.

1. Heben Sie den Kopf so weit wie möglich und kreuzen Sie Ihr rechtes Bein vor dem linken.

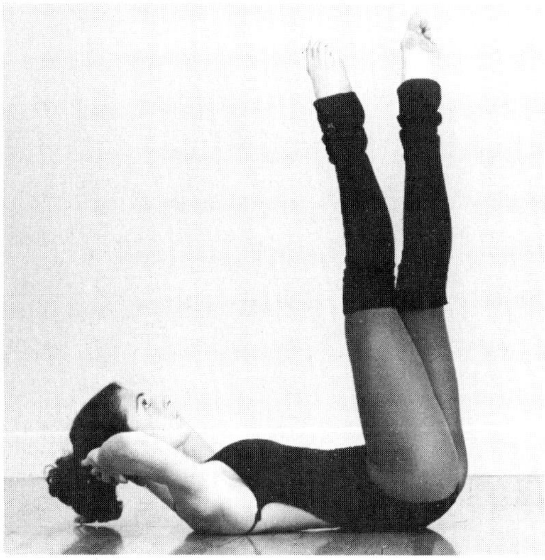

2. Dann kreuzen Sie in einer raschen Scherenbewegung Ihr linkes Bein vor dem rechten.

Diese beiden Bewegungen sind eine Trainingseinheit. Scheren Sie 10mal mit gestreckten Füßen . . .

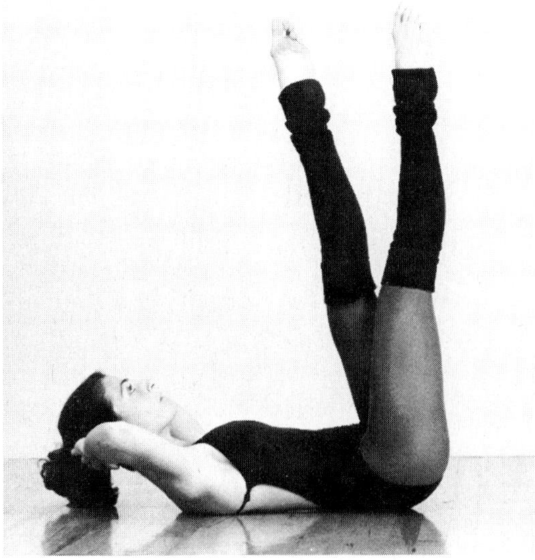

3. . . . und dann 10mal mit angewinkelten Füßen.

Halten Sie den Kopf vom Boden abgehoben. Benutzen Sie dazu die Bauchmuskeln, nicht die Arme.

Atmung: gleichmäßig

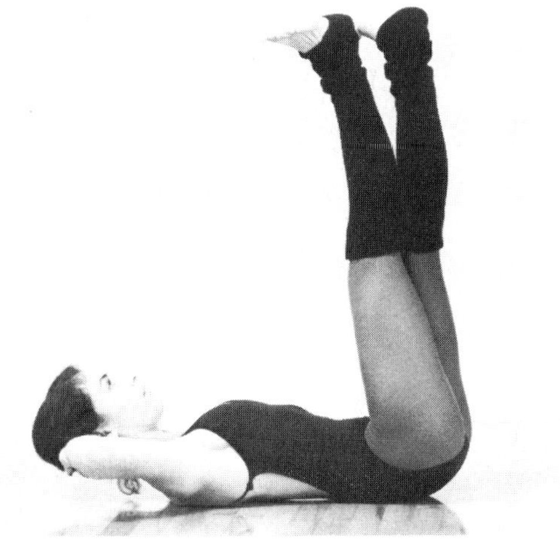

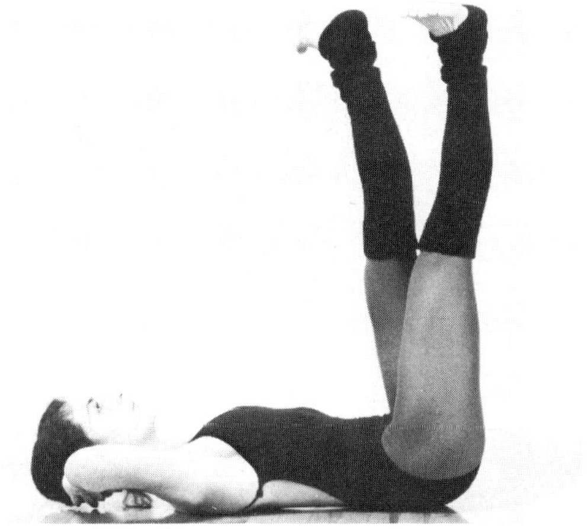

9 Knie zur Brust

Zur Lockerung der Bauchmuskulatur

Ausgangsstellung: Lassen Sie den Kopf und den Oberkörper wieder auf den Boden sinken und entspannen Sie sich.

Drücken Sie die Knie fest zur Brust und zählen Sie dabei bis zehn.

Atmung: normal

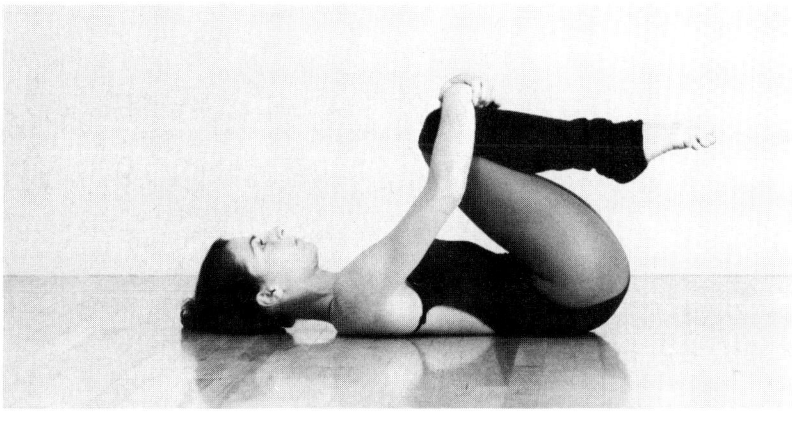

10 Bauchlockerung

Zur Entspannung der Bauchmuskeln und der unteren Rückenmuskeln

1. Schwingen Sie Ihre Knie zur rechten Seite und Ihre Arme zur linken.

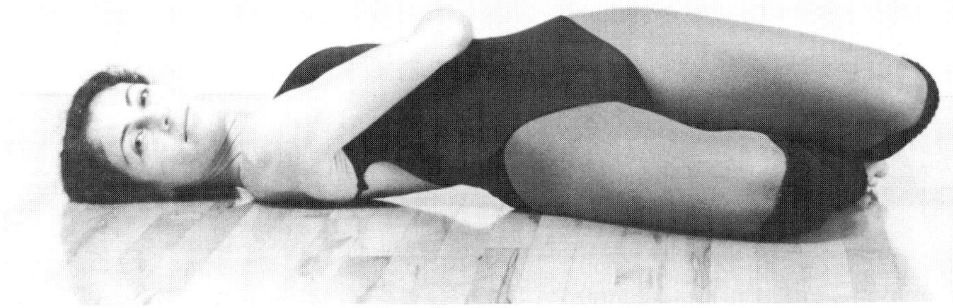

2. Schwingen Sie Ihre Knie zur linken Seite und Ihre Arme zur rechten.

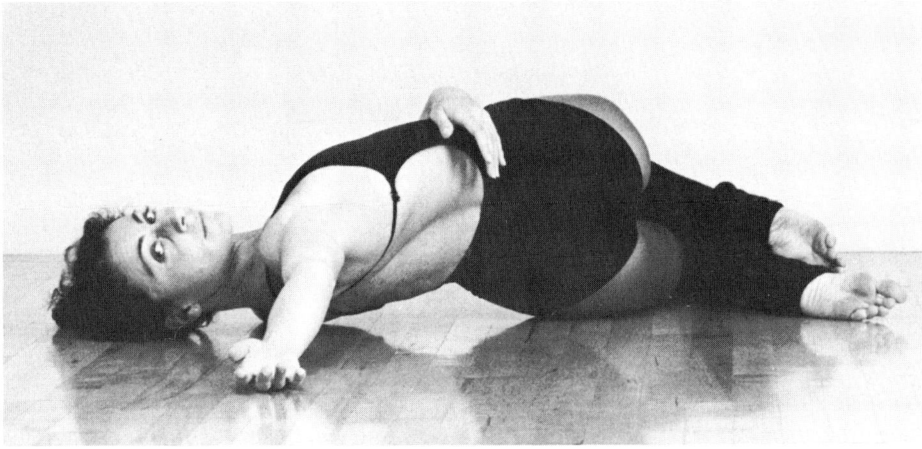

Wiederholen Sie die Übung einmal nach jeder Seite.

Atmung: normal

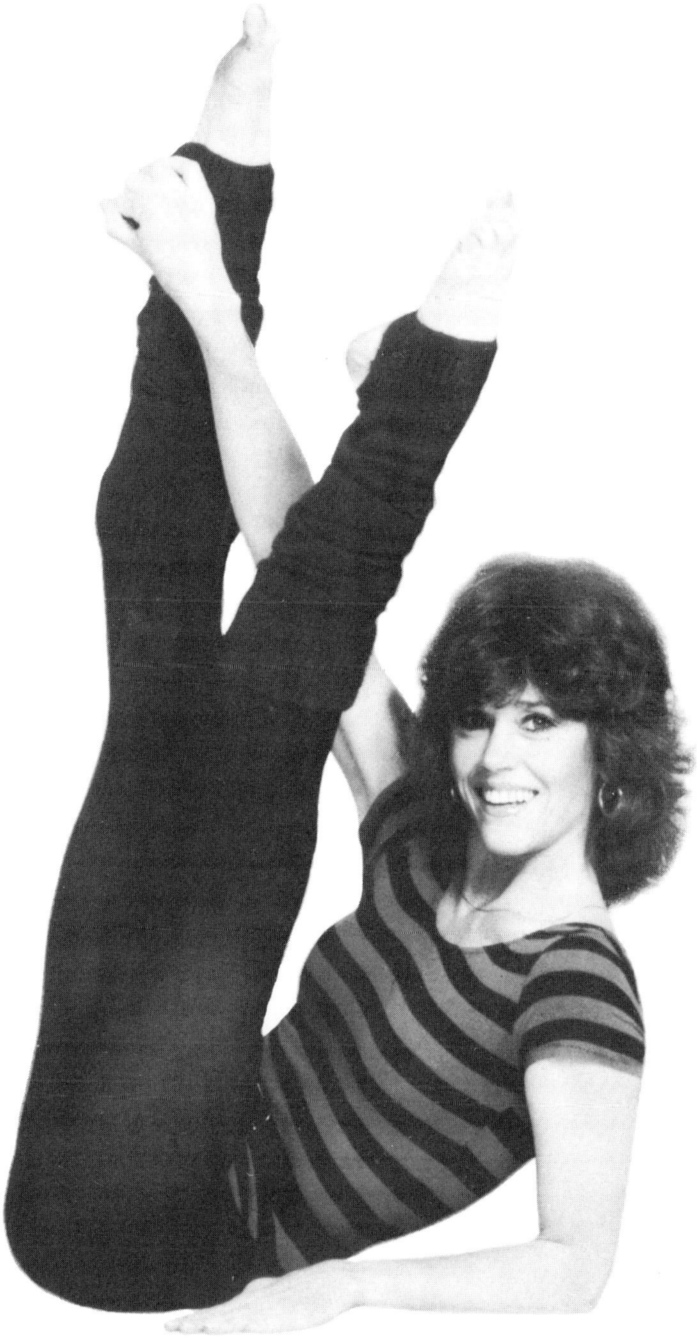

Anfänger

BEINE UND HÜFTEN

Beine und Hüften

4 Minuten

Zweck

Die Fettdepots abzubauen, die seitliche Hüft- und Oberschenkelmuskulatur, die problematischen Innenschenkelmuskeln und den rückwärtigen Teil der Hüften zu straffen und zu kräftigen. Die folgenden Übungen sind für diese Problemzonen die besten und wirksamsten, die ich kenne.

Musik

Dolly Parton – »Baby I'm Burnin'« / *Heartbreaker*
Fleetwood Mac – »Dreams« / *Rumours*
Brothers Johnson – »Stomp« / *Light Up the Night*
Chic – »Le Freak« / *C'est Chic*
Jacksons – »Shake Your Body Down« / *Destiny*

1 Seitliches Beinheben

Musculus gluteus medius und M. gluteus minimus (Gesäßmuskeln), M. tensor fasciae latae (Schenkelbindenspanner)

Ausgangsstellung: Legen Sie sich auf die linke Seite und stützen Sie sich auf den linken Ellenbogen; die Handflächen liegen flach auf dem Boden. Ihre gestreckten Beine sollen mit Ihrem Oberkörper eine Linie bilden.

1. Heben Sie Ihr rechtes Bein mit gestrecktem Fuß.

2. Senken Sie Ihr rechtes Bein, ohne daß es das untere Bein berührt.

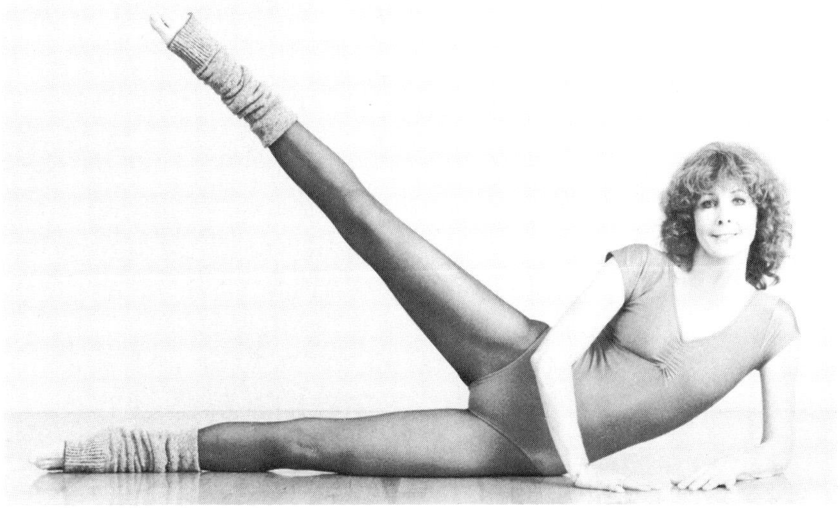

Modell: Shirlee Fonda

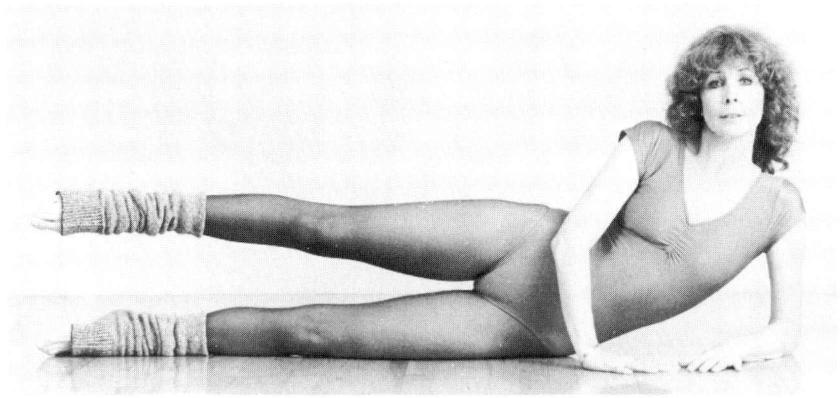

Machen Sie diese Übung 15mal mit gestreckten Füßen.

Wiederholen Sie sie 15mal mit angewinkelten Füßen.

Atmung: Atmen Sie aus, wenn Sie das Bein heben, atmen Sie ein, wenn Sie das Bein senken.

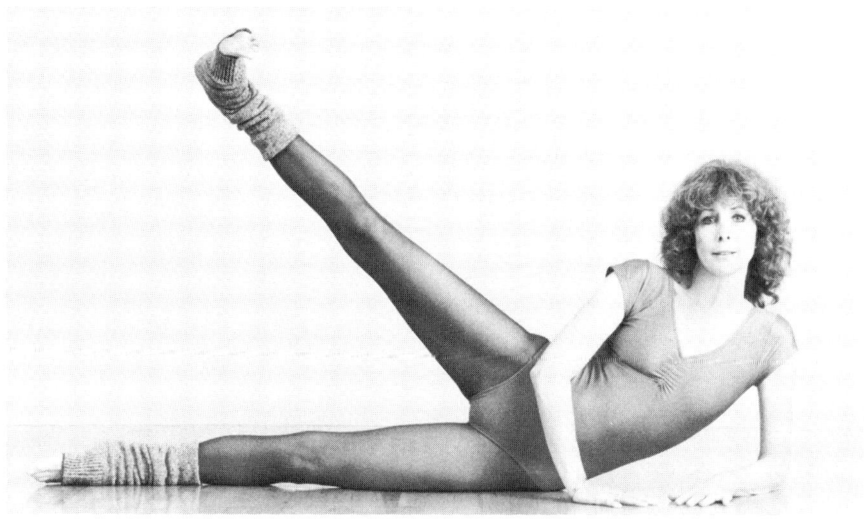

2 Knie anziehen, Bein hochstrecken

M. gluteus medius, M. gluteus minimus, M. tensor fasciae latae

1. Beugen Sie ihr rechtes Knie und ziehen Sie es zum Körper heran.

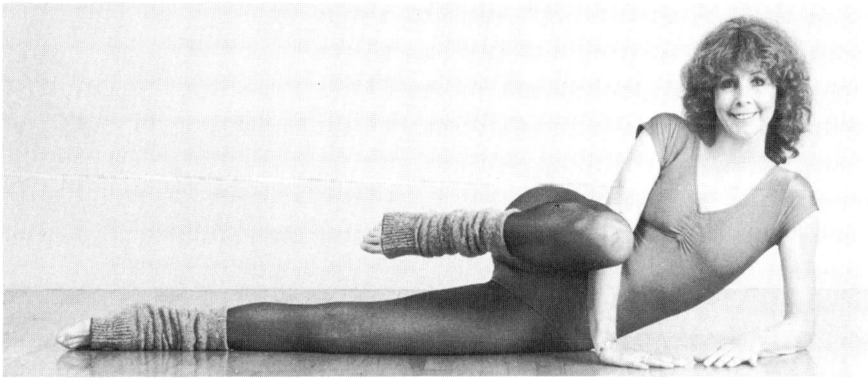

2. Strecken Sie Ihr rechtes Bein in einer Linie über dem linken.

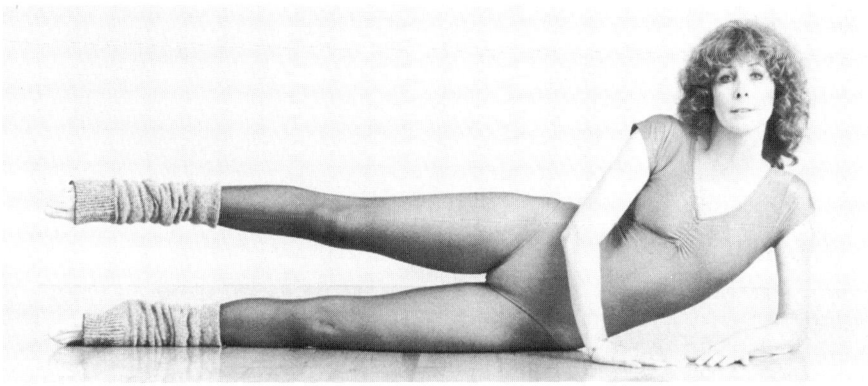

3. Heben Sie Ihr rechtes Bein gestreckt in die Höhe.

Diese drei Bewegungen sind eine Trainingseinheit. Üben Sie das seitliche Beinheben 5mal.

Atmung: Atmen Sie aus, wenn Sie das Bein strecken, atmen Sie ein, wenn Sie das Knie anziehen.

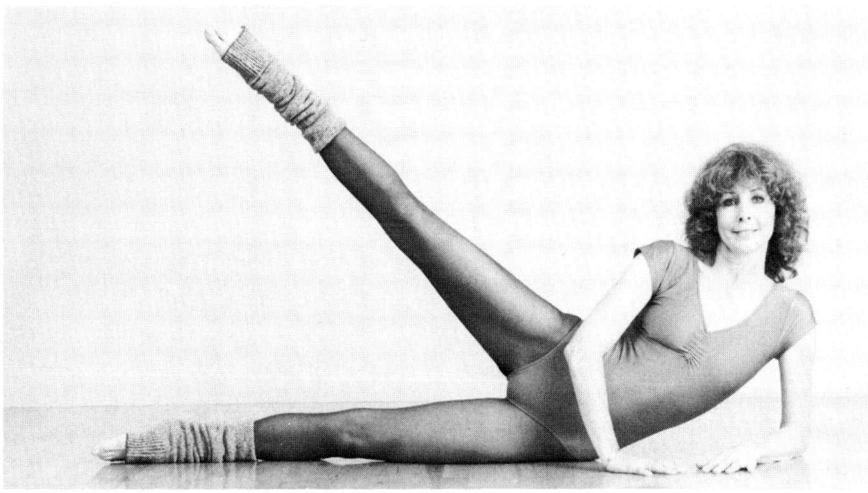

3 Überkreuzen

M. gluteus maximus, medius, minimus, M. tensor fasciae latae und M. quadriceps femoris (vierköpfiger Schenkelstrecker)

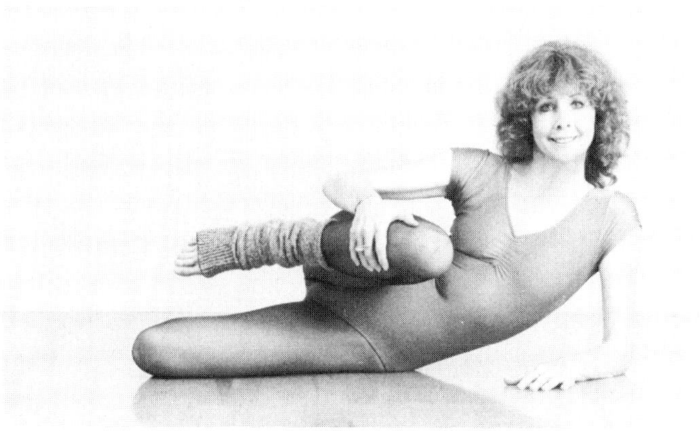

1. Beugen Sie das untere Bein, wobei Ihr Schenkel eine Linie mit dem Oberkörper bilden soll. Fassen Sie das rechte Knie mit der rechten Hand und ziehen Sie es zur Brust.

2. Strecken Sie Ihr rechtes Bein leicht nach vorne. Drehen Sie die Zehen nach unten, so daß die Ferse höher ist als die Zehen.

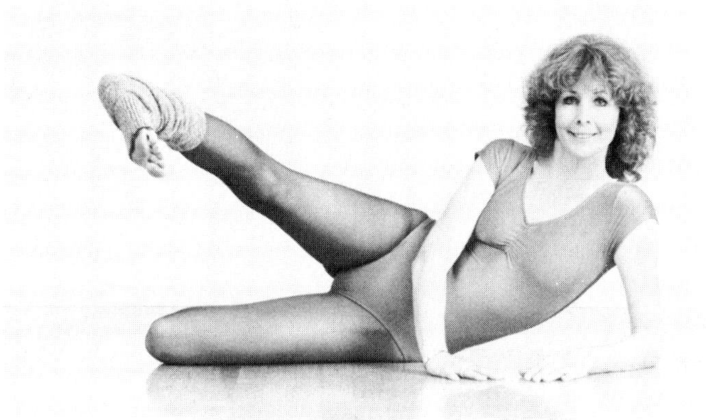

3. Senken Sie Ihr rechtes Bein, bis Ihr Fuß ein paar Zentimeter über dem Boden schwebt.

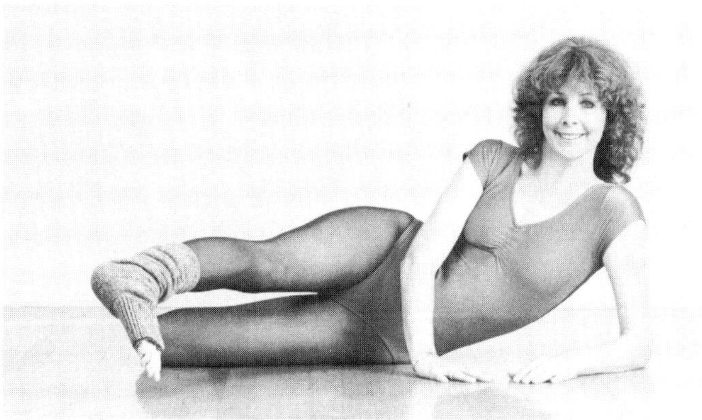

4. Heben Sie Ihr rechtes Bein wieder.

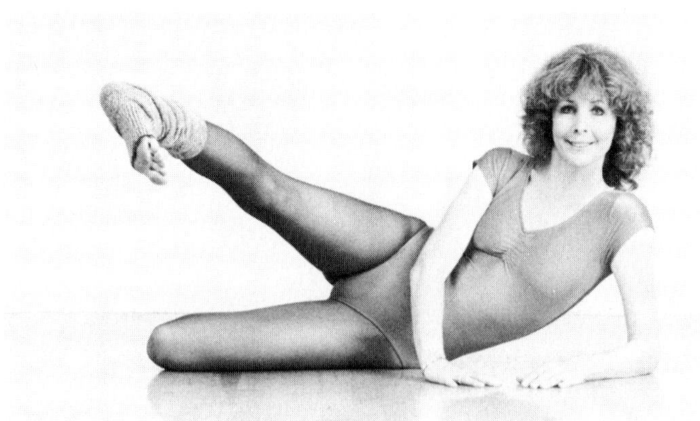

Turnen Sie diese Übung 15mal langsam und 15mal schnell. Achten Sie darauf, das Bein von der Hüfte aus zu bewegen.

Das Knie soll gestreckt bleiben und, *ganz wichtig,* bewegen Sie den übrigen Körper nicht. Dies ist keine leichte Übung, und sobald Sie zu ermüden beginnen, werden Sie dazu neigen, beim Heben und Senken des Beines mit den Hüften nachzuhelfen. Stellen Sie sich vor, hinter Ihrem Rücken sei eine Wand und Sie könnten mit den Hüften nicht nach hinten schwingen.

Üben Sie so, daß es brennt! Die Resultate werden Sie dafür belohnen.

Atmung: Atmen Sie aus, wenn Sie das Bein senken, atmen Sie ein, wenn Sie das Bein heben.

4 Beinheben nach hinten

M. gluteus maximus, Kniesehnen

Ausgangsstellung: Rollen Sie sich herum, so daß Ihre Hüften und Ihre Brust zum Boden zeigen. Richten Sie sich auf dem linken Ellenbogen auf und greifen Sie mit dem rechten Arm nach vorn. Strecken Sie beide Beine einschließlich der Füße. Kreuzen Sie das rechte Bein über das linke.

Heben Sie Ihr rechtes Bein mit gestrecktem Fuß so hoch Sie können. Dann senken Sie es wieder ein wenig, aber bitte nicht zu tief. Das erneute Anheben des Beines aus dieser schon erhobenen Position ist nur eine kleine Bewegung. Sie kräftigt auch den Rücken.

Machen Sie die Übung 10mal mit gestrecktem und 10mal mit angewinkeltem Fuß.

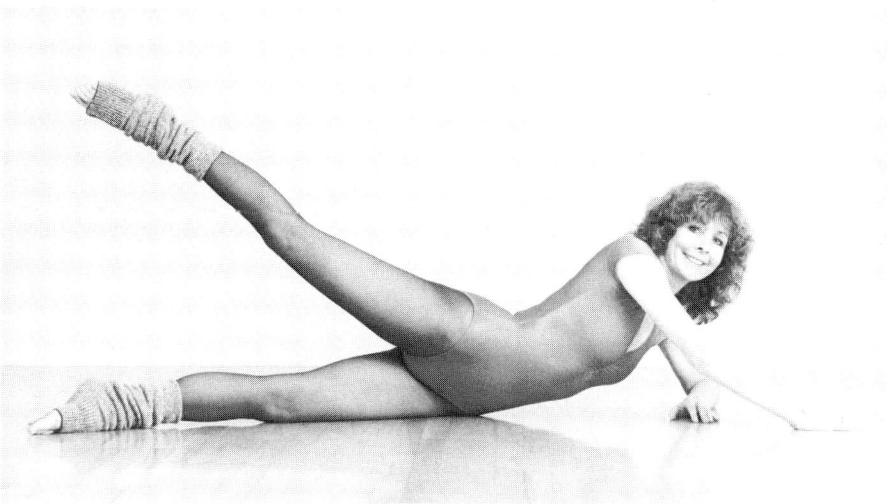

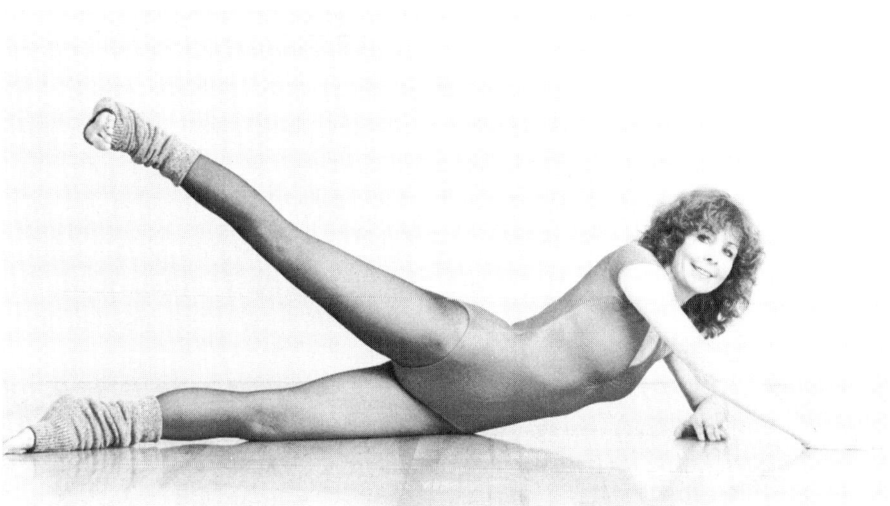

Atmung: Atmen Sie aus, wenn Sie das Bein heben, atmen Sie ein, wenn Sie es etwas senken.

5 Quadrizeps-Streckübung

Streckt den Vierkopf-Oberschenkelmuskel

1. Nach dem letzten Beinheben greifen sie mit der rechten Hand nach dem rechten Fuß und drücken die Ferse gegen das Gesäß.

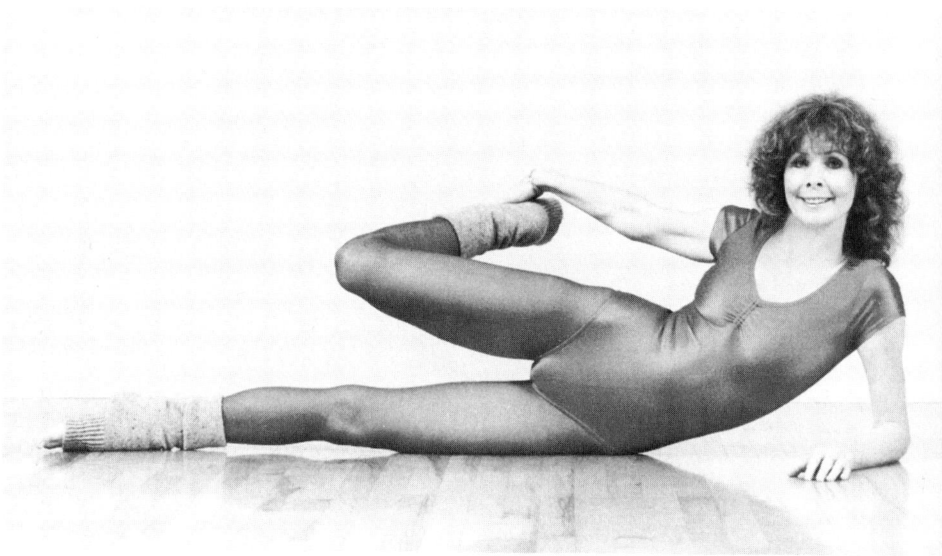

2. Rollen Sie sich auf den Rücken und stützen Sie sich auf die Ellenbogen, wobei die Handflächen flach auf dem Boden liegen und Ihr rechtes Bein unter Ihnen abgebogen ist. Bleiben Sie in dieser Stellung und drücken Sie, während Sie bis acht zählen, Ihr rechtes Knie nach unten und Ihre rechte Hüfte nach oben. Dabei sollten Sie auf der Vorderseite Ihres Oberschenkels ein Ziehen verspüren.

Atmung: normal

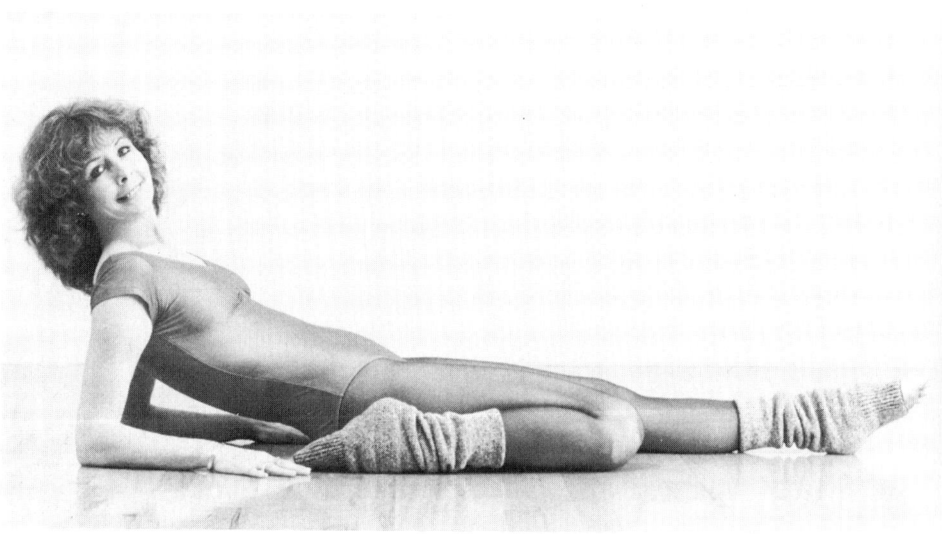

6 Innenschenkel heben

M. adductor magnus, adductor brevis, adductor longus, M. gracilis, M. pectineus (Innenschenkelmuskeln)

Ausgangsstellung: Rollen Sie sich wieder auf die linke Seite. Stützen Sie sich auf den linken Ellenbogen. Fassen Sie den rechten Fuß mit der rechten Hand und ziehen Sie ihn vor Ihr linkes Bein, das, bis zu den Zehenspitzen gestreckt, einige Zentimeter über dem Boden schwebt.

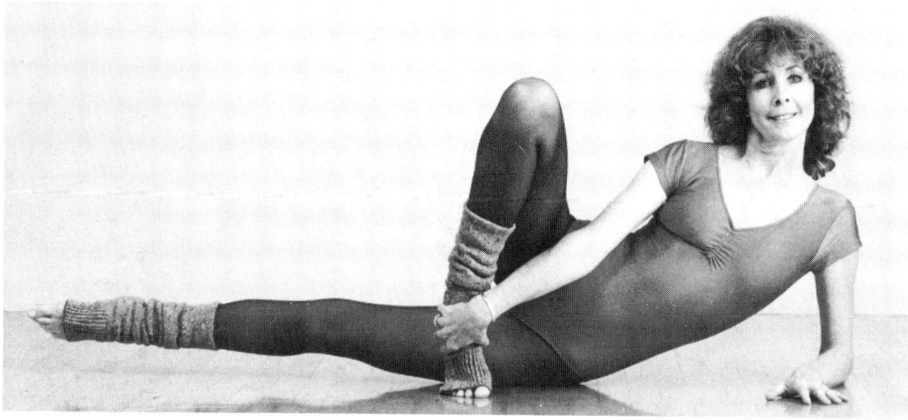

1. Heben Sie Ihr linkes Bein 10mal mit gestrecktem Fuß und senken Sie es danach jeweils wieder ein wenig ab.

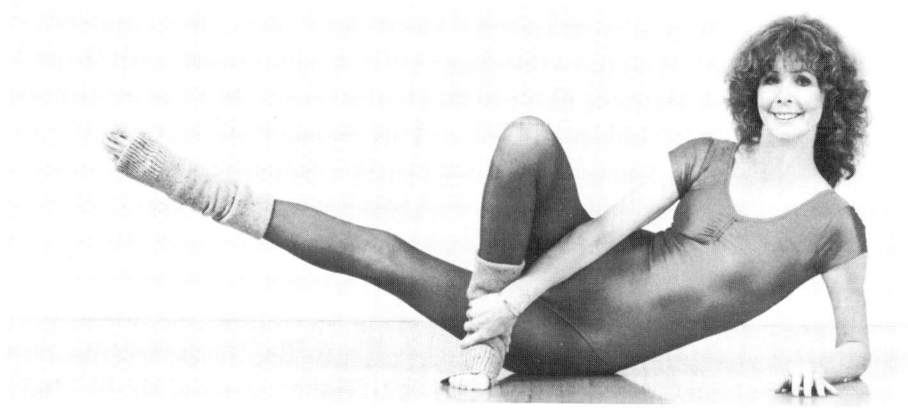

2. Wiederholen Sie die Übung 10mal mit demselben Bein, aber mit abgewinkeltem Fuß.

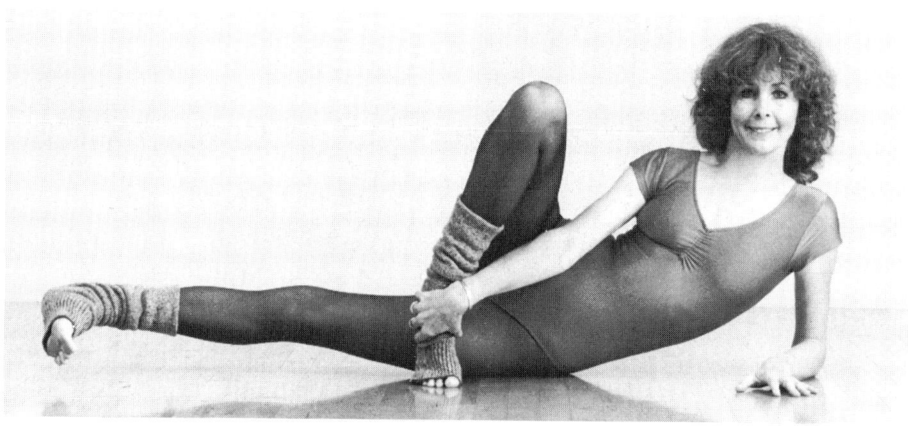

Achten Sie darauf, daß Ihr linkes Bein so gedreht ist, daß der Innenschenkel zur Decke zeigt.

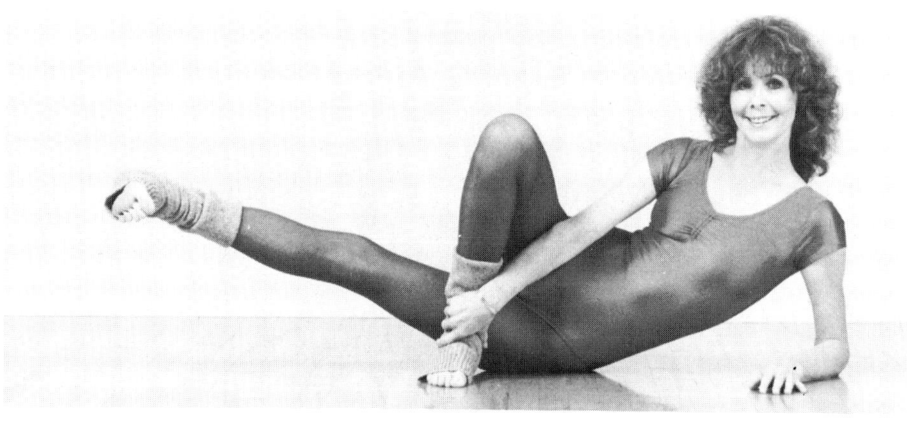

Atmung: Atmen Sie aus, wenn Sie das Bein heben, atmen Sie ein, wenn Sie es senken.

7 Hüften lockern

M. gluteus maximus

Ausgangsstellung: Sie sitzen mit angewinkelten Beinen auf dem Boden, den rechten Fuß vor dem linken.

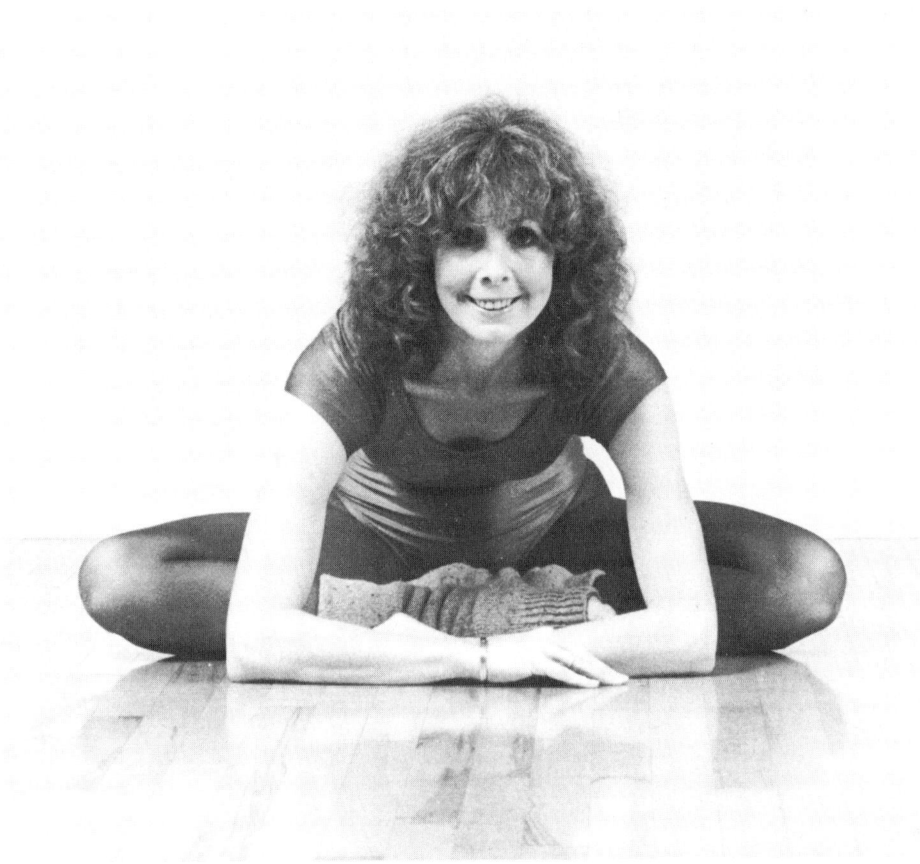

Beugen Sie sich über Ihre Füße nach vorn, zählen Sie in dieser Stellung bis zehn und richten Sie sich dann wieder auf.

Atmung: normal

Wiederholen Sie jetzt die ganze Sequenz der Bein- und Hüftübungen (1 bis 7) zur anderen Seite.

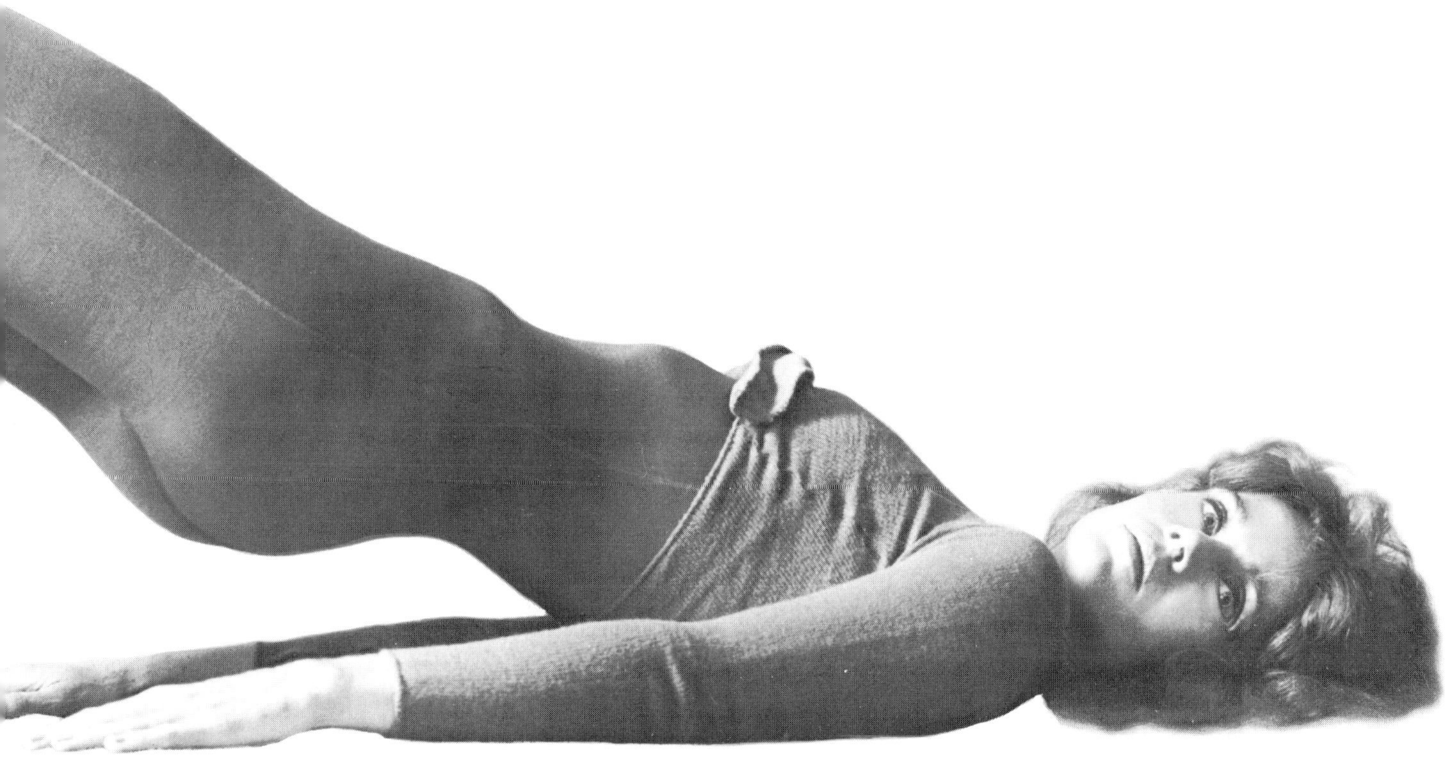

Anfänger

GESÄSS

Gesäß

2 Minuten

Zweck

Das Gesäß zu trainieren, zu straffen und zu festigen (M. gluteus maximus, medius und minimus, M. biceps femoris). Wenn Sie eine vernünftige Diät einhalten, werden Sie durch diese Übungen ein kleineres, festeres Gesäß bekommen und damit einem »Hängepo« vorbeugen, und der Reithosenspeck an den Oberschenkeln wird verschwinden.

Musik

Bob Seger – »Against the Wind« / *Against the Wind*
Michael Jackson – »Rock With You« / *Off the Wall*
Santana – »Stormy« / *Inner Secrets*
Pointer Sisters – »Hypnotized« / *Energy*
Olivia Newton-John – »Totally Hot« / *Totally Hot*

1 Gesäß heben

Ausgangsstellung: Legen Sie sich auf den Rücken; die Füße stehen parallel, etwas mehr als Hüftbreite voneinander entfernt, die Arme liegen seitlich neben dem Körper.

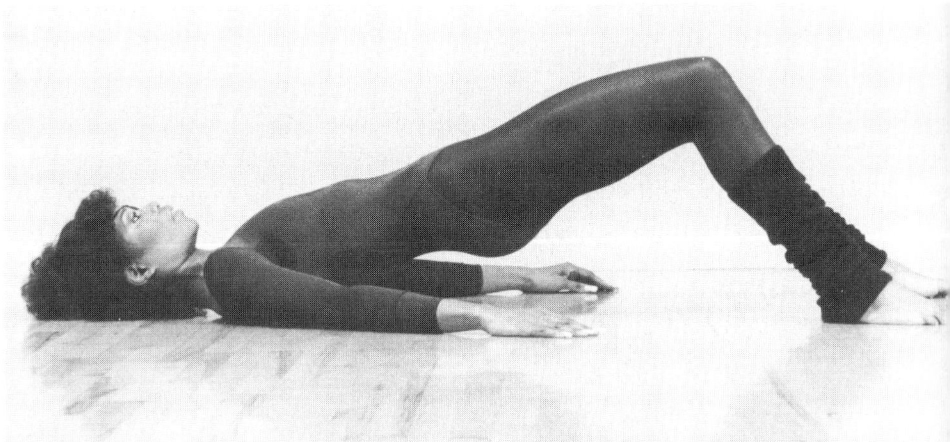

1. Halten Sie Knie und Füße parallel, verlagern Sie Ihr Gewicht auf die Schultern und heben Ihr Gesäß hoch . . .

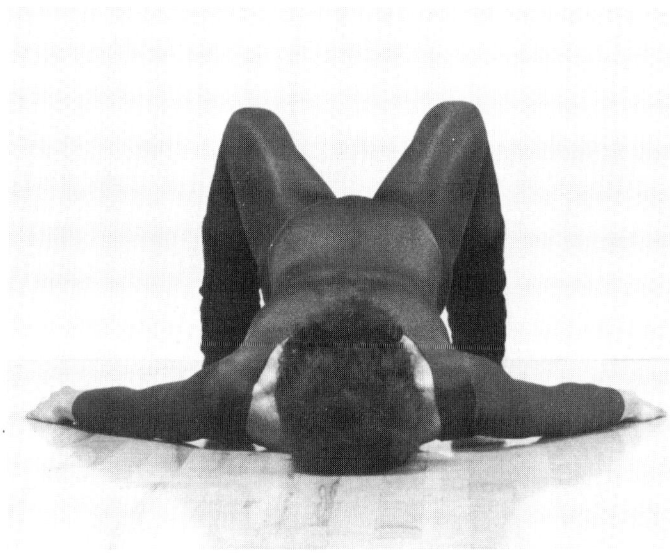

. . . und senken es dann etwas. Heben und senken Sie Ihr Gesäß 10mal.

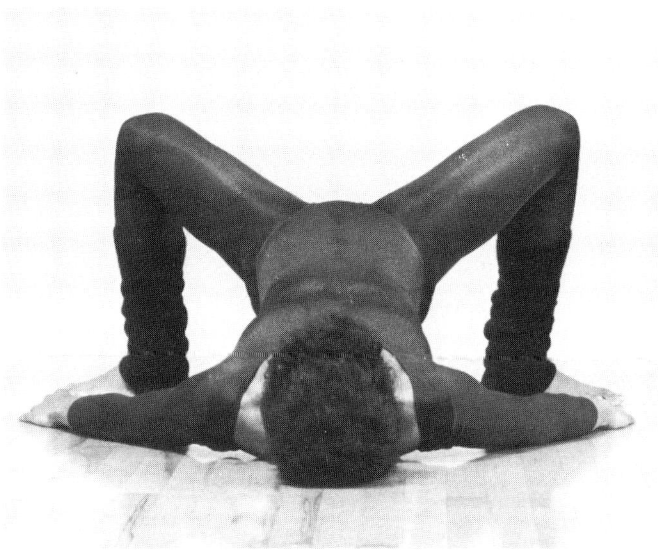

2. Drehen Sie Ihre Knie und Füße nach außen (spreizen Sie die Beine weit auseinander) und wiederholen Sie dieselbe Übung weitere 10mal.

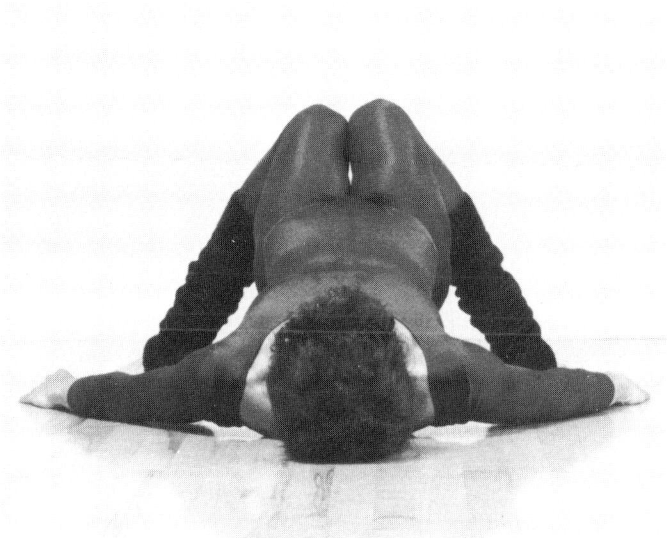

3. Schließen Sie die Knie, bis sie sich berühren, während Sie das Gesäß kräftig nach oben drücken. (Leisten Sie dem Schließen der Knie Widerstand. Machen Sie es sich selbst schwer, damit Sie Ihre äußeren und inneren Schenkel und Ihr Gesäß gut durchtrainieren. Sie sollten das Brennen am ganzen Innenschenkel bis zum Knie spüren.)

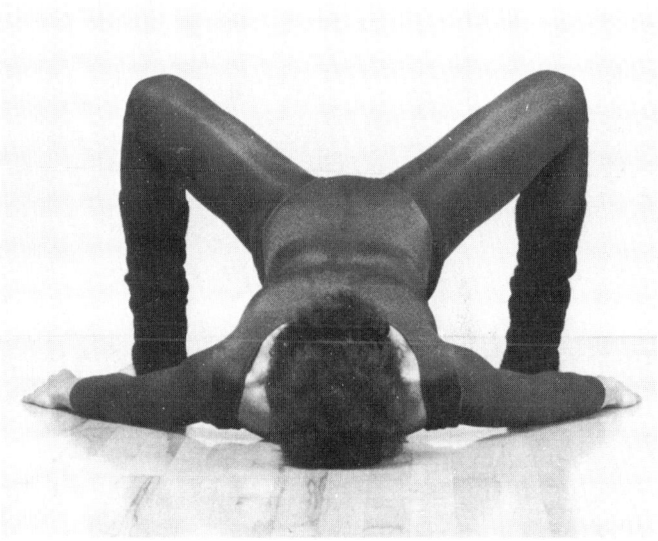

4. Öffnen Sie die Knie wieder weit, und lockern Sie Ihre Gesäßmuskeln dabei leicht.

Die beiden Bewegungen 3 und 4 sind eine Trainingseinheit. Wiederholen Sie sie 10mal.

Atmung: Bei den Bewegungen 3 und 4 atmen Sie aus, während Sie die Knie schließen; Sie atmen ein, wenn Sie sie öffnen.

Fortsetzung der Übung →

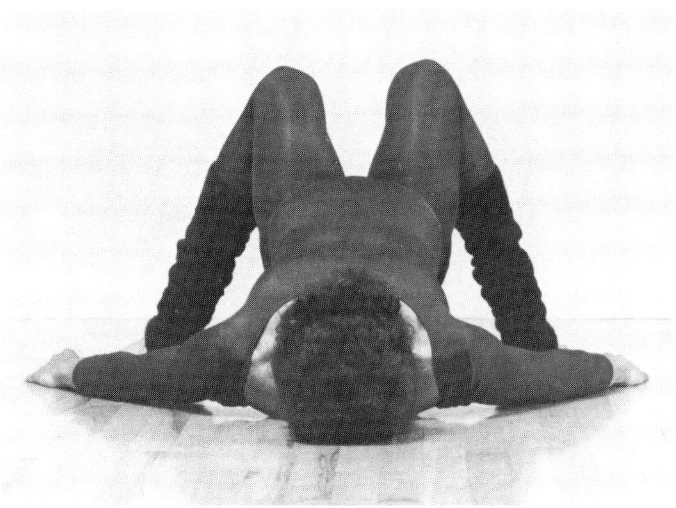

5. Schlagen Sie die Knie 10mal rasch zusammen.

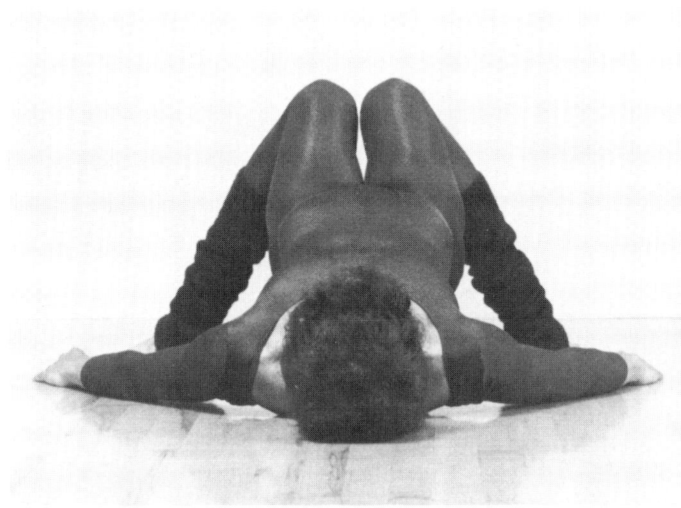

Während Sie die Knie zusammenschlagen, drücken Sie das Gesäß so fest Sie können nach oben. Üben Sie so, daß es brennt! Ich weiß, daß es wehtut, aber danach werden Sie sich sehr gut fühlen, und die Resultate werden Sie belohnen.

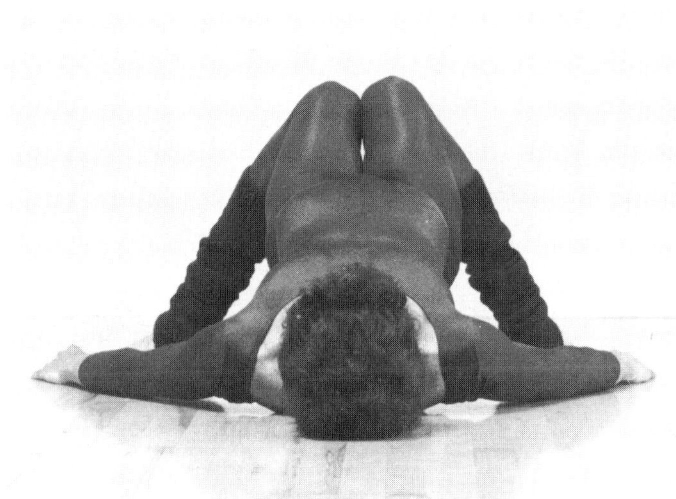

6. Lassen Sie die Knie jetzt zusammengepreßt, während Sie das Gesäß wiederum 10mal heben und senken. Trainieren Sie intensiv!

Atmung: Beim Anheben des Gesäßes ausatmen; beim Absenken einatmen.

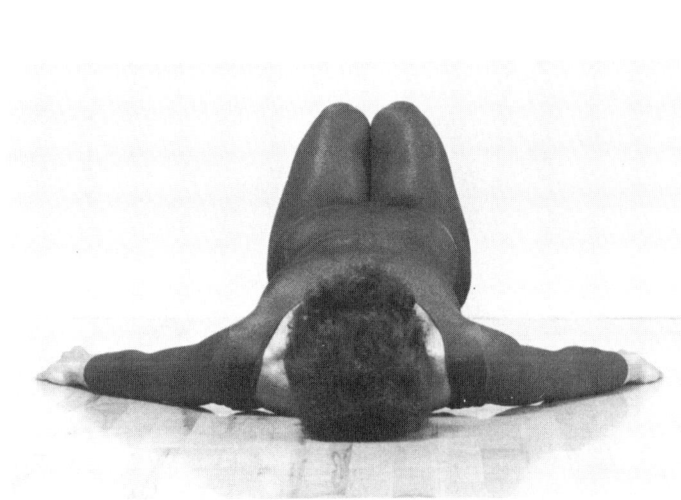

7. Stellen Sie die Füße nun nebeneinander, schließen Sie die Knie und heben Sie das Gesäß weitere 10mal.

Diese Hebebewegung sollte nur sehr klein sein. Was zählt, ist die Intensität, mit der Sie die Muskeln anspannen. Wenn es zu sehr brennt, hören Sie einen Moment auf und beginnen erneut. Wenn Ihr Rücken bei diesen Übungen schmerzt, so bedeutet das, daß Sie ein Hohlkreuz machen. In diesem Fall sollten Sie sich darauf konzentrieren, Ihr Kreuz während des Gesäßanhebens rund zu machen.

2 Hüften lockern und strecken

Kniesehnen, M. gluteus maximus

Ausgangsstellung: Senken Sie die Hüften wieder auf den Boden.

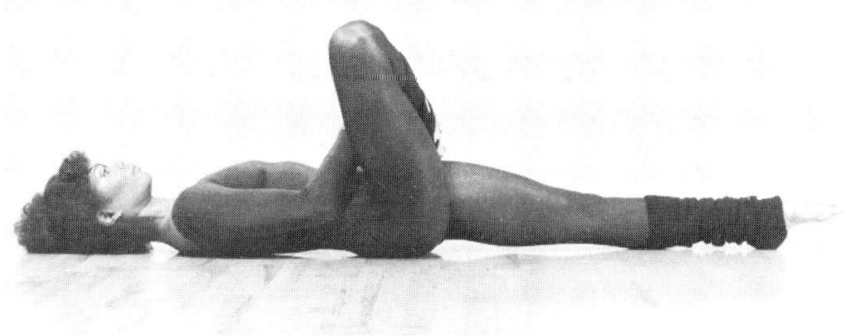

1. Strecken Sie das linke Bein und den linken Fuß auf dem Boden. Fassen Sie Ihren rechten Fuß mit beiden Händen und ziehen Sie ihn über Ihren Körper. Dabei wird die rechte Hüfte gedehnt, was Sie nach den letzten Übungen als angenehm empfinden werden. Ziehen Sie sanft 4mal.

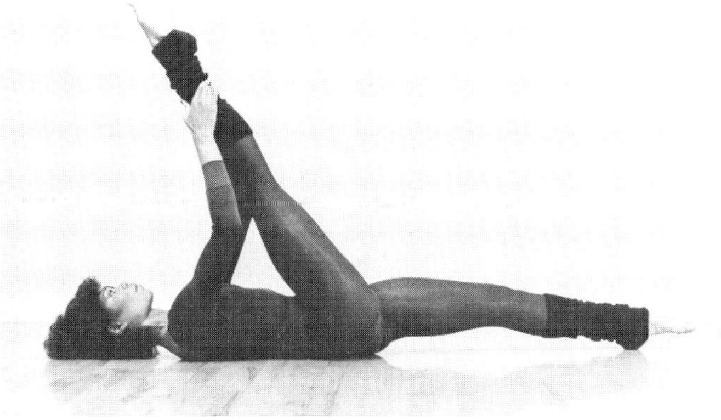

2. Strecken Sie das rechte Bein mit durchgedrücktem Knie in die Höhe und ziehen Sie es mit beiden Händen 4mal zum Oberkörper.

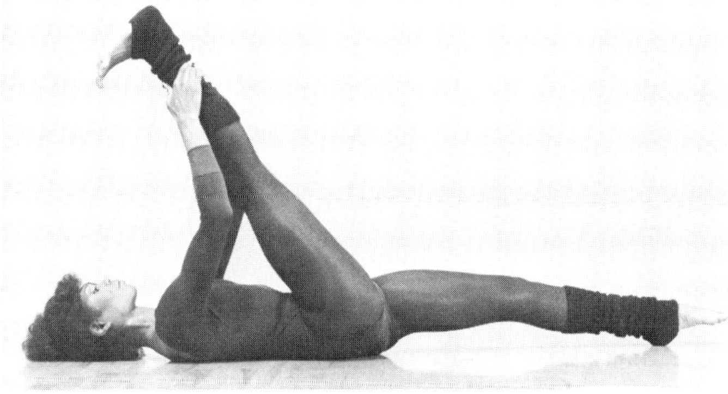

3. Ziehen Sie das Bein 2mal mit gestrecktem und 2mal mit angewinkeltem Fuß zu Ihrem Oberkörper.

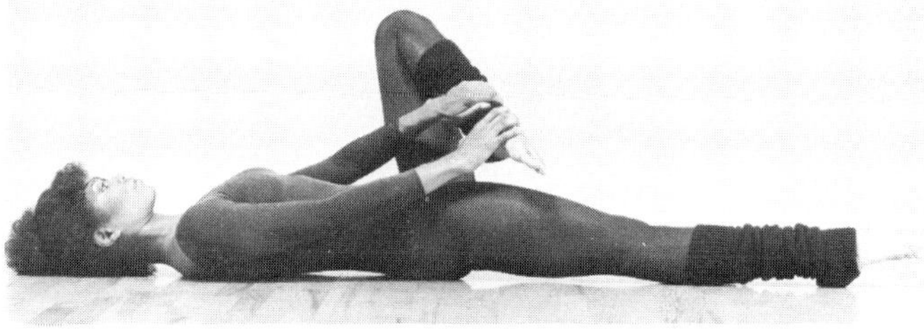

4. Wechseln Sie das Bein. Strecken Sie jetzt das rechte Bein auf dem Boden aus, ergreifen Sie den linken Fuß mit beiden Händen und ziehen Sie ihn 4mal zum Körper.

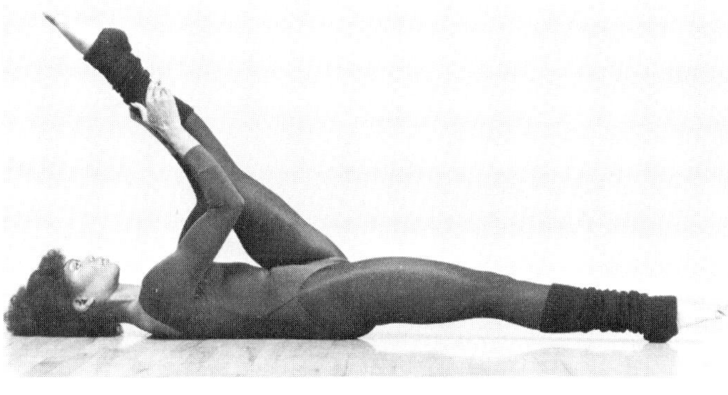

5. Strecken Sie das linke Bein in die Höhe und ziehen Sie es 4mal zum Oberkörper.

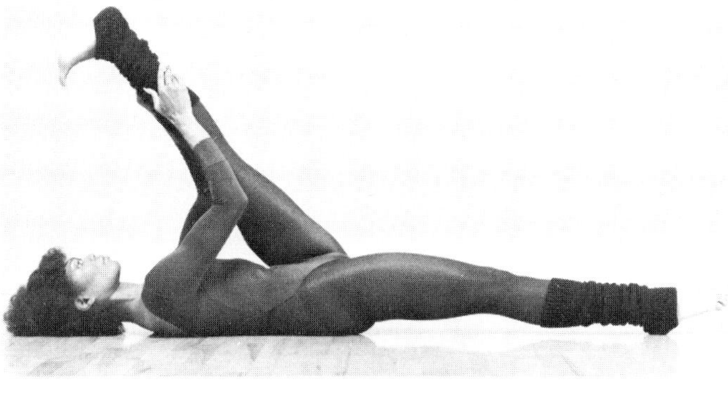

6. Ziehen Sie Ihr linkes Bein 2mal mit gestrecktem und 2mal mit abgewinkeltem Fuß zu Ihrem Oberkörper.

Atmung: normal

3 Hüften und Schenkel lockern

Innenschenkel

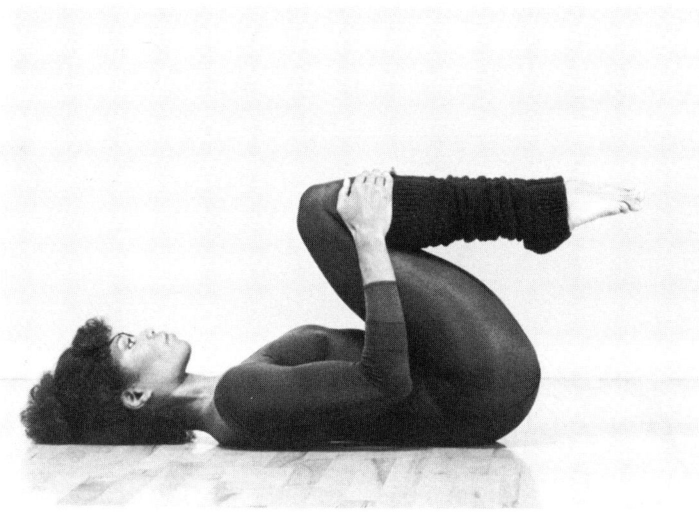

1. Beugen Sie beide Knie und ziehen Sie sie mit den Händen zum Oberkörper.

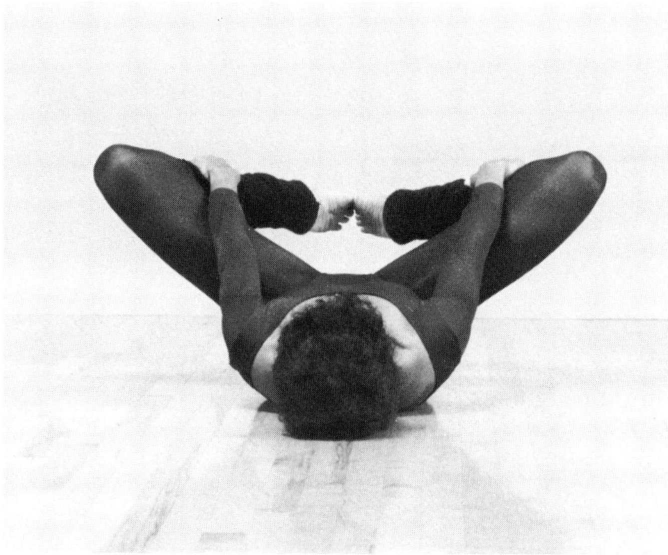

2. Öffnen Sie die Knie seitlich, fassen Sie sich an den Schienbeinen und drücken Sie 8mal leicht nach unten.
Nach jedem Drücken lockern Sie sich etwas.

3. Spreizen Sie die Beine zur Seite, fassen Sie sich an den Fußgelenken oder Waden und wippen Sie 16mal leicht nach unten.

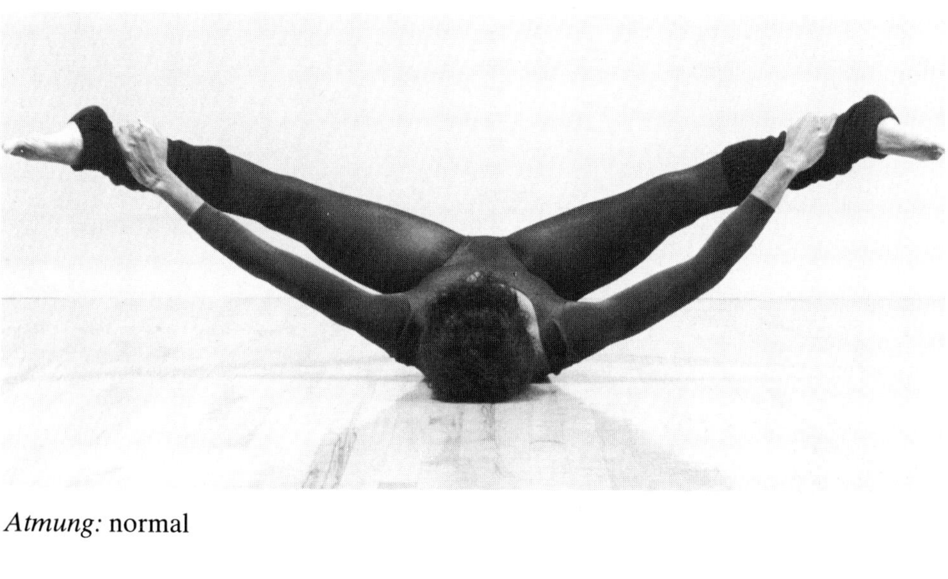

Atmung: normal

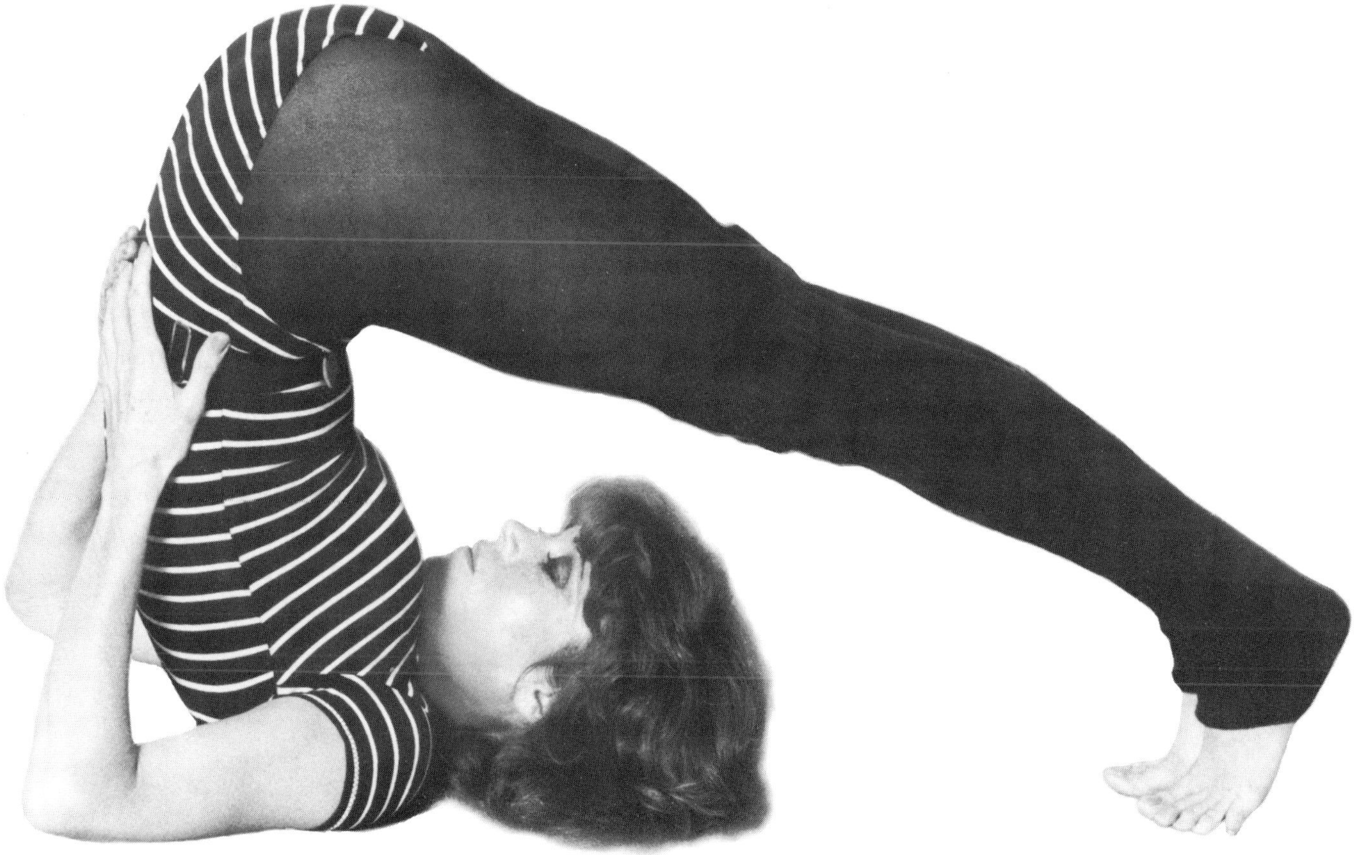

Anfänger

ABKÜHLEN

Abkühlen

3 Minuten

Zweck

Ihr Pulsschlag wird wieder auf die normale Frequenz gebracht, und Sie beenden Ihr Training mit einigen ausgezeichneten Joga-Streckübungen.

Musik

Boz Scaggs – »Harbor Lights« / *Silk Degrees*
Jean-François Paillard Chamber Orchestra – »Canon in D« / *Pachelbel – Canon in D*

1 Der Frosch

Ausgangsstellung: Legen Sie sich auf den Rücken, spreizen Sie die Knie nach außen, pressen Sie die Fußsohlen zusammen und drücken Sie die Schenkel zum Boden.

Lassen Sie die Innenschenkel locker und drücken Sie das Kreuz auf den Boden.

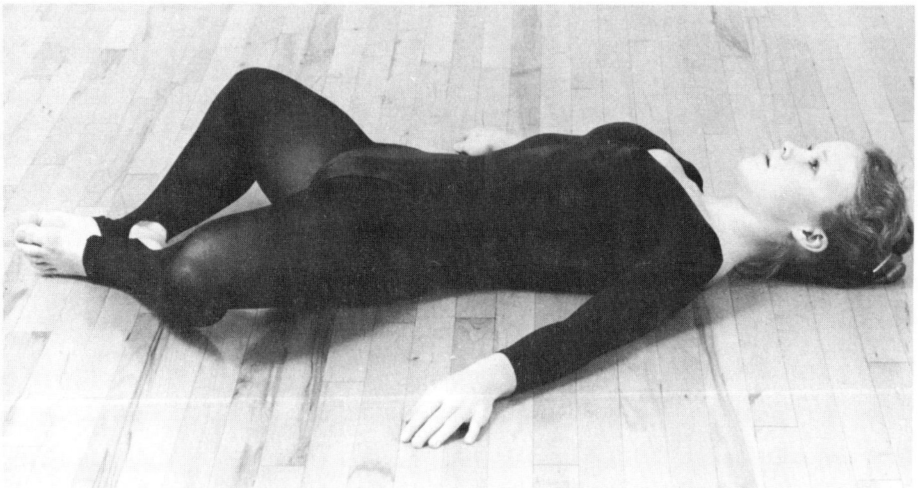

Atmung: Atmen Sie tief.

2 Der Pflug

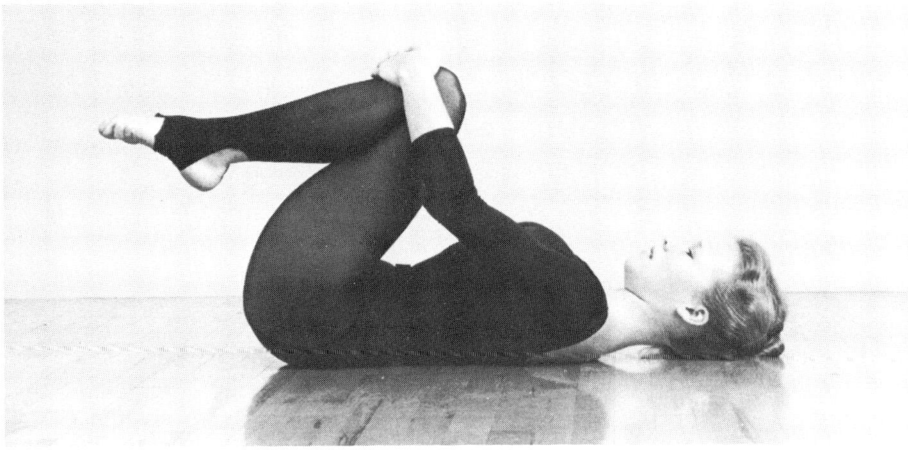

1. Ziehen Sie die Knie zur Brust.

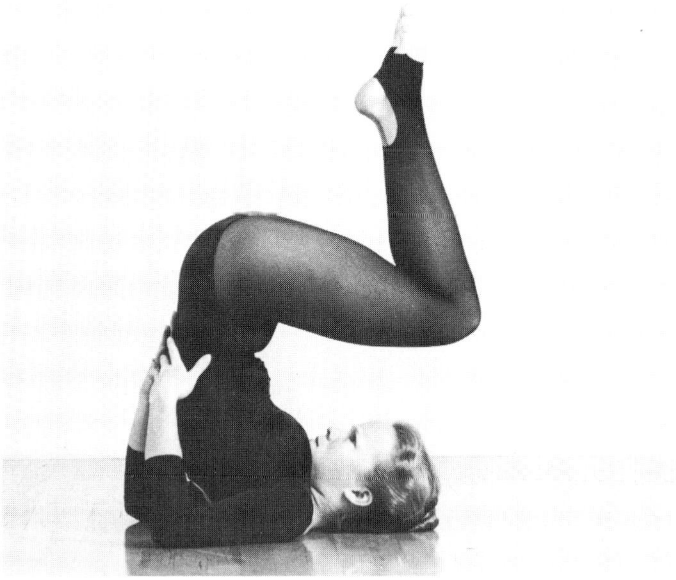

2. Heben Sie die Hüften und stützen Sie Ihr Kreuz mit den Händen ab. Beugen Sie die Knie über Ihrem Kopf.

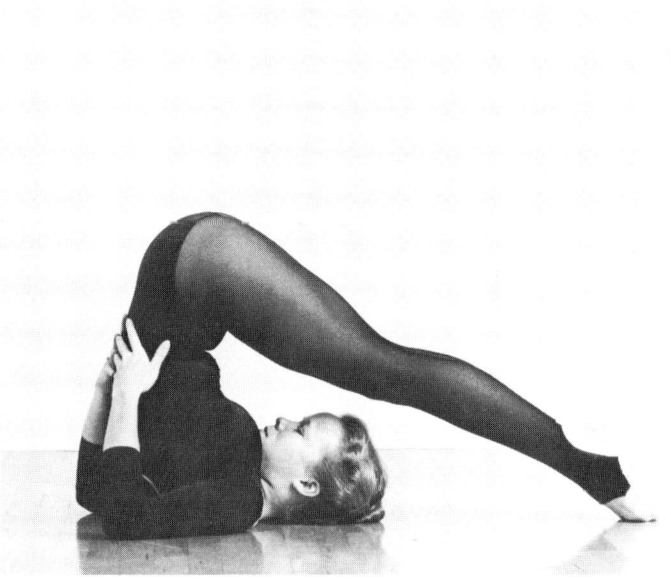

3. Strecken Sie Beine und Füße so weit Sie können über Ihren Kopf und setzen Sie die Füße hinter dem Kopf auf dem Boden auf. Stützen Sie Ihr Kreuz mit den Händen. Halten Sie diese Position eine Minute oder auch zwei, wenn Sie können.

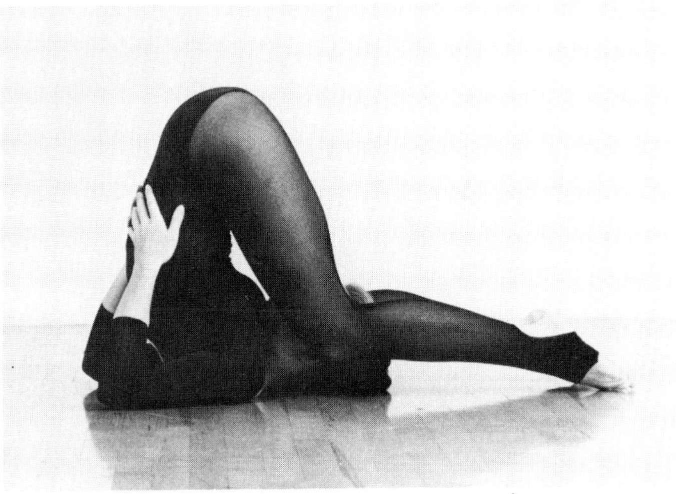

4. Senken Sie die Knie neben den Ohren und halten Sie diese Stellung eine Minute lang.

Fortsetzung der Übung →

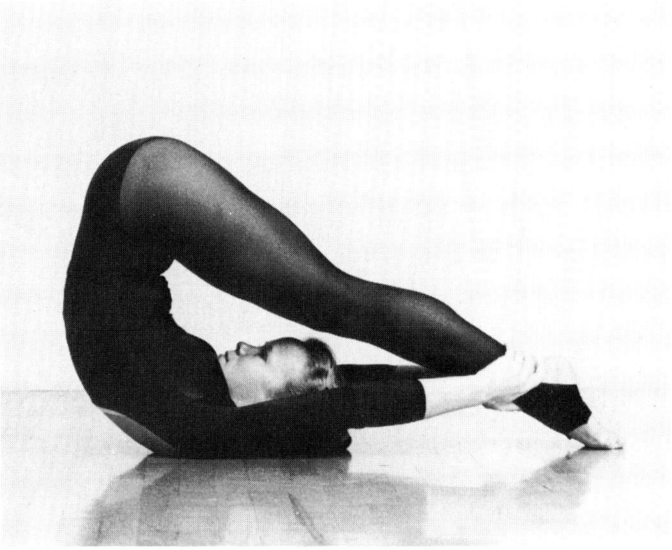

5. Strecken Sie die Beine wieder aus und fassen Sie die Fußgelenke mit beiden Händen.

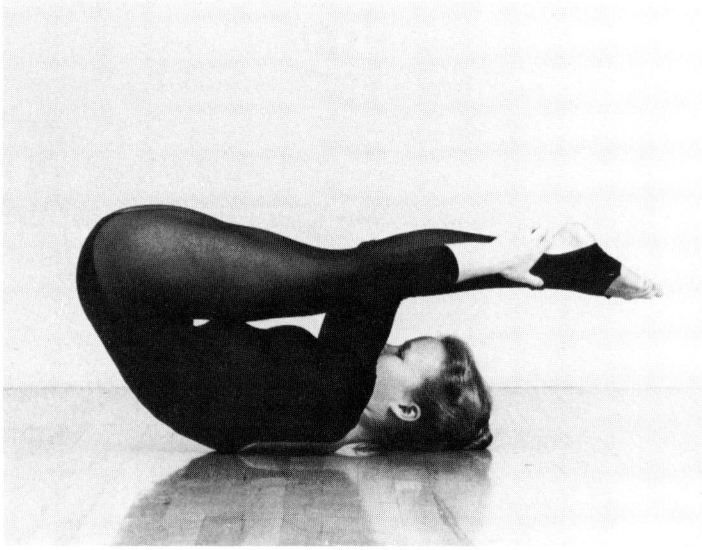

6. Rollen Sie sich langsam ab, Wirbel für Wirbel. Behalten Sie dabei die Geschwindigkeit unter Kontrolle, indem Sie die Fußgelenke festhalten und Ihre Beine langsam an Ihrem Gesicht vorbeigleiten lassen.

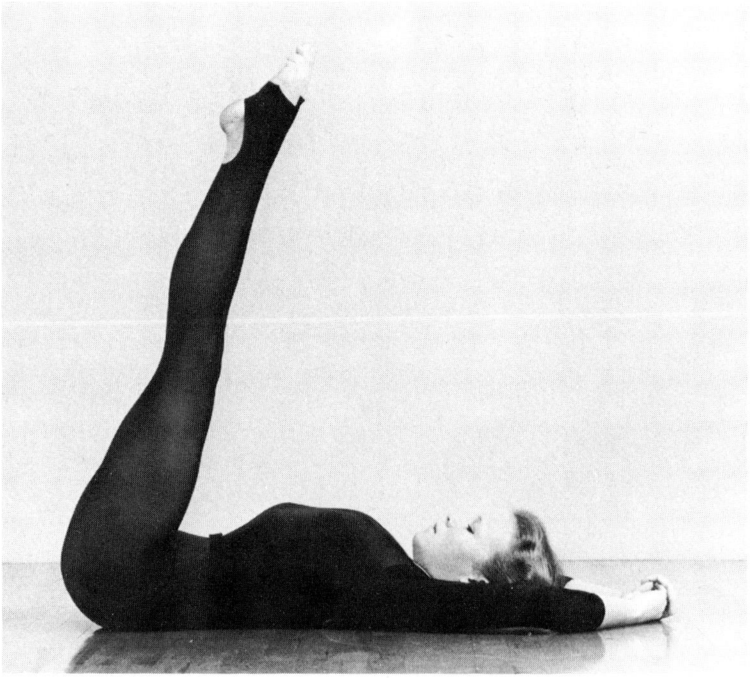

7. Sobald das Kreuz auf dem Boden aufliegt, lassen Sie die Beine los.

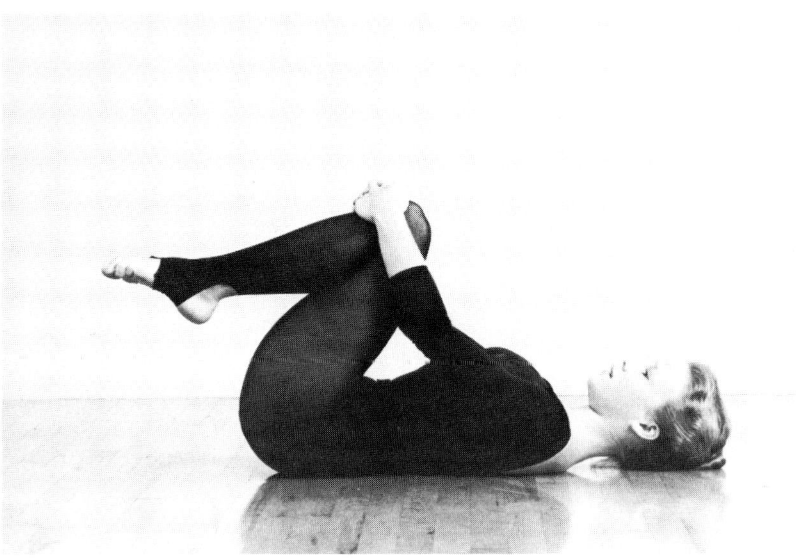

8. Fassen Sie Ihre Knie und drücken Sie sie fest an die Brust.

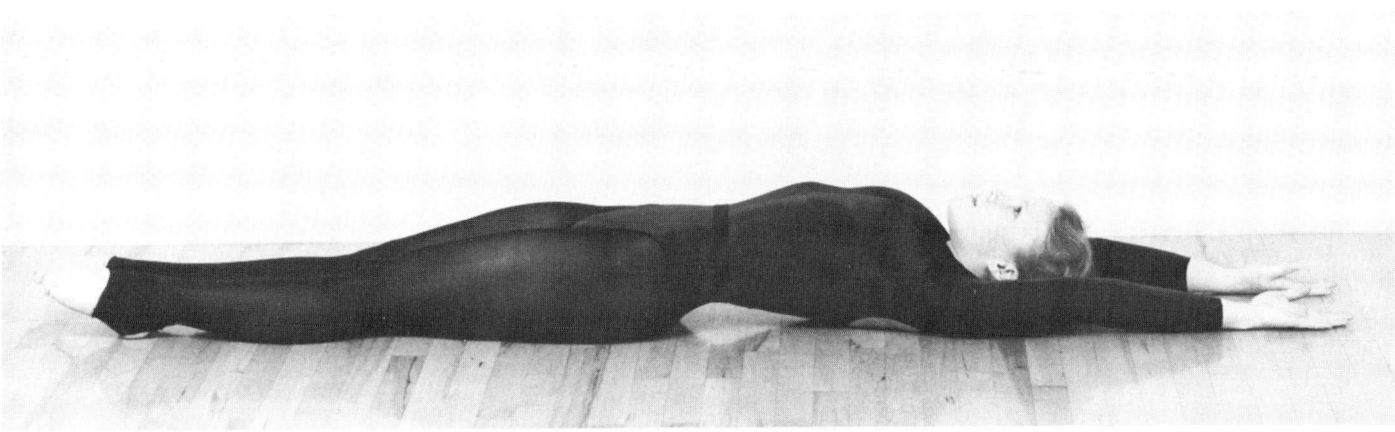

9. Strecken Sie die Arme und Beine so weit Sie können in die entgegengesetzte Richtung.

Atmung: normal

Diese Joga-Pflugübung ist eine der besten Streckübungen überhaupt. Sie dehnt die Wirbelsäule, fördert den Blutkreislauf und regt durch das Kinn-auf-die-Brust-Pressen die Schilddrüse an, die bekanntlich den Stoffwechsel reguliert.

Der Pflug empfiehlt sich, wenn Sie müde sind. Wenn Sie sich in der Stellung 3 zwei Minuten lang halten und dann sehr langsam auf dem Rücken abrollen, werden Sie sich erfrischt fühlen.

Konzentrieren Sie sich auf die Übungen

Lassen Sie sich nicht ablenken

Zentrieren Sie sich

Die Übungszeit ist *Ihre* Zeit

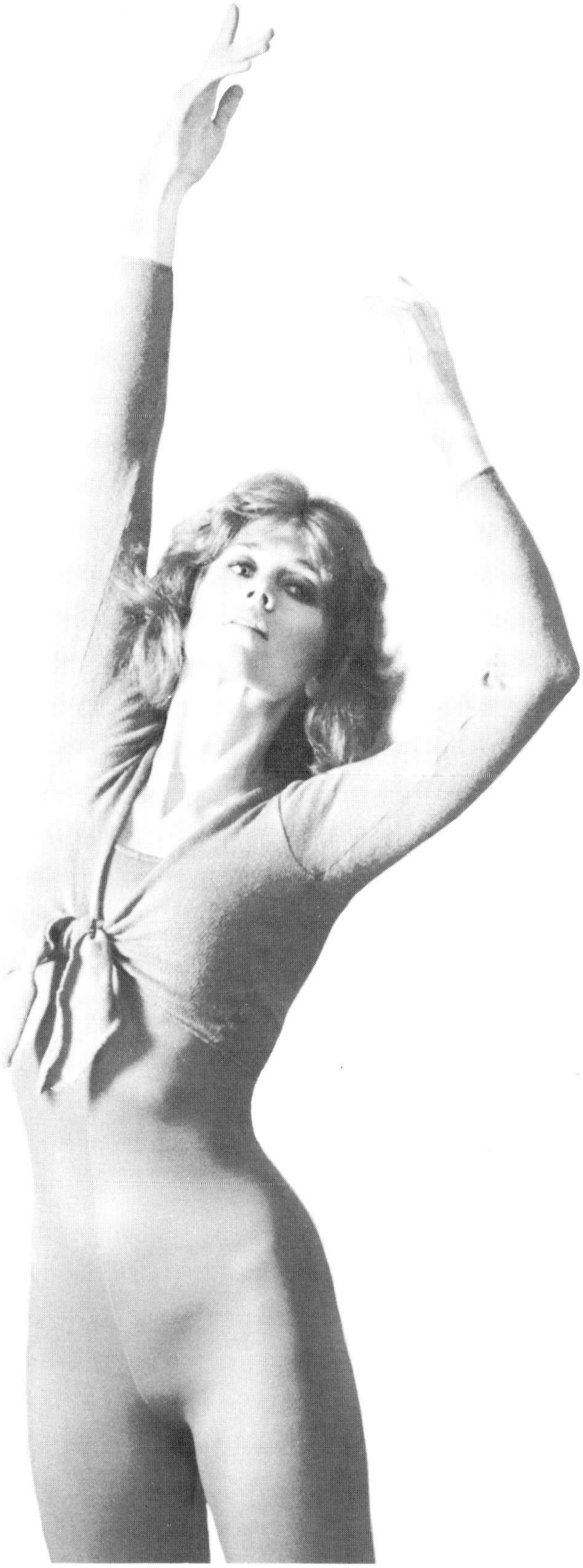

Fortgeschrittene AUFWÄRMEN

Auf-
wärmen

5 Minuten

Zweck

Den Puls zu beschleunigen und die Muskeln in allen Körperteilen zu erwärmen und zu strecken. Keine Gymnastik sollte ohne Aufwärmübungen beginnen. Kalte Muskeln sind leichter verletzbar.

Musik

London Symphony Orchestra – »Theme from *Star Wars*« / *Star Wars*
Donna Summer – »Fairy Tale High« / *Live and More*
Irene Cara – »Red Light« / *Fame*
Kongas – »Gimme Some Lovin'« / *Africanism*
Barbra Streisand – »Main Event« / *Main Event*

1 Kopfpendeln

Ausgangsstellung: Aufrecht stehend, die Beine etwas mehr als Hüftbreite gegrätscht. Strecken Sie den Oberkörper aus den Hüften heraus, ziehen Sie dabei den Bauch ein, spannen Sie die Gesäßmuskeln an, lassen Sie die Schultern hängen und die Arme seitlich baumeln.

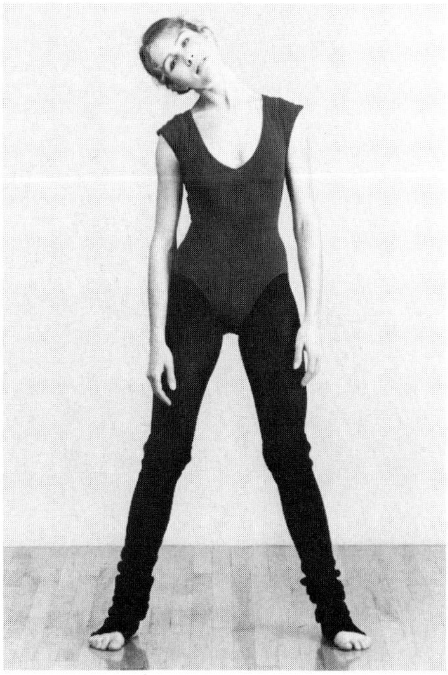

1. Pendeln Sie mit dem Kopf einmal nach rechts. Sie sollten dabei an Ihrer linken Halsseite ein Ziehen verspüren. Die Schultern bleiben unten.

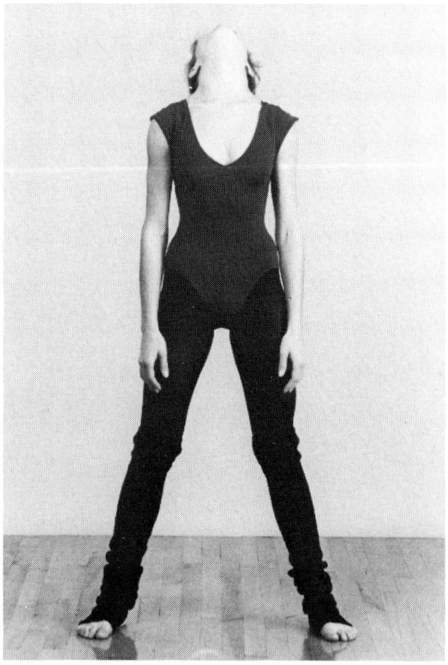

2. Pendeln Sie mit dem Kopf einmal nach hinten. Strecken Sie Ihr Kinn zur Decke und öffnen Sie dabei den Mund.

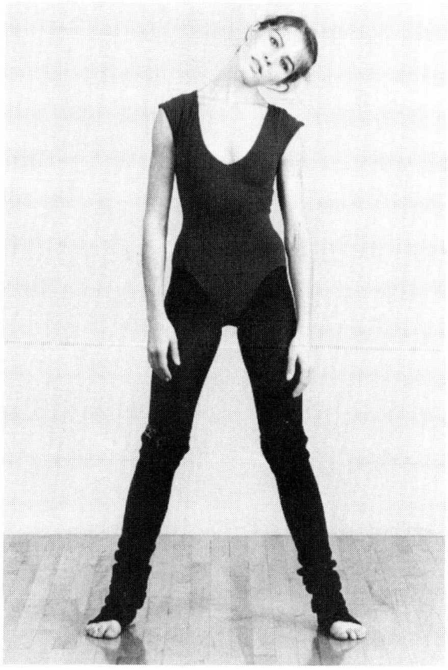

3. Pendeln Sie mit dem Kopf einmal nach links.

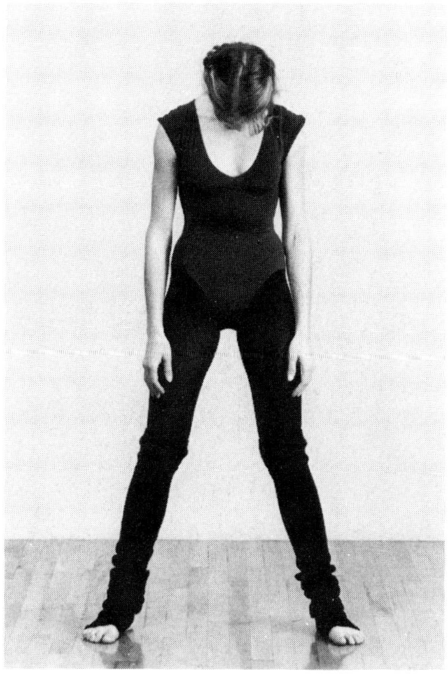

4. Pendeln Sie mit dem Kopf einmal nach vorne. Drücken Sie dabei das Kinn auf die Brust. Spüren Sie das Ziehen in Ihrem Nacken?

Wiederholen Sie diese Bewegungen, rechts beginnend und wieder jeweils einmal in jede Richtung. Dann üben Sie das Kopfpendeln zweimal linksherum.

Atmung: normal

2 Schultern heben

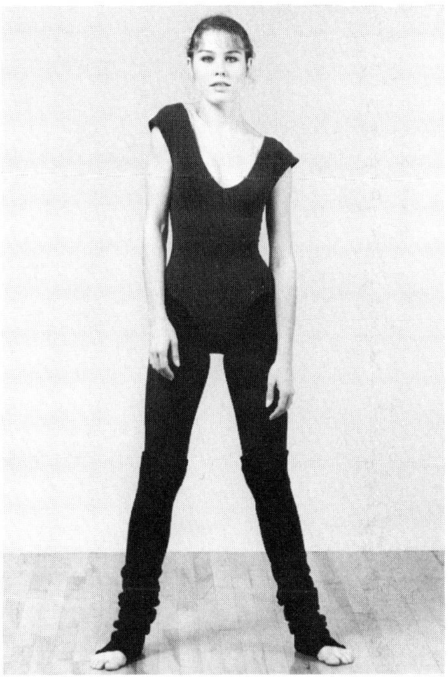

1. Heben Sie Ihre rechte Schulter einmal bis an Ihr Ohr.

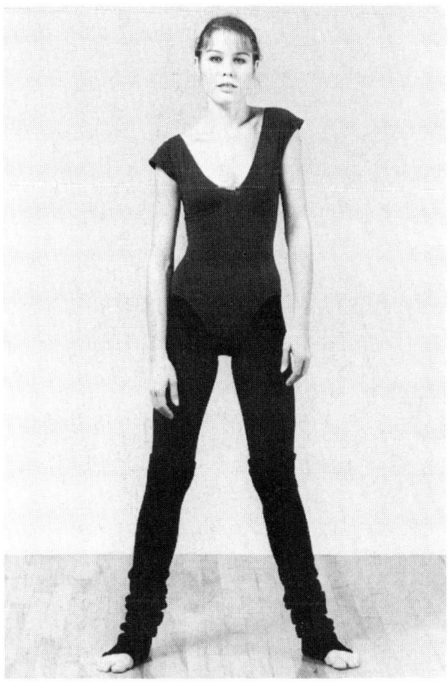

2. Heben Sie einmal Ihre linke Schulter und senken Sie dabei gleichzeitig die rechte.

Üben Sie das Schulterheben rechts und links insgesamt 8mal.

Atmung: normal

3 Seitliches Strecken

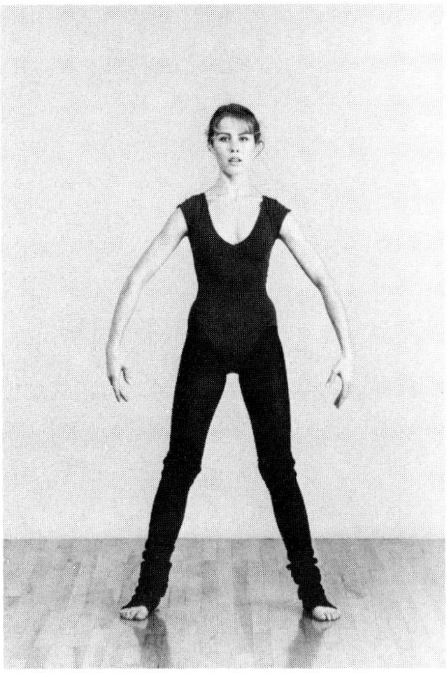

1. Atmen Sie ein, während Sie die Arme seitlich heben,

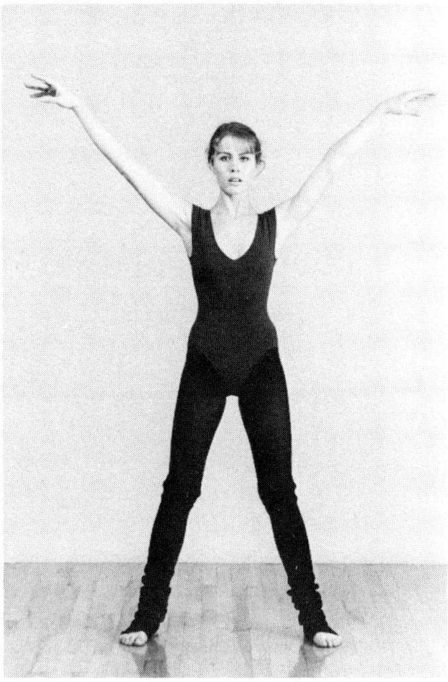

atmen Sie aus, sobald sie in Schulterhöhe sind . . .

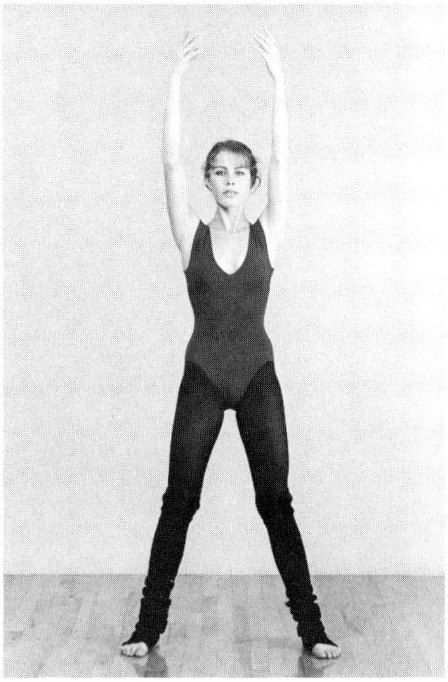

. . . strecken Sie die Arme senkrecht in die Höhe.

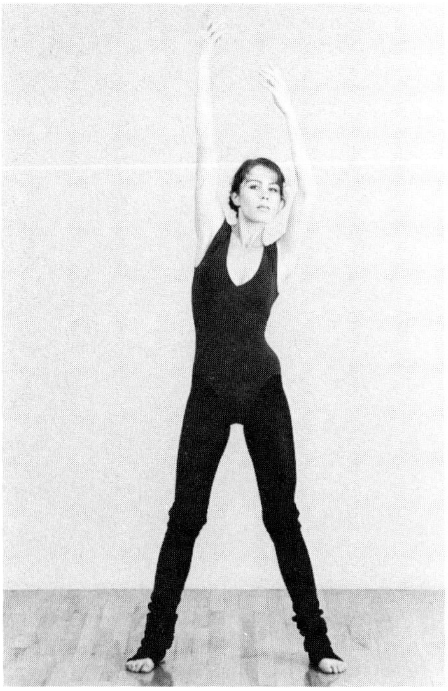

2. Strecken Sie den rechten Arm einmal so hoch Sie können. Spüren Sie das Ziehen auf Ihrer rechten Seite?

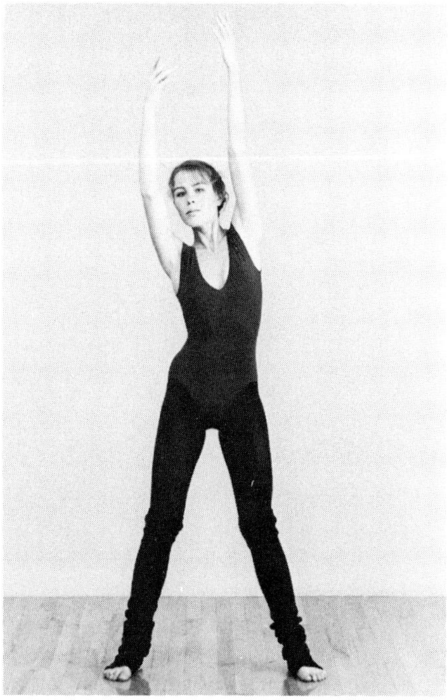

3. Strecken Sie den linken Arm einmal so hoch Sie können. Spüren Sie das Ziehen auf Ihrer linken Seite?

Üben Sie das Strecken rechts und links insgesamt 8mal.

Atmung: Atmen Sie aus, wenn Sie sich strecken, atmen Sie ein, wenn Sie den Arm wechseln.

4 Taille dehnen

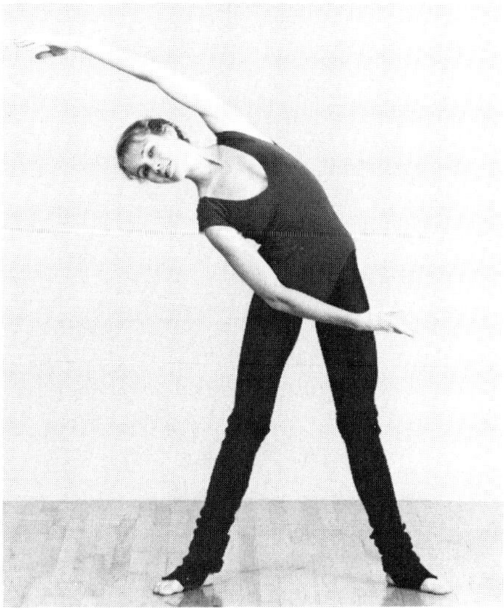

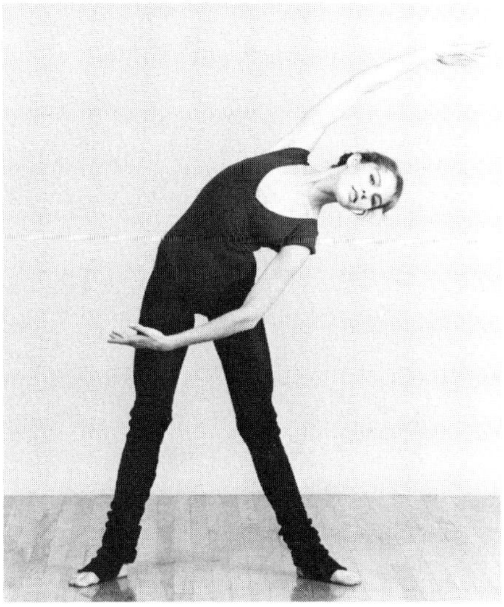

1. Strecken Sie Ihren linken Arm seitlich über den Kopf nach rechts und wippen Sie 4mal mit dem Oberkörper. Lassen Sie dabei die Hüften vorne; die linke Schulter ist hinten und der rechte Arm leicht vor Ihrem Körper angewinkelt.

2. Strecken Sie Ihren rechten Arm seitlich über den Kopf nach links und wippen Sie 4mal, wobei Sie den linken Arm leicht vor Ihrem Körper anwinkeln.

Wiederholen Sie die Übung einmal nach rechts und einmal nach links.

Atmung: normal

5 Kniesehnen strecken

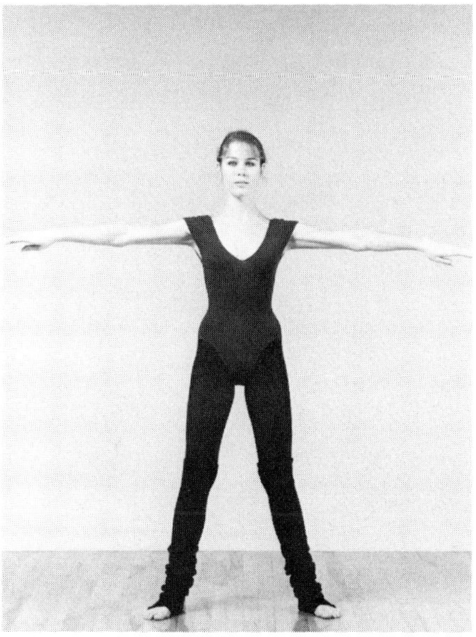

Ausgangsstellung: Wenn Sie die Taillen-Dehnübung beendet haben, kehren Sie in die Ausgangsposition zurück. Heben Sie die Arme 2mal bis in Schulterhöhe und atmen Sie dabei ein.

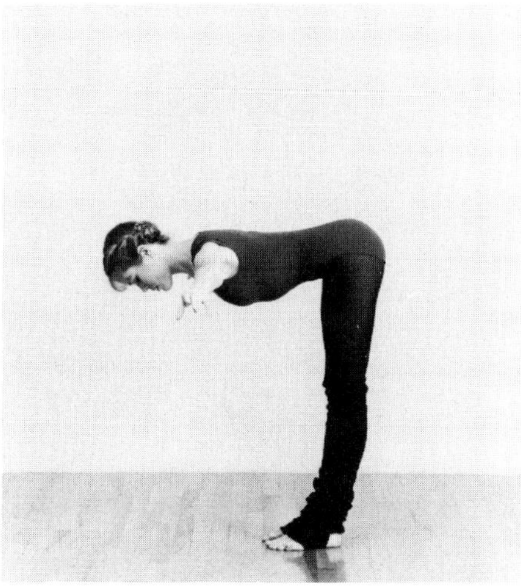

Lassen Sie die Arme in Schulterhöhe und beugen Sie sich 4mal mit geradem Rücken und gestreckten Beinen nach vorne. Atmen Sie beim Vorbeugen aus. Strecken Sie das Kinn dabei nach außen, recken Sie das Gesäß zur Dekke und wippen Sie mit dem Kreuz 8mal leicht nach unten.

Atmung: normal

6 Kniesehnen strecken

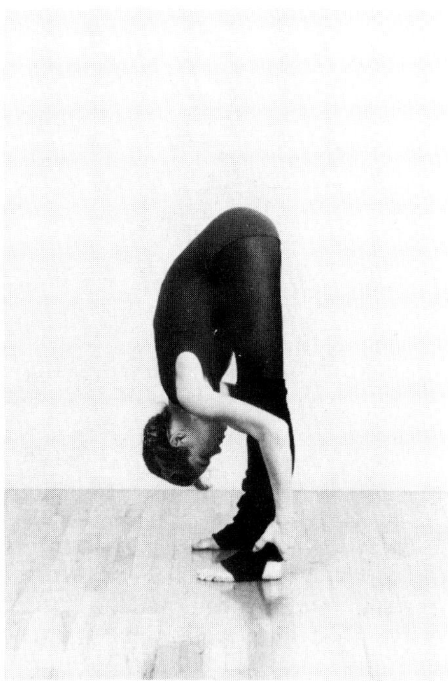

Fassen Sie sich bei den Fußgelenken und wippen Sie 8mal nach unten.

Atmung: normal. Achten Sie darauf, nicht den Atem anzuhalten.

7 Wirbelsäule strecken

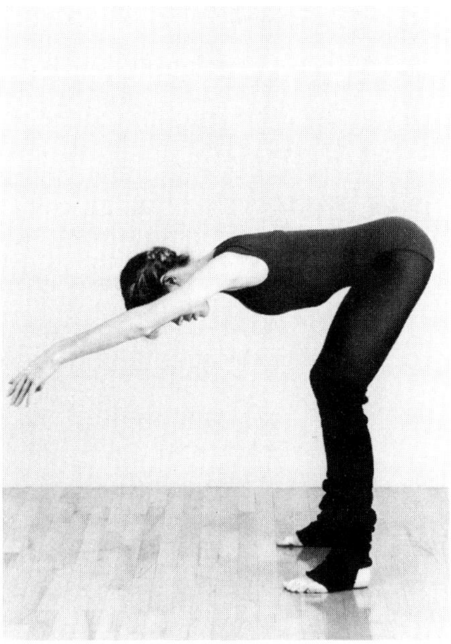

Ausgangsstellung: Heben Sie den Rumpf, bis er parallel zum Boden ist, wobei die Arme ausgestreckt und die Knie leicht gebeugt sind.

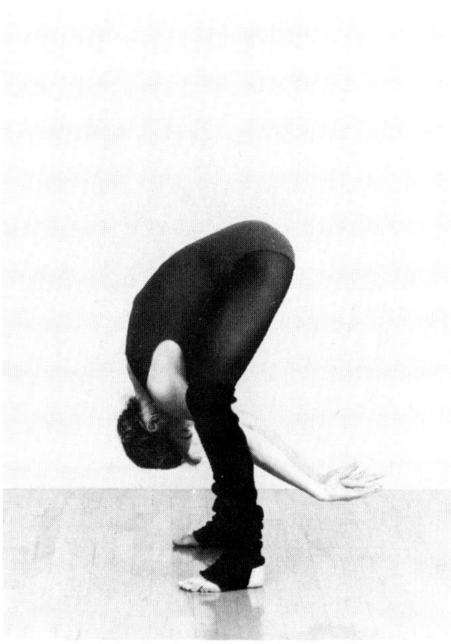

Schwingen Sie die Arme einmal durch die Beine und kehren Sie wieder in die Ausgangsstellung zurück. Wiederholen Sie das Zurück- und Vorschwingen 8mal.

Atmung: Atmen Sie beim Zurückschwingen aus und beim Hochkommen in die Ausgangsstellung ein.

8 Kniesehnen strecken

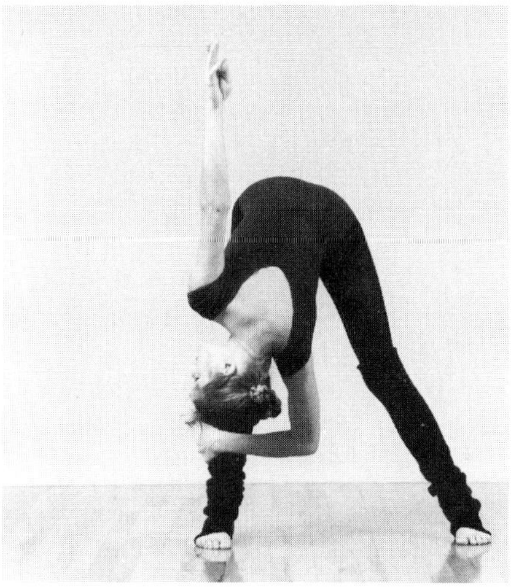

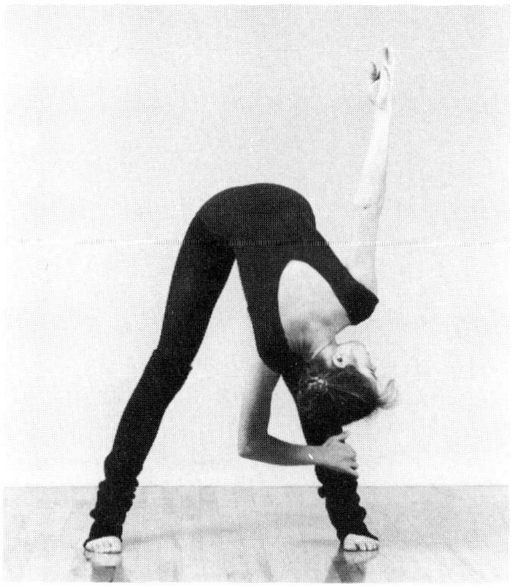

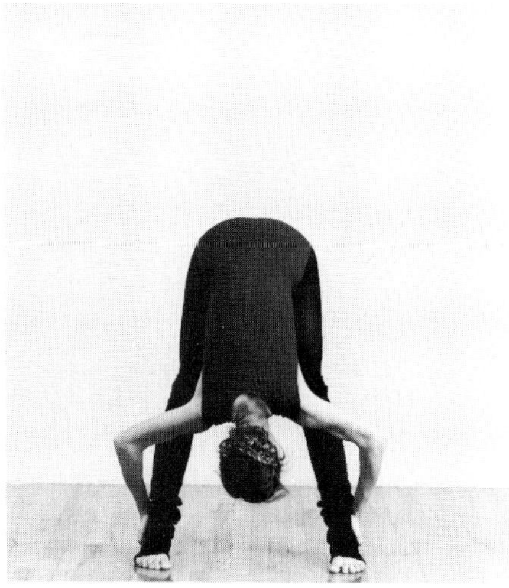

1. Strecken Sie die Beine wieder, fassen Sie Ihr rechtes Fußgelenk oder Ihre Wade mit der linken Hand und ziehen Sie Ihren Rumpf über Ihr rechtes Bein nach unten. Strecken Sie den rechten Arm zur Decke. In dieser Stellung ziehen Sie den Oberkörper 4mal nach unten und bemühen sich dabei, mit Ihrer Brust dem rechten Knie möglichst nahezukommen.

2. Üben Sie die gleiche Bewegung 4mal auf der linken Seite, wobei Sie Ihr linkes Fußgelenk oder Ihre Wade mit der rechten Hand fassen und den linken Arm zur Decke strecken.

Wiederholen Sie die Übung einmal nach rechts und einmal nach links, wobei Sie jeweils 4mal Ihren Rumpf nach unten ziehen.

3. Kehren Sie zur Mitte zurück, fassen Sie sich an beiden Fußgelenken oder Waden und ziehen Sie den Oberkörper 4mal nach unten.

Atmung: gleichmäßig

9 Kniesehnen strecken

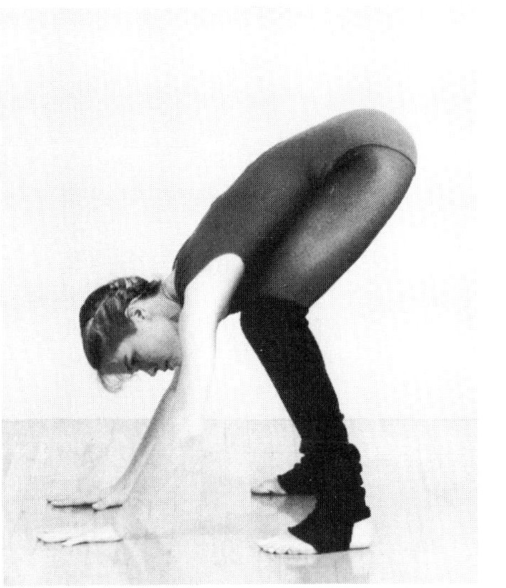

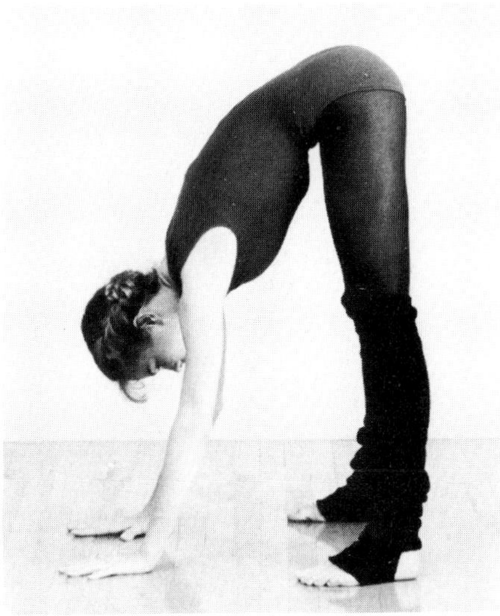

Ausgangsstellung: Beugen Sie die Knie bei gespreizten Beinen und legen Sie die Hände vor sich auf den Fußboden. Strecken und beugen Sie die Knie und versuchen Sie dabei, Ihre Handflächen auf dem Boden zu lassen. Üben Sie diesen Bewegungsablauf 8mal.

Atmung: Beim Strecken ausatmen, beim Beugen einatmen.

10 Waden anspannen

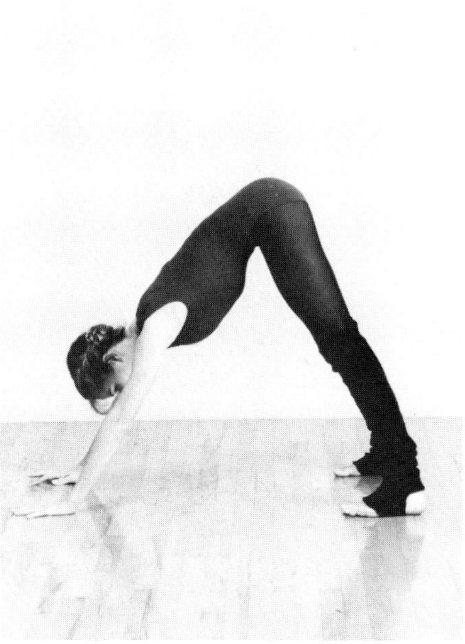

Ausgangsstellung: Grätschen Sie die Beine und laufen Sie mit den aufgestützten Händen auf dem Boden nach vorne. Die Knie bleiben gestreckt.

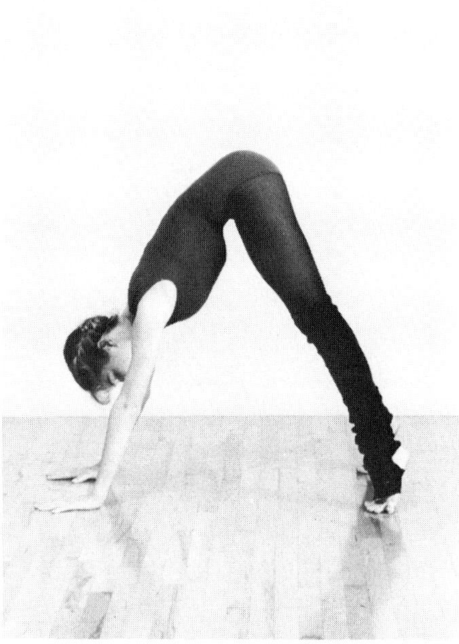

Stellen Sie sich auf die Zehenspitzen und versuchen Sie dabei, sich möglichst hoch zu recken, um Ihre Fußgelenke und Waden intensiv zu beanspruchen. Senken Sie die Fersen dann wieder.

Machen Sie diese Übung 30mal. Üben Sie so, daß es brennt!

Atmung: Atmen Sie aus, wenn Sie sich auf die Zehen stellen, atmen Sie ein, wenn Sie die Fersen wieder senken.

11 Innenschenkel strecken

Ausgangsstellung: Laufen Sie auf den Händen zwischen die Beine zurück, beugen Sie die Knie bis zur Hocke und setzen Sie die Hände hinter Ihren Füßen auf den Boden. Sie werden merken, daß Ihre Kniekehlen auf den Ellenbogen ruhen und sich die Innenseite Ihrer Schenkel dadurch streckt.

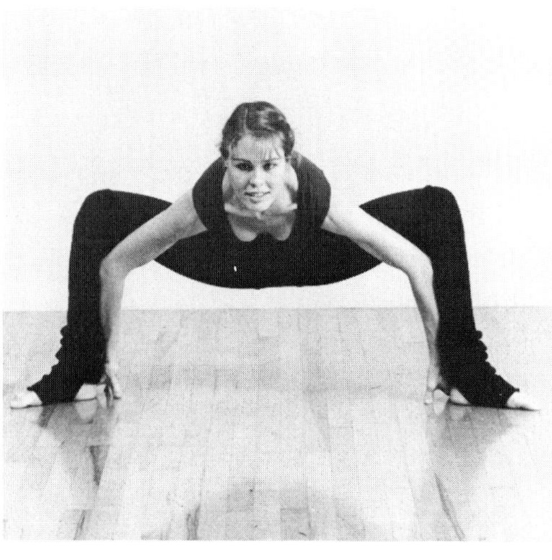

Wippen Sie 16mal leicht mit dem Gesäß.

Atmung: normal

12 Aufrichten

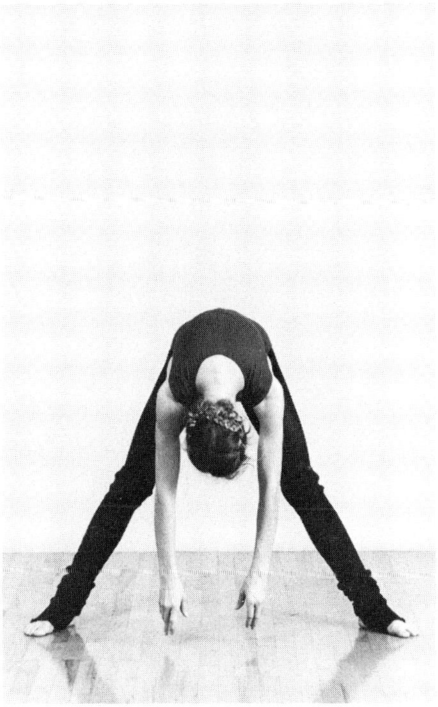

Ausgangsstellung: Lassen Sie die Füße los, strecken Sie die Knie, lassen Sie die Arme und den Kopf hängen wie eine Stoffpuppe.

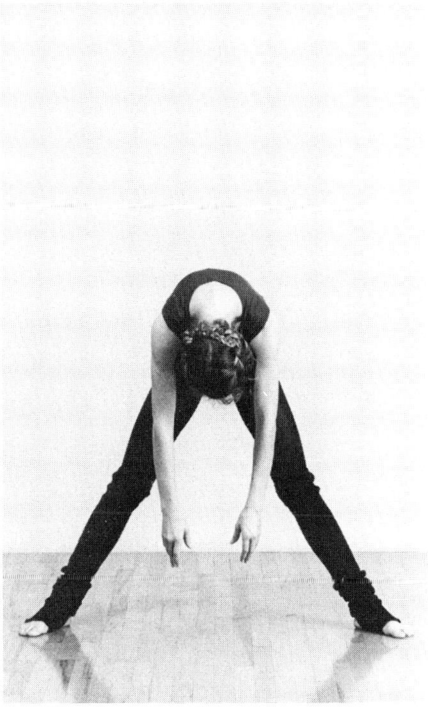

Richten Sie sich langsam auf, Wirbel für Wirbel . . .

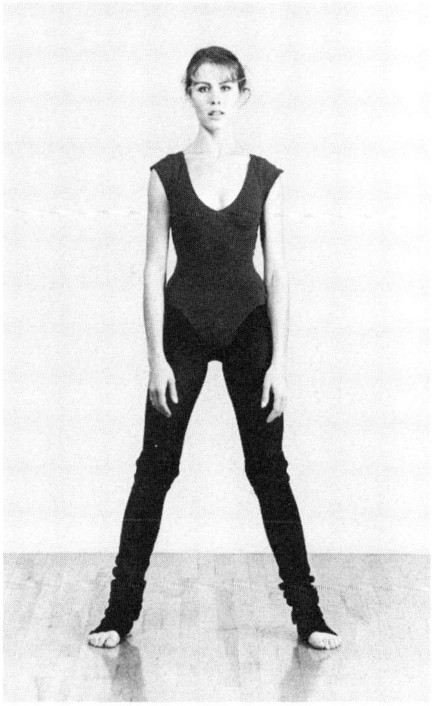

bis Sie gerade und aufrecht stehen, genau so, wie Sie die Aufwärmübungen begonnen haben.

Atmung: normal

13 Aerobische Übungen

Zweck

Der aerobische Übungsteil dient ebenfalls dem Aufwärmen. Wir wollen jetzt, da Sie schon etwas lockerer geworden sind und Ihren Kreislauf in Schwung gebracht haben, den Puls weiter beschleunigen, einige Kalorien verbrennen und mit dem Training zur Stärkung von Herz und Lunge beginnen. Es wird Ihnen anfangs schwerfallen, aber lassen Sie nicht locker. Nach kurzer Zeit werden Sie es mühelos schaffen, und je kräftiger Ihre Herzmuskulatur wird, desto mehr Energie wird Ihnen zur Verfügung stehen und desto begeisterter werden Sie trainieren. Besonders wichtig ist es, daß Sie bei allen aerobischen Übungen tief und regelmäßig atmen. Sobald das Herz gezwungen wird, das Blut schneller zu Ihren Muskeln zu pumpen, muß Ihre Lunge größere Sauerstoffmengen an den Blutkreislauf abgeben, der damit Ihre Muskeln versorgt und die Gasschlacken abtransportiert.

Musik

Nehmen Sie dieselbe Musik wie zu Beginn des Aufwärmens.

Ausgangsstellung: Stehen Sie aufrecht, die Füße geschlossen, und strecken Sie den Oberkörper.

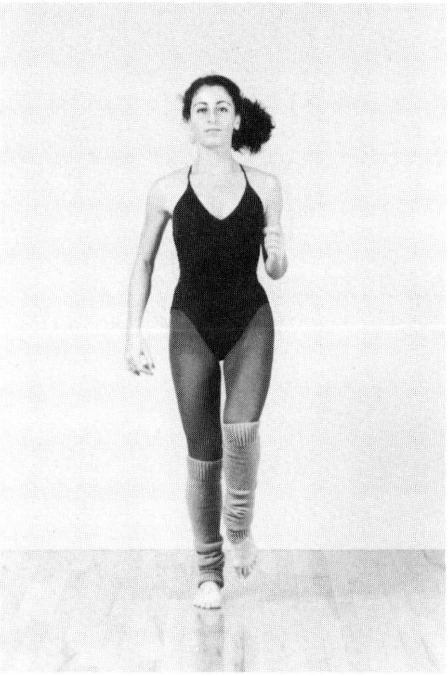

1. Traben Sie auf der Stelle und zählen Sie dabei bis 20.
Eine Trainingseinheit besteht aus einem rechten und einem linken Tritt. Sie sollten auf den Ballen landen und dann den Fuß gut am Boden abrollen lassen, wobei darauf zu achten ist, daß auch die Fersen auftreten.

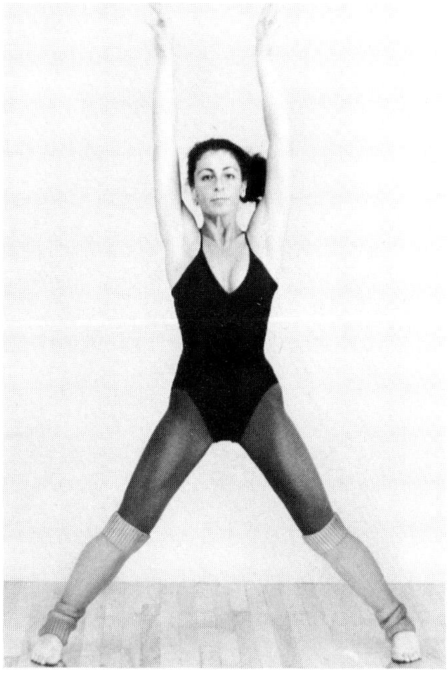

2. Springen Sie 20mal in die Grätsche: Während sich Ihre Beine öffnen, schwingen Ihre Arme seitlich hoch, bis sie senkrecht zur Decke gestreckt sind.

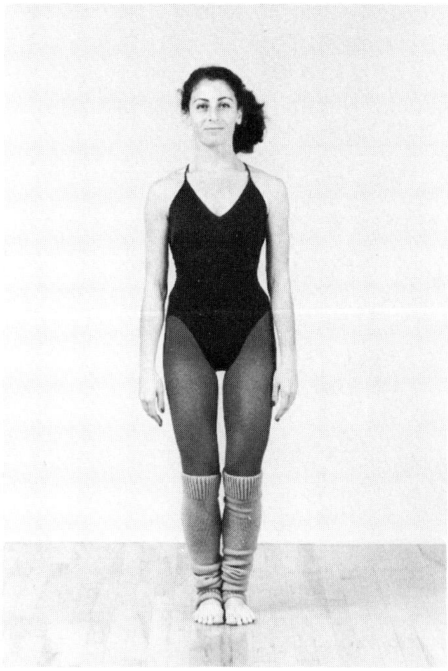

Dann springen Sie wieder hoch und landen mit geschlossenen Füßen, wobei Sie gleichzeitig Ihre Arme senken. Beide Bewegungen zusammen zählen als ein Sprung.

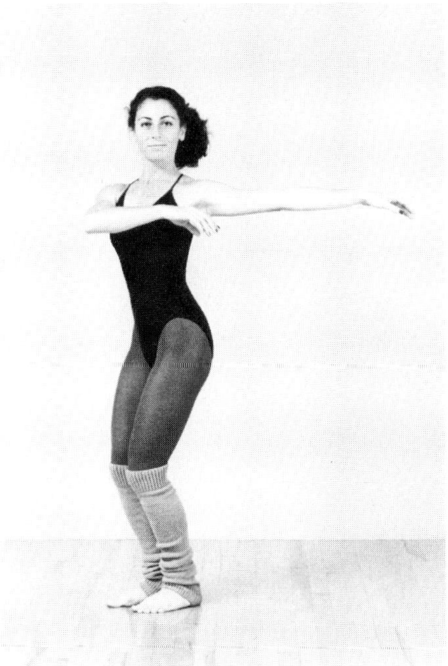

3. Machen Sie zehn Drehsprünge: Springen Sie und drehen Sie Ihren Körper nach rechts, gleichzeitig schwingen Sie Ihre Arme nach links . . .

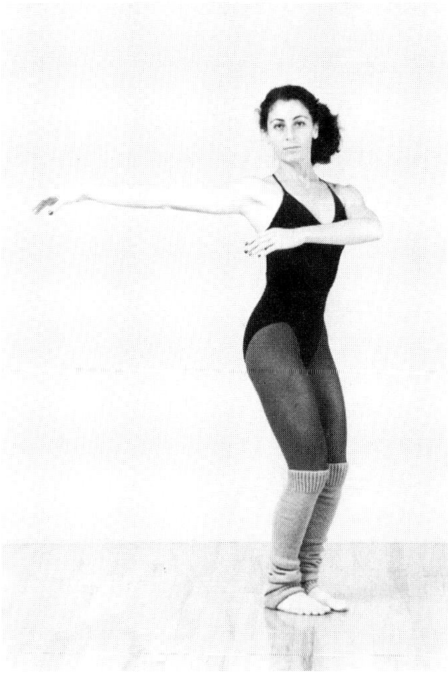

. . . dann springen Sie und drehen Ihren Körper nach links, dabei schwingen Sie die Arme gleichzeitig nach rechts. Beide Bewegungen zusammen zählen als ein Sprung.

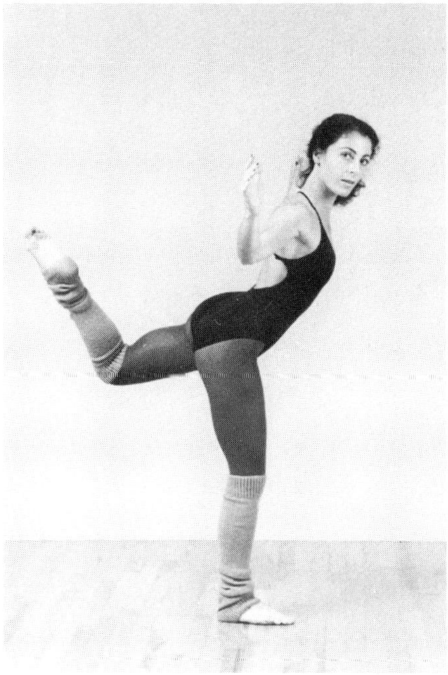

4. Fersen hoch, Knie hoch: Traben Sie auf der Stelle und zählen Sie bis fünf, während Sie die Fersen hinter sich heben.

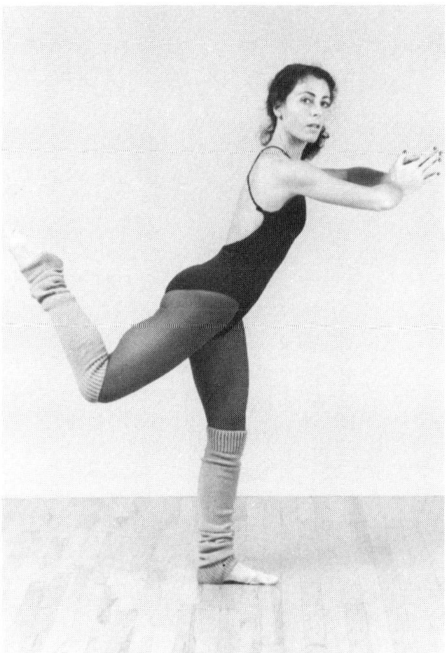

Für eine Trainingseinheit heben Sie jeweils einmal die rechte und die linke Ferse.

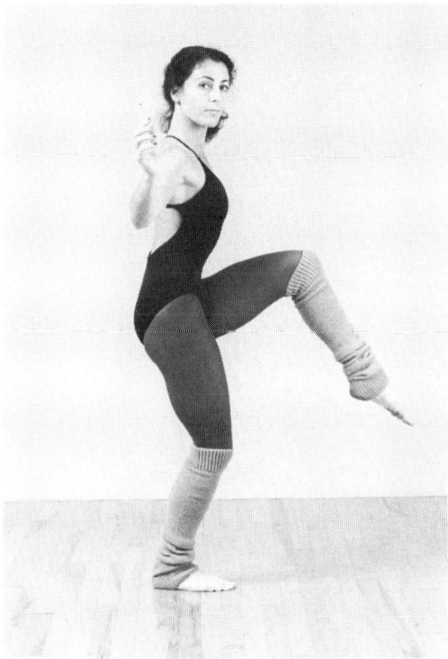

Traben Sie weiterhin auf der Stelle, heben Sie dabei aber 5mal Ihre Knie vorne hoch.

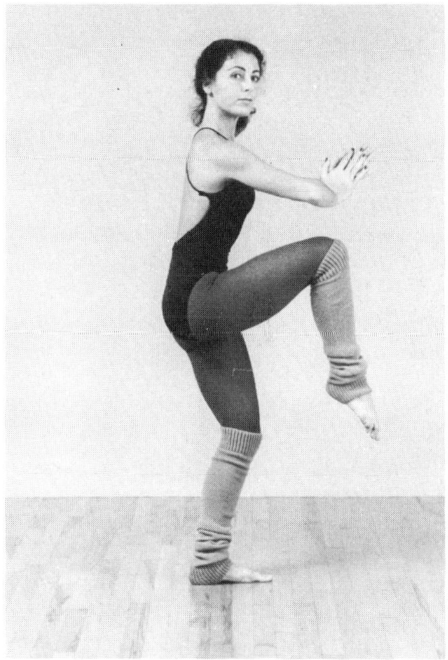

Für eine Trainingseinheit heben Sie jeweils einmal das rechte und das linke Knie. Wiederholen Sie das Fersenheben und das Knieheben jeweils 5mal. Klatschen Sie in die Hände, sooft Sie das rechte Knie heben.

Fortsetzung der Übung →

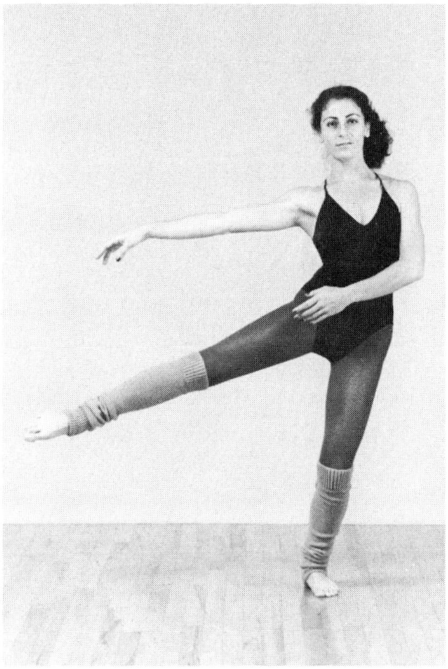

5. 20mal die Beine schwingen: Springen Sie, landen Sie auf dem linken Fuß und schwingen Sie dabei Ihr rechtes Bein und Ihre Arme nach rechts.

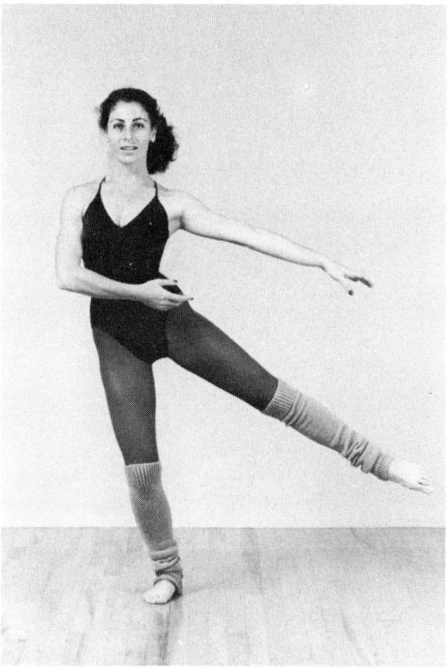

Wiederholen Sie die Übung nach links. Beide Sprünge zusammen sind eine Trainingseinheit.

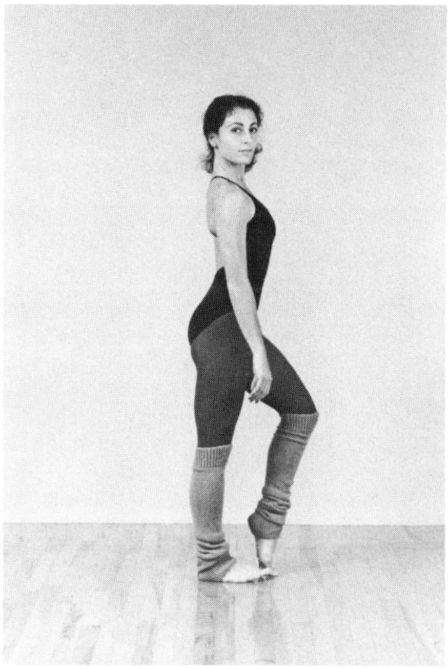

6. Traben Sie wieder auf der Stelle, insgesamt 20mal. Werden Sie dabei langsamer, bis sich nur noch Ihre Fersen vom Boden abheben. Damit verlangsamt sich der Pulsschlag allmählich.

14 Rumpfbeugen und Kniebeugen

Ausgangsstellung: Füße geschlossen, Arme seitlich baumelnd, Bauch eingezogen, Gesäßmuskeln angespannt.

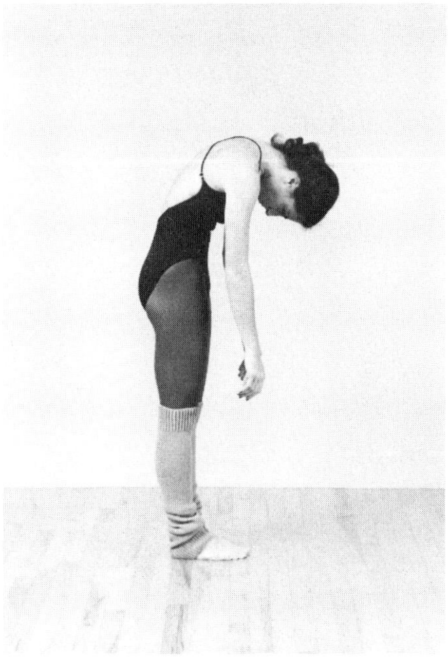

1. Senken Sie den Kopf und biegen Sie die Wirbelsäule allmählich nach unten, Wirbel für Wirbel. Ihre Beine bleiben gestreckt; ihre Arme hängen schlaff herab wie die einer Stoffpuppe.

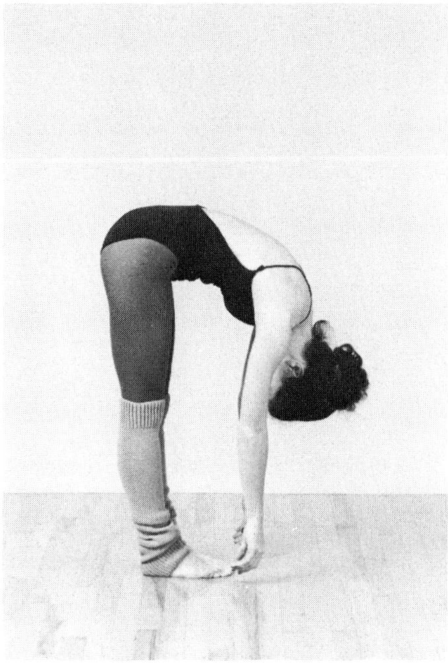

Berühren Sie mit den Händen den Boden und zählen Sie dabei bis vier.

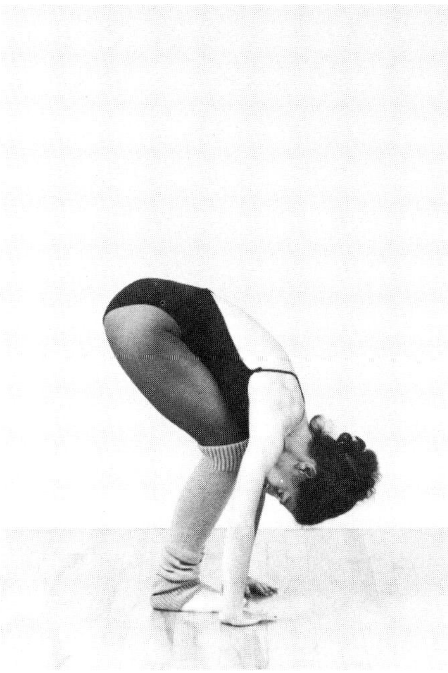

2. Beugen Sie die Knie und legen Sie die Hände flach auf den Boden.

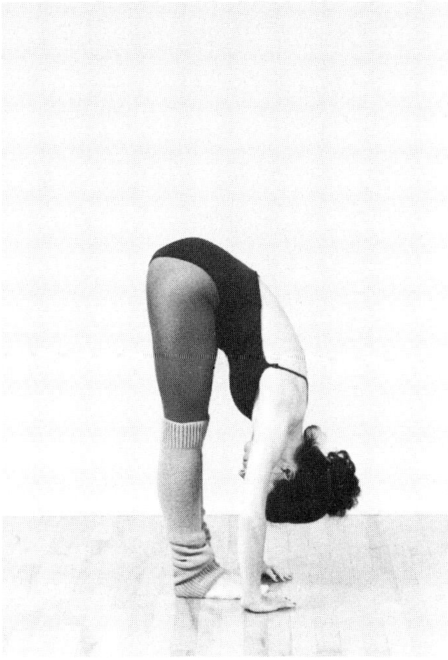

3. Strecken Sie die Beine und versuchen Sie, die Handflächen dabei auf dem Boden zu lassen. Beugen und strecken Sie die Beine 8mal.

Atmung: Ausatmen beim Strecken, einatmen beim Kniebeugen.

15 Achillessehnen strecken

Ausgangsstellung: Laufen Sie mit den Händen auf dem Boden weit nach vorn. Strecken Sie beide Beine.

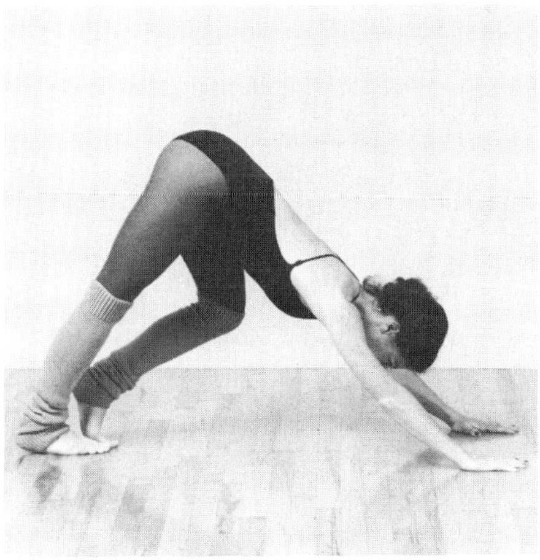

1. Heben Sie die linke Ferse, beugen Sie das linke Knie und wippen Sie mit der rechten Ferse 4mal auf den Boden.

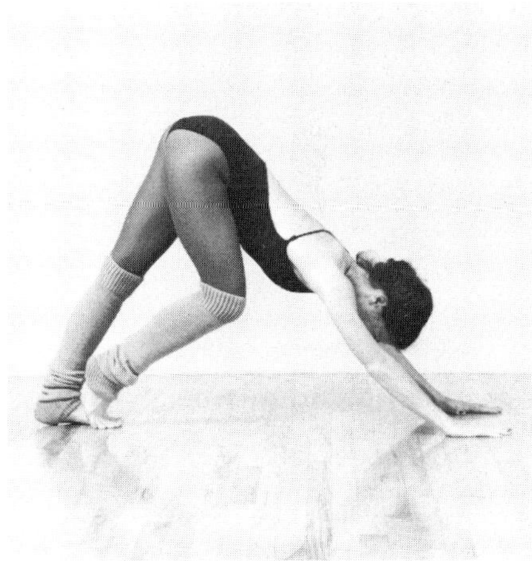

2. Heben Sie die rechte Ferse hoch, beugen Sie das rechte Knie, strecken Sie das linke Bein und wippen Sie mit der linken Ferse 4mal nach unten.

Wiederholen Sie die Übung 3mal mit jeder Seite, abwechselnd rechts und links.

Atmung: normal

16 Jazz-Streckübung

Ausgangsstellung: Machen Sie mit dem rechten Fuß einen Ausfallschritt nach vorn und lassen Sie Ihr linkes Bein nach hinten gestreckt. Achten Sie darauf, das hintere Bein möglichst nicht zu beugen. Ihre Hände stützen Sie zu beiden Seiten Ihres rechten Fußes auf den Boden.

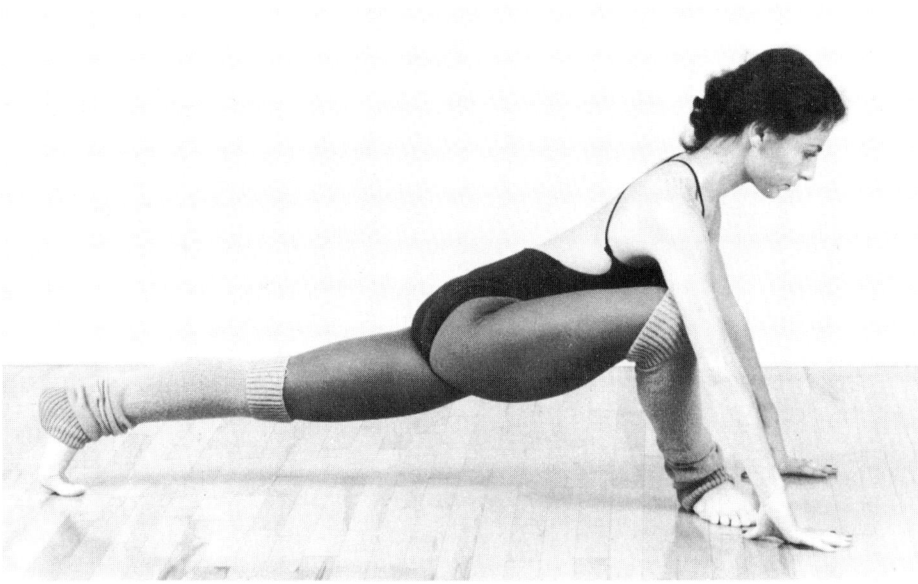

1. Wippen Sie 4mal nach vorn. Sie sollten dabei in der Hüfte und auf der Vorderseite des hinteren Schenkels ein Ziehen verspüren. Vergewissern Sie sich, daß die vordere Ferse auf dem Boden bleibt.

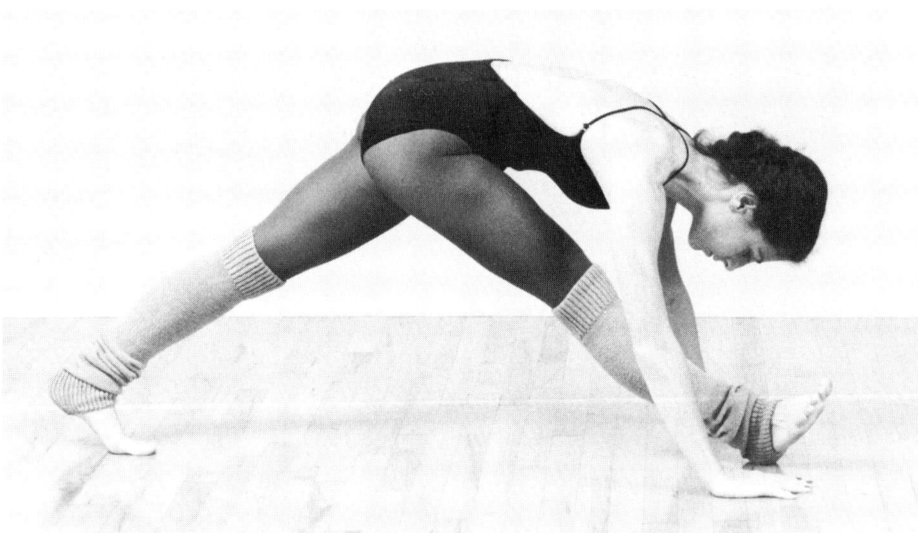

2. Schwingen Sie zurück, so daß Ihr vorderes Bein gestreckt und Ihr vorderer Fuß abgewinkelt ist. Ziehen Sie Ihre Brust 4mal zum Knie (versuchen Sie es jedenfalls).

Wiederholen Sie die vordere und die hintere Stellung (1 und 2) 3mal.

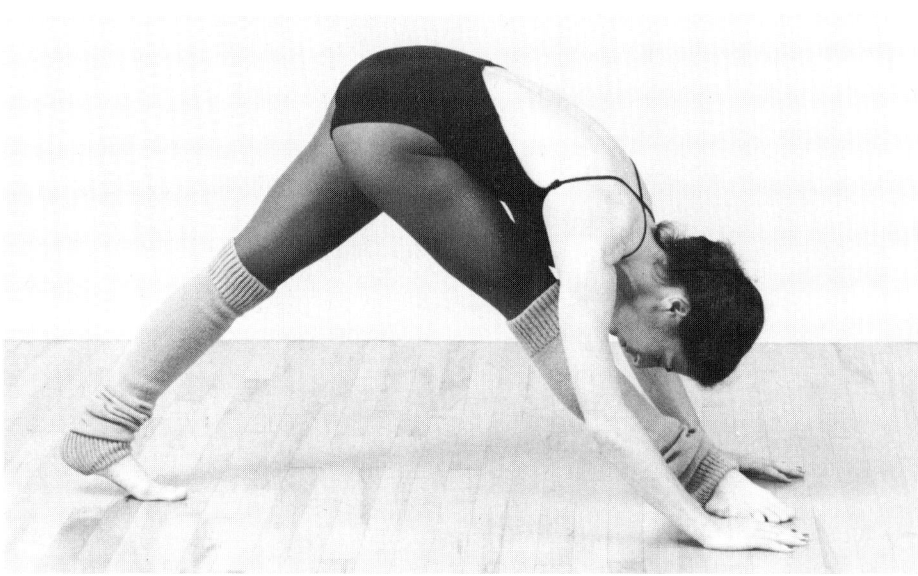

3. Wenn Sie zum drittenmal die Brust zum vorderen Bein gezogen haben, setzen Sie die Zehen des vorderen Fußes auf den Boden und beugen sich noch tiefer zu Ihrem Fuß hinunter. Bleiben Sie unten, während Sie bis acht zählen. Halten Sie das hintere Bein gestreckt.

Nehmen Sie den rechten Fuß zurück, stellen Sie den linken Fuß vor und wiederholen Sie die drei Bewegungen nach der anderen Seite.

Atmung: Holen Sie tief Luft, damit Sie lange ausatmen können, während Sie das Bein strecken und sich in den Bewegungen 2 und 3 über Ihr Bein beugen.

17 Den Rücken strecken und beugen

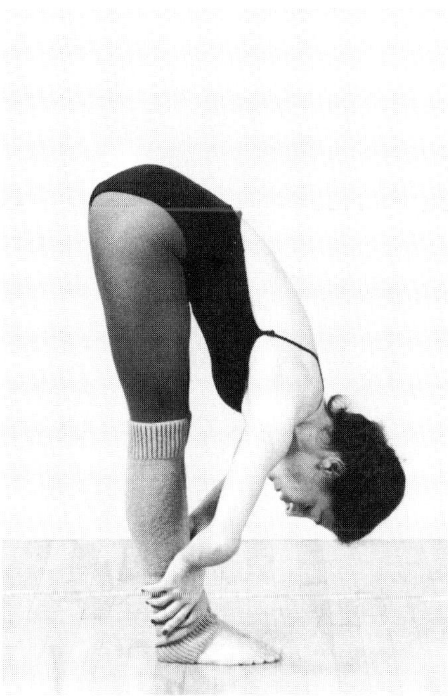

Ausgangsstellung: Schließen Sie die Beine und lassen Sie die Knie gestreckt. Ziehen Sie Ihren Oberkörper vor Ihren Schenkeln nach unten.

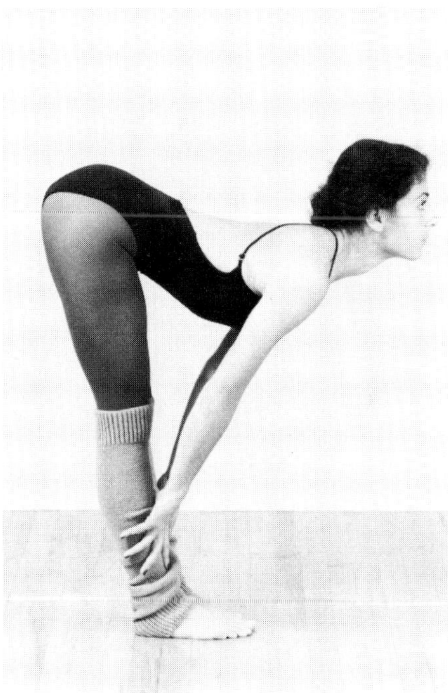

1. Fassen Sie die Fußgelenke und drücken Sie das Kreuz durch, wobei Sie den Kopf und das Kinn heben. Zählen Sie dabei bis vier.

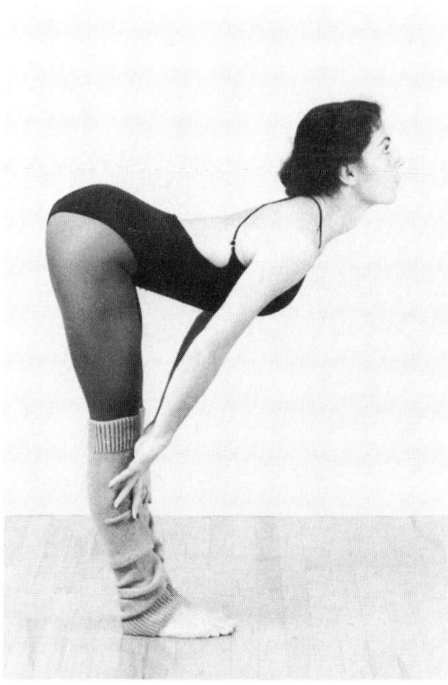

2. Dann strecken Sie die Brust noch weiter heraus, drücken den Rücken so weit Sie können nach unten durch und recken das Gesäß zur Decke. Zählen Sie dabei bis vier.

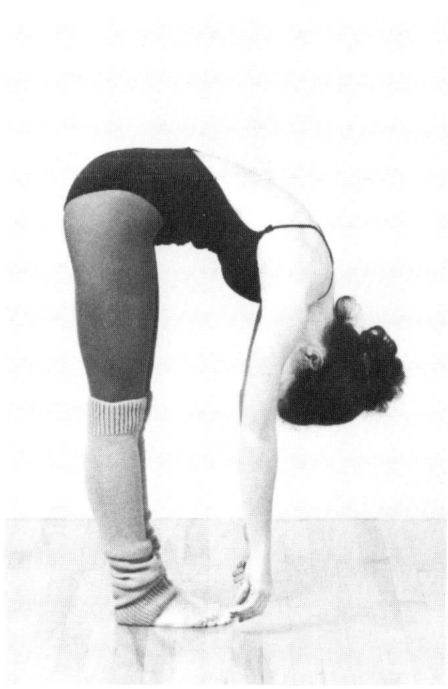

3. Machen Sie den Rücken rund und ziehen Sie Ihren Oberkörper über die Schenkel nach unten.

Wiederholen Sie die Bewegungen 1, 2 und 3 einmal.

Fortsetzung der Übung →

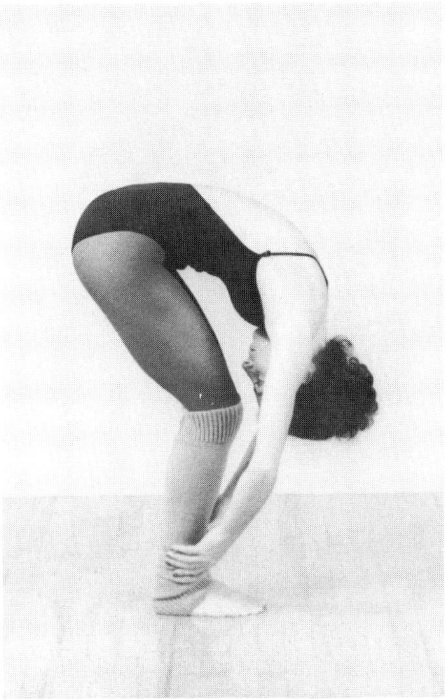

4. Machen Sie Ihren Rücken über den Schenkeln rund. Die Knie sind gebeugt. Lockern Sie Arme und Schultern. Richten Sie sich langsam auf, Wirbel für Wirbel.

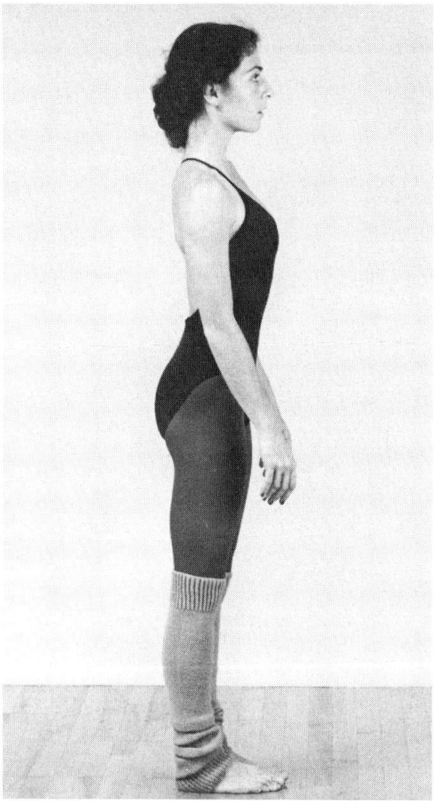

5. Beenden Sie die Übung aufrecht stehend, den Bauch eingezogen, die Gesäßmuskulatur angespannt, den Oberkörper aus den Hüften heraus gestreckt.

Atmung: Holen Sie Luft; atmen Sie aus, wenn Sie Ihren Rücken durchdrücken. Holen Sie Luft; atmen Sie aus, wenn Sie ihn rund machen.

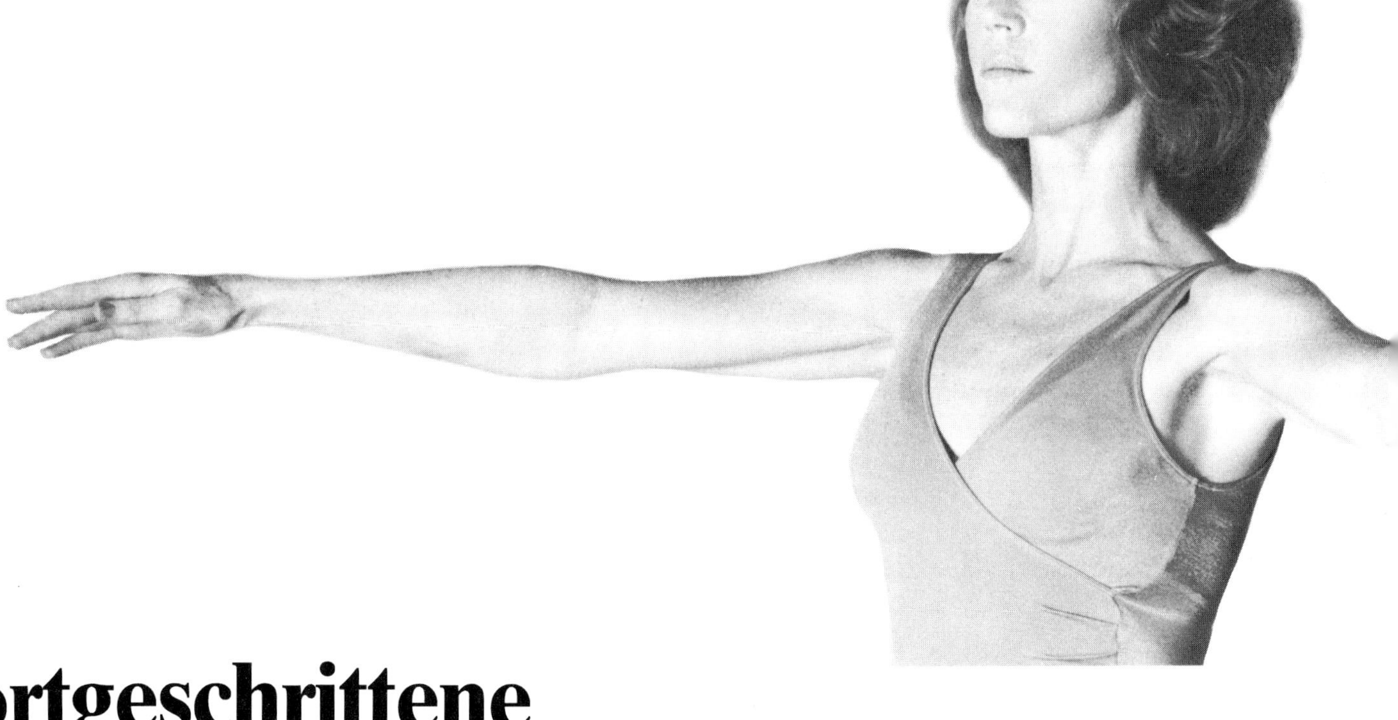

Fortgeschrittene

ARME

Arme

4 Minuten

Zweck

Alle Partien Ihrer Arme, Ihrer Schultern und Ihres Brustkorbs sollen gekräftigt, gestrafft und geschmeidig gemacht werden.

Musik

Irene Cara – »Fame« / *Fame*
Irene Cara – »Red Light« / *Fame*
Kongas – »Gimme Some Lovin'« / *Africanism*
Johnny Lee – »Lookin' for Love« / *Urban Cowboy*

1 Gestrecktes Armkreisen

Deltoides (Deltamuskel), Trapezius (Kapuzenmuskel)

Ausgangsstellung: Stehen Sie mit geschlossenen Füßen, die Gesäßmuskeln angespannt, den Bauch eingezogen, den Oberkörper gestreckt, die Schultern gesenkt.

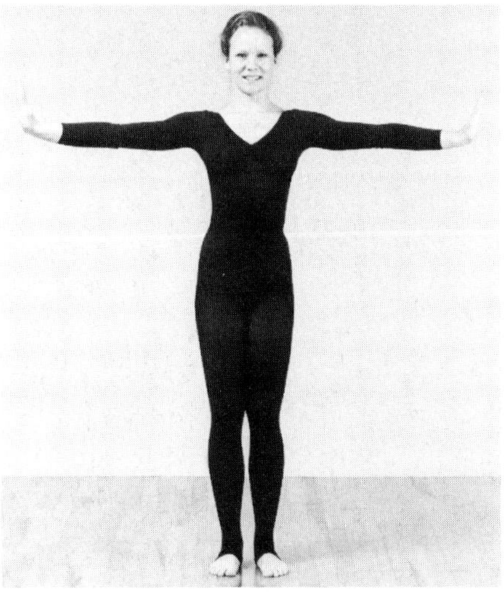

1. Arme seitlich ausgestreckt, Handgelenke nach oben gebogen, Handflächen parallel zu den gegenüberliegenden Wänden. Kreisen Sie mit den Armen 8mal nach vorn und 8mal nach hinten. Achten Sie darauf, daß Sie die Schultern dabei nicht hochziehen. Die kreisende Bewegung wird mit dem ganzen Arm von der Schulter aus geführt. Machen Sie die Kreise so groß Sie können.

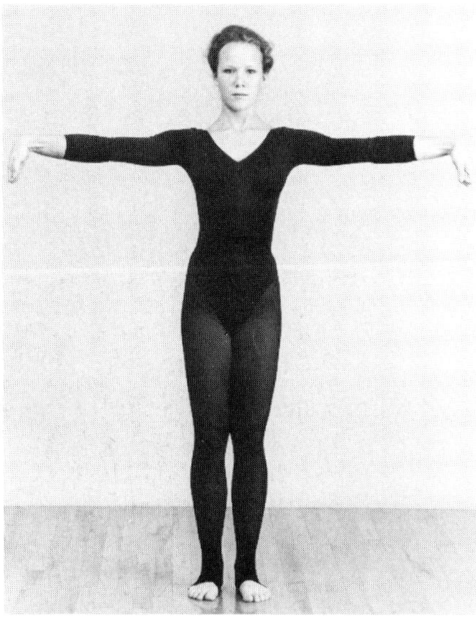

2. Wiederholen Sie das Kreisen 8mal vorwärts, 8mal rückwärts, aber diesmal mit nach unten gebogenen Handgelenken, wobei Sie die Handrücken so fest Sie können zur Wand drücken; die Fingerknöchel sind abgebogen.

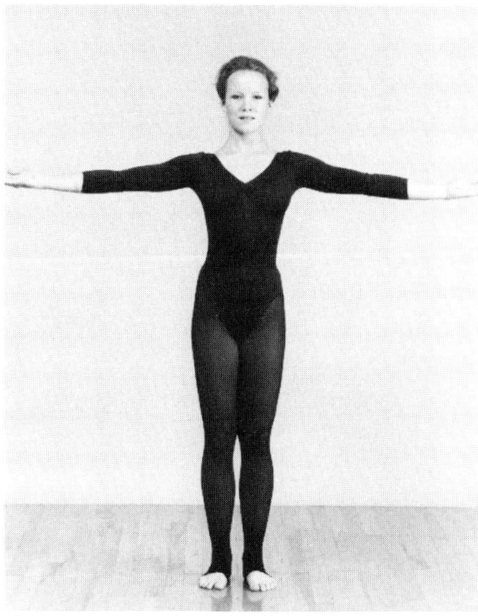

3. Wiederholen Sie das Kreisen 8mal vorwärts, 8mal rückwärts mit gestreckten Händen, die Handflächen nach oben gekehrt.

Atmung: gleichmäßig

2 Schultern lockern

Zur Entspannung der Deltamuskeln

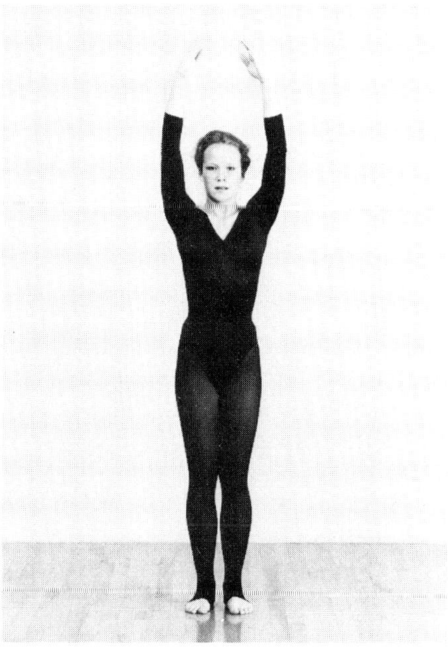

Ausgangsstellung: Senken Sie die Arme.

1. Schwingen Sie die Arme zur Seite und senkrecht nach oben.

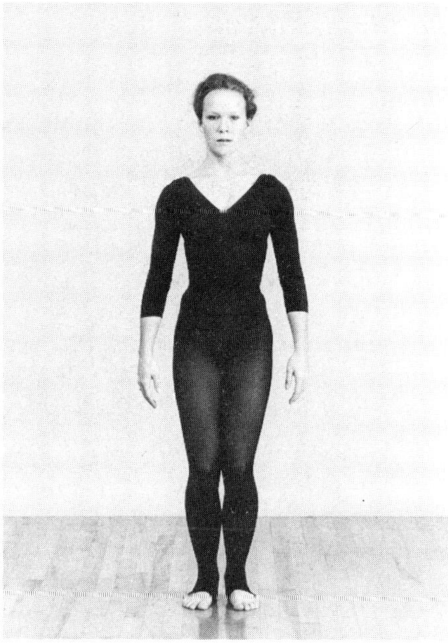

2. Schwingen Sie die Arme wieder nach unten und beugen Sie dabei leicht die Knie.

Diese beiden Bewegungen sind eine Trainingseinheit. Machen Sie die Übung insgesamt 8mal und strecken Sie die Knie, sooft Sie die Bewegung 1 wiederholen.

Atmung: Atmen Sie aus, wenn Sie die Arme senken. Atmen Sie ein, wenn Sie die Arme heben.

3 Ellenbogen strecken

Trizeps (Oberarmmuskel)

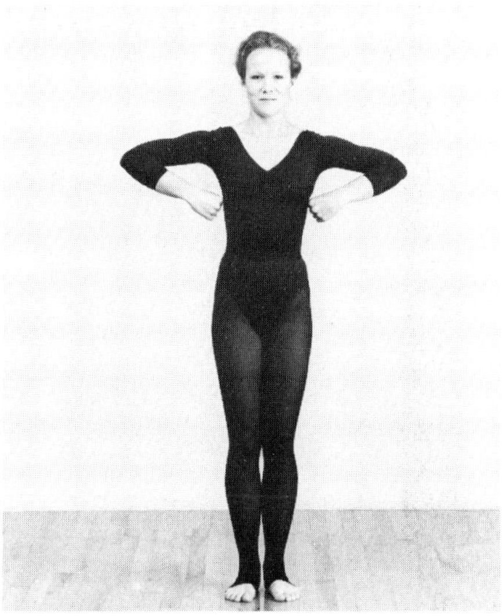

Ausgangsstellung: Stehen Sie mit gestreckten Knien, heben Sie die Ellenbogen seitlich auf Schulterhöhe. Ihr Unterarm ist angewinkelt, die Fäuste sind geballt, die Handflächen zeigen nach hinten.

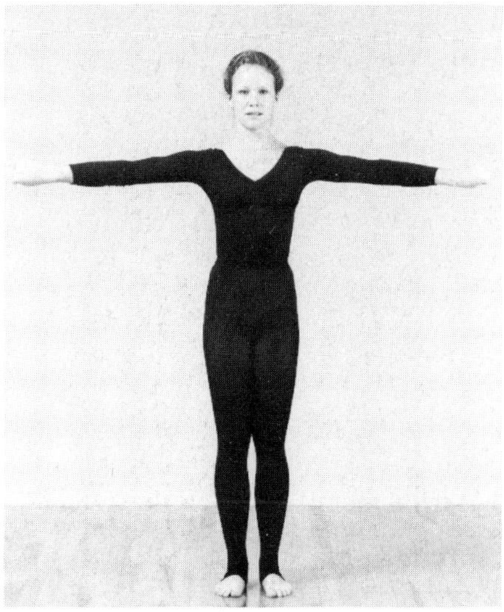

Schwingen Sie Ihren Unterarm (in einem nach unten und dann seitlich verlaufenden Bogen) auf Schulterhöhe und strecken Sie ihn. Versuchen Sie, Ihre Schultern und Oberarme dabei nicht zu bewegen und lassen Sie die Fäuste geballt; die Handflächen zeigen nach hinten.

Kehren Sie in die Ausgangsstellung zurück. Beugen und strecken Sie Ihre Unterarme 10mal auf diese Weise.

Atmung: Atmen Sie aus, während Sie den Arm vom Ellenbogen aus strekken. Atmen Sie ein, wenn Sie den Arm wieder zur Ausgangsposition anwinkeln.

4 Schultern drehen

Deltamuskeln, Trizeps

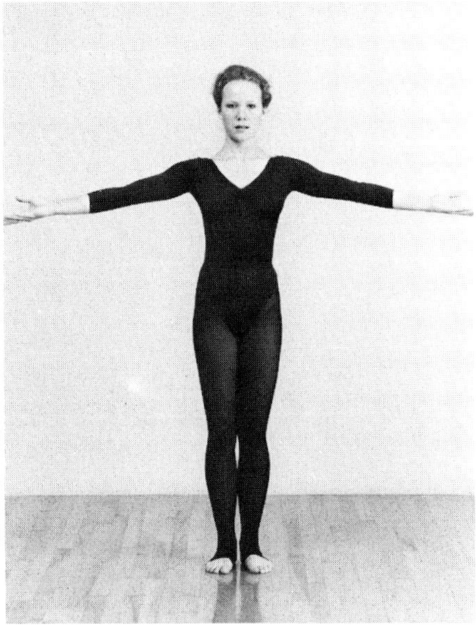

Ausgangsstellung: Die Arme sind seitlich ausgestreckt, in Schulterhöhe, die Handflächen zeigen nach oben.

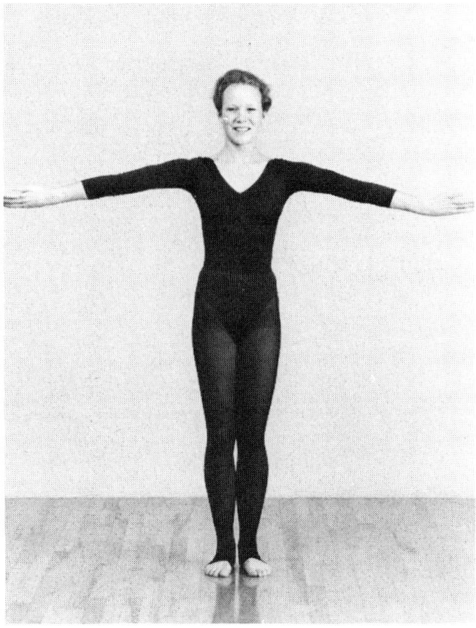

Drehen Sie die Arme von den Schultern aus nach vorn um die eigene Achse und dann wieder von den Schultern aus in die Ausgangsstellung zurück.

Die beiden Bewegungen sind eine Trainingseinheit. Üben Sie das Schulterndrehen 16mal. Stellen Sie sich dabei vor, Sie drehen mit jeder Hand einen Türknauf.

Achten Sie darauf, daß Sie außer den Armen nichts bewegen. Das Drehen ist nur eine kleine Bewegung, aber sie sollte ein Brennen hervorrufen. Also gut! Versuchen Sie es!

Atmung: Atmen Sie aus, während Sie den Arm von der Schulter aus nach vorn drehen. Atmen Sie ein, wenn Sie ihn zurückdrehen.

5 Schultern lockern

Zur Entspannung der Deltamuskeln

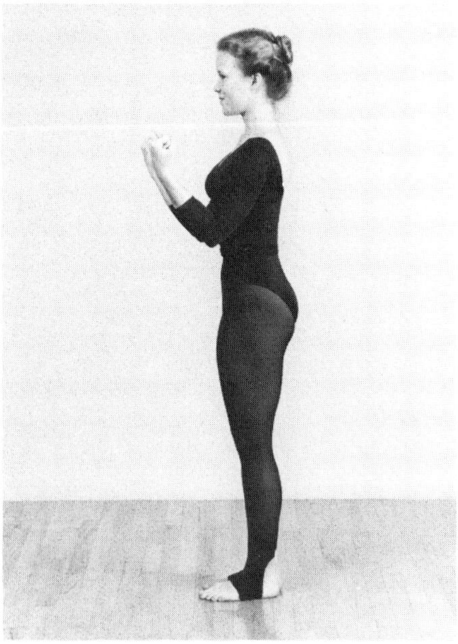

Ausgangsstellung: Winkeln Sie die Arme parallel zueinander vor Ihrem Oberkörper mit geballten Fäusten an.

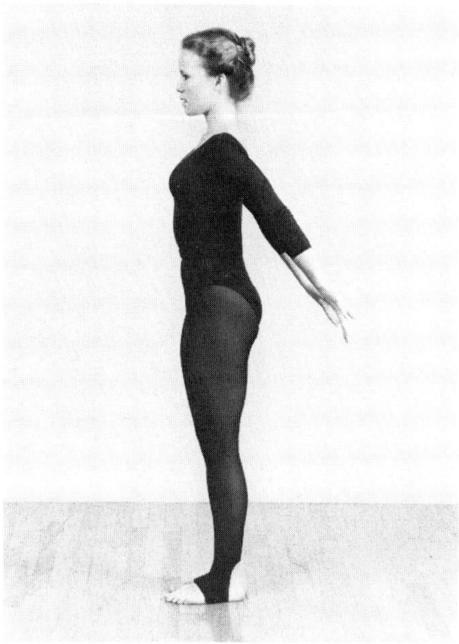

1. Schwingen Sie die Arme eng am Körper nach unten und dann so weit wie möglich nach hinten, ohne Ihren Oberkörper zu bewegen. Am Ende der Bewegung öffnen sich die Fäuste und die Handflächen zeigen zur Wand hinter Ihnen.

2. Schwingen Sie die Arme wieder nach vorn in die Ausgangsstellung zurück.

Das Rückwärts- und Vorwärtsschwingen ist eine Trainingseinheit. Machen Sie die Übung insgesamt 8mal.

Atmung: Atmen Sie aus, wenn die Arme nach hinten schwingen. Atmen Sie ein, wenn sie nach vorn schwingen.

6 Schere über dem Rücken

Deltamuskeln, Trizeps, Kapuzenmuskeln

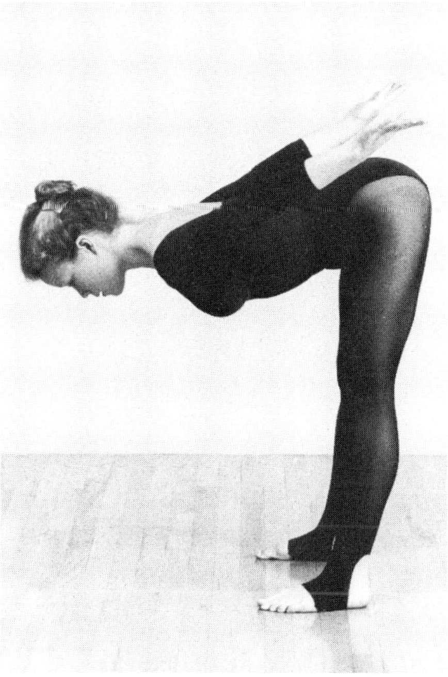

1. Beugen Sie sich mit geradem Rükken waagerecht vor. Die Beine sind gestreckt. Scheren Sie mit Ihren Armen über Ihrem Rücken, indem Sie den rechten Arm über den linken kreuzen.

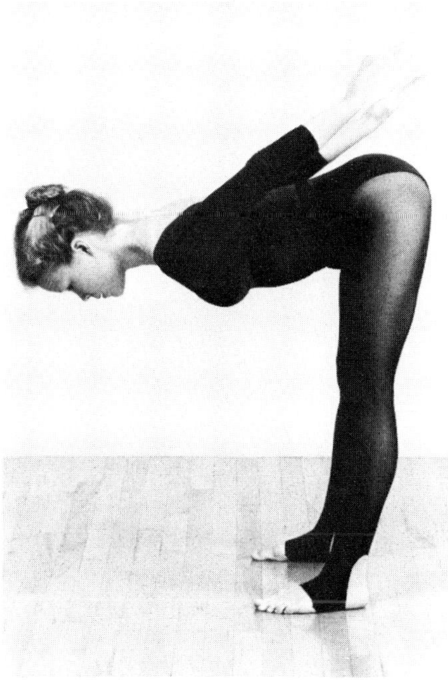

2. Nun kreuzen Sie den linken Arm über den rechten.

Diese beiden Bewegungen sind eine Trainingseinheit.

Achten Sie darauf, daß die Ellenbogen beim Scheren gestreckt und die Arme so hoch wie möglich über dem Rücken bleiben. Kreuzen Sie die Arme 16mal.

Atmung: gleichmäßig

7 Brücke über dem Kopf

Streckt Deltamuskeln, Trizeps und Kapuzenmuskeln

Verschränken Sie die Hände hinter dem Rücken, beugen Sie den Kopf und den Rücken so tief es geht hinab. Lassen Sie dabei die gestreckten Arme möglichst weit über den Kopf nach vorn sinken und dehnen Sie die Schultern.

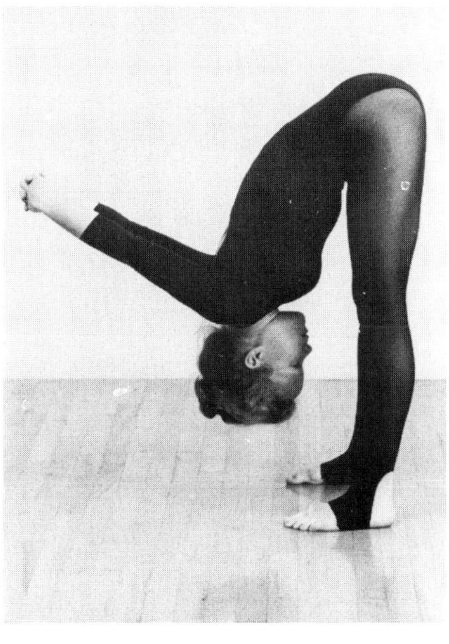

Atmung: normal

8 Arme nach hinten strecken

Trizeps

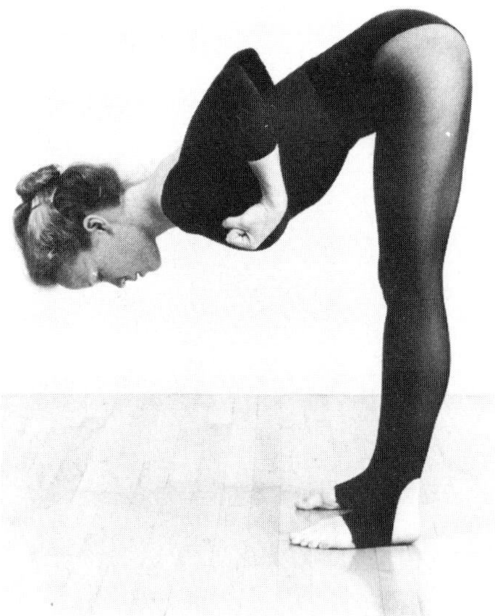

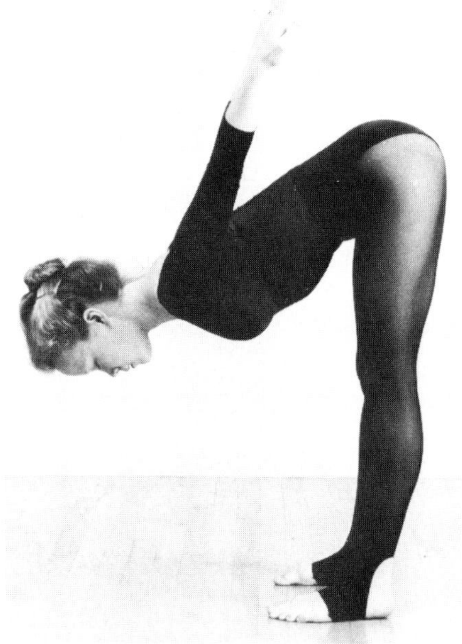

Ausgangsstellung: Grätschen Sie die Beine etwas mehr als Hüftbreite. Strecken Sie den Rücken und beugen Sie die Ellenbogen, wobei die Arme eng an den Seiten anliegen und die Hände neben der Brust zu Fäusten geballt sind.

Die Beine gestreckt haltend, recken Sie die Arme und Hände vom Ellenbogen aus so weit wie möglich nach oben über Ihren Rücken, wobei Sie die Fäuste öffnen und die Finger strecken. Dann beugen Sie die Arme wieder zurück in die Ausgangsstellung.

Diese beiden Bewegungen sind eine Trainingseinheit. Üben Sie sie insgesamt 20mal. Achten Sie darauf, die Arme eng an den Seiten zu halten.

Atmung: Atmen Sie aus, wenn Sie die Arme hinter dem Rücken ausstrecken. Atmen Sie ein, wenn Sie die Arme anwinkeln.

9 Unkraut ausreißen

Bizeps (Oberarmmuskel)

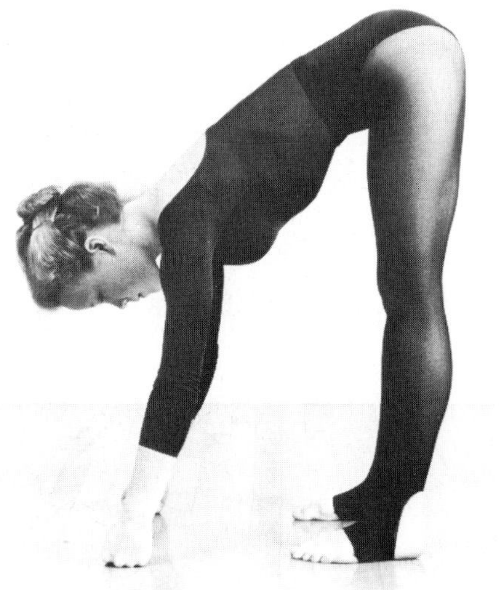

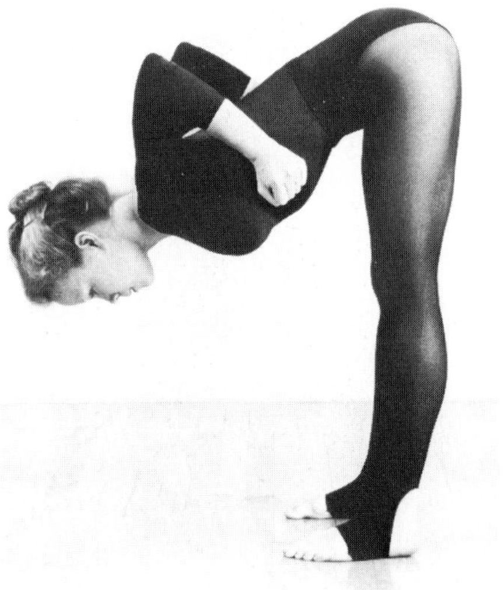

1. Ihr Rücken und Ihre Beine sind gestreckt. Greifen Sie mit den Händen vor sich auf den Boden, als wollten Sie Unkraut ausreißen.

2. Jetzt ziehen Sie Ihre Arme rasch zurück, wobei Sie Ihre Ellenbogen nach hinten abwinkeln und die Hände zu Fäusten ballen, als würden Sie ärgerlich Unkraut aus dem Boden ziehen.

Diese beiden Bewegungen sind eine Trainingseinheit. Üben Sie das Unkrautausreißen insgesamt 20mal. Achten Sie darauf, daß die Arme eng an den Seiten bleiben.

Atmung: Atmen Sie aus, wenn Sie die Arme hochziehen. Atmen Sie ein, wenn Sie nach vorn greifen.

10 Scheren

Brustmuskeln

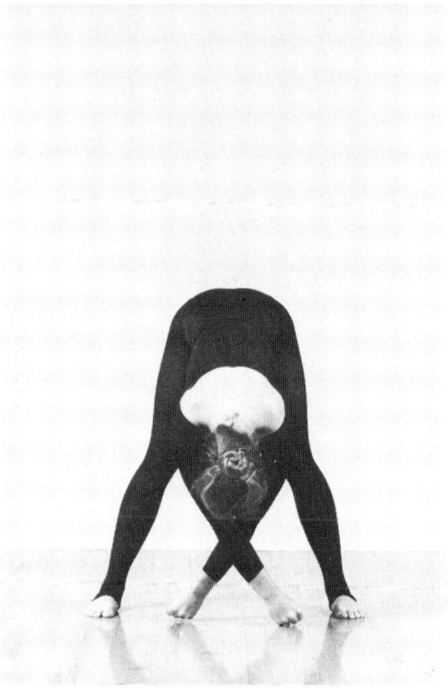

Ausgangsstellung: Stehend, die Beine etwas mehr als Hüftbreite gegrätscht. Lassen Sie Ihren Oberkörper mit gekreuzten Armen vornüber hängen.

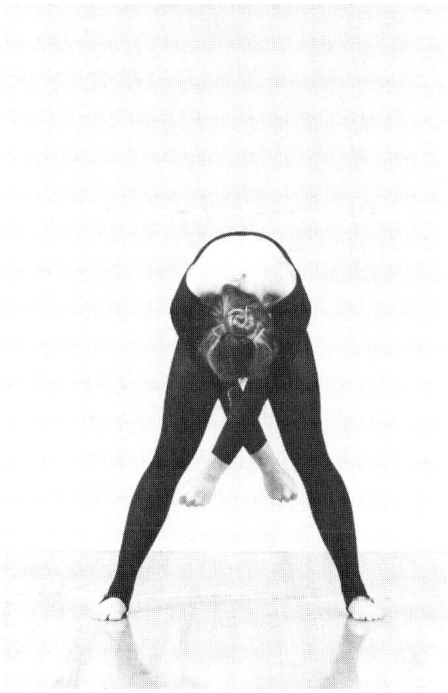

1. Während Sie sich aufrichten, kreuzen Sie in einer scherenförmigen Bewegung den linken Arm über den rechten und dann den rechten über den linken.

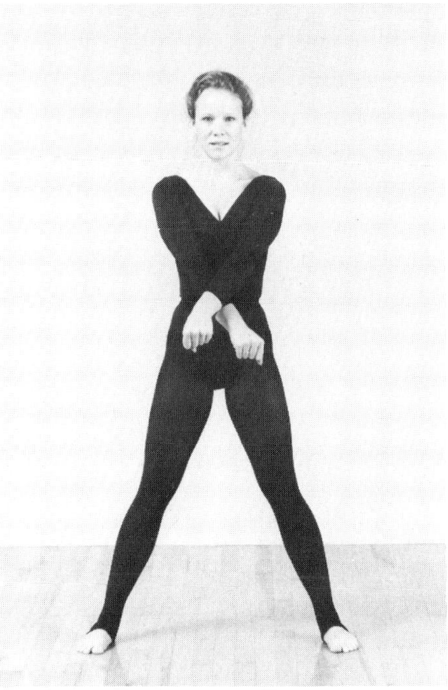

2. Wenn Sie sich aufgerichtet haben, setzen Sie die scherenförmige Bewegung der Arme nach oben fort.

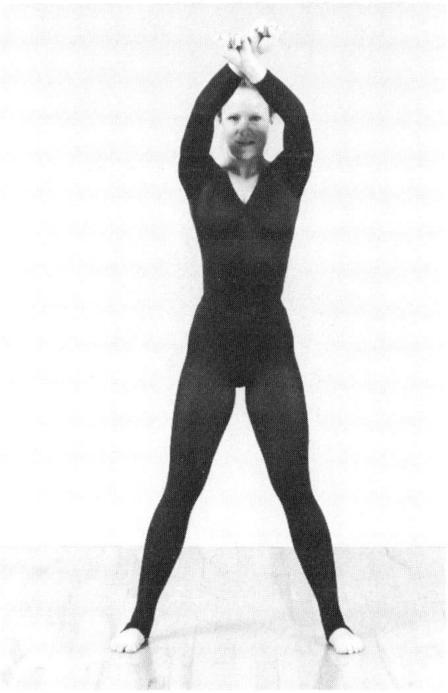

3. Kreuzen Sie die Arme bis über Ihren Kopf und dann wieder abwärts, wobei Sie aufrecht stehen bleiben.

Zählen Sie bis acht, während Sie die Arme nach oben bewegen, und wieder bis acht, während Sie sie senken.

Versuchen Sie, die Arme so weit wie möglich zu öffnen, bevor Sie sie kreuzen, und dabei den übrigen Körper nicht zu bewegen.

Dies ist eine ausgezeichnete Übung für die Brustmuskeln, die den Busen straff halten.

Atmung: gleichmäßig

11 Arme strecken

Zur Entspannung der Brustmuskeln

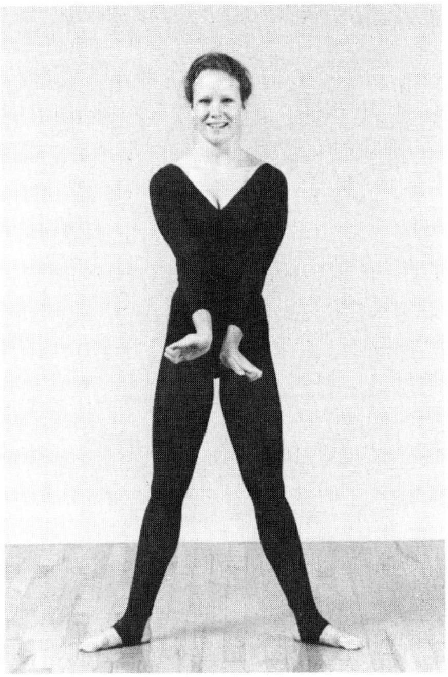

Ausgangsstellung: Stehen Sie aufrecht, die Arme gerade vor sich ausgestreckt, beide Hände nach außen gebogen, die Finger gekrümmt.

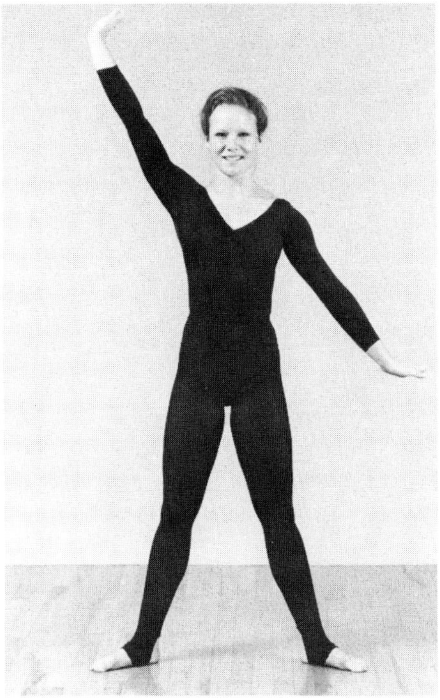

1. Schwingen Sie Ihren rechten Arm schräg nach oben und über Ihren Kopf zurück, während Ihr linker Arm schräg nach unten und zurück schwingt und Ihre Brust dadurch einem diagonalen Zug ausgesetzt ist.

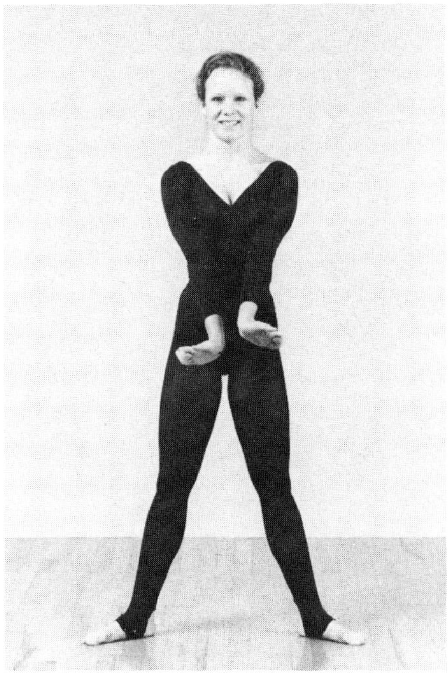

2. Führen Sie die Arme wieder zusammen in die Ausgangsstellung. Diese beiden Bewegungen sind eine Trainingseinheit. Wiederholen Sie die Bewegungen 1 und 2 (d. h. üben Sie sie insgesamt zweimal nach rechts).

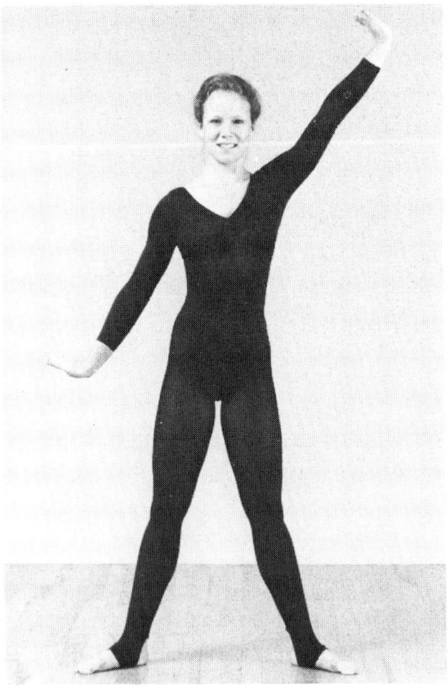

3. Wechseln Sie die Arme; schwingen Sie den linken Arm nach oben und den rechten Arm nach unten und zurück.

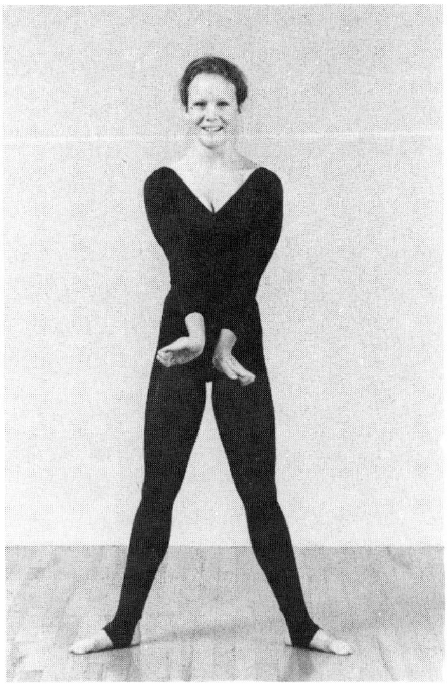

4. Führen Sie die Arme wieder zusammen in die Ausgangsstellung. Wieder sind beide Bewegungen zusammen eine Trainingseinheit. Wiederholen Sie die Bewegungen 3 und 4 (d. h. üben Sie sie insgesamt zweimal nach links).

Wiederholen Sie den gesamten Bewegungsablauf von 1–4; Sie turnen ihn also insgesamt zweimal und zählen dabei bis acht.

Atmung: Atmen Sie aus, wenn Sie die Arme nach außen bewegen. Atmen Sie ein, wenn Sie sie zusammenführen.

SCHÜTTELN SIE DIE ARME AUS.

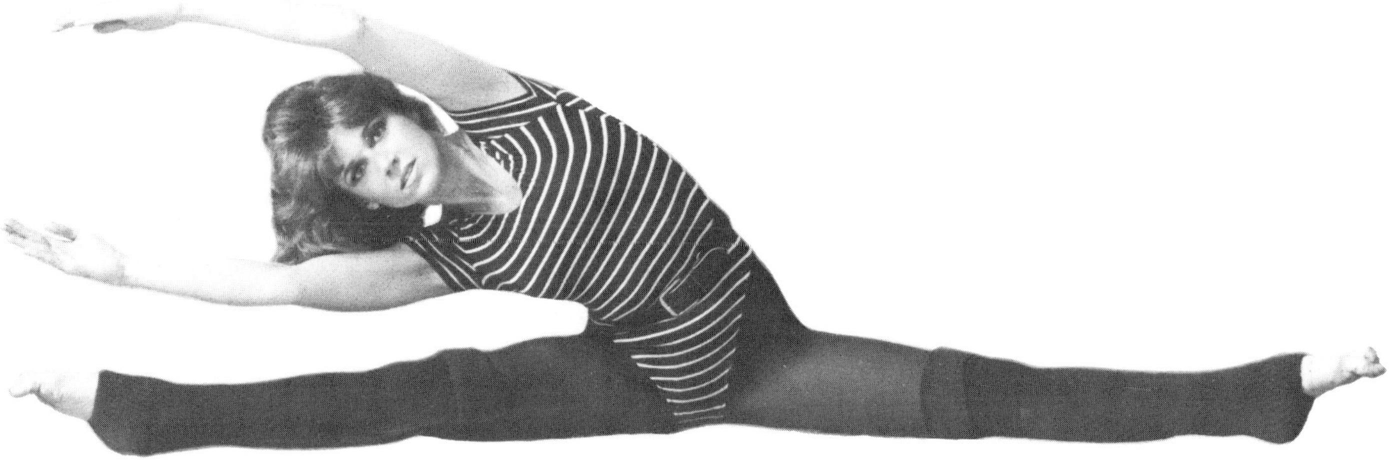

Fortgeschrittene

TAILLE

Taille

7 Minuten (einschließlich Bodenübungen)

Zweck

Die Fettdepots um die Gürtellinie zu reduzieren und die Bauch- und Rückenmuskeln zu straffen, zu formen und zu stärken.

Musik

Jacksons – »Can You Feel It« / *Triumph*
Isaac Hayes – »Don't Let Go« / *Don't Let Go*
Donna Summer – »Hot Stuff« / *Bad Girls*
Donna Summer – »MacArthur Park« / *Live and More*
Amii Stewart – »Light My Fire« / *Knock on Wood*

1 Seitliches Beugen

Zwischenrippenmuskeln, schräge Bauchmuskeln

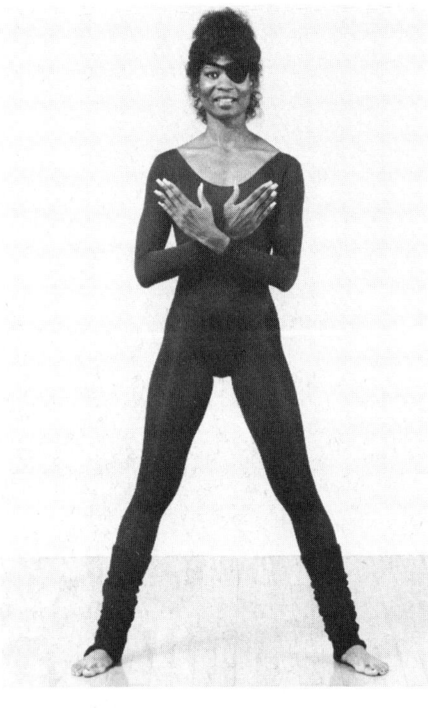

Ausgangsstellung: Stehen Sie aufrecht mit gespreizten Beinen. Der Bauch ist eingezogen, die Gesäßmuskeln sind angespannt, die Hände vor der Brust gekreuzt, mit den Handflächen zum Körper. Stellen Sie sich vor, Sie stehen zwischen zwei Glasplatten. Sie dürfen sich also nicht vorbeugen, sonst zerbrechen Sie das Glas.

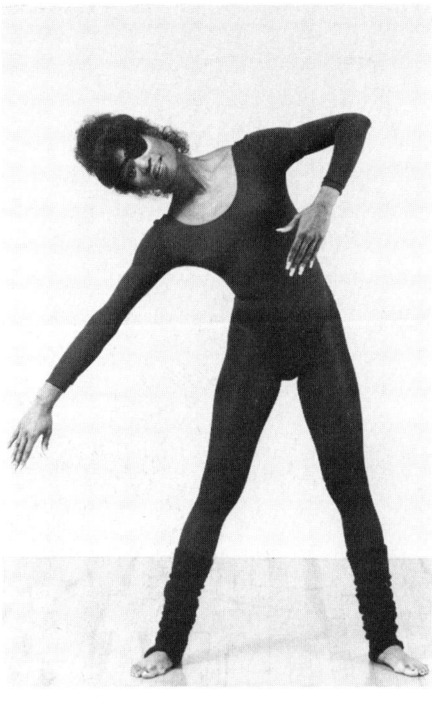

1. Beugen Sie sich nach rechts, wobei Ihr rechter Arm nach unten und außen zieht, während Ihr linker Ellenbogen so weit wie möglich nach oben zeigt. Sie sollten dabei an Ihrer linken Körperseite ein Ziehen verspüren. Ihr Kopf fällt locker nach rechts. Ihre linke Schulter bleibt hinten, Ihre Hüften vorn.

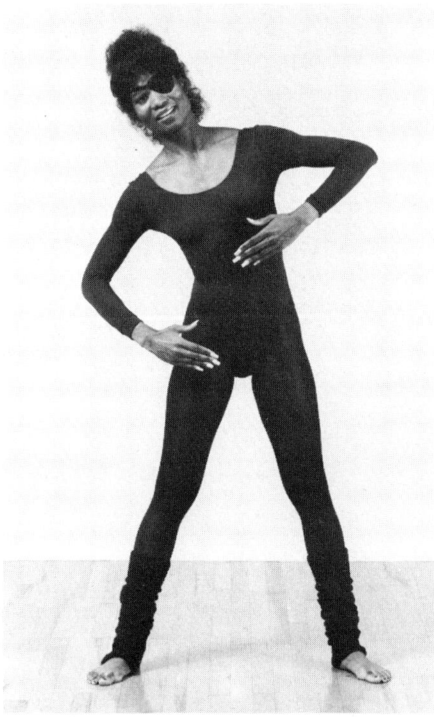

2. Kehren Sie wieder in die Ausgangsstellung zurück. Beugen und Aufrichten sind eine Trainingseinheit. Wiederholen Sie sie 40mal nach rechts.

3. Wiederholen Sie die Übung 40mal nach links, indem Sie den linken Arm nach unten und außen strecken und den abgewinkelten rechten Ellenbogen nach oben drücken. (Erhöhen Sie die Zahl der Trainingseinheiten auf 60 nach jeder Seite, sobald Sie kräftiger geworden sind.) Achten Sie darauf, daß Ihre rechte Schulter hinten bleibt und daß Ihre Hüften vorn sind.

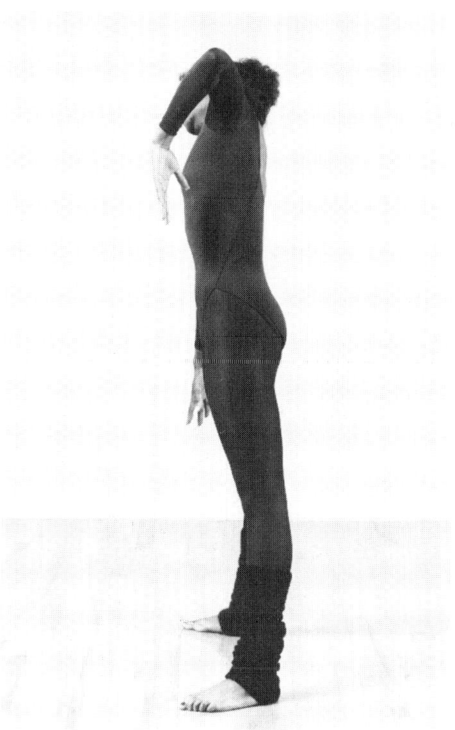

Dies ist wohl die wirksamste Übung, die ich kenne, um in der Taille schlanker zu werden. Um eine möglichst große Wirkung zu erzielen, müssen Sie sich allerdings genau zur Seite beugen, dürfen sich also nicht mit dem Oberkörper nach vorn neigen.

Atmung: Atmen Sie aus, während Sie sich zur Seite beugen. Atmen Sie ein, während Sie sich aufrichten.

2 Weitere Übungen zum seitlichen Beugen

Zwischenrippenmuskeln, schräge Bauchmuskeln

1. Beugen Sie sich nach rechts, wobei Sie den linken Arm genau über das Ohr strecken, während Ihr rechter Arm vor dem Oberkörper abgebogen wird. Wippen Sie 8mal leicht und achten Sie darauf, daß Ihre Hüften vorn bleiben, das Gewicht gleichmäßig auf beide Füße verteilt ist und die linke Schulter hinten bleibt.

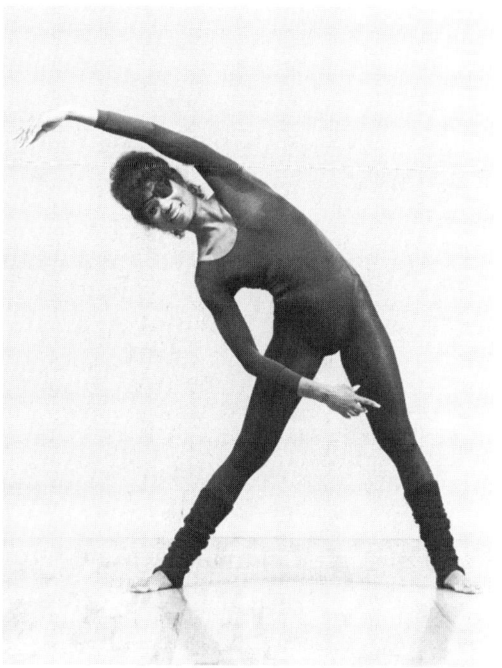

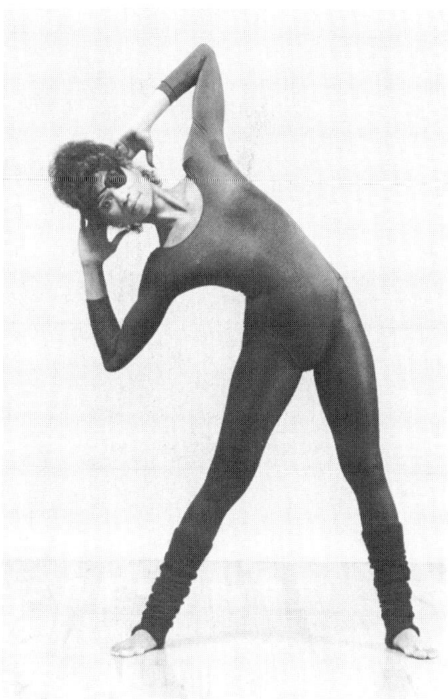

2. Legen Sie beide Hände hinter den Kopf und wippen Sie 8mal leicht nach rechts. Achten Sie darauf, daß die Ellenbogen nicht nach vorn zielen; Sie sollten sie seitlich nach außen ziehen.

Fortsetzung der Übung →

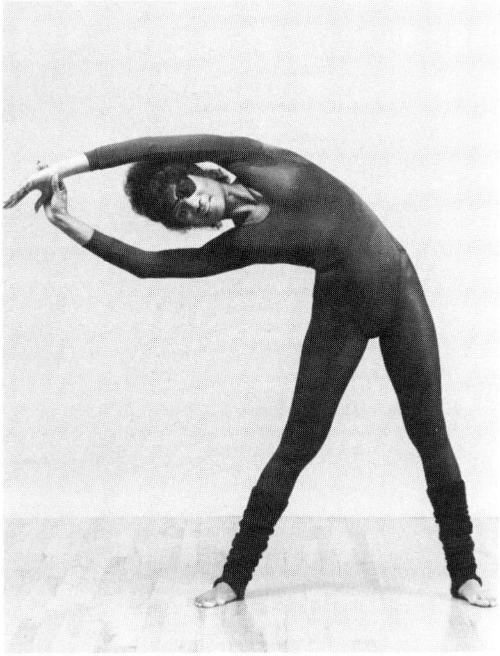
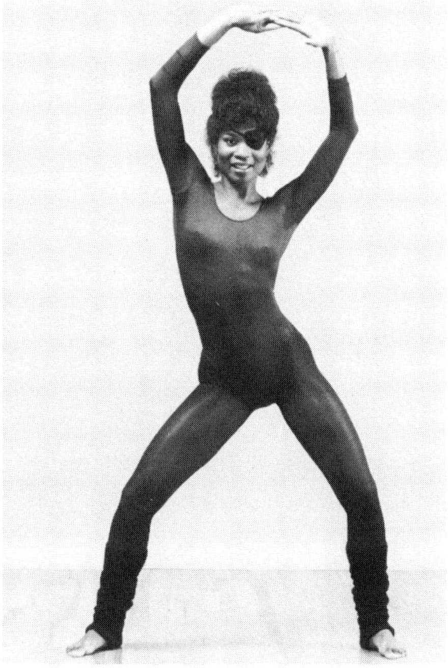
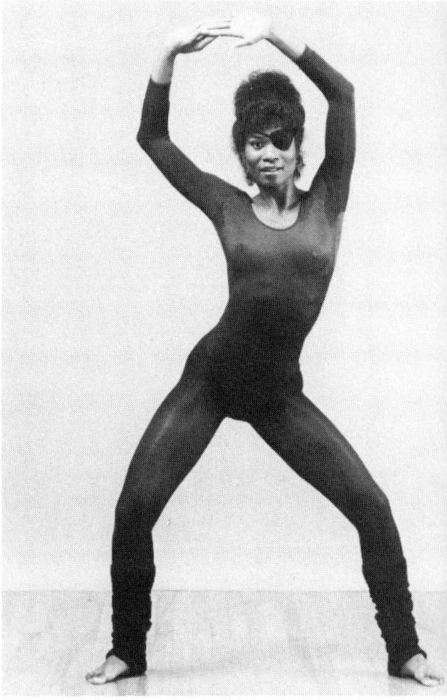

3. Strecken Sie beide Arme rechts zur Seite, fassen Sie Ihr linkes Handgelenk mit der rechten Hand und ziehen Sie es weiter hinüber; dabei wippen Sie 8mal.

4. Kehren Sie mit den Armen zur Mitte zurück, beugen Sie die Knie, verschränken Sie die Finger und kreisen Sie mit den Hüften und Armen . . .

. . . 8mal, um Ihr Kreuz zu lockern.

Wiederholen Sie alle vier Bewegungen 8mal in jeder Stellung nach links und schließen Sie mit dem Hüft- und Armkreisen.

Atmung: Atmen Sie aus, während Sie sich zur Seite beugen. Atmen Sie ein, wenn Sie sich zwischen den Ziehbewegungen lockern.

3 Wippen

Zwischenrippenmuskeln, schräge Bauchmuskeln

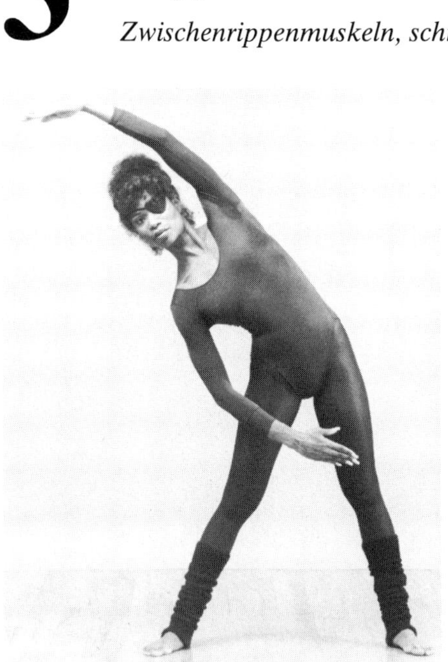
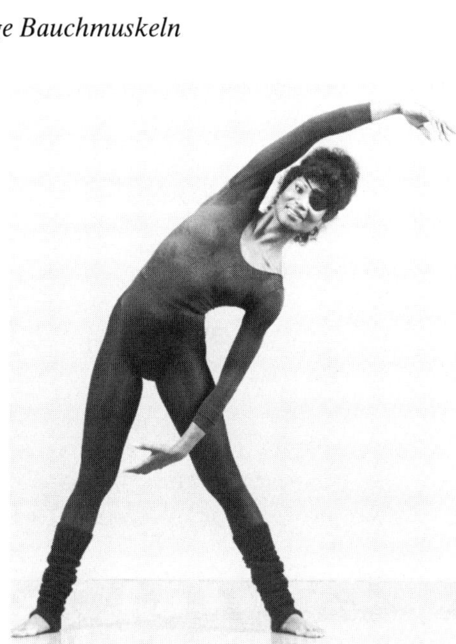
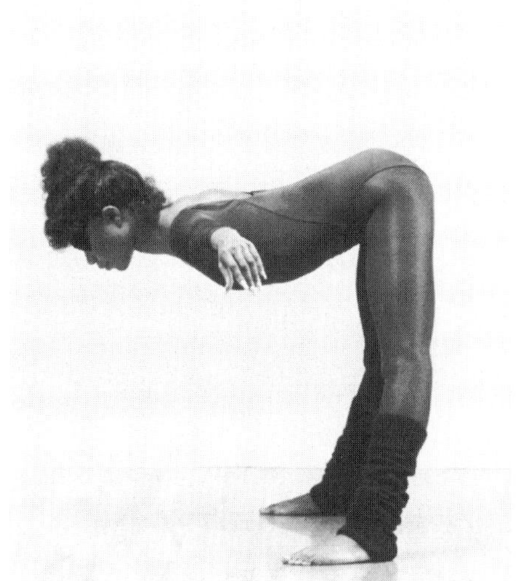

1. Strecken Sie Ihren linken Arm über den Kopf nach rechts, wobei der rechte Arm vor dem Körper abgebogen wird, und wippen Sie 2mal seitlich nach unten. Jedes Wippen mit anschließender leichter Lockerung ist eine Trainingseinheit.

2. Wiederholen Sie dasselbe 2mal nach links.

3. Strecken Sie beide Arme auf Schulterhöhe seitlich aus und wippen Sie mit gestrecktem Rücken und gestreckten Knien 2mal nach unten.

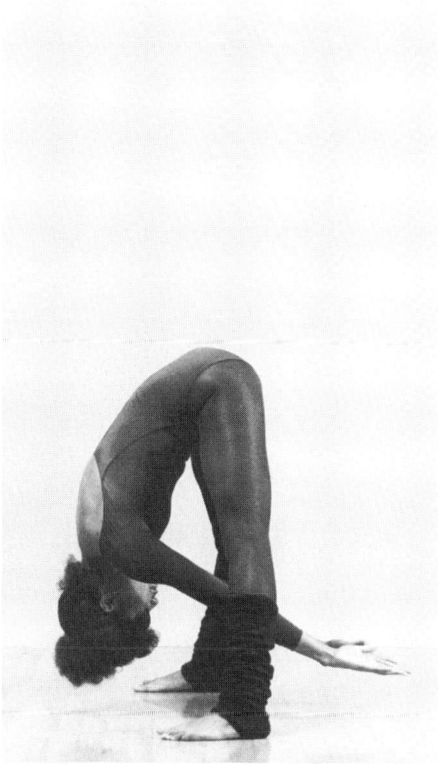

4. Schwingen Sie die Arme durch die gestreckten Beine hindurch und wippen Sie 2mal nach hinten.

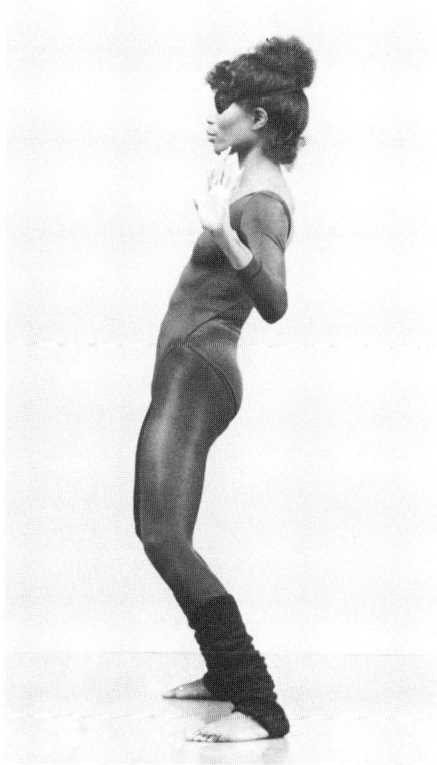

5. Schwingen Sie wieder hoch und wippen Sie mit den Hüften bei leicht gebeugten Knien 2mal nach vorn . . .

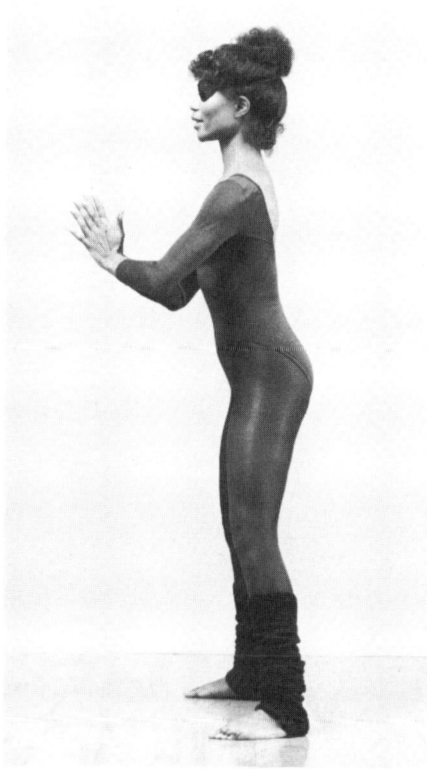

. . . wobei Sie zwischen dem Wippen in die Hände klatschen.

Üben Sie die ganze Sequenz 3mal.

Atmung: gleichmäßig

4 Drehen aus der Taille

Zwischenrippenmuskeln, schräge Bauchmuskeln

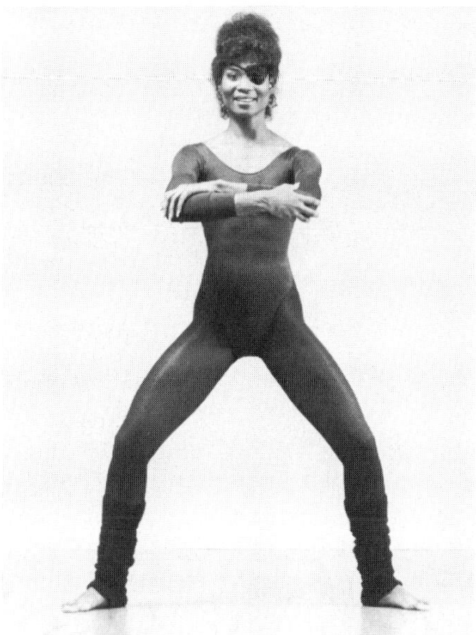

1. Lassen Sie die Knie gebeugt . . .

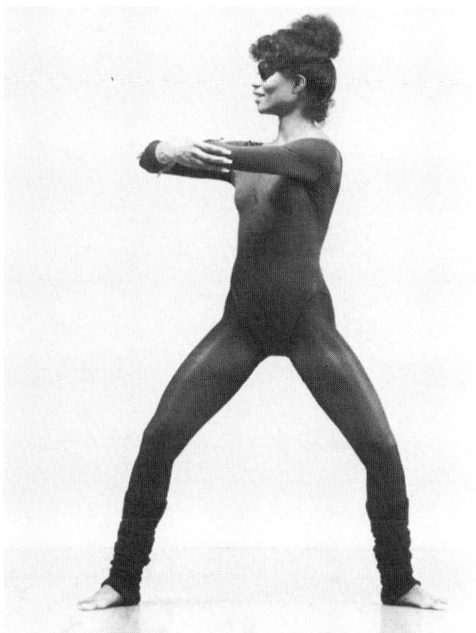

. . . fassen Sie sich an den Ellenbogen, drehen Sie sich 4mal nach rechts und schauen Sie dabei über Ihre rechte Schulter.

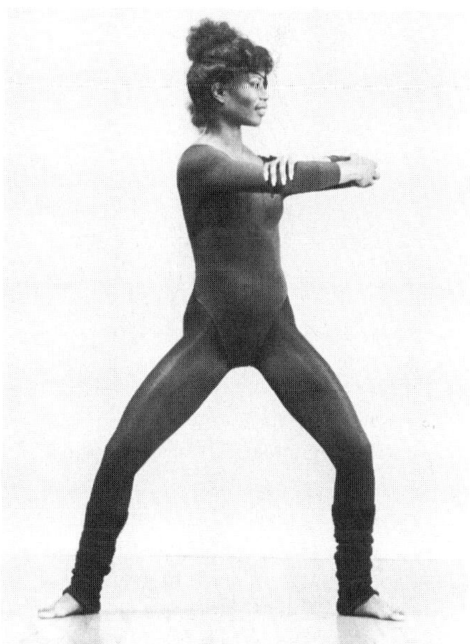

2. Drehen Sie sich 4mal nach links.

Wiederholen Sie die Übung 4mal nach jeder Seite.

Fortsetzung der Übung →

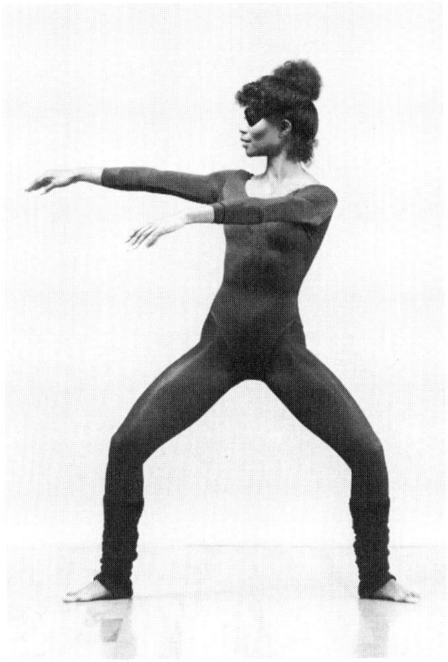

3. Lassen Sie die Ellenbogen los und schwingen Sie Ihre offenen Arme nach rechts . . .

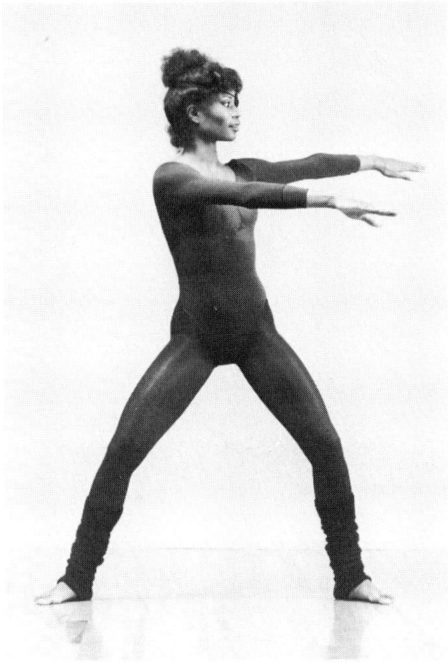

. . . dann nach links. Schwingen Sie insgesamt 8mal abwechselnd nach rechts und links.

Halten Sie die Arme während des Schwingens auf Schulterhöhe.

Atmung: gleichmäßig

5 Ausfall mit den Ellenbogen

Zwischenrippenmuskeln, schräge Bauchmuskeln

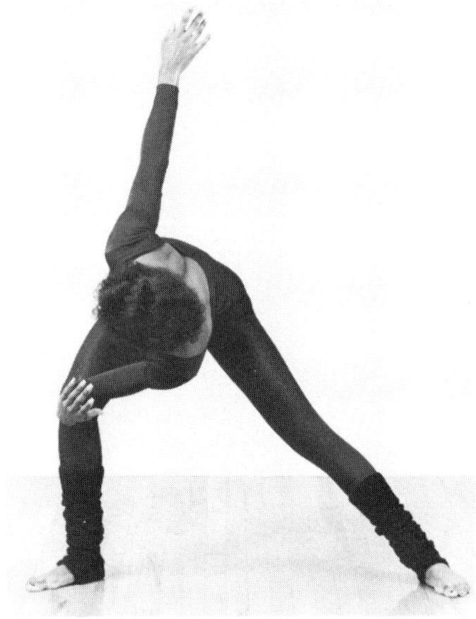

1. Nach dem letzten Schwung mit offenen Armen fallen Sie einfach nach rechts aus, indem Sie das rechte Knie beugen, das linke Bein strecken und den linken Ellenbogen zum rechten Knie ziehen. Lassen Sie Ihren rechten Arm nach hinten zur Decke schwingen, drehen Sie den Oberkörper und schauen Sie nach oben. Das Ganze ist eine Trainingseinheit.

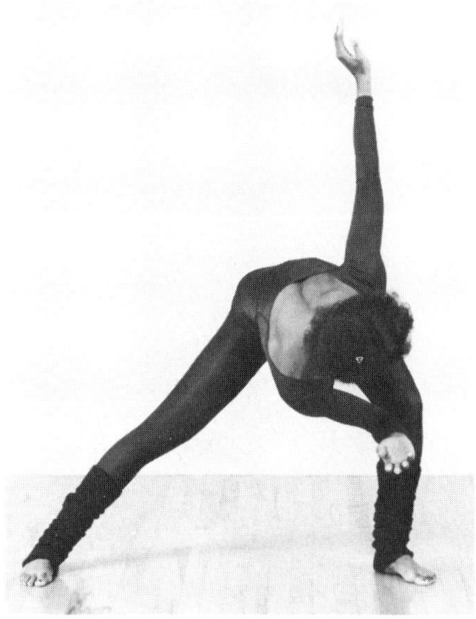

2. Wiederholen Sie die Übung nach links, wobei Sie den rechten Ellenbogen zum linken Knie ziehen und sich drehen, um zur Decke zu schauen.

Üben Sie den Ausfall mit den Ellenbogen abwechselnd nach rechts und nach links, insgesamt 8mal.

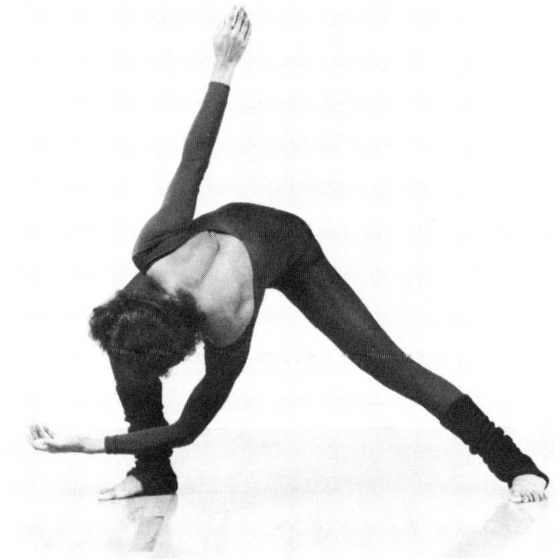

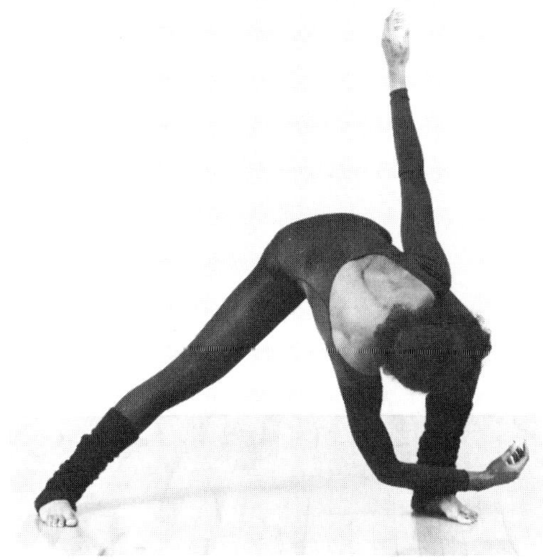

Atmung: gleichmäßig

3. Fallen Sie jetzt noch tiefer aus und ziehen Sie den linken Ellenbogen zum rechten Fußgelenk, schwingen Sie den rechten Arm hinter sich, drehen Sie sich und schauen Sie zur Decke – das Ganze ist eine Trainingseinheit.

4. Wiederholen Sie die Übung nach links.

Üben Sie den tiefen Ausfall mit den Ellenbogen abwechselnd nach rechts und nach links, insgesamt 8mal.

Wiederholen Sie jetzt sowohl die Ellenbogen-Knie-Sequenz als auch die Ellenbogen-Fußgelenk-Sequenz mit jeweils 8 Trainingseinheiten.

6 Hüften lockern

Zur Entspannung des inneren Oberschenkels

Ausgangsstellung: Beugen Sie die Knie zur Hocke und setzen Sie die Hände zwischen den Knien hinter den Füßen auf den Boden. Ihre Kniekehlen sollten nun auf Ihren Ellenbogen ruhen und Ihre Innenschenkel dadurch auseinandergedrückt werden.

Wippen Sie 16mal leicht mit dem Gesäß.

Atmung: normal

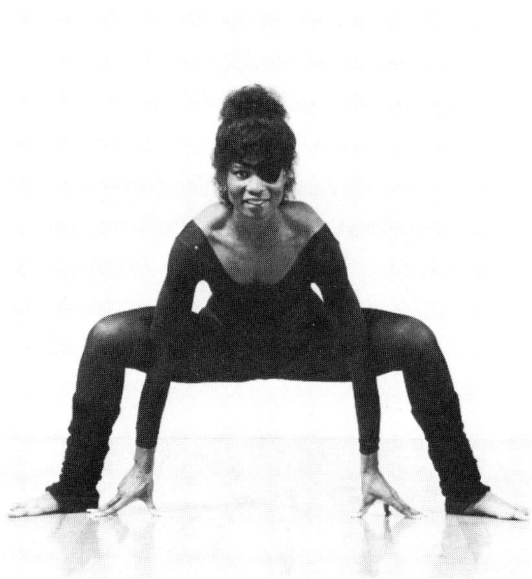

7 Aufrichten

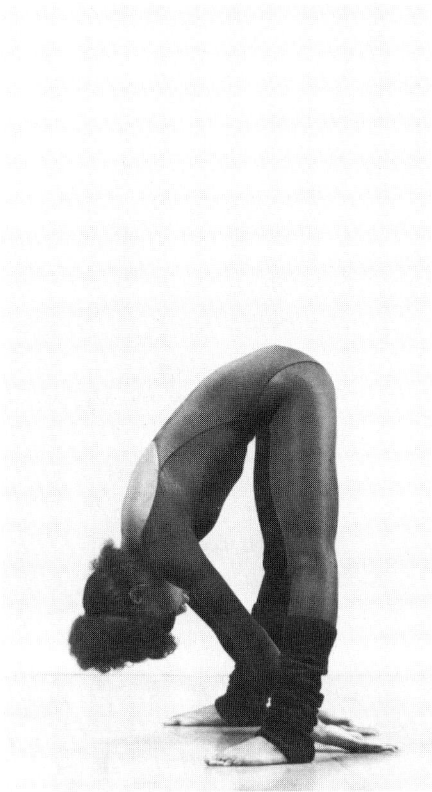

Ausgangsstellung: Lassen Sie die Hände hinter den Füßen, während Sie die Knie durchdrücken.

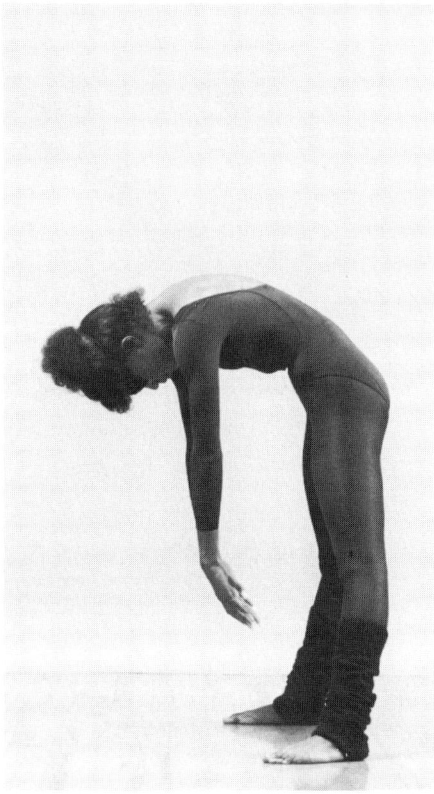

Lassen Sie die Arme und den Kopf locker hängen, als seien Sie eine Stoffpuppe, und richten Sie sich langsam auf, Wirbel für Wirbel . . .

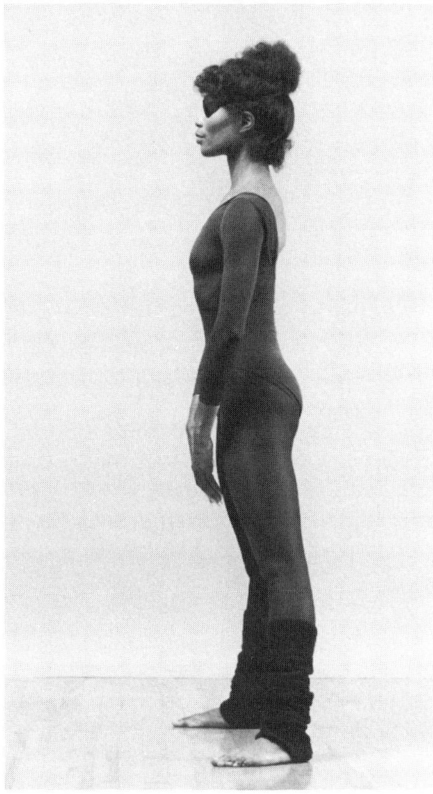

. . . bis Sie aufrecht stehen.

Atmung: normal

Die Taillenübungen werden jetzt auf dem Boden fortgesetzt. Holen Sie sich eine Matte, ein Badetuch, eine Decke oder irgendeine andere weiche Unterlage zum Üben.

8 Taille und Innenschenkel strecken

Zwischenrippenmuskeln und schräge Bauchmuskeln

Ausgangsstellung: Setzen Sie sich auf den Boden und spreizen Sie die Beine so weit Sie können, ohne die Sehnen an der Innenseite Ihrer Schenkel zu zerren. Die Füße sind gestreckt.

1. Beugen Sie sich nach rechts und versuchen Sie, Ihr Ohr dem rechten Bein anzunähern. Ihr linker Arm zieht genau nach rechts, während Ihr rechter Arm graziös vor Ihnen abgewinkelt ist. Wippen Sie 8mal leicht nach unten.

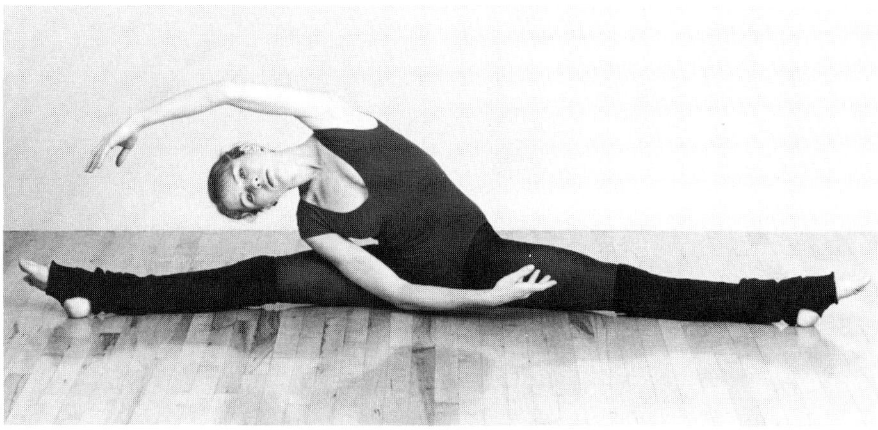

2. Wiederholen Sie diese Bewegung nach links, ebenfalls 8mal.

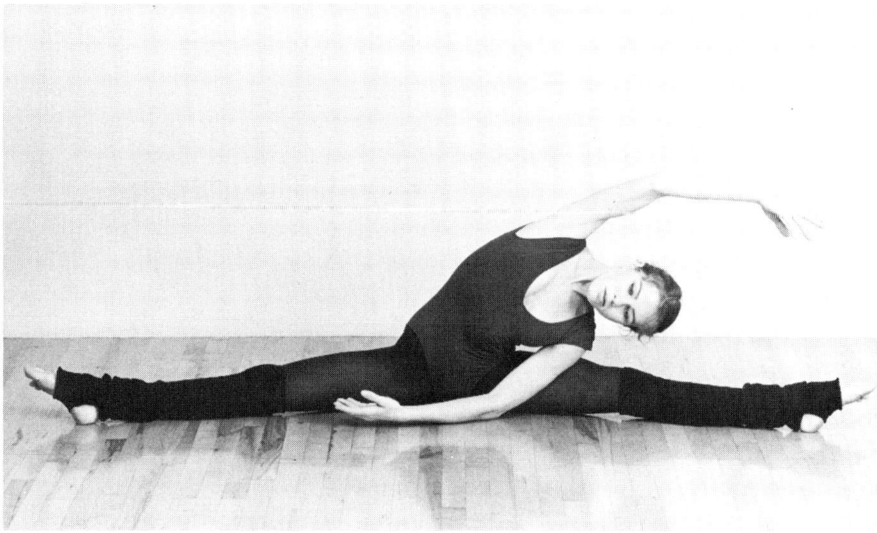

Wiederholen Sie die Übung zuerst mit 6, dann mit 4 und zuletzt zweimal mit 2 Wippbewegungen nach jeder Seite. Dann wippen Sie 10mal abwechselnd nach rechts und nach links.

Wenn Sie sich nach einer Seite beugen, versuchen Sie, die entgegengesetzte Hüfte auf dem Boden zu lassen. Achten Sie darauf, sich genau zur Seite zu neigen.

Atmung: Atmen Sie aus, während Sie sich zur Seite beugen; atmen Sie ein, wenn Sie sich vor der nächsten Wippbewegung lockern.

9 Brust-zum-Knie-Strecken

Zwischenrippenmuskeln, schräge Bauchmuskeln

1. Legen Sie die Hände seitlich an Ihren rechten Fuß und strecken Sie Ihre Brust zum Knie. Wippen Sie 8mal leicht nach unten.

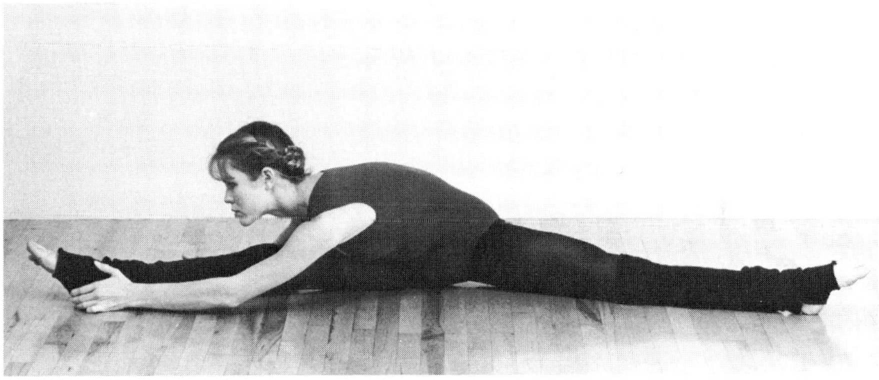

2. Legen Sie die Hände vor sich auf den Boden, beugen Sie sich aus der Hüfte nach vorn und »gehen« Sie mit den Händen seitlich . . .

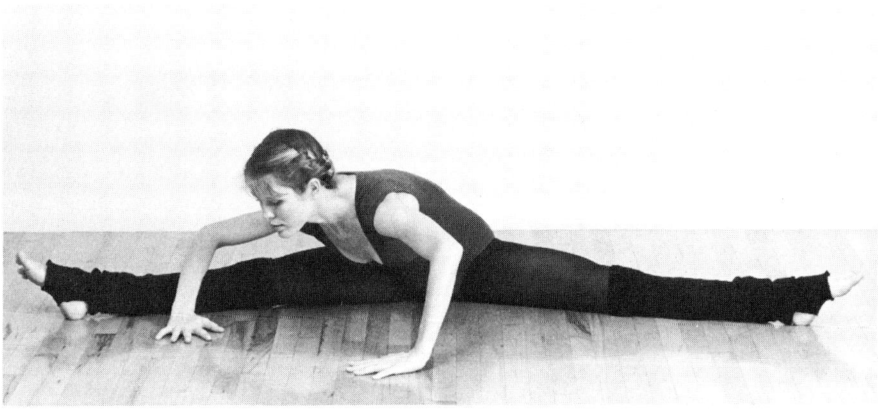

Fortsetzung der Übung →

. . . nach links, wobei Sie bis vier zählen. Halten Sie dabei den Oberkörper so tief wie möglich am Boden.

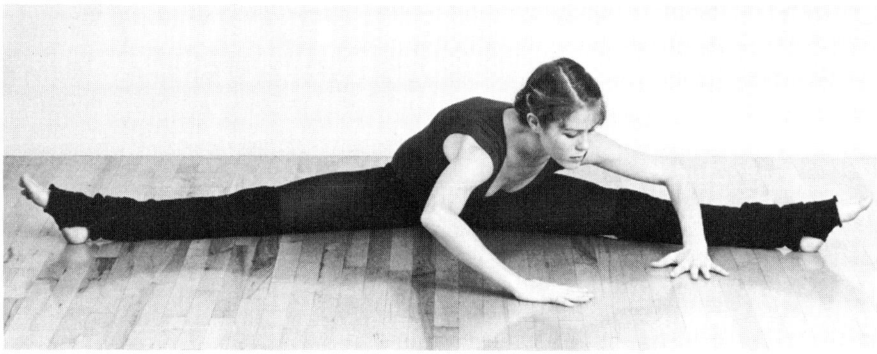

3. Legen Sie die Hände seitlich an Ihren linken Fuß und strecken Sie Ihre Brust zum Knie. Wippen Sie 8mal leicht nach unten.

Wiederholen Sie die Übung einmal nach jeder Seite.

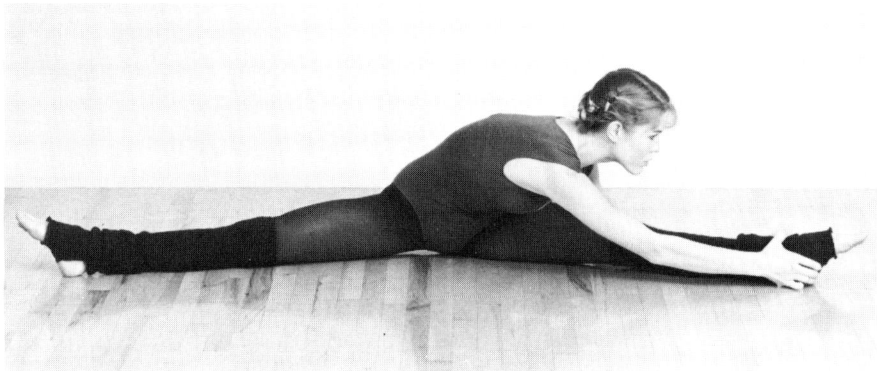

4. »Gehen« Sie zur Mitte zurück und wippen Sie 8mal mit dem Oberkörper vorsichtig so tief zum Boden wie Sie können. Dabei stützen Sie die Hände vor Ihrem Körper auf und halten die Füße gestreckt.

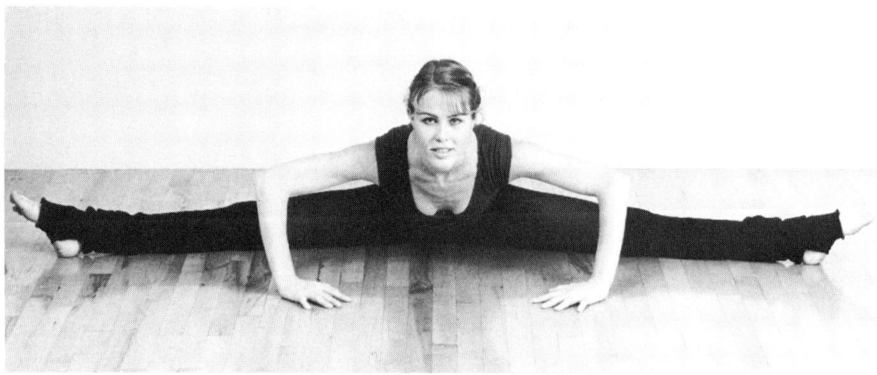

5. Versuchen Sie die Beine noch etwas weiter zu spreizen, winkeln Sie die Füße an und wippen Sie weitere 8mal leicht nach unten.

Atmung: gleichmäßig

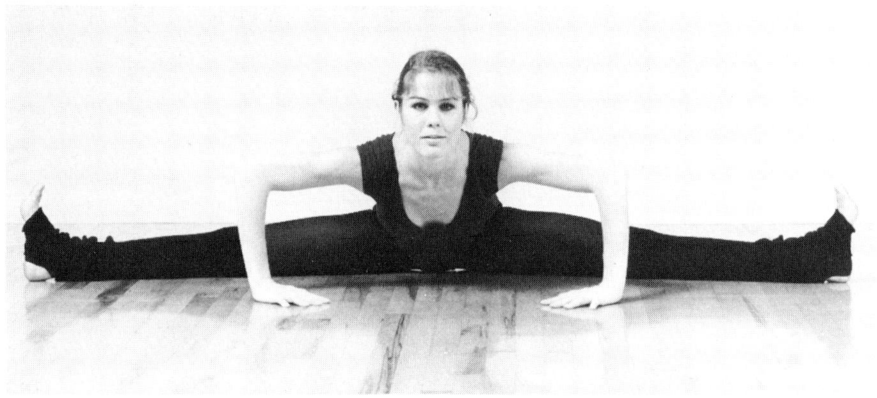

10 Seitliches Ellenbogenbeugen

Zwischenrippenmuskeln, schräge Bauchmuskeln

Ausgangsstellung: Richten Sie den Oberkörper wieder auf und nehmen Sie die Hände hinter den Kopf. Die Ellenbogen zeigen zur Seite.

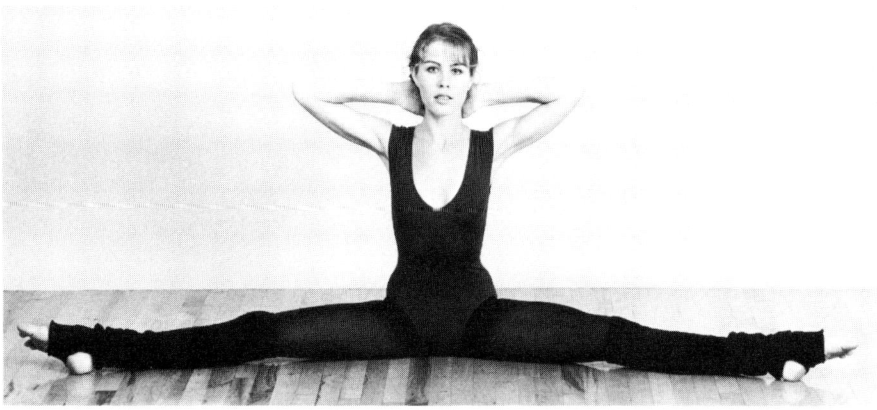

1. Ziehen Sie mit dem rechten Ellenbogen zum rechten Knie . . .

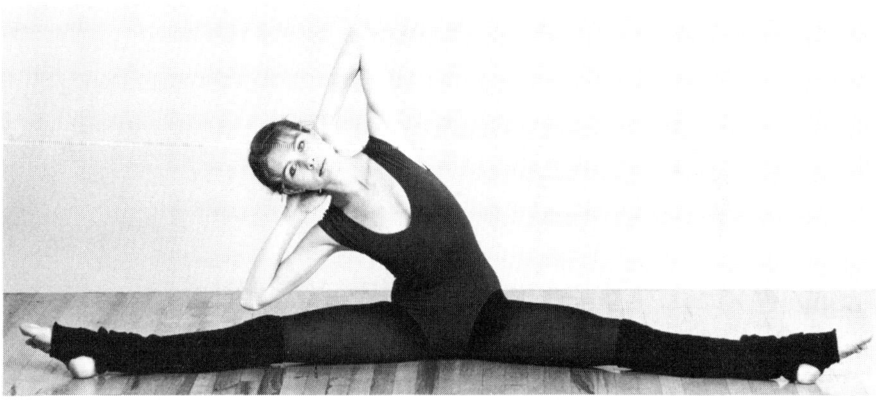

. . . und richten Sie sich wieder auf. Diese beiden Bewegungen sind eine Trainingseinheit.

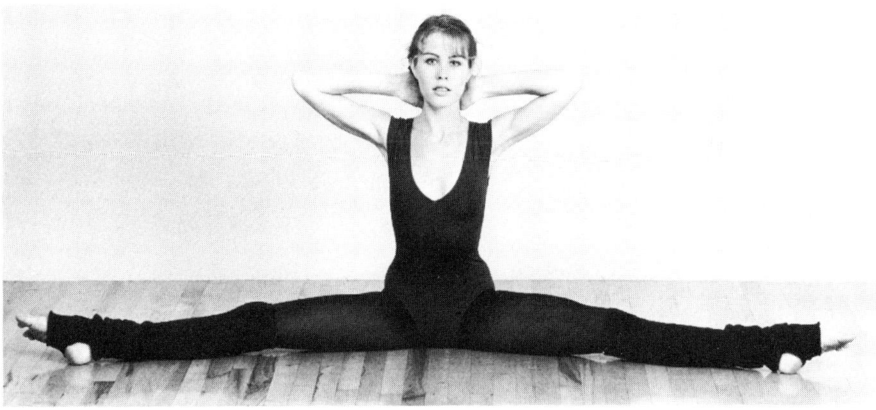

2. Ziehen Sie mit dem linken Ellenbogen zum linken Knie und richten Sie sich wieder auf.

Beugen Sie die Ellenbogen abwechselnd 10mal zu jeder Seite.

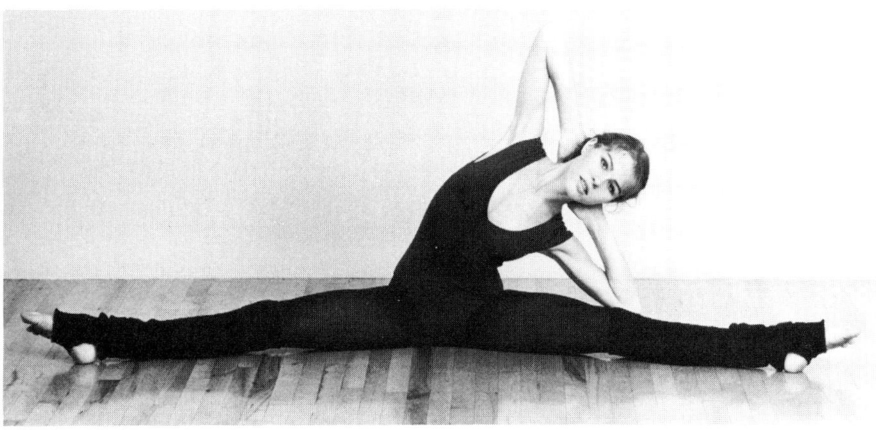

Atmung: Atmen Sie aus, wenn Ihr Ellenbogen das Knie berührt. Atmen Sie ein, wenn Sie sich aufrichten.

11 Die Killer-Streckübung

Kniesehnen

Ausgangsstellung: Schließen Sie die Beine und richten Sie Ihren Oberkörper auf. Fassen Sie sich an den Zehen und winkeln Sie Ihre Füße so stark an, daß sich Ihre Fersen vom Boden heben.

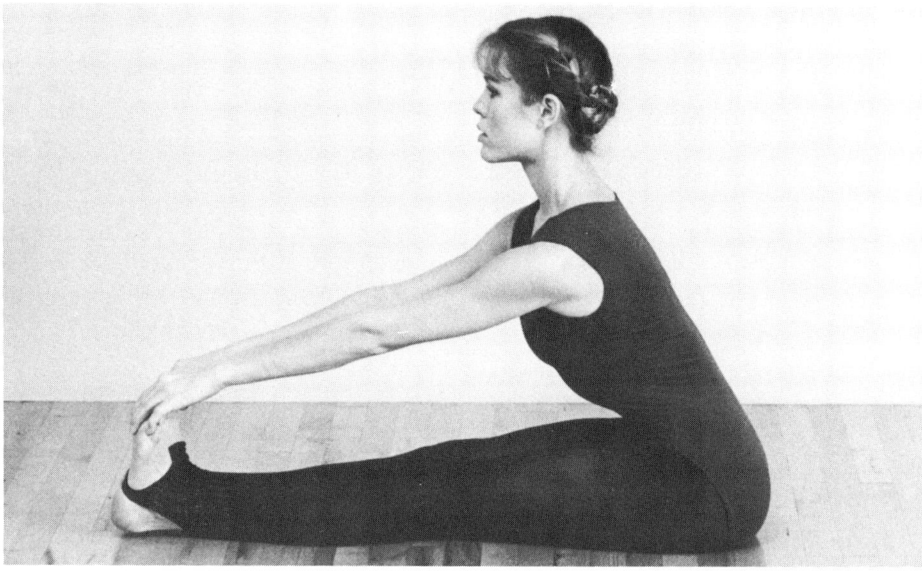

Ziehen Sie Ihren Oberkörper so weit Sie können über Ihre Beine nach unten. Versuchen Sie, die Ellenbogen zum Boden zu drücken und dabei nicht mit den Fersen den Boden zu berühren. Bleiben Sie in dieser Stellung, während Sie bis zehn zählen.

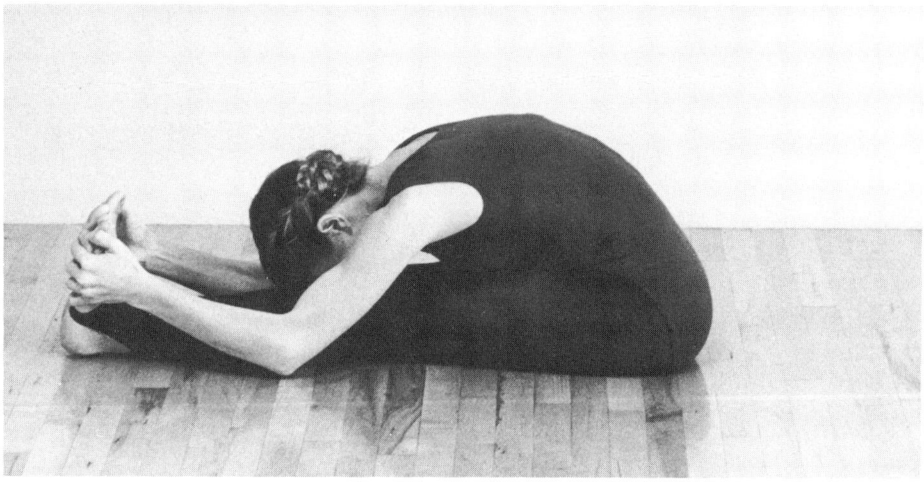

Ihre Fersen sind immer noch vom Boden abgehoben.

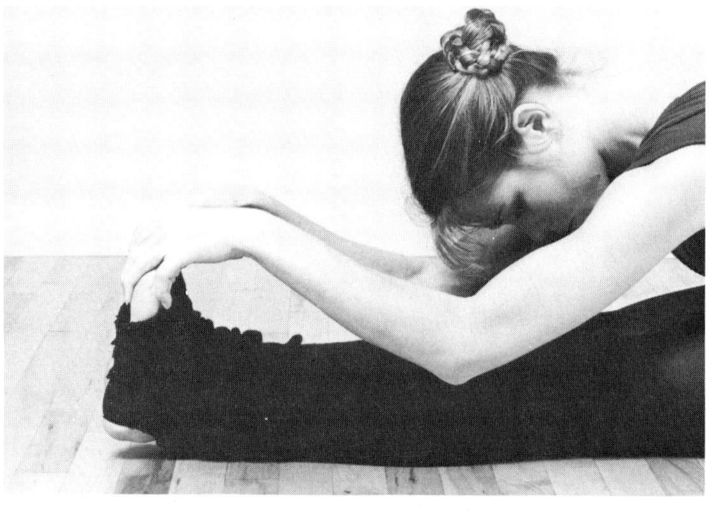

Atmung: Holen Sie vor der Übung tief Luft; beim Hinunterziehen atmen Sie tief aus – dadurch entspannen Sie sich und können die Streckübung länger durchhalten.

Schütteln Sie die Beine aus, indem Sie damit ein paarmal abwechselnd auf den Boden klatschen.

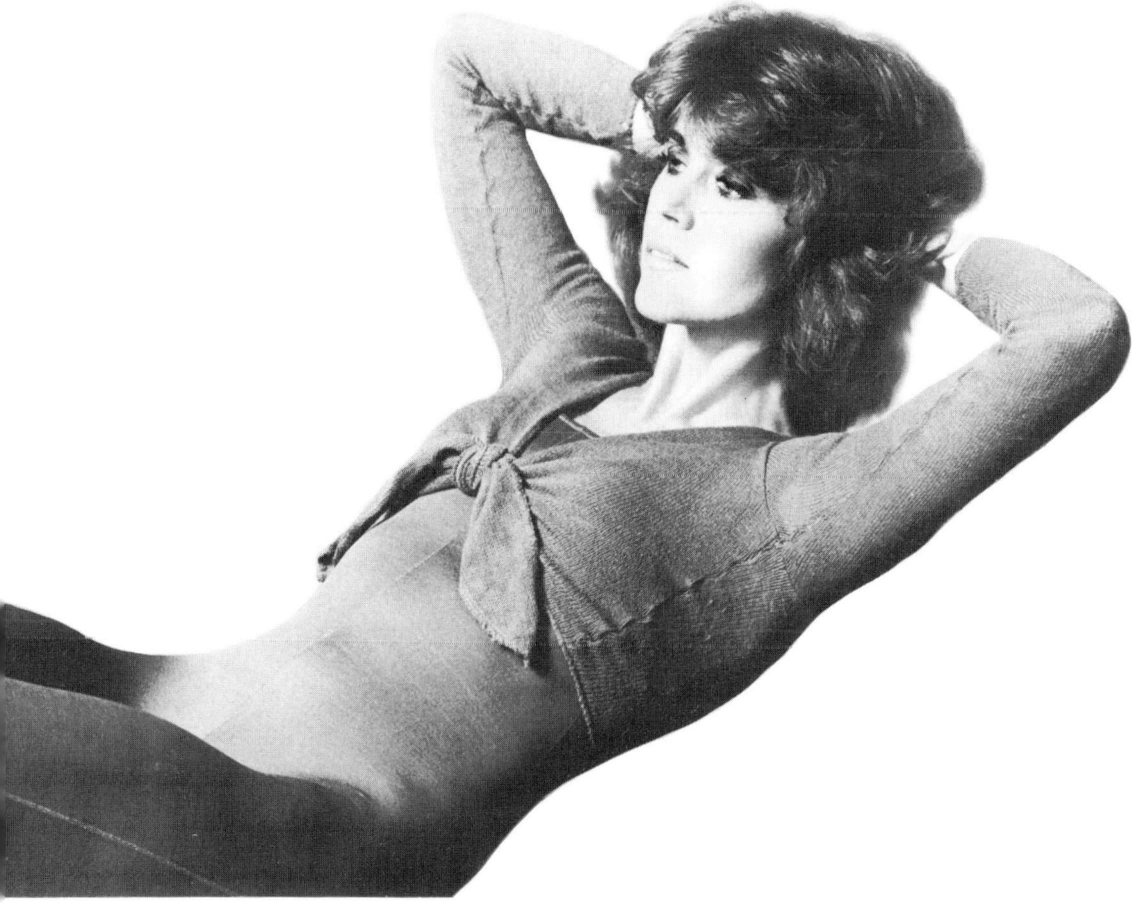

Fortgeschrittene

BAUCH

Bauch

7 Minuten

Zweck

Die Fettdepots am Bauch zu »verbrennen« und die oberen und unteren Bauchmuskeln zu verschlanken, zu straffen und zu stärken.

Musik

Blondie – »Call Me« / *American Gigolo*
Irene Cara – »Fame« / *Fame*
Irene Cara – »Red Light« / *Fame*
Sylvester – »You Make Me Feel« / *Step 2*
Sylvester – »Dance Disco Heat« / *Step 2*

Falls Sie mit Gewichten trainieren wollen, sollten Sie sie jetzt anlegen.

Achtung: Denken Sie stets daran, bei diesen Übungen den Bauch einzuziehen, damit Sie keinen vorstehenden Unterleib bekommen.

1 Kopfheben

Untere Bauchmuskeln

Ausgangsstellung: Legen Sie sich auf den Rücken, die Knie sind gebeugt, die Fußsohlen flach auf dem Boden, Füße und Knie parallel, etwa eine Fußbreite voneinander entfernt, die Hände sind hinter dem Kopf, die Ellenbogen zeigen zur Seite.

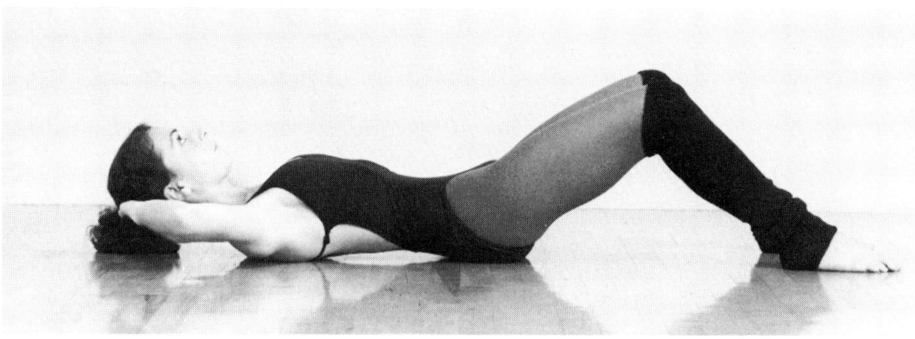

1. Heben Sie den Kopf und den Nacken so hoch Sie können vom Boden und benutzen Sie dazu die Bauchmuskeln, nicht die Arme. Die Ellenbogen bleiben hinten.

2. Senken Sie den Kopf wieder etwas, aber ohne den Boden zu berühren.

Üben Sie das Kopfheben, bestehend aus den Bewegungen 1 und 2, 40mal. Versuchen Sie, Kopf und Nacken mit jedem Mal etwas höher zu heben. Üben Sie so, daß es brennt!

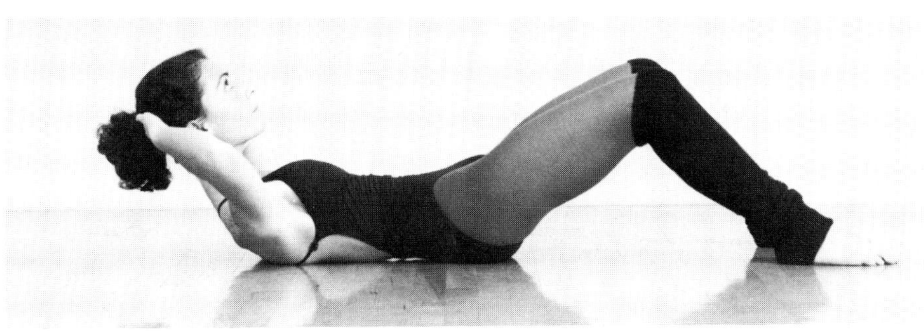

Atmung: Atmen Sie aus beim Heben, atmen Sie ein beim Senken des Kopfes.

2 Nach vorn ziehen

Obere und untere Bauchmuskeln

Ausgangsstellung: Drehen Sie die Füße etwas nach außen, wobei Ihre Knie auseinandergehen. Strecken Sie Ihre Arme über den Kopf nach hinten.

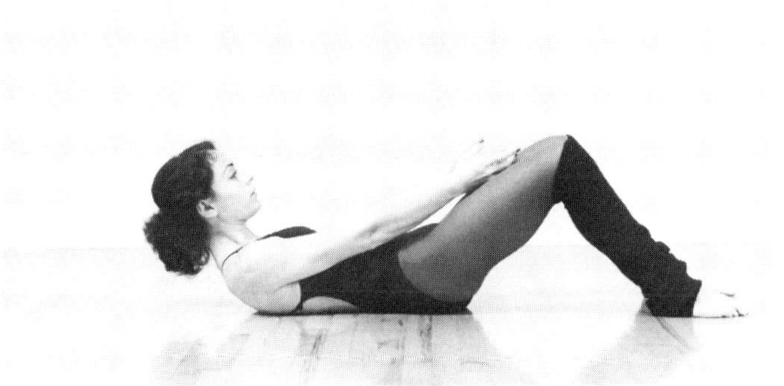

1. Strecken Sie die Arme nach vorn durch die Knie und heben Sie dabei Kopf und Schultern vom Boden hoch.

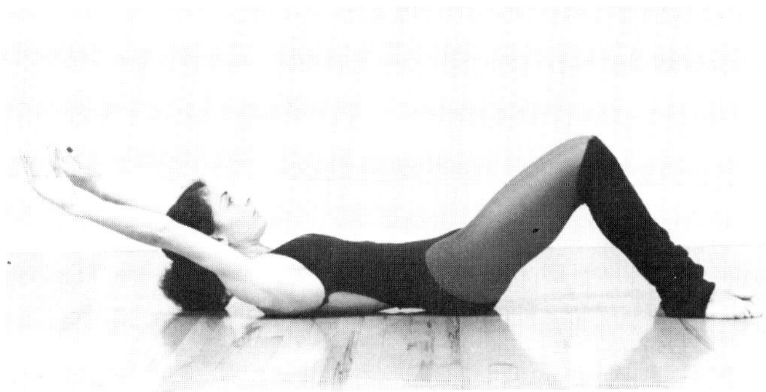

2. Schwingen Sie die Arme wieder über den Kopf, achten Sie aber darauf, daß Sie sie nicht weiter als bis zu den Ohren zurücknehmen. Senken Sie Kopf und Schultern, ohne daß diese den Boden berühren.

Heben und senken Sie die Arme gemäß den Anweisungen 1 und 2 20mal.

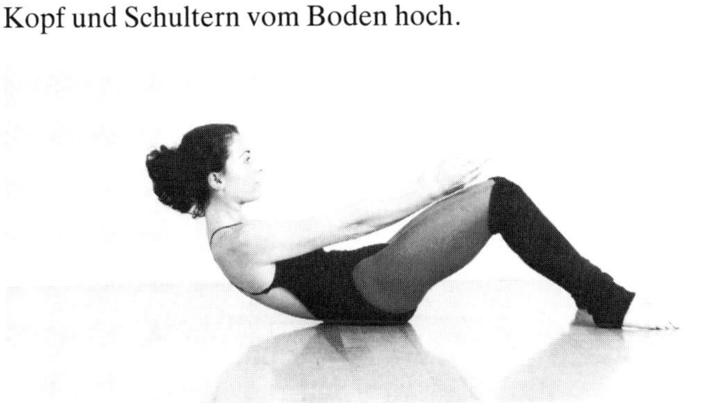

3. Strecken Sie dann die Arme zwischen den Knien hindurch, wobei Sie den Oberkörper vom Boden heben. Ziehen Sie ihn 30mal nach vorn und lockern Sie sich nach jedem Ziehen etwas.

Atmung: Atmen Sie beim Vorziehen aus und beim Lockern ein.

3 Knie zur Brust

Zur Lockerung der Bauchmuskulatur

Kopf und Schultern ruhen auf dem Boden. Drücken Sie die Knie fest zur Brust und zählen Sie bis zehn. Diese Stellung ist besonders angenehm und wohltuend für die weiblichen Organe.

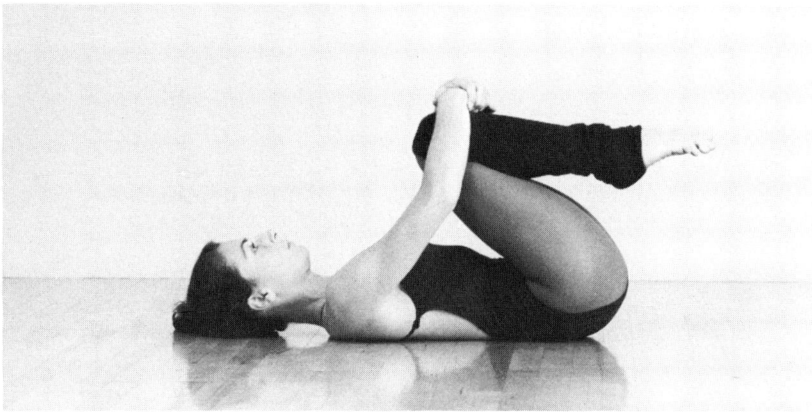

Atmung: normal

4 Seilklettern

Untere Bauchmuskeln

1. Richten Sie sich mit dem Oberkörper vom Boden auf und greifen Sie mit dem linken Arm nach oben. Dabei sind die Knie gebeugt; Füße und Knie stehen parallel.

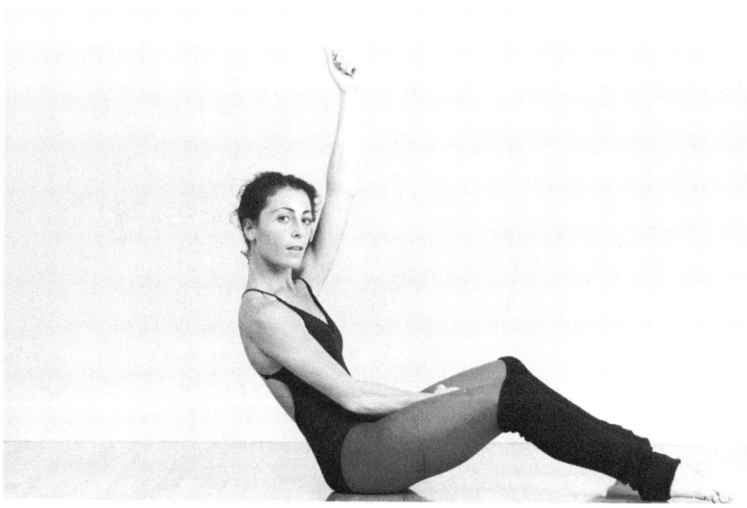

2. Greifen Sie mit dem rechten Arm nach oben und ziehen Sie gleichzeitig mit dem linken nach unten. Sie sollten dabei das Gefühl haben, als würden Sie sich an einem Seil hochziehen.

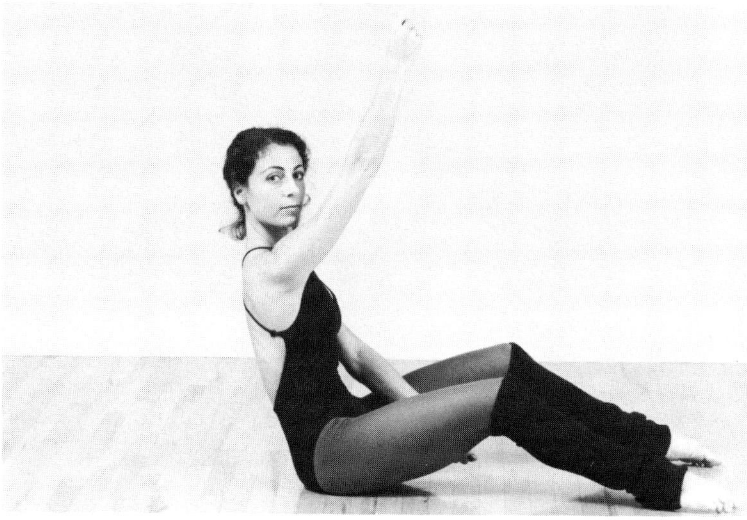

Eine Trainingseinheit besteht aus einer rechten und einer linken Ziehbewegung. Wiederholen Sie die Übung 20mal.

Lehnen Sie Ihren Oberkörper so weit zurück, daß Sie die Bauchmuskeln maximal anspannen.

Atmung: Beim Hinunterziehen des Armes atmen Sie aus; vor der nächsten Ziehbewegung holen Sie wieder Luft.

5 Knie zur Brust

Zur Lockerung der Bauchmuskulatur

Kopf und Schultern ruhen auf dem Boden. Drücken Sie die Knie fest zur Brust und zählen Sie bis zehn.

Atmung: normal

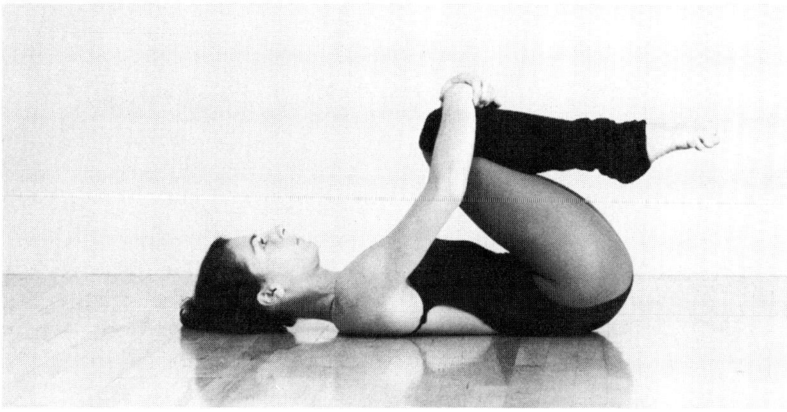

6 Das Fahrrad

Schräge Bauchmuskeln, untere Bauchmuskeln

1. Verschränken Sie die Hände hinter dem Kopf. Strecken Sie das rechte Bein und den rechten Fuß und halten Sie das Bein ein paar Zentimeter über dem Boden. Beugen Sie das linke Knie und ziehen Sie Ihren rechten Ellenbogen zum linken Knie, bis Sie es berühren.

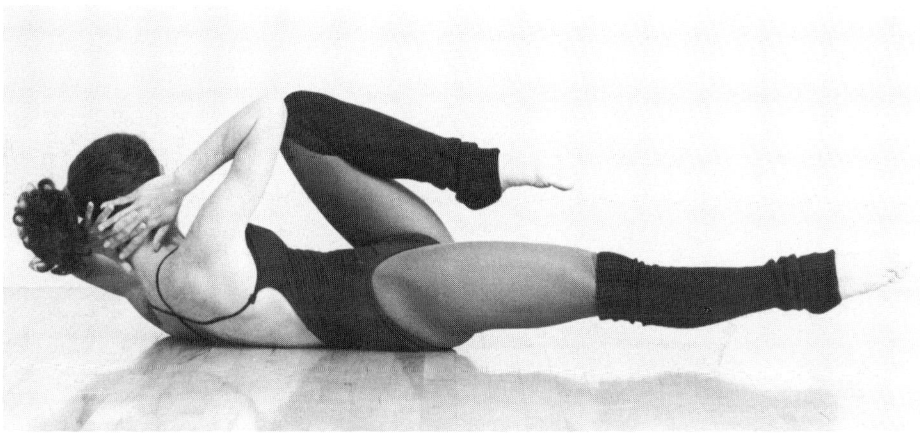

2. Wechseln Sie die Seiten, strecken Sie jetzt das linke Bein und den linken Fuß. Beugen Sie das rechte Knie und berühren Sie das rechte Knie mit dem linken Ellenbogen.

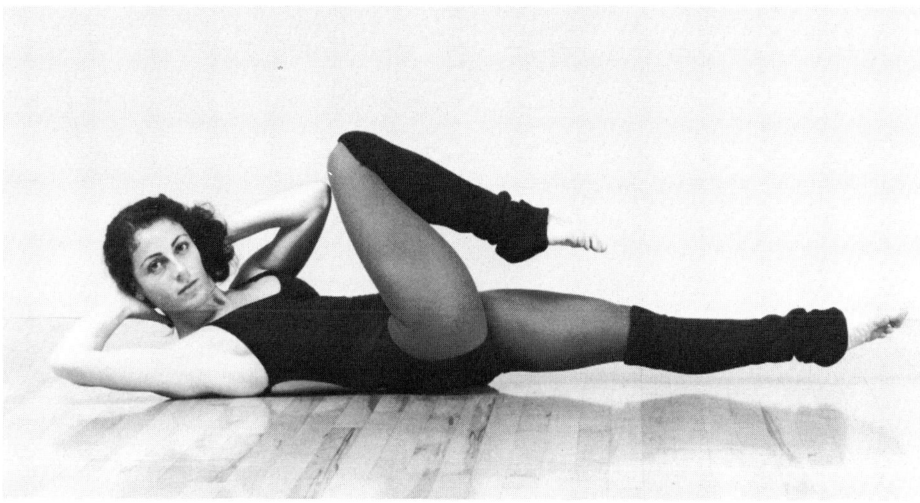

Diese beiden Bewegungen, rechts und links, zählen als eine Trainingseinheit. Wiederholen Sie die Übung 16mal mit gestreckten Füßen . . .

Fortsetzung der Übung →

. . . und dann 16mal mit angewinkelten Füßen.

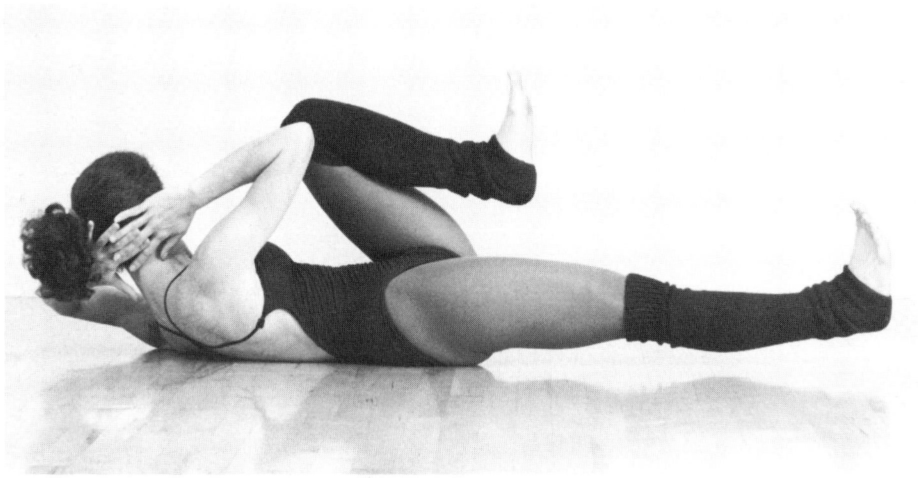

Achten Sie darauf, daß das Bein gestreckt ist und halten Sie es knapp über dem Boden.

Atmung: gleichmäßig

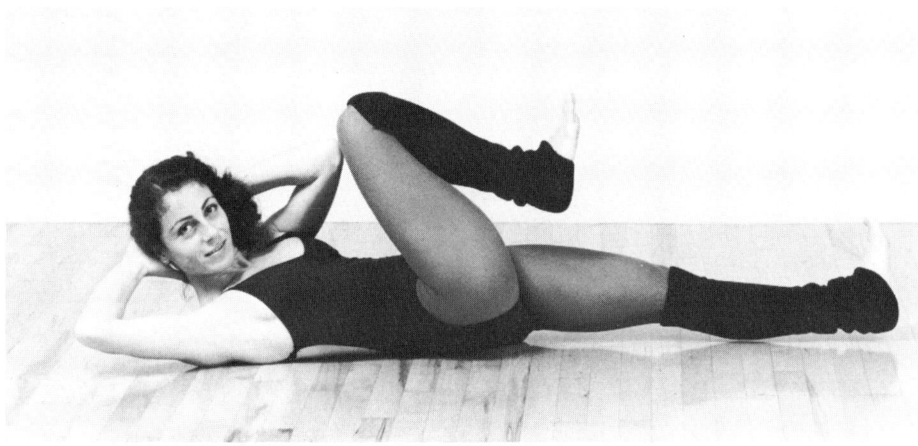

7 Knie zur Brust

Zur Lockerung der Bauchmuskulatur

Drücken Sie die Knie fest zur Brust und zählen Sie dabei bis zehn.

Atmung: normal

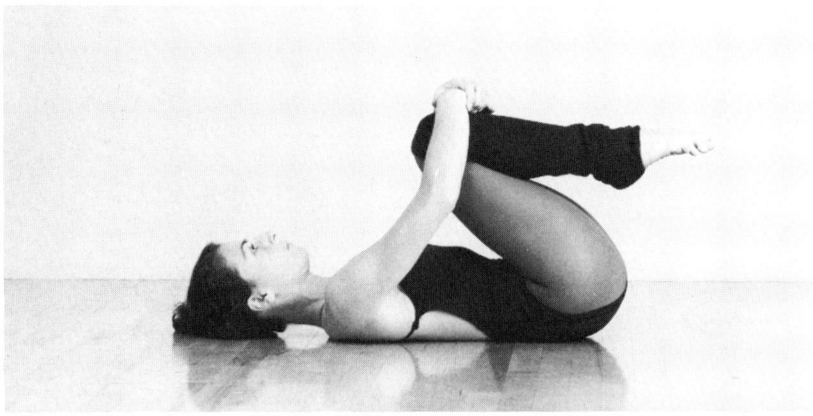

8 Kopfheben bei gestreckten Beinen

Untere und obere Bauchmuskeln

1. Strecken Sie die Beine bis in die Zehenspitzen und heben Sie sie senkrecht zur Decke; die Hände sind hinter dem Kopf verschränkt, die Ellenbogen nach hinten gedrückt.

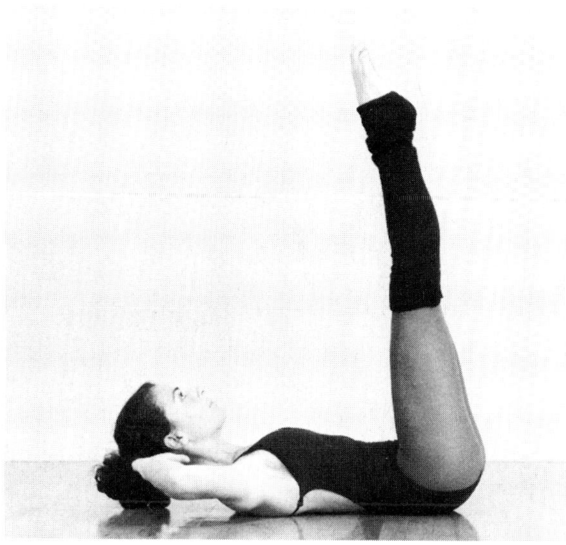

2. Heben Sie Kopf und Schultern mit Hilfe der Bauchmuskeln an – nicht mit den Armen. Dann lassen Sie sich wieder ein wenig zurückfallen, ohne dabei den Boden zu berühren.

Heben und senken Sie den Kopf 30mal.

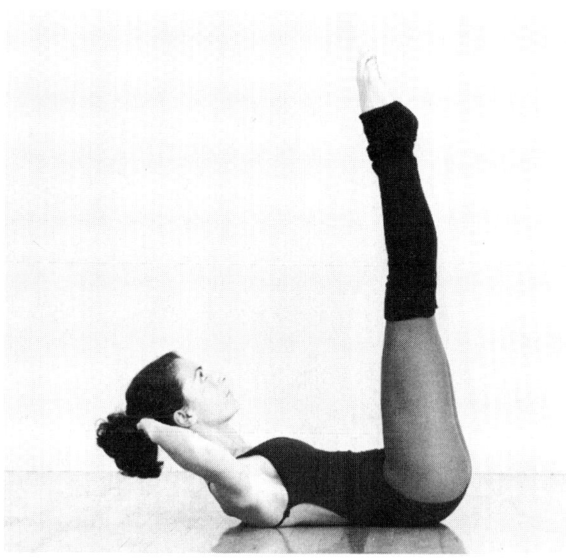

3. Heben Sie Ihren Oberkörper noch weiter an und ziehen Sie dabei mit den Armen an den gestreckten Beinen vorbei nach vorn. Üben Sie das Kopf- und Schulterheben auf diese Weise 30mal und lassen Sie sich dazwischen jedesmal leicht nach hinten zurückfallen.

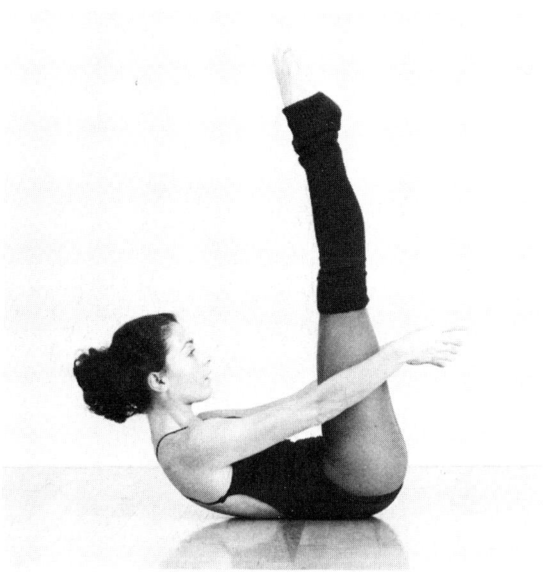

Atmung: Beim Anheben einatmen, beim Absenken ausatmen.

9 Knie zur Brust

Zur Lockerung der Bauchmuskulatur

Drücken Sie die Knie fest zur Brust und zählen Sie dabei bis zehn.

Atmung: normal

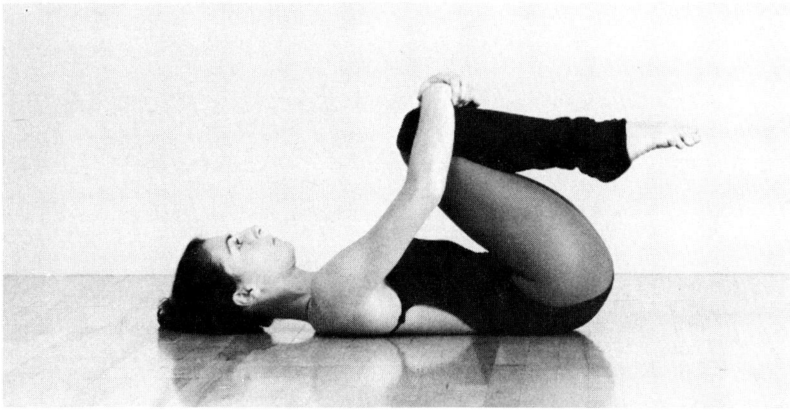

10 Scheren mit gestreckten Beinen

Obere und untere Bauchmuskeln, Innenschenkel, Quadrizeps

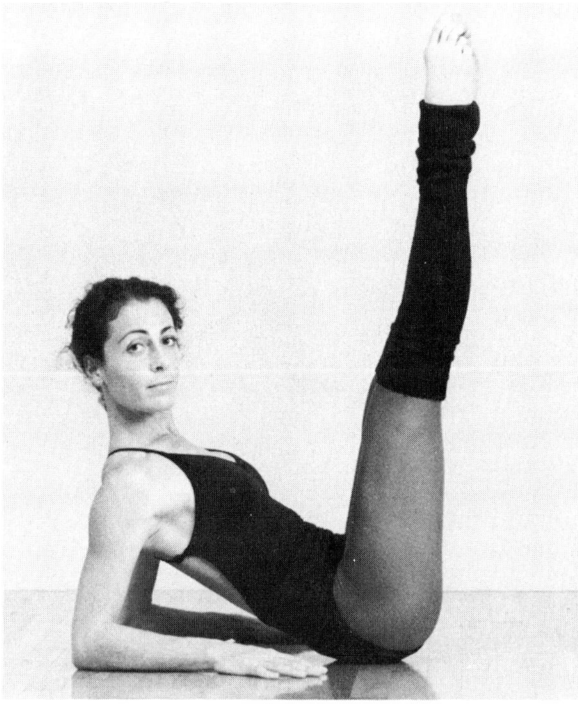

Ausgangsstellung: Strecken Sie die Beine bis zu den Zehenspitzen senkrecht in die Höhe. Stützen Sie sich auf Ihre Ellenbogen; die Handflächen liegen auf dem Boden.

1. Kreuzen Sie die gestreckten Beine 8mal, indem Sie jeweils das rechte Bein über das linke und das linke Bein über das rechte strecken und dabei die Beine langsam senken.

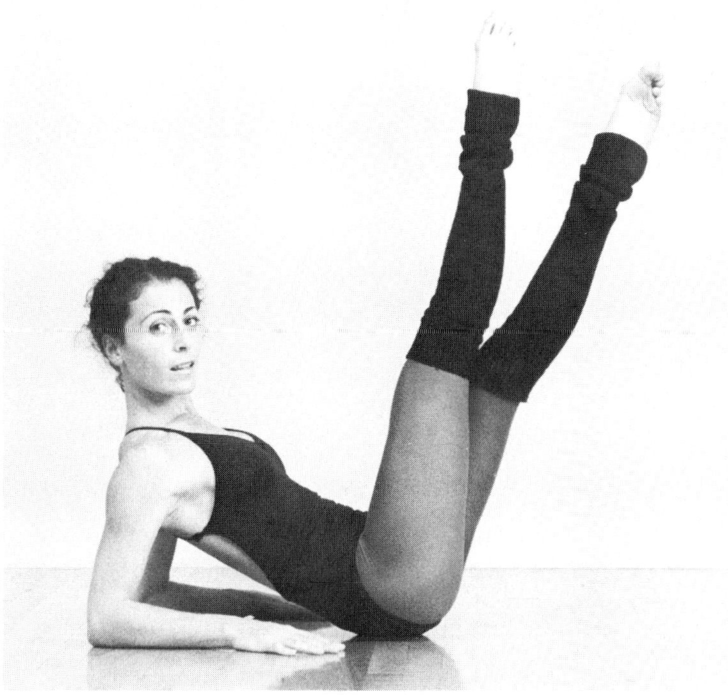

2. Setzen Sie die Scherenbewegung 16mal mit gestreckten Füßen knapp über dem Boden fort.

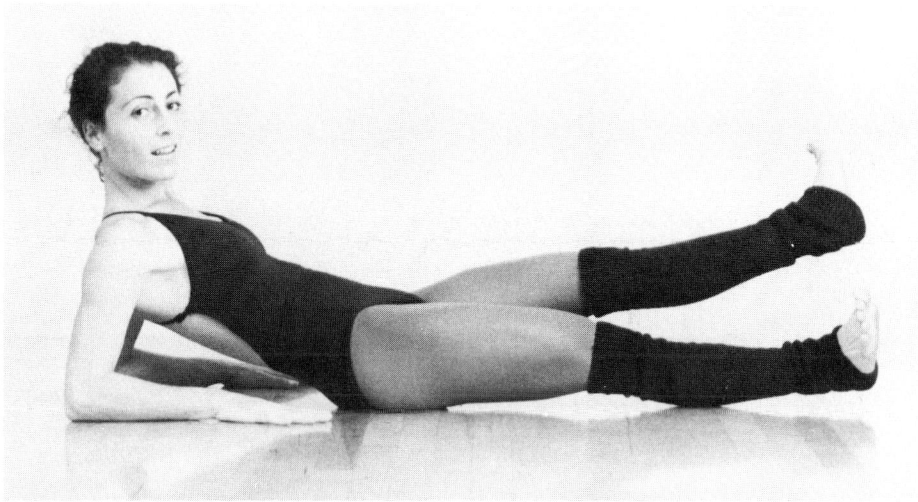

3. Kreuzen Sie die Beine weitere 16mal mit abgewinkelten Füßen.

Atmung: gleichmäßig

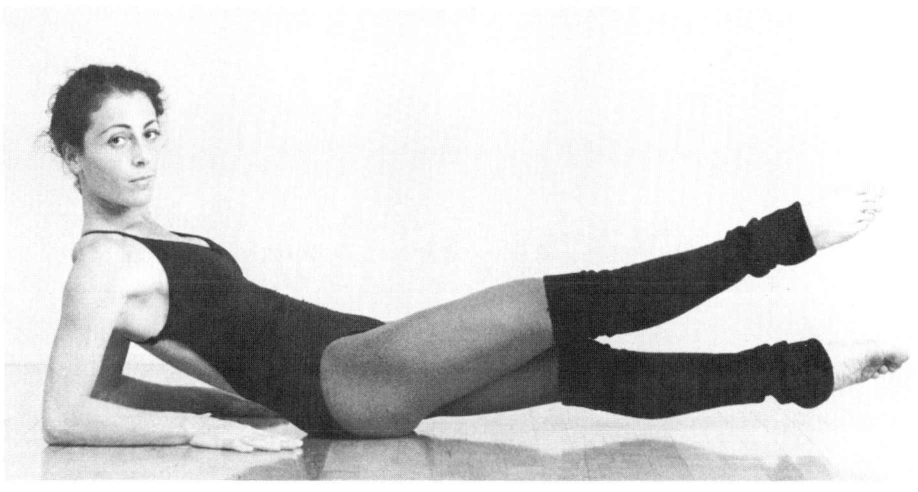

11 Knie zur Brust

Zur Lockerung der Bauchmuskulatur

Drücken Sie die Knie fest zur Brust und zählen Sie dabei bis zehn.

Atmung: normal

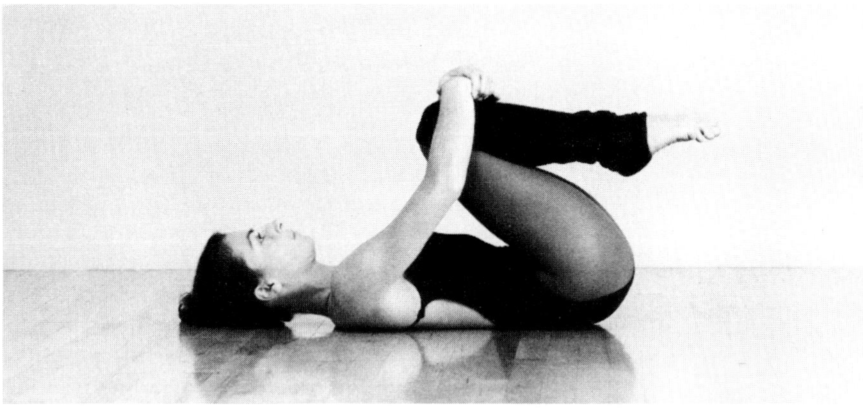

12 Bauchlockerung

Zur Entspannung der Bauchmuskeln und der unteren Rückenmuskeln

1. Schwingen Sie Ihre Knie zur rechten Seite und Ihre Arme zur linken.

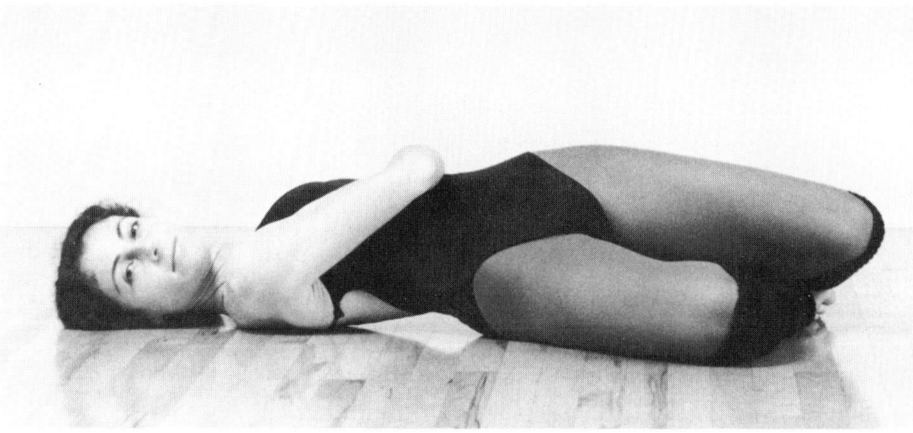

2. Schwingen Sie Ihre Knie zur linken Seite und Ihre Arme zur rechten.

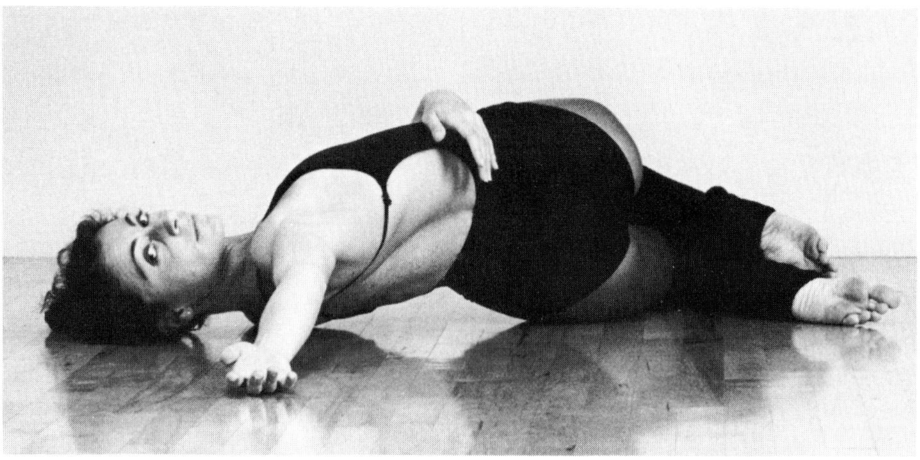

Wiederholen Sie die Übung einmal nach jeder Seite.

Atmung: normal

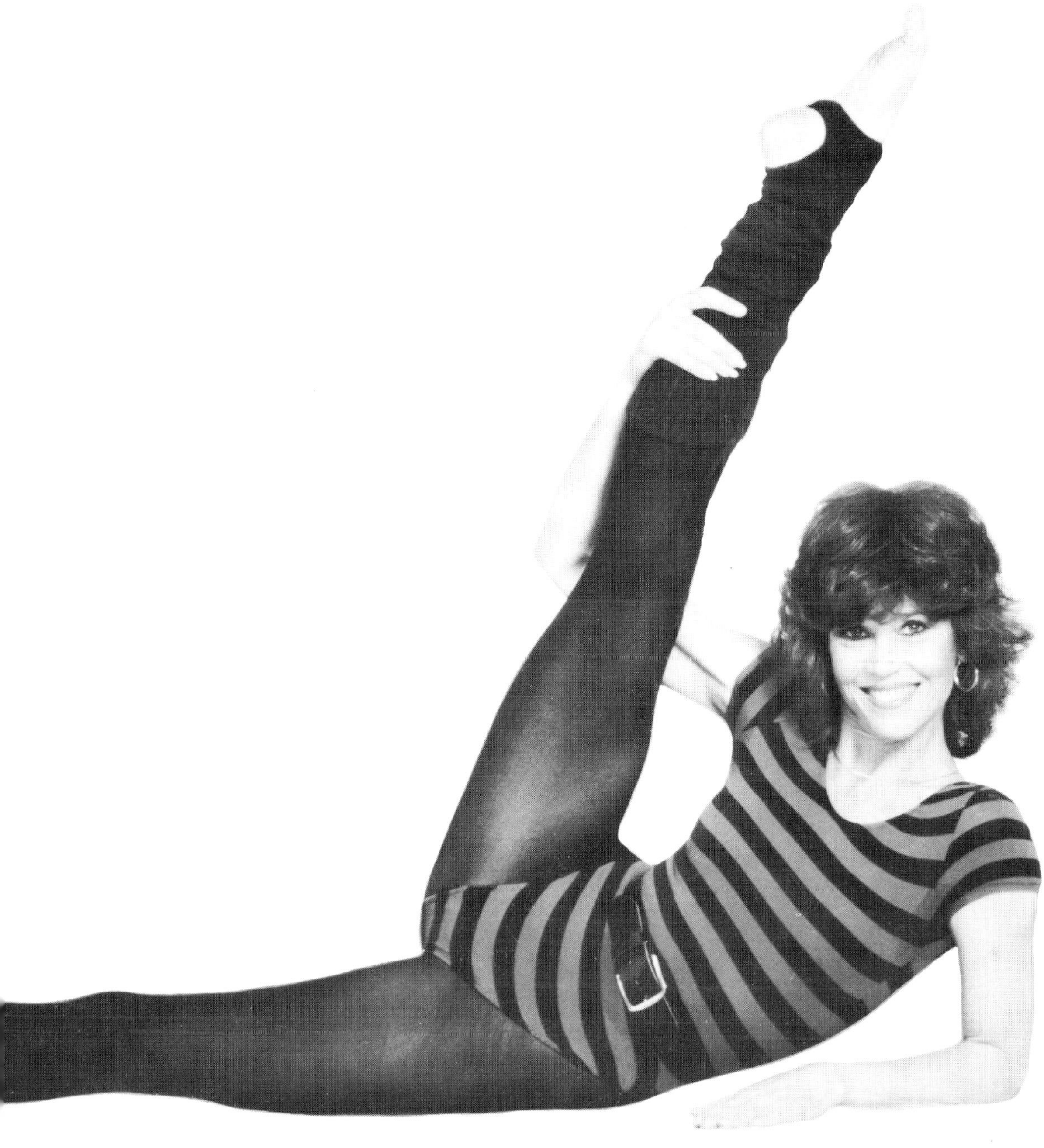

Fortgeschrittene

BEINE UND HÜFTEN

Beine und Hüften

10 Minuten

Zweck

Die Fettdepots abzubauen, die seitliche Hüft- und Oberschenkelmuskulatur, die problematischen Innenschenkelmuskeln und den rückwärtigen Teil der Hüften zu straffen und zu kräftigen. Die folgenden Übungen sind für diese Problemzonen die besten und wirksamsten, die ich kenne.

Musik

Dolly Parton – »Baby I'm Burnin'« / *Heartbreaker*
Fleetwood Mac – »Dreams« / *Rumours*
Brothers Johnson – »Stomp« / *Light Up the Night*
Chic – »Le Freak« / *C'est Chic*
Jacksons – »Shake Your Body Down« / *Destiny*

1 Seitliches Beinheben

Musculus gluteus medius und M. gluteus minimus (Gesäßmuskeln), M. tensor fasciae latae (Schenkelbindenspanner)

Ausgangsstellung: Legen Sie sich auf die linke Seite und stützen Sie sich auf den linken Ellenbogen; die Handflächen liegen flach auf dem Boden. Ihre gestreckten Beine sollen mit Ihrem Oberkörper eine Linie bilden.

1. Heben Sie Ihr rechtes Bein mit gestrecktem Fuß.

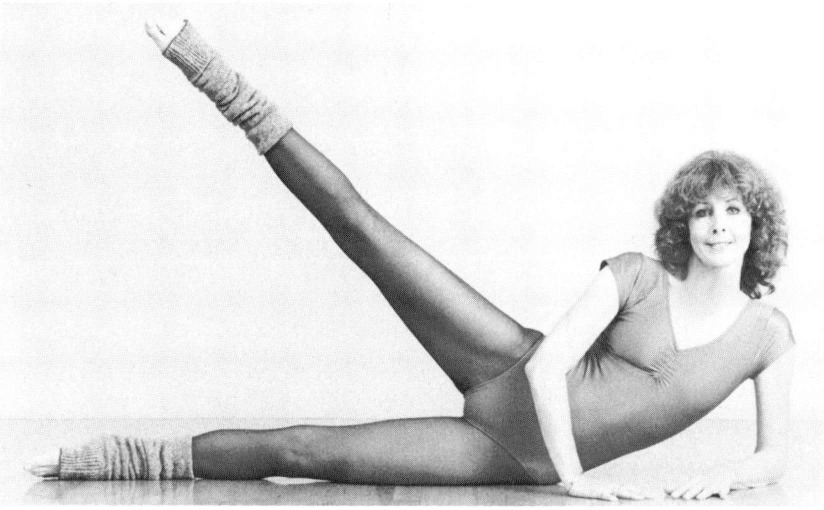

2. Senken Sie Ihr rechtes Bein, ohne daß es das untere Bein berührt.

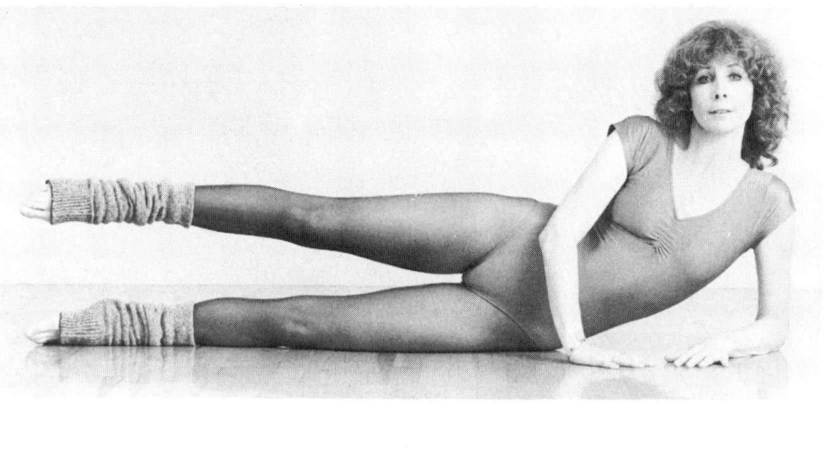

Machen Sie diese Übung 15mal mit gestreckten Füßen.

Wiederholen Sie sie 15mal mit angewinkelten Füßen.

Atmung: Atmen Sie aus, wenn Sie das Bein heben, atmen Sie ein, wenn Sie das Bein senken.

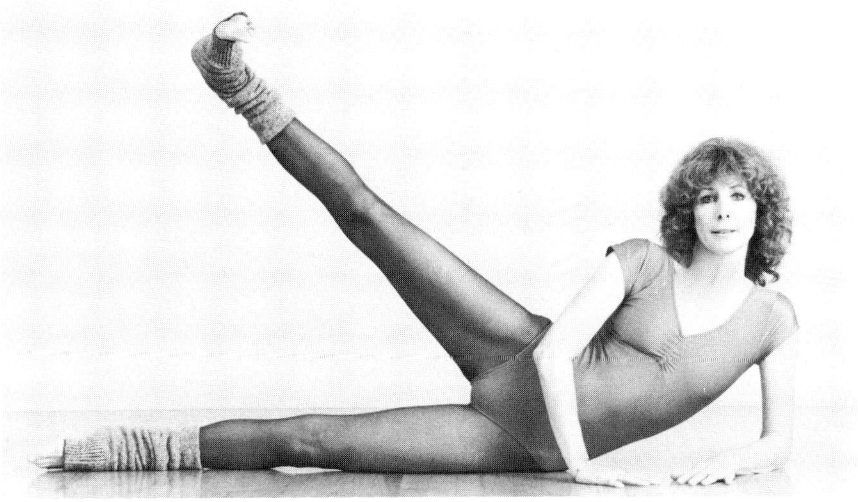

2 Knie anziehen, Bein hochstrecken

M. gluteus medius, M. gluteus minimus, M. tensor fasciae latae

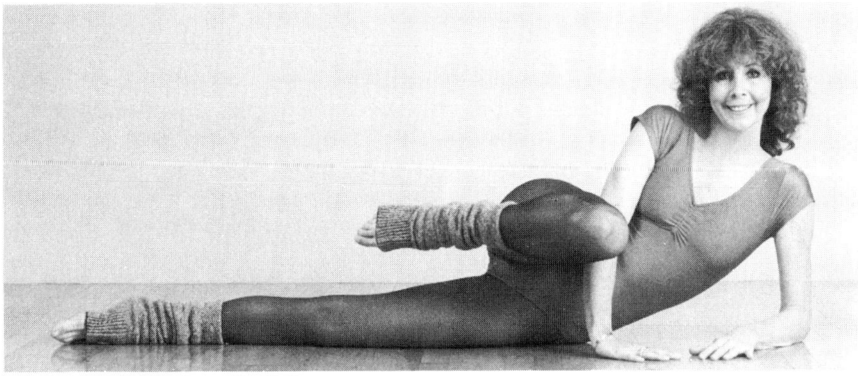

1. Beugen Sie ihr rechtes Knie und ziehen Sie es zum Körper heran.

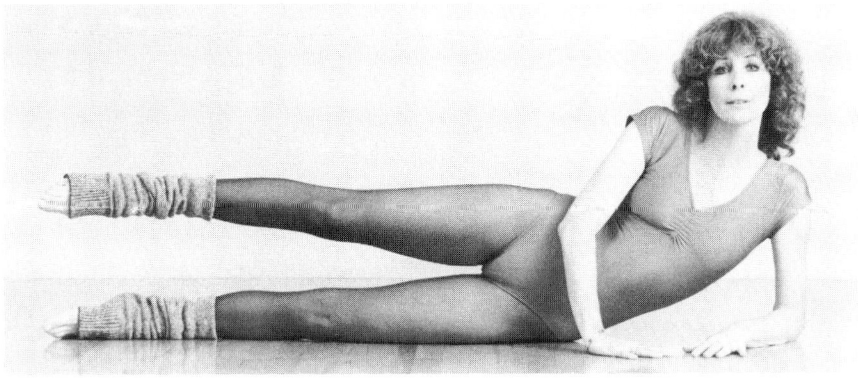

2. Strecken Sie Ihr rechtes Bein in einer Linie über dem linken.

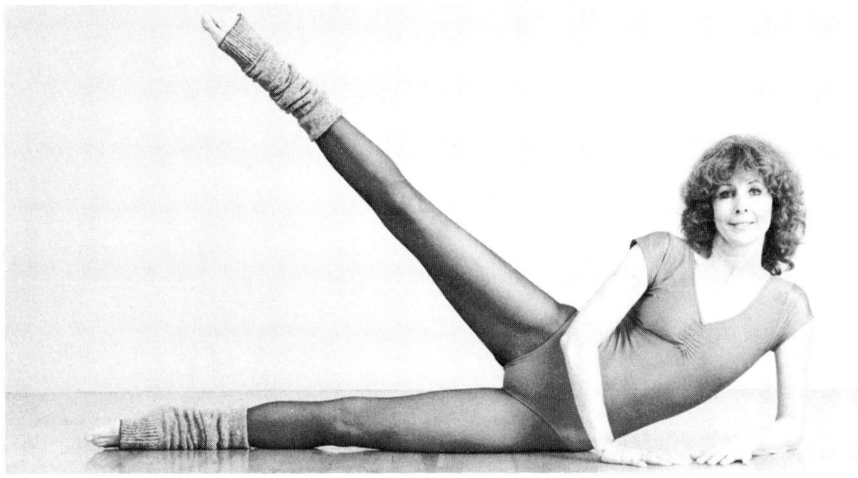

3. Heben Sie Ihr rechtes Bein gestreckt in die Höhe.

Diese drei Bewegungen sind eine Trainingseinheit. Üben Sie das seitliche Beinheben 10mal.

Atmung: Atmen Sie aus, wenn Sie das Bein strecken, atmen Sie ein, wenn Sie das Knie anziehen.

3 Überkreuzen

M. gluteus maximus, medius, minimus, M. tensor fasciae latae und M. quadriceps femoris (vierköpfiger Schenkelstrecker)

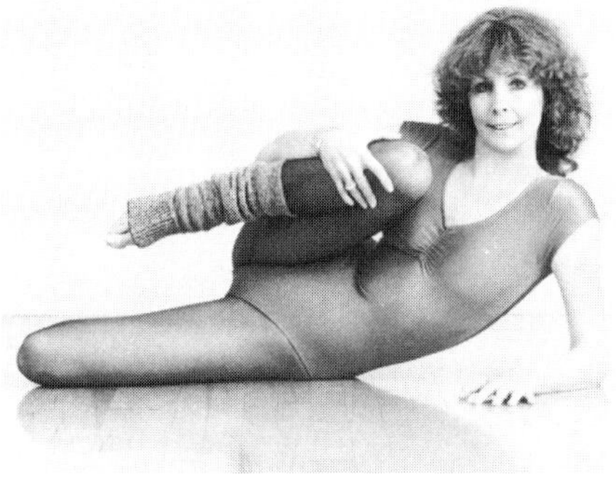

1. Beugen Sie das untere Bein, wobei Ihr Schenkel eine Linie mit dem Oberkörper bilden soll. Fassen Sie das rechte Knie mit der rechten Hand und ziehen Sie es zur Brust.

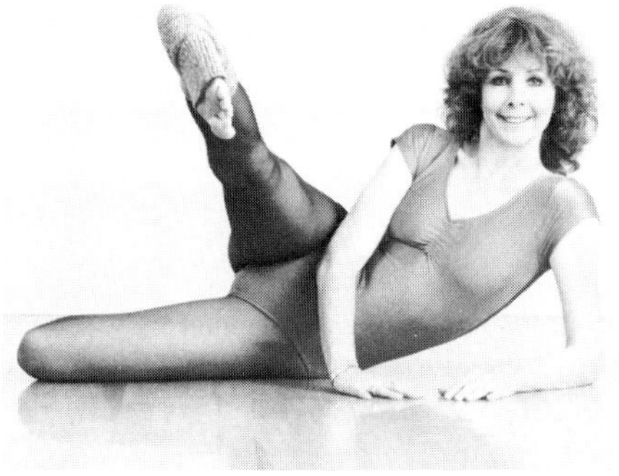

2. Strecken Sie Ihr rechtes Bein leicht nach vorne. Drehen Sie die Zehen nach unten, so daß die Ferse höher ist als die Zehen.

Achten Sie darauf, das Bein von der Hüfte aus zu bewegen. Das Knie soll gestreckt bleiben und, ganz wichtig, bewegen Sie den übrigen Körper nicht. Dies ist keine leichte Übung, und sobald Sie zu ermüden beginnen, werden Sie dazu neigen, beim Heben und Senken des Beines mit den Hüften nachzuhelfen. Stellen Sie sich vor, hinter Ihrem Rücken sei eine Wand und Sie könnten mit den Hüften nicht nach hinten schwingen.

Üben Sie so, daß es brennt! Die Resultate werden Sie dafür belohnen.

Atmung: Atmen Sie aus, wenn Sie das Bein senken, atmen Sie ein, wenn Sie das Bein heben.

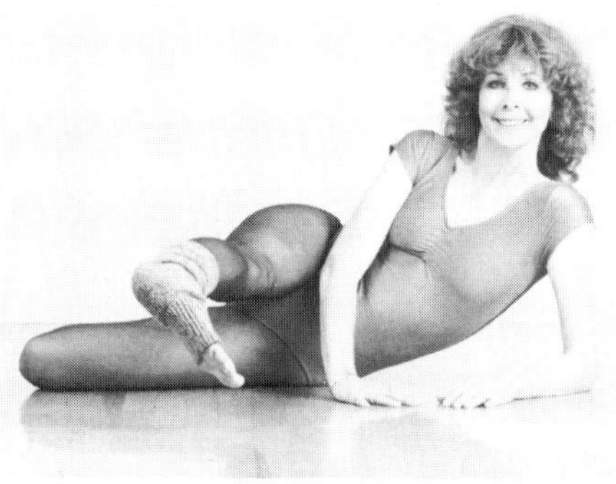

3. Senken Sie Ihr rechtes Bein, bis Ihr Fuß ein paar Zentimeter über dem Boden schwebt.

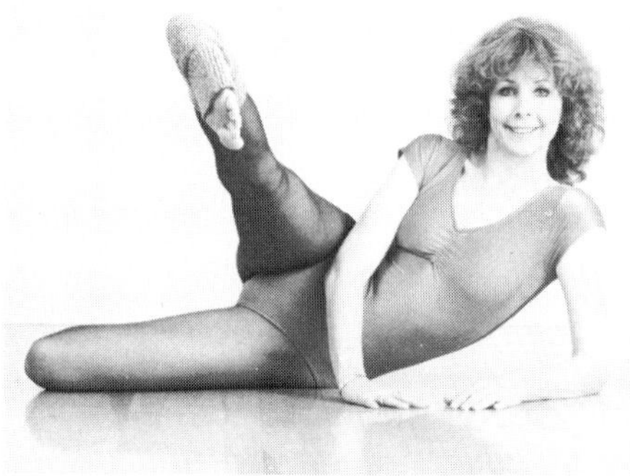

4. Heben Sie Ihr rechtes Bein wieder.

Turnen Sie diese Übung 15mal langsam und 30mal schnell.

4 Beinheben nach hinten

M. gluteus maximus, Kniesehnen

Ausgangsstellung: Rollen Sie sich herum, so daß Ihre Hüften und Ihre Brust zum Boden zeigen. Richten Sie sich auf dem linken Ellenbogen auf und greifen Sie mit dem rechten Arm nach vorn. Strecken Sie beide Beine einschließlich der Füße. Kreuzen Sie das rechte Bein über das linke.

Heben Sie Ihr rechtes Bein mit gestrecktem Fuß so hoch Sie können. Dann senken Sie es wieder ein wenig, aber bitte nicht zu tief. Das erneute Anheben des Beines aus dieser schon erhobenen Position ist nur eine kleine Bewegung. Sie kräftigt auch den Rücken.

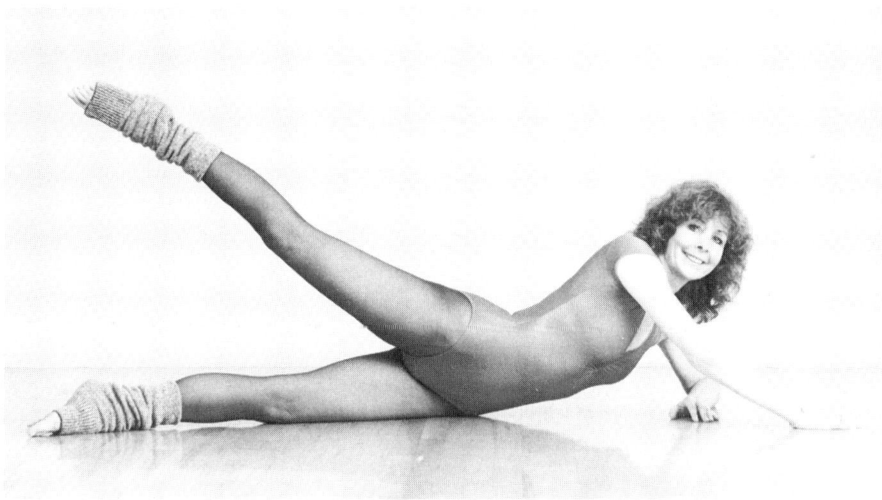

Machen Sie die Übung 20mal mit gestrecktem und 20mal mit angewinkeltem Fuß.

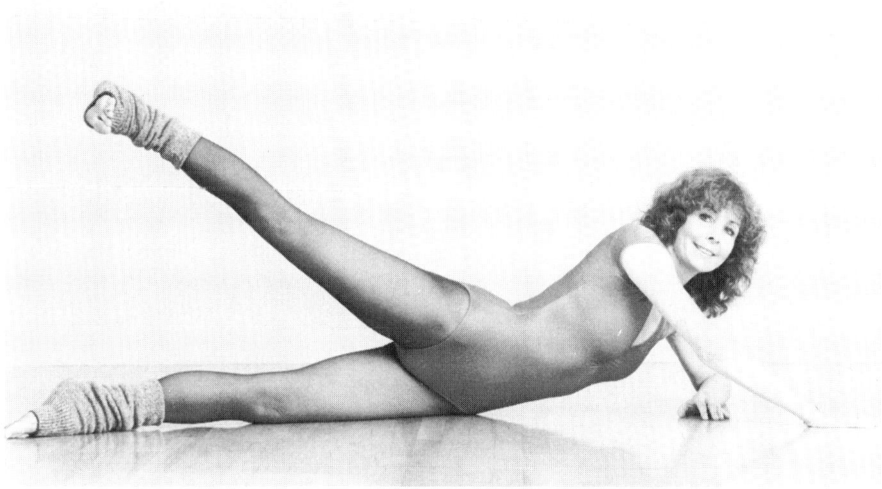

Atmung: Atmen Sie aus, wenn Sie das Bein heben, atmen Sie ein, wenn Sie es etwas senken.

5 Quadrizeps-Streckübung

Streckt den Vierkopf-Oberschenkelmuskel

1. Nach dem letzten Beinheben greifen Sie mit der rechten Hand nach dem rechten Fuß und drücken die Ferse gegen das Gesäß.

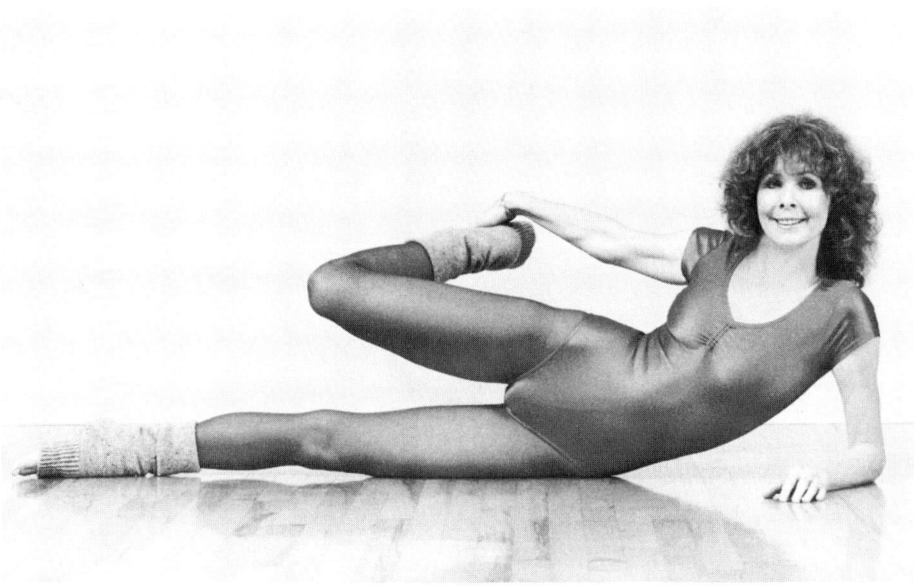

2. Rollen Sie sich auf den Rücken und stützen Sie sich auf die Ellenbogen, wobei die Handflächen flach auf dem Boden liegen und Ihr rechtes Bein unter Ihnen abgebogen ist. Bleiben Sie in dieser Stellung und drücken Sie, während Sie bis acht zählen, Ihr rechtes Knie nach unten und Ihre rechte Hüfte nach oben. Dabei sollten Sie auf der Vorderseite Ihres Oberschenkels ein Ziehen verspüren.

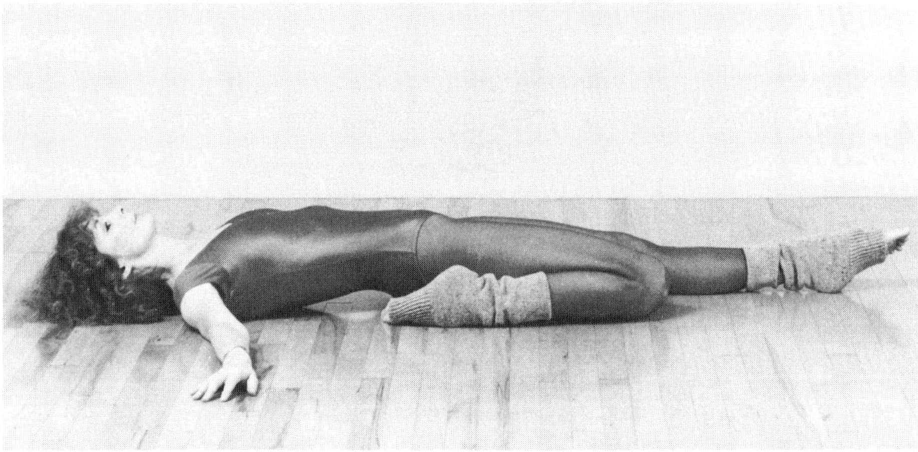

Atmung: normal

6 Beinscheren

M. adductor magnus, M. gracilis, M. pectineus (Innenschenkelmuskeln)

Ausgangsstellung: Richten Sie sich wieder auf, setzen Sie sich auf die linke Gesäßhälfte und stützen Sie sich dabei auf den linken Ellenbogen.

1. Fassen Sie das rechte Fußgelenk mit der rechten Hand, strecken Sie die Zehenspitzen . . .

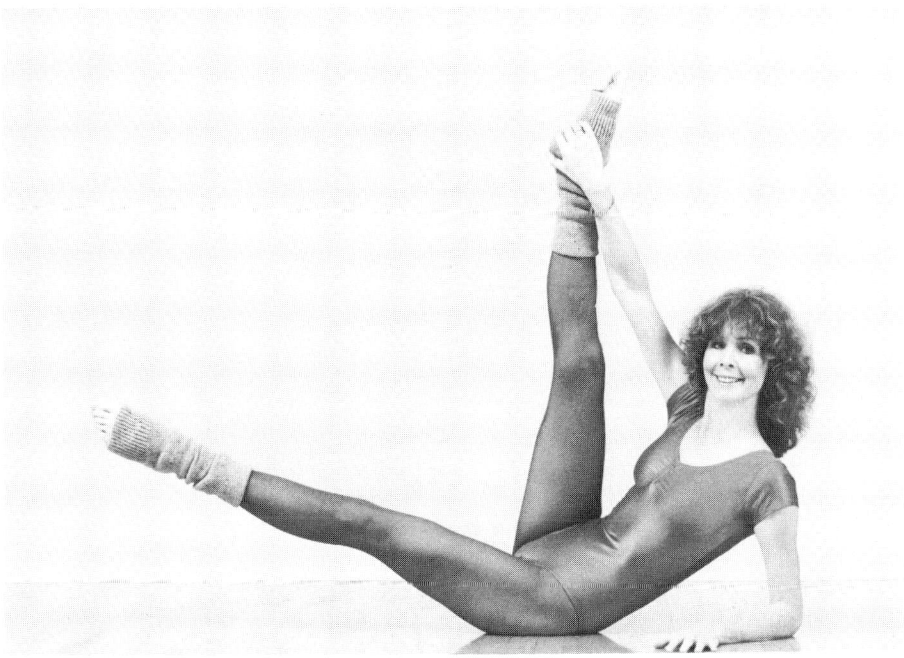

2. . . . heben Sie das linke Bein bis zum rechten hoch und senken Sie es wieder.

Üben Sie das Beinscheren 10mal.

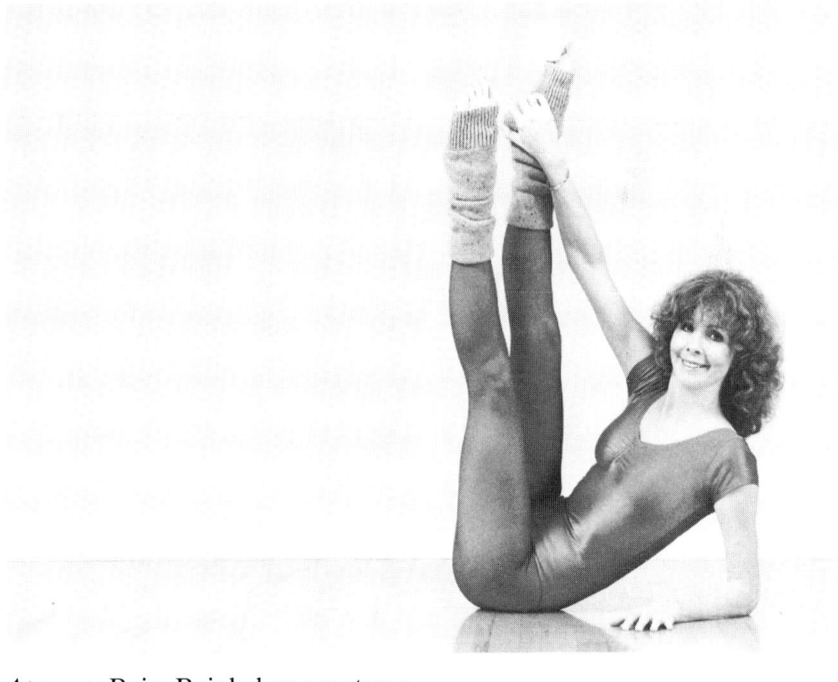

Atmung: Beim Beinheben ausatmen, beim Absenken einatmen.

7 Innenschenkel heben

M. adductor magnus, M. adductor brevis, M. adductus longus, M. gracilis, M. pectineus

Ausgangsstellung: Bleiben Sie auf den linken Ellenbogen gestützt. Fassen Sie Ihren rechten Fuß mit der rechten Hand und ziehen Sie ihn vor Ihr linkes Bein, das, bis zu den Zehenspitzen gestreckt, einige Zentimeter über dem Boden schwebt.

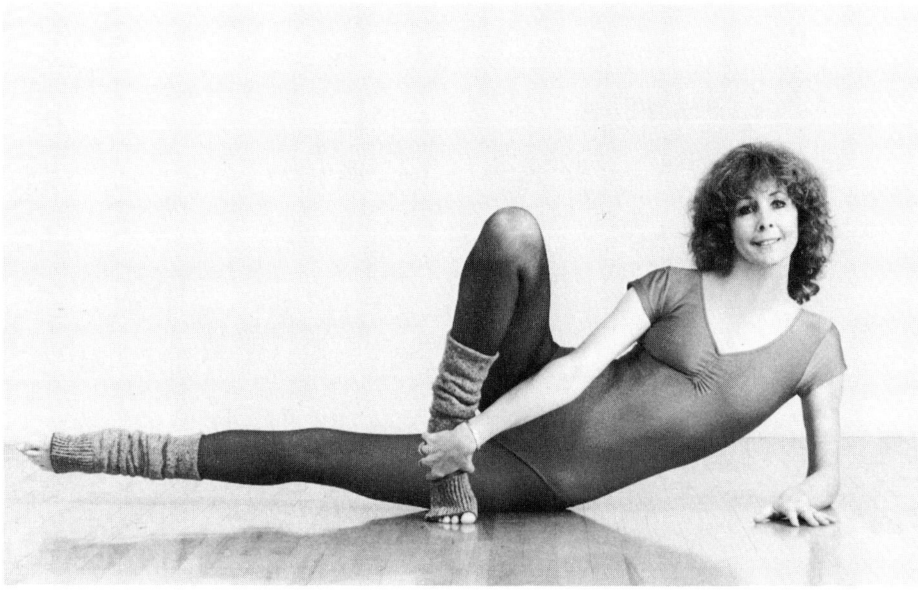

1. Heben Sie Ihr linkes Bein 15mal mit gestrecktem Fuß und senken Sie es danach jeweils wieder ein wenig ab.

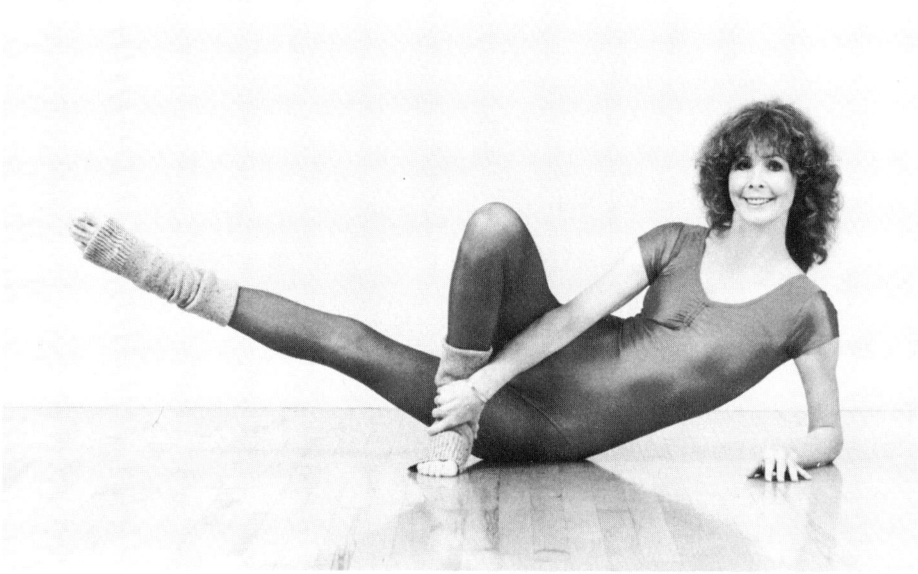

2. Wiederholen Sie die Übung 15mal mit demselben Bein, aber mit abgewinkeltem Fuß.

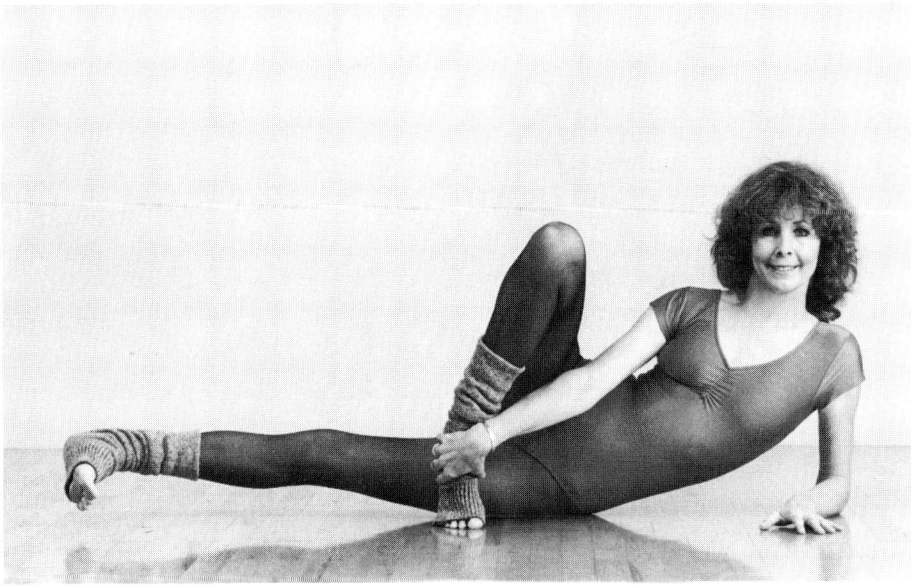

Achten Sie darauf, daß Ihr linkes Bein so gedreht ist, daß der Innenschenkel zur Decke zeigt.

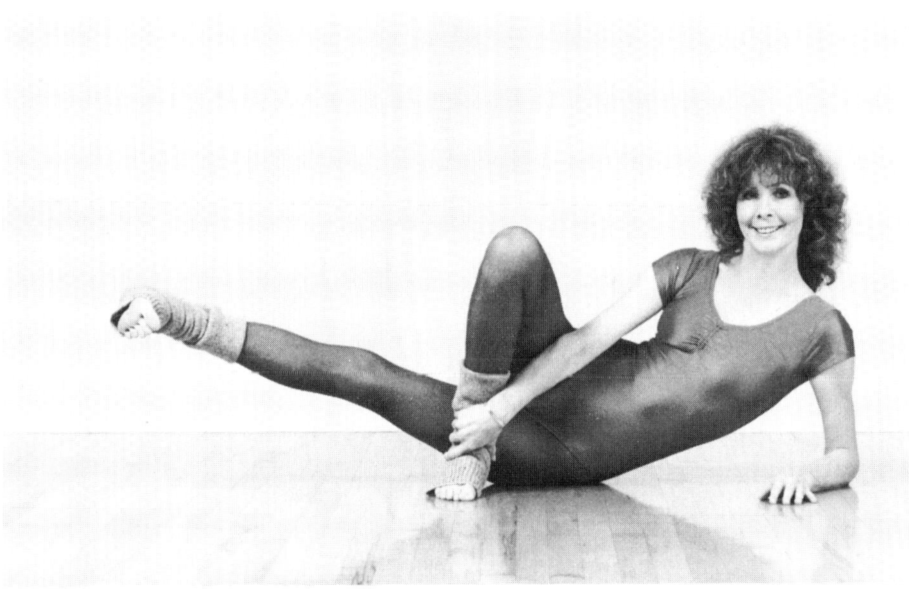

Atmung: Atmen Sie aus, wenn Sie das Bein heben, atmen Sie ein, wenn Sie es senken.

8 Hüften lockern

Streckt den großen Gesäßmuskel (M. gluteus maximus)

Ausgangsstellung: Sie sitzen mit angewinkelten Beinen auf dem Boden, den rechten Fuß vor dem linken.

Beugen Sie sich über Ihre Füße nach vorn, zählen Sie in dieser Stellung bis zehn und richten Sie sich dann wieder auf.

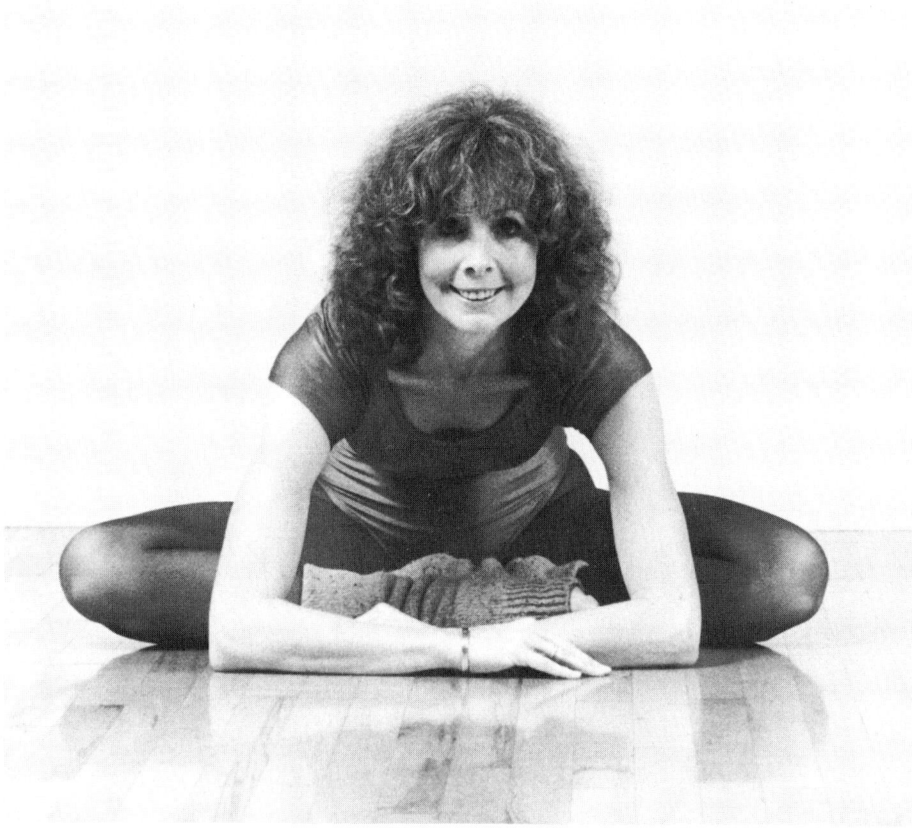

Atmung: normal

Wiederholen Sie jetzt die ganze Sequenz der Bein- und Hüftübungen (1 bis 8) zur anderen Seite.

Musik

Es ist nicht notwendig, aber wenn Sie ein wenig Abwechslung in die Musikbegleitung bringen möchten, wählen Sie für die abschließenden Bein- und Hüftübungen andere Musiktitel. Meine Vorschläge:

Melissa Manchester – »Whenever I Call You Friend« / *Manchester, Melissa*
Cliff Richard – »Dreaming« / *I'm No Hero*

9 Knie seitlich heben

M. gluteus maximus, medius, minimus; M. tensor fasciae latae, M. sartorius (Schneidermuskel)

Ausgangsstellung: Auf Händen und Knien, das Gewicht gleichmäßig verteilt. Ihr Rücken ist gerade, der Bauch eingezogen und der Kopf erhoben.

1. Heben Sie Ihr rechtes Knie zur Seite. Es ist gebeugt und wird auf Hüfthöhe erhoben, der Schenkel ist parallel zum Boden.

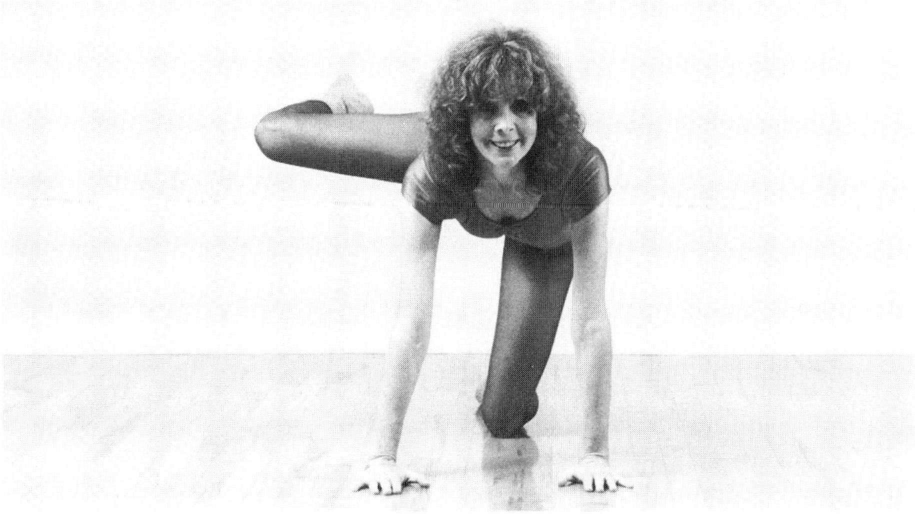

2. Senken Sie Ihr rechtes Bein wieder, aber berühren Sie nicht den Boden.

Das Heben und Senken des Knies ist eine Trainingseinheit. Wiederholen Sie sie 30mal. Versuchen Sie, die Hüften beim Anheben des Knies nicht zu bewegen. Sobald Sie mehr Kraft haben, steigern Sie die Zahl der Trainingseinheiten auf 50.

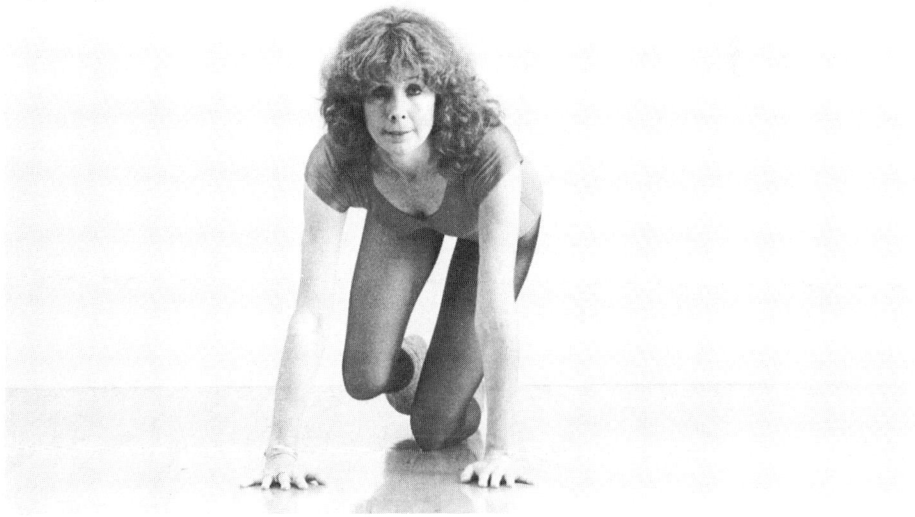

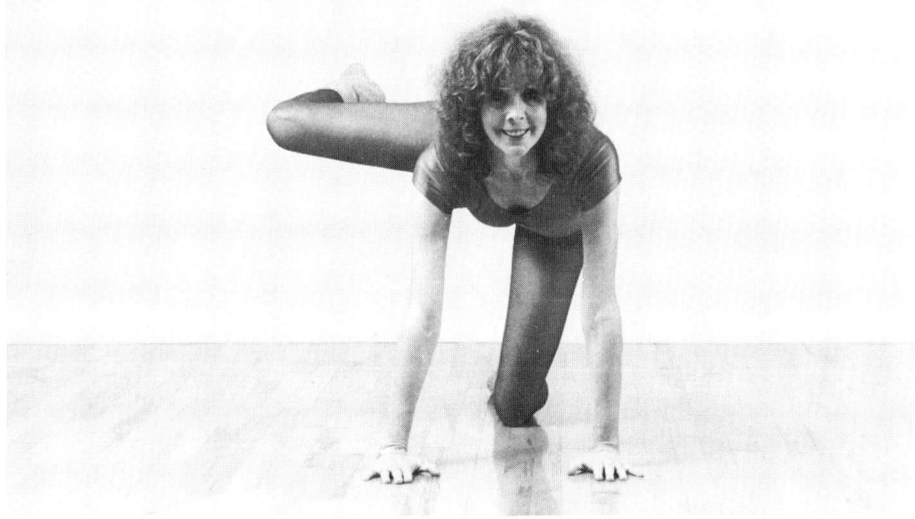

Atmung: Beim Heben des Beines ausatmen, beim Senken einatmen.

10 Beinstrecken nach hinten

Kniesehnen

1. Strecken Sie das rechte Bein bis zu den Zehenspitzen gerade nach hinten und heben Sie es 10mal so hoch Sie können. Nach jedem Anheben lassen Sie es wieder leicht absinken. Achten Sie darauf, daß Ihr Kopf erhoben und Ihr Rücken durchgebogen ist. Mit dieser Übung trainieren Sie nicht nur den rückwärtigen Teil Ihrer Hüften, sondern machen auch Ihren Rücken geschmeidiger.

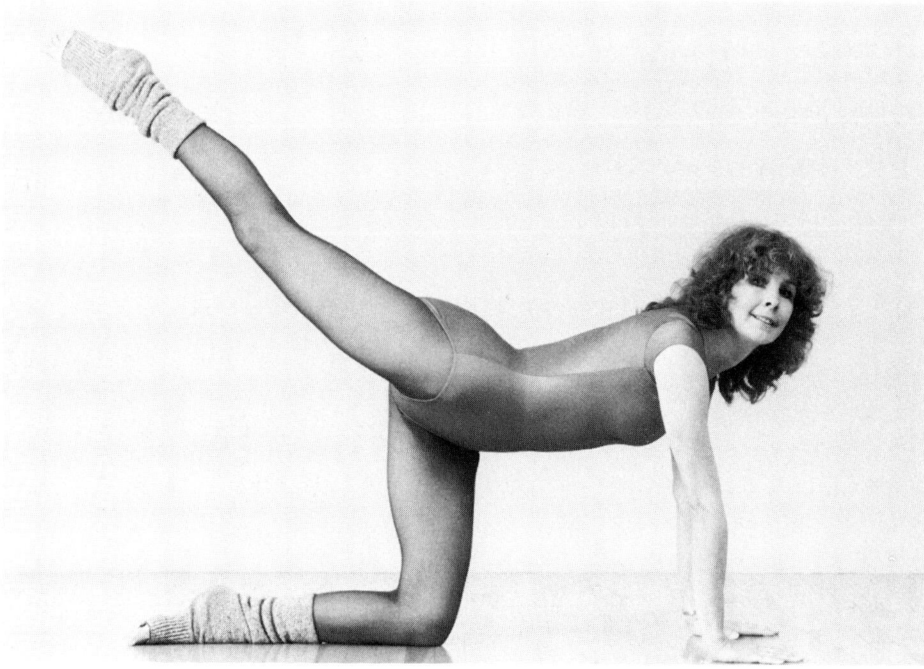

2. Wiederholen Sie das Beinstrecken 10mal mit abgewinkeltem Fuß.

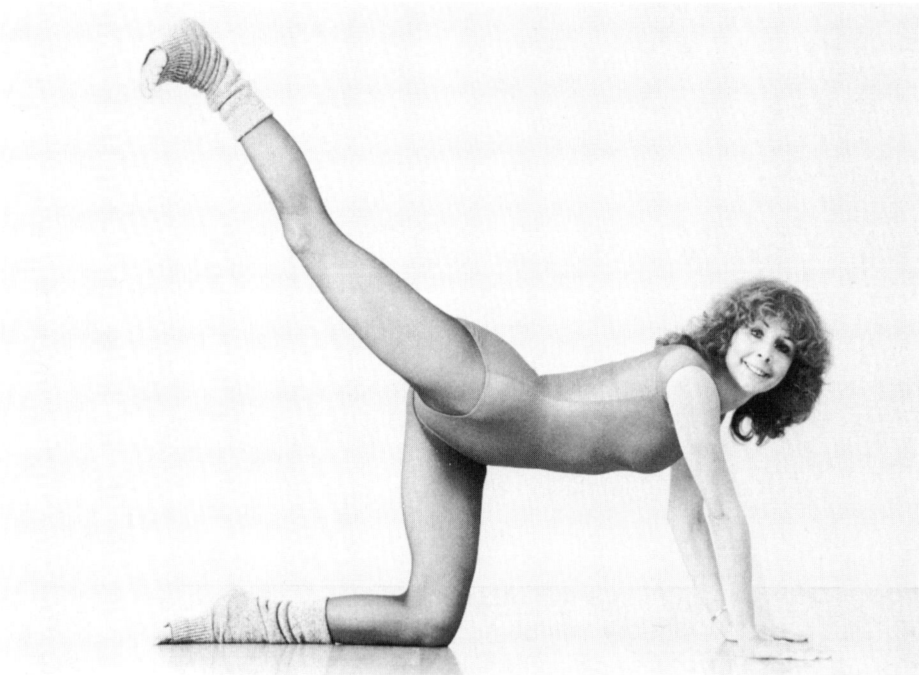

3. Ziehen Sie das rechte Knie zur Brust, krümmen Sie den Rücken und beugen Sie den Kopf. (Vorsicht, verpassen Sie sich dabei nicht mit dem Knie einen Nasenstüber!)

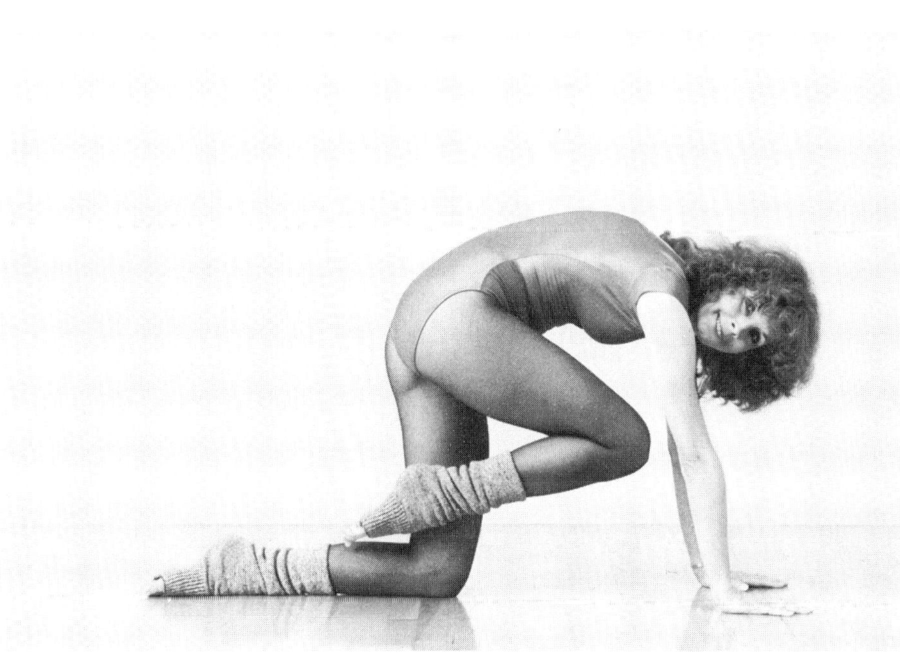

4. Schwingen Sie das rechte Bein wieder nach hinten zur Decke, heben Sie den Kopf und biegen Sie den Rücken durch.

Diese beiden Bewegungen (3 und 4) sind eine Trainingseinheit. Wiederholen Sie sie 10mal.

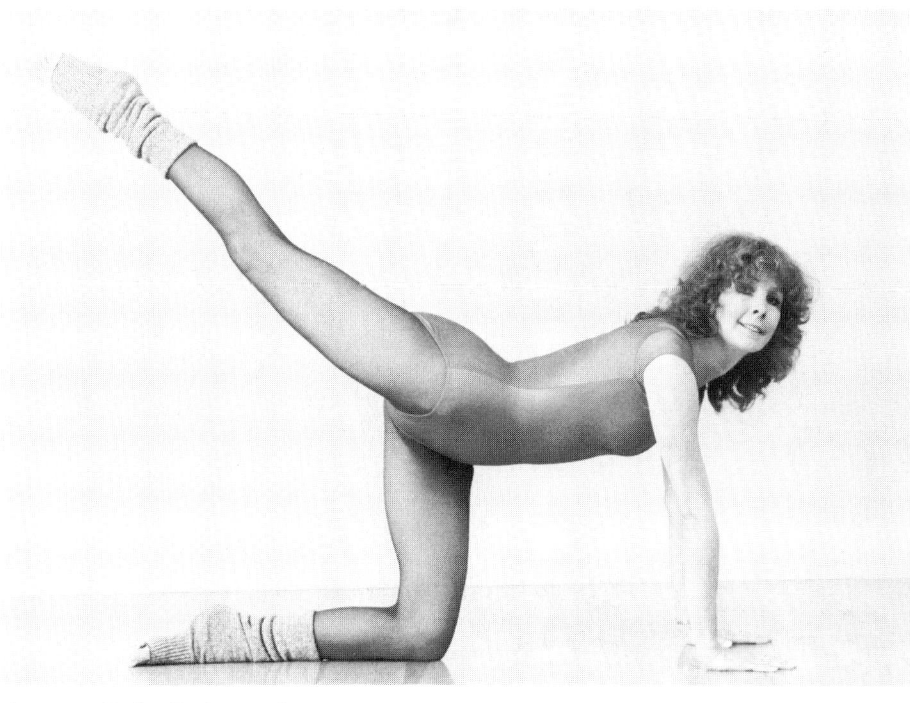

Atmung: Beim Beinstrecken ausatmen, beim Kniebeugen einatmen.

11 Eseltritte

Bizeps

1. Wenn Sie das rechte Bein zum letzten Mal hochschwingen, halten Sie es oben, beugen das Knie, winkeln den Fuß an und treten sich mit der Ferse ins Gesäß, als seien Sie ein ausschlagender Esel.

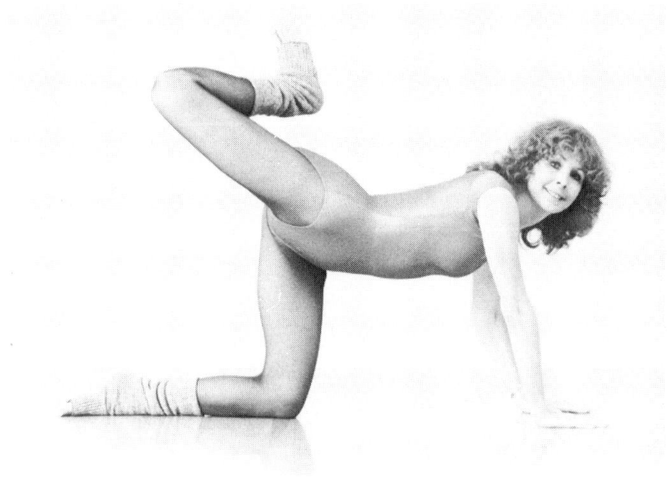

2. Strecken Sie das Bein wieder.

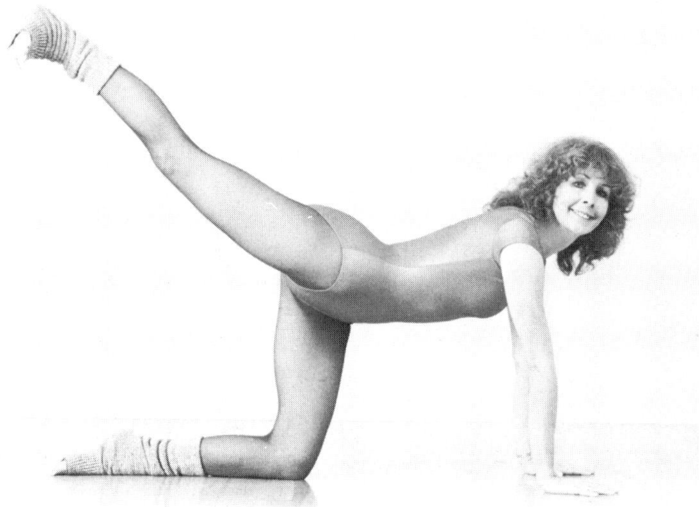

Wiederholen Sie die Eseltritte 20mal und achten Sie darauf, daß Ihr Knie dabei höher ist als Ihre Hüfte.

Heben Sie das Knie im Laufe der Übung immer höher.

Atmung: Beim Kniestrecken ausatmen, beim Fersentritt einatmen.

12 Tiefer Kniefall

Streckt den großen Gesäßmuskel

Setzen Sie sich auf Ihre Fersen zurück. Beugen Sie sich über die Knie und strecken Sie die Arme so weit nach vorn, wie Sie können. Halten Sie diese Stellung, während Sie bis zehn zählen.

Atmung: normal

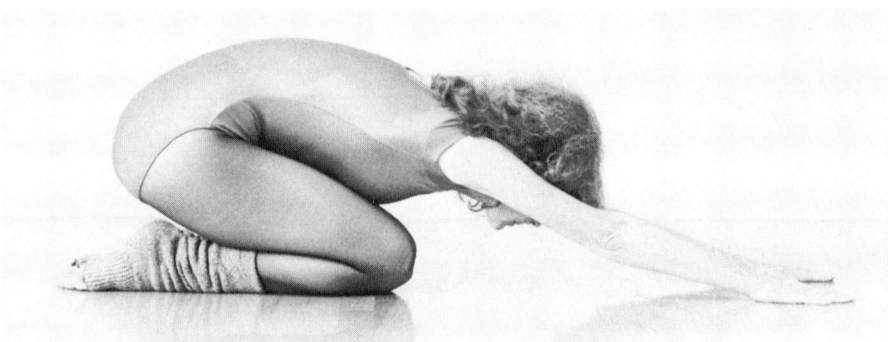

Wiederholen Sie nun die Übungen 9 bis 12 zur linken Seite.

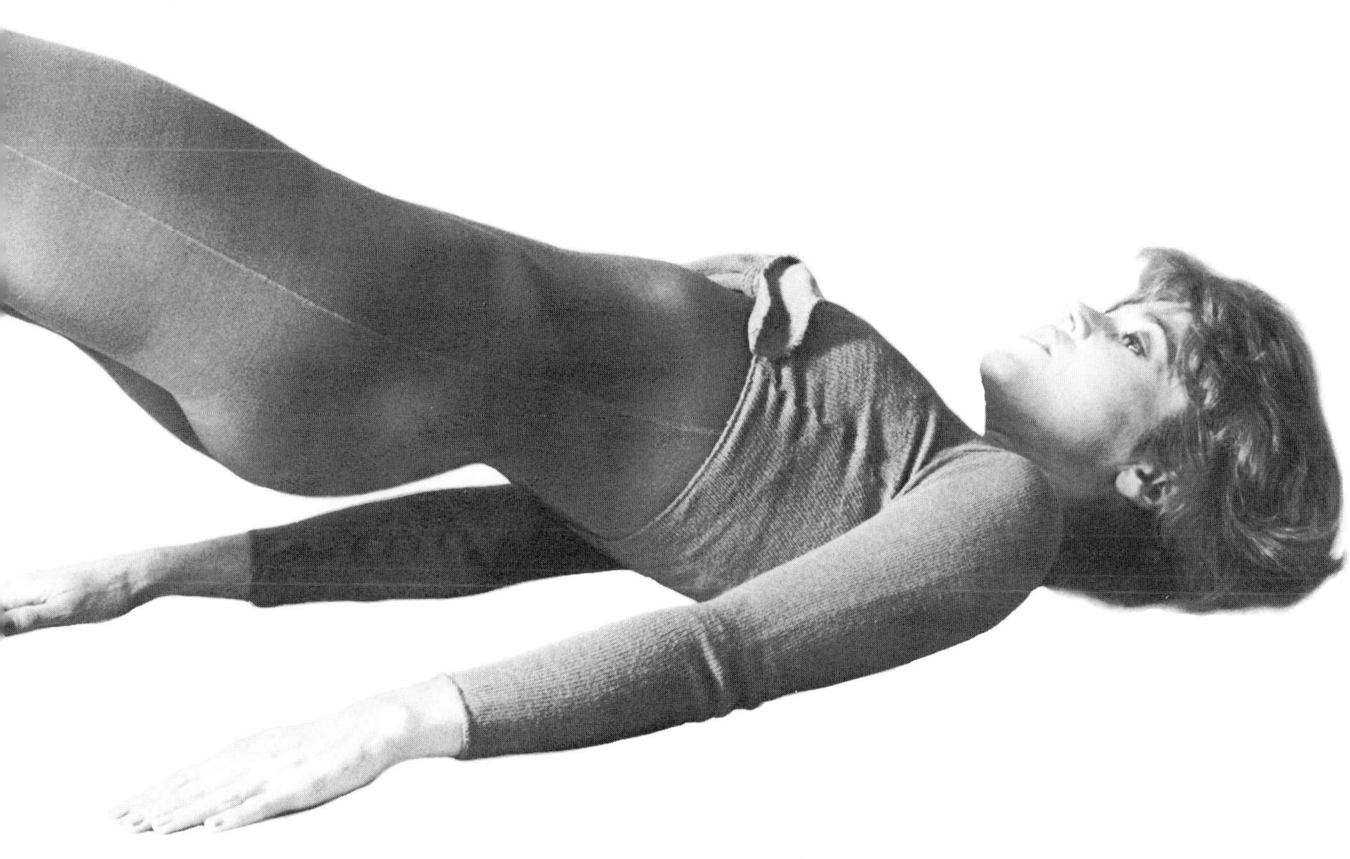

Fortgeschrittene

GESÄSS

Gesäß

4 Minuten

Zweck

Das Gesäß zu trainieren, zu straffen und zu festigen (M. gluteus maximus, medius und minimus, M. biceps femoris). Wenn Sie eine vernünftige Diät einhalten, werden Sie durch diese Übungen ein kleineres, festeres Gesäß bekommen und damit einem »Hängepo« vorbeugen, und der Reithosenspeck an den Oberschenkeln wird verschwinden.

Musik

Bob Seger – »Against the Wind« / *Against the Wind*
Michael Jackson – »Rock With You« / *Off the Wall*
Santana – »Stormy« / *Inner Secrets*
Pointer Sisters – »Hypnotized« / *Energy*
Olivia Newton-John – »Totally Hot« / *Totally Hot*

1 Gesäß heben

Ausgangsstellung: Legen Sie sich auf den Rücken; die Füße stehen parallel, etwas mehr als Hüftbreite voneinander entfernt, die Arme liegen seitlich neben dem Körper.

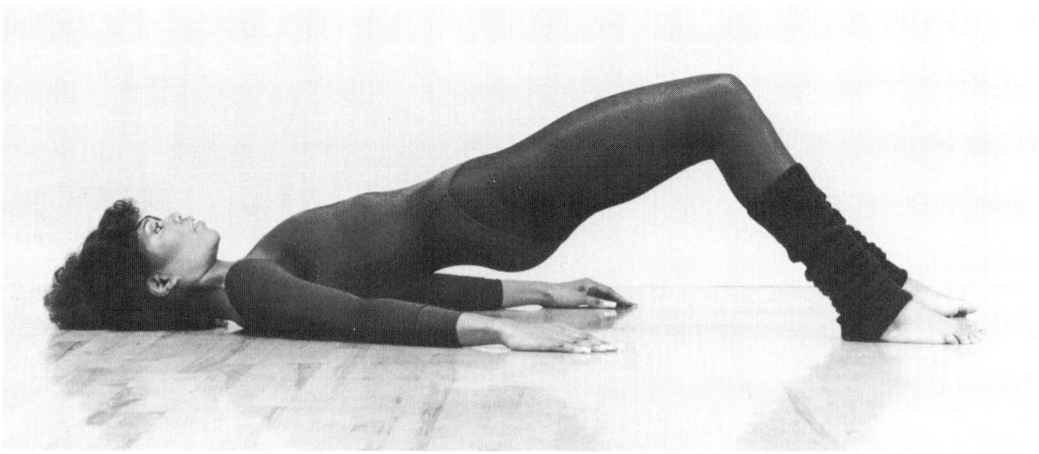

1. Halten Sie Knie und Füße parallel, verlagern Sie Ihr Gewicht auf die Schultern und heben Ihr Gesäß hoch . . .

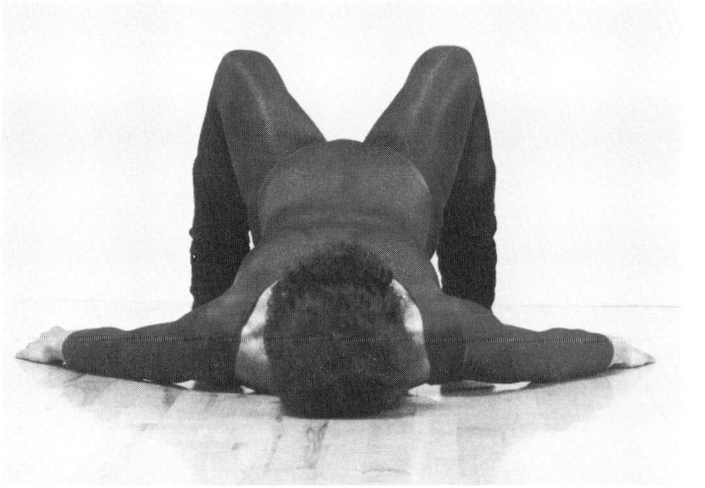

. . . und senken es dann etwas. Heben und senken Sie Ihr Gesäß 30mal.

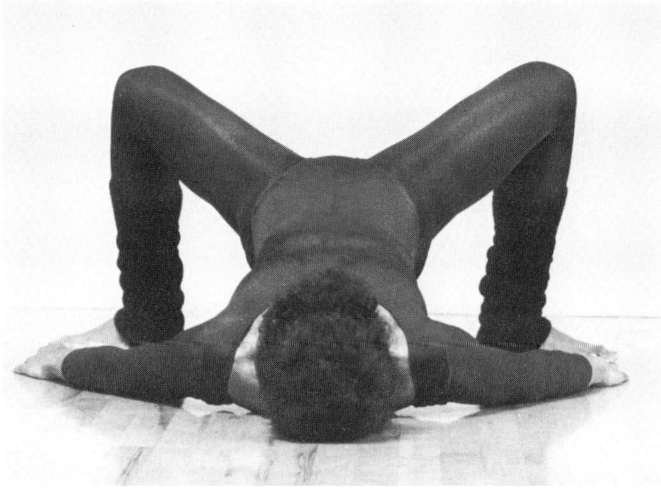

2. Drehen Sie Ihre Knie und Füße nach außen (spreizen Sie die Beine weit auseinander) und wiederholen Sie dieselbe Übung weitere 30mal.

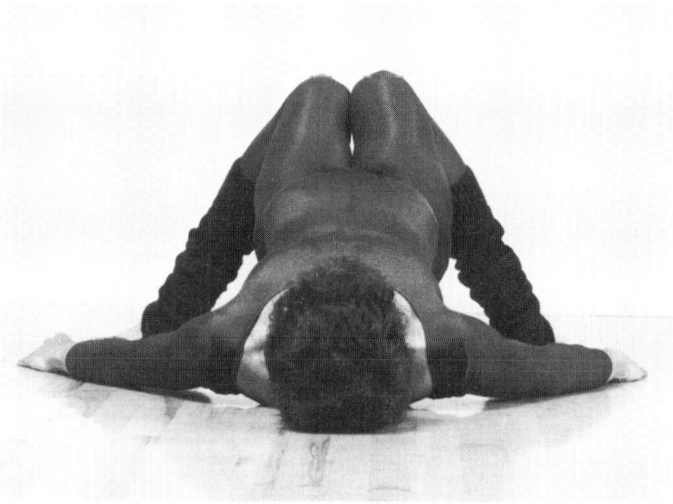

3. Schließen Sie die Knie, bis sie sich berühren, während Sie das Gesäß kräftig nach oben drücken. (Leisten Sie dem Schließen der Knie Widerstand. Machen Sie es sich selbst schwer, damit Sie Ihre äußeren und inneren Schenkel und Ihr Gesäß gut durchtrainieren. Sie sollten das Brennen am ganzen Innenschenkel bis zum Knie spüren.)

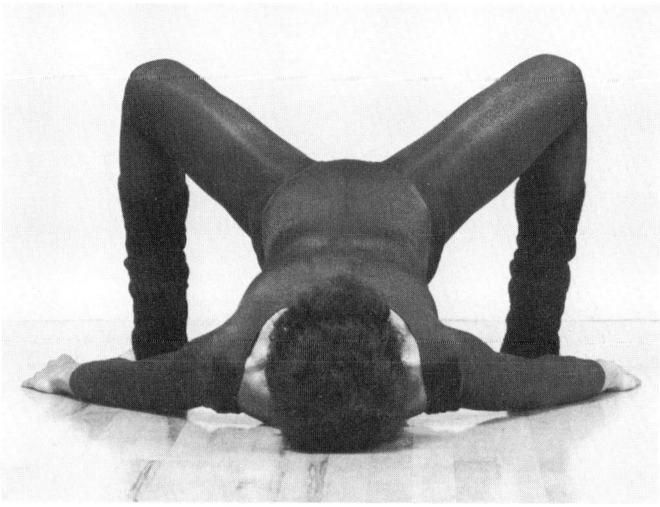

4. Öffnen Sie die Knie wieder weit, und lockern Sie Ihre Gesäßmuskeln dabei leicht.

Die beiden Bewegungen 3 und 4 sind eine Trainingseinheit. Wiederholen Sie sie 20mal.

Atmung: Atmen Sie aus, während Sie die Knie schließen.

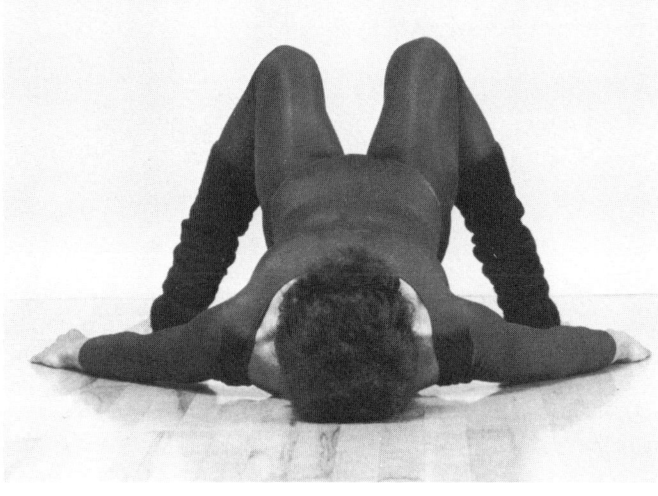

5. Schlagen Sie die Knie 30mal rasch zusammen.

Fortsetzung der Übung →

Während Sie die Knie zusammenschlagen, drücken Sie das Gesäß so fest Sie können nach oben. Üben Sie so, daß es brennt!
Ich weiß, daß es wehtut, aber danach werden Sie sich sehr gut fühlen, und die Resultate werden Sie belohnen.

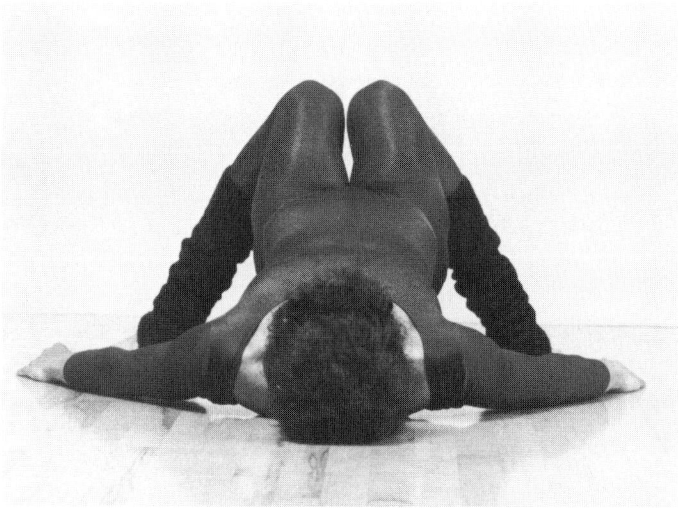

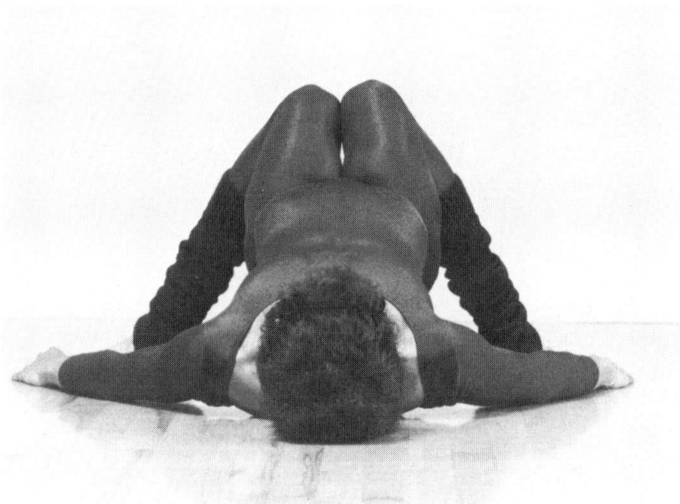

6. Lassen Sie die Knie jetzt zusammengepreßt, während Sie das Gesäß wiederum 30mal heben und senken. Trainieren Sie intensiv!

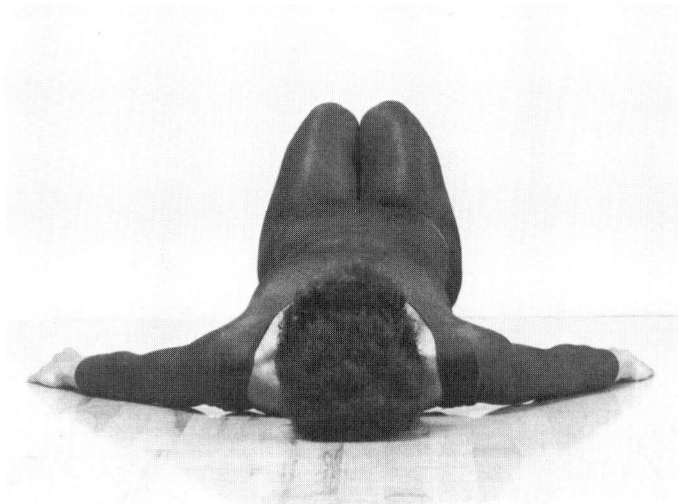

7. Stellen Sie die Füße nun nebeneinander, schließen Sie die Knie und heben Sie das Gesäß weitere 20mal.

Diese Hebebewegung sollte nur sehr klein sein. Was zählt, ist die Intensität, mit der Sie die Muskeln anspannen. Wenn es zu sehr brennt, hören Sie einen Moment auf und beginnen erneut.

Wenn Ihr Rücken bei diesen Übungen schmerzt, so bedeutet das, daß Sie ein Hohlkreuz machen. In diesem Fall sollten Sie sich darauf konzentrieren, Ihr Kreuz während des Gesäßanhebens rund zu machen.

Atmung: Beim Anheben des Gesäßes ausatmen; beim Absenken einatmen.

2 Hüften lockern und strecken

Kniesehnen, M. gluteus maximus

Ausgangsstellung: Senken Sie die Hüften wieder auf den Boden.

1. Strecken Sie das linke Bein und den linken Fuß auf dem Boden. Fassen Sie Ihren rechten Fuß mit beiden Händen und ziehen Sie ihn über Ihren Körper. Dabei wird die rechte Hüfte gedehnt, was Sie nach den letzten Übungen als angenehm empfinden werden. Ziehen Sie sanft 4mal.

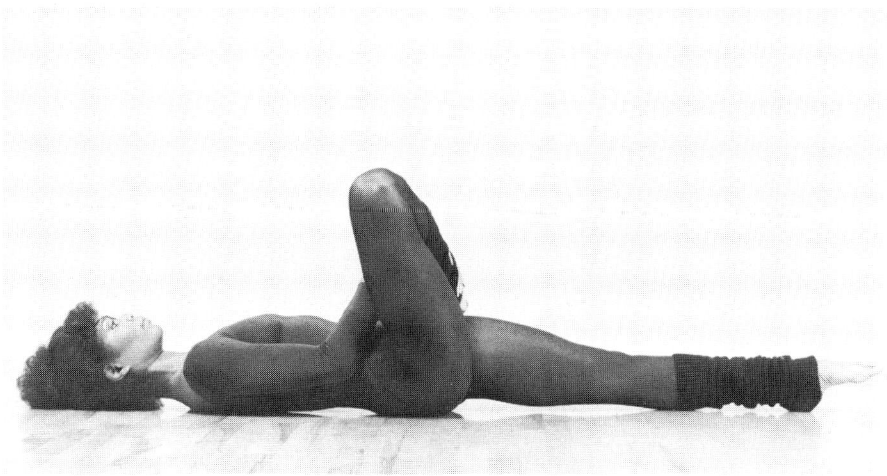

2. Strecken Sie das rechte Bein mit durchgedrücktem Knie in die Höhe und ziehen Sie es mit beiden Händen 4mal zum Oberkörper.

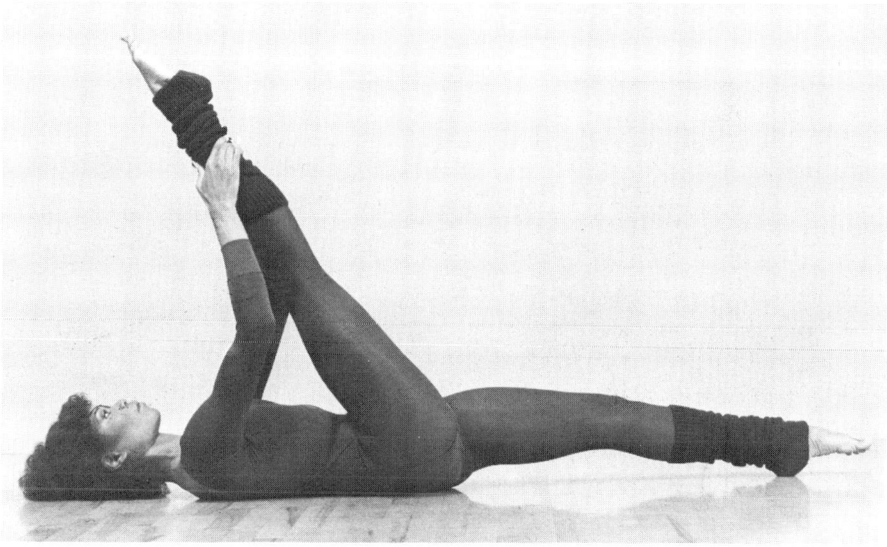

3. Ziehen Sie das Bein 2mal mit gestrecktem und 2mal mit angewinkeltem Fuß zu Ihrem Oberkörper.

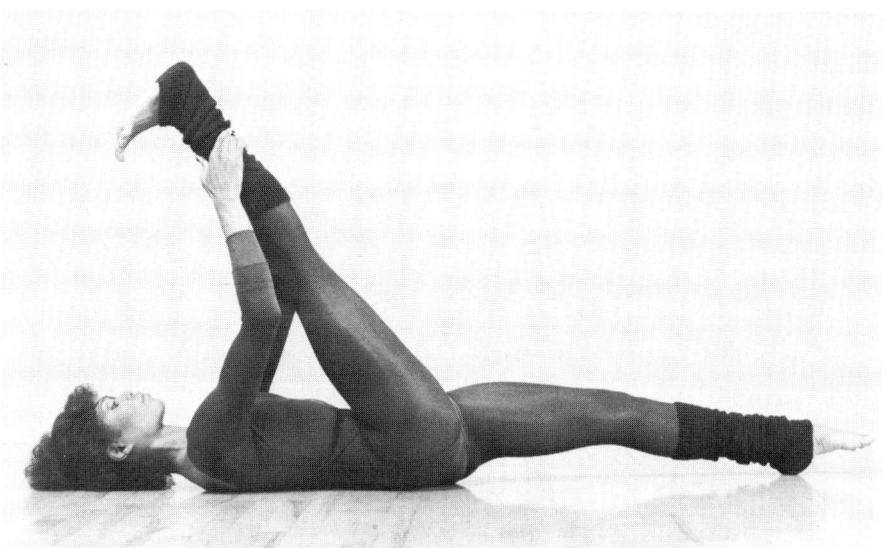

Fortsetzung der Übung →

4. Wechseln Sie das Bein. Strecken Sie jetzt das rechte Bein auf dem Boden aus, ergreifen Sie den linken Fuß mit beiden Händen und ziehen Sie ihn 4mal zum Körper.

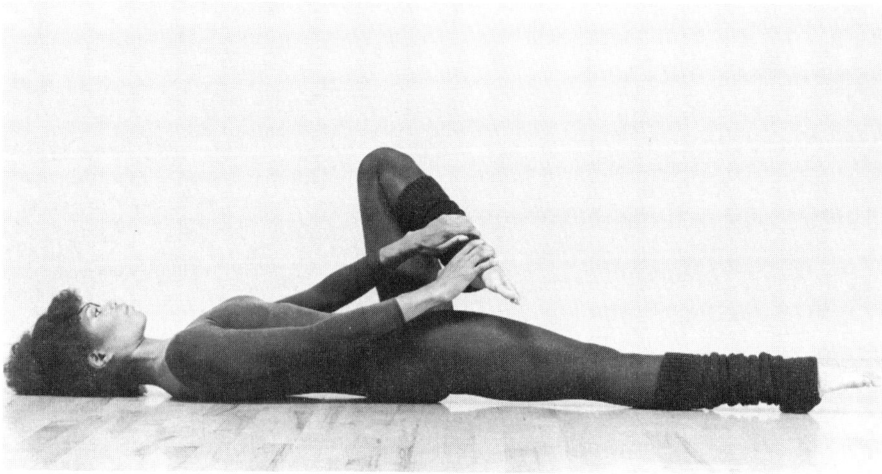

5. Strecken Sie das linke Bein in die Höhe und ziehen Sie es 4mal zum Oberkörper.

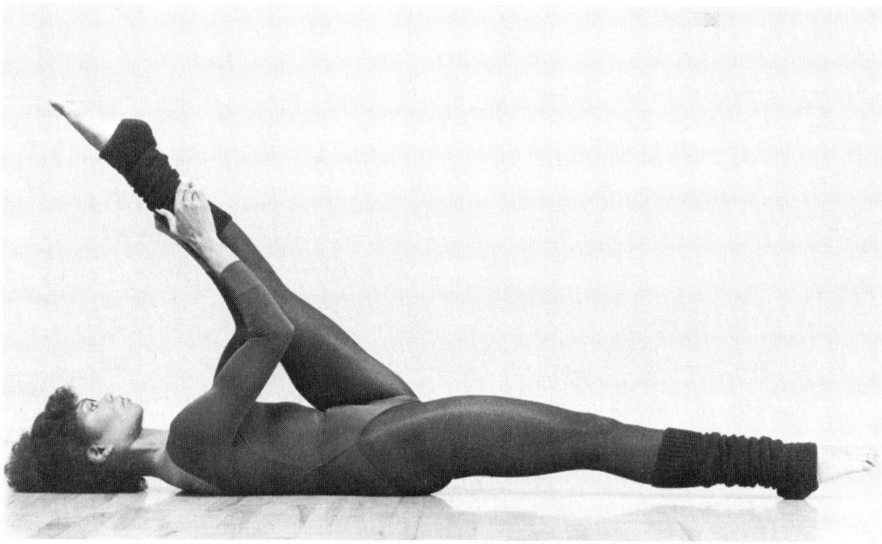

6. Ziehen Sie Ihr linkes Bein 2mal mit gestrecktem und 2mal mit abgewinkeltem Fuß zu Ihrem Oberkörper.

Atmung: normal

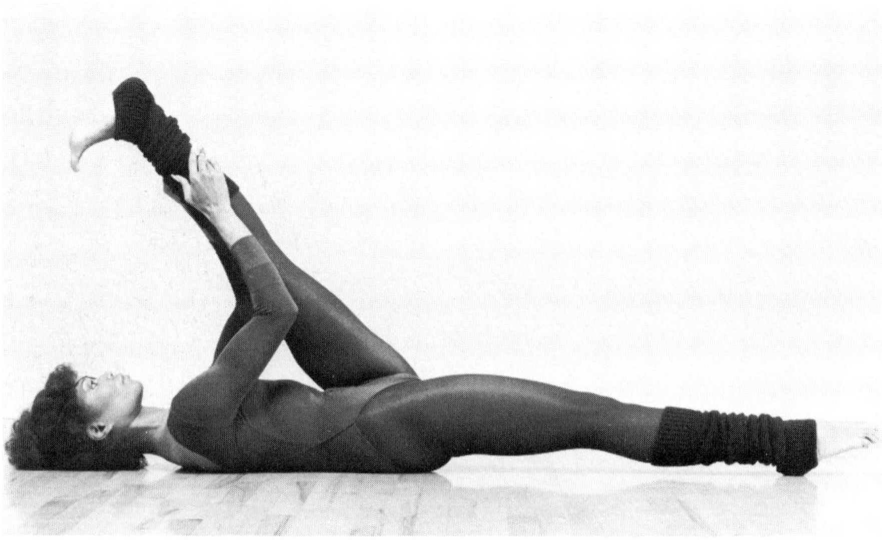

3 Hüften und Schenkel lockern

Zur Entspannung der Innenschenkel

1. Beugen Sie beide Knie und ziehen Sie sie mit den Händen zum Oberkörper.

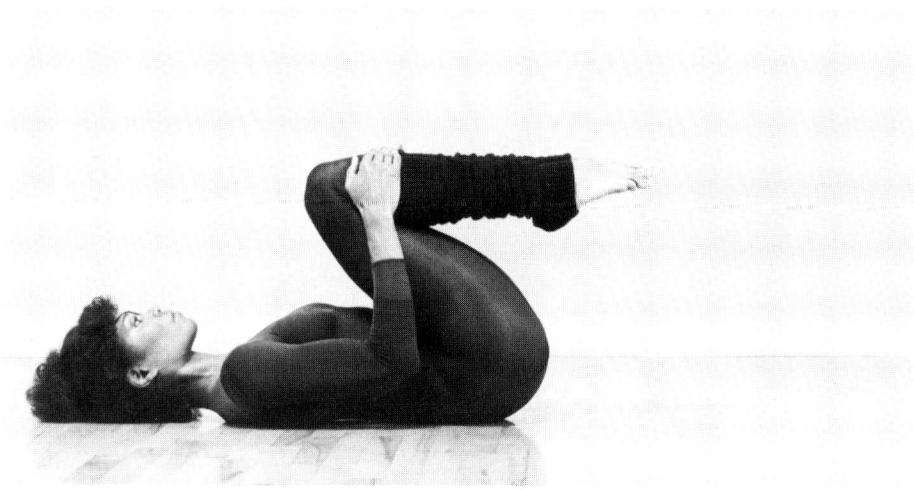

2. Öffnen Sie die Knie seitlich, fassen Sie sich an den Schienbeinen und drücken Sie 8mal leicht nach unten. Nach jedem Drücken lockern Sie sich etwas.

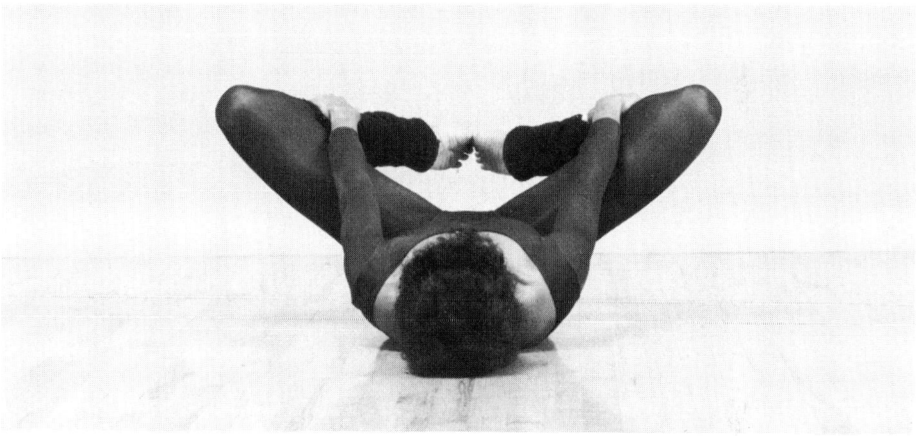

3. Spreizen Sie die Beine zur Seite, fassen Sie sich an den Fußgelenken oder Waden und wippen Sie 16mal leicht nach unten.

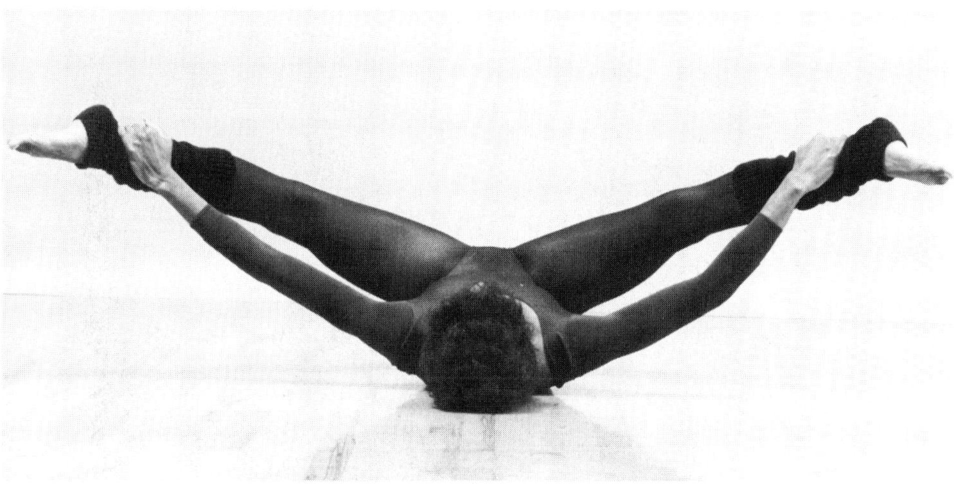

Atmung: normal

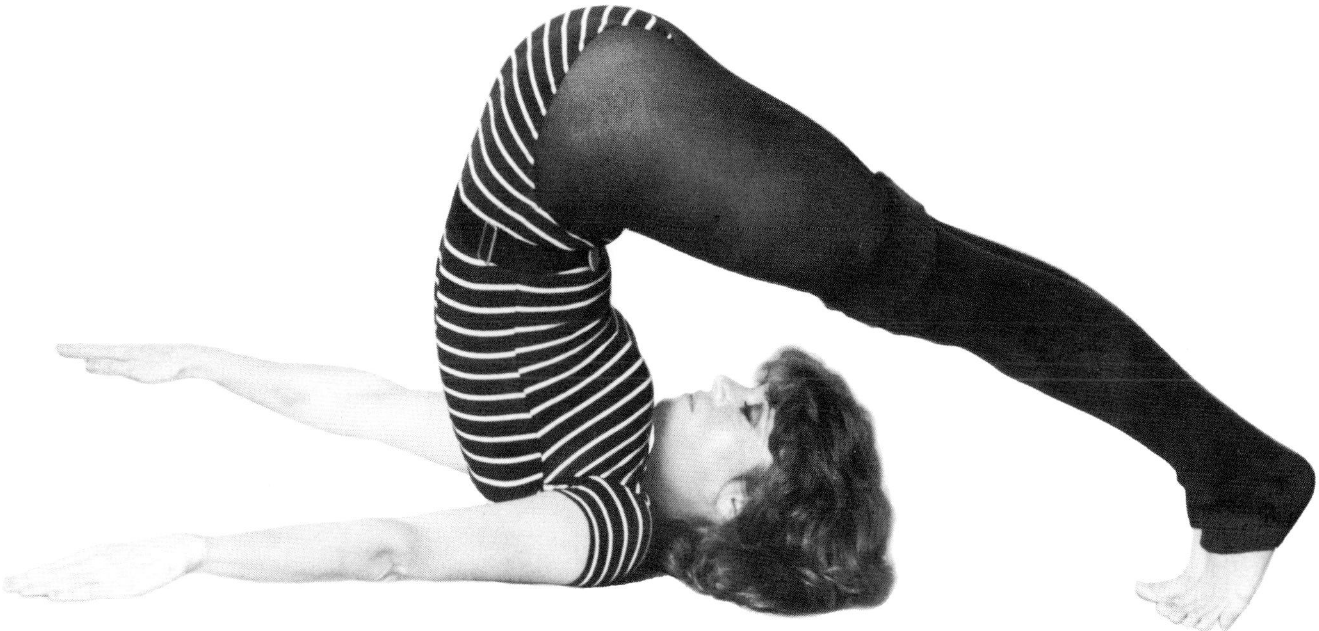

Fortgeschrittene

ABKÜHLEN

Abkühlen

3 Minuten

Zweck

Ihr Pulsschlag wird wieder auf die normale Frequenz gebracht, und Sie beenden Ihr Training mit einigen ausgezeichneten Joga-Streckübungen.

Musik

Boz Scaggs – »Harbor Lights« / *Silk Degrees*
Jean-François Paillard Chamber Orchestra – »Canon in D« / *Pachelbel – Canon in D*

1 Der Frosch

Ausgangsstellung: Legen Sie sich auf den Rücken, spreizen Sie die Knie nach außen, pressen Sie die Fußsohlen zusammen und drücken Sie die Schenkel zum Boden.
Lassen Sie die Innenschenkel locker und drücken Sie das Kreuz auf den Boden.

Atmung: Atmen Sie tief.

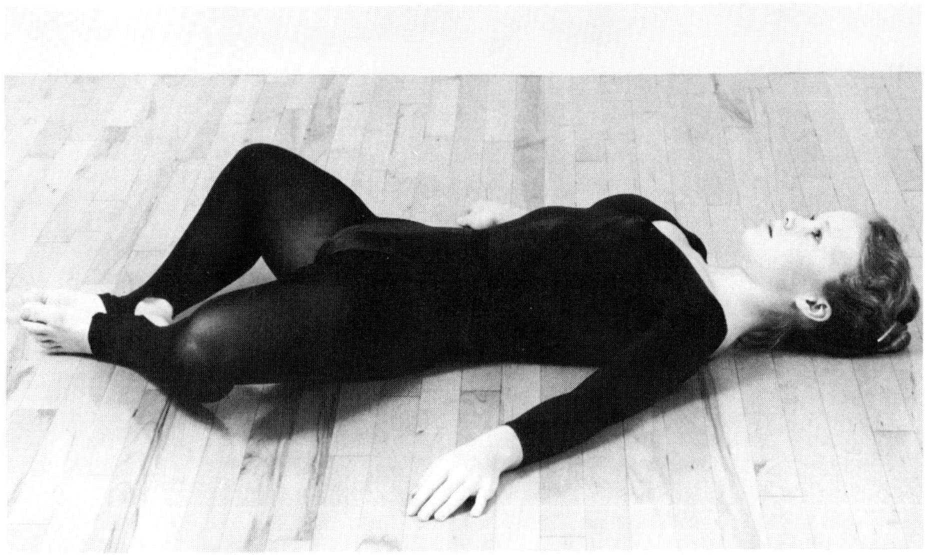

2 Der Pflug

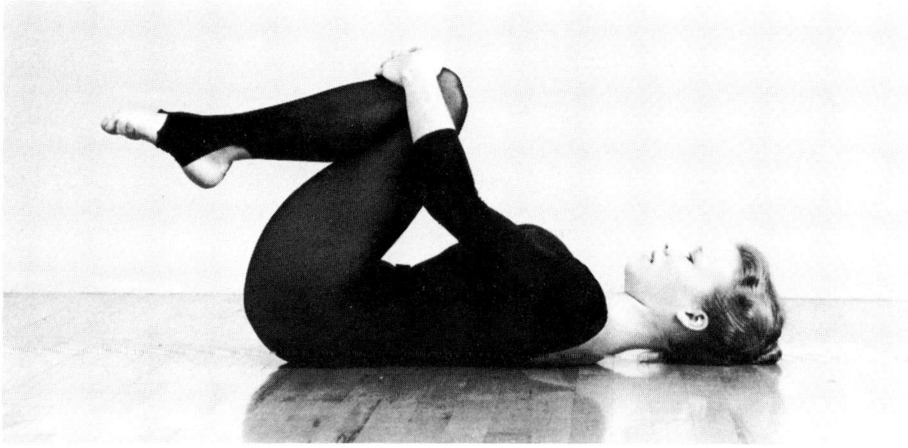

1. Ziehen Sie die Knie zur Brust.

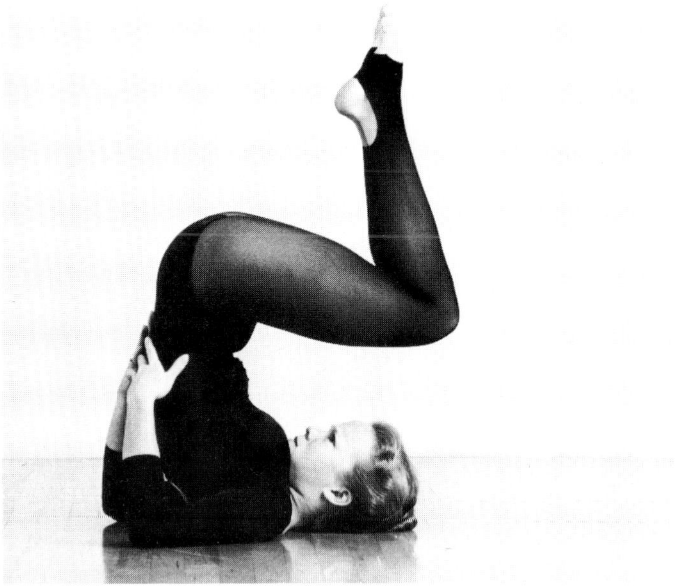

2. Heben Sie die Hüften und stützen Sie Ihr Kreuz mit den Händen ab. Beugen Sie die Knie über Ihrem Kopf.

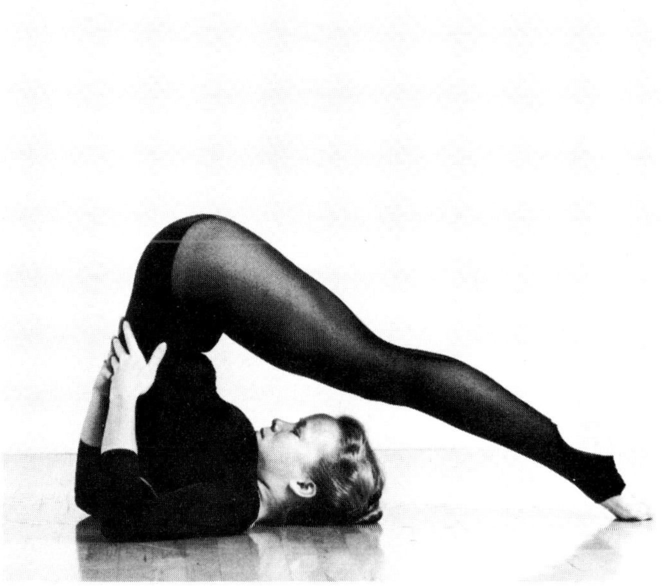

3. Strecken Sie Beine und Füße so weit Sie können über Ihren Kopf nach hinten. Stützen Sie Ihr Kreuz mit den Händen. Halten Sie diese Position eine Minute oder auch zwei, wenn Sie können.

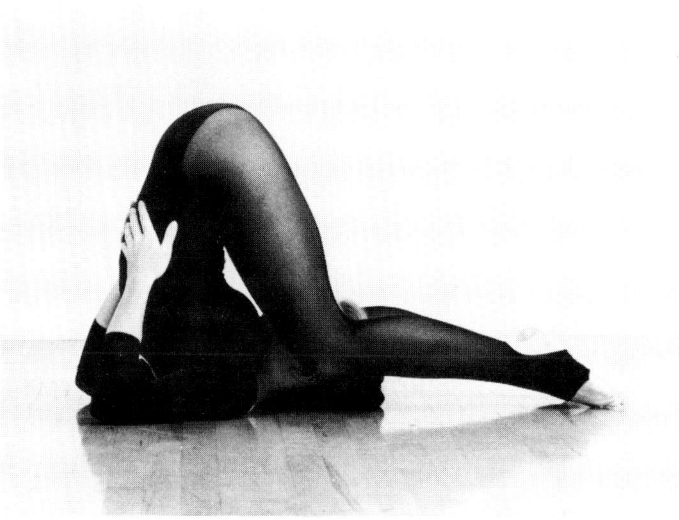

4. Ziehen Sie die Knie an die Ohren und halten Sie diese Stellung eine Minute lang.

Fortsetzung der Übung →

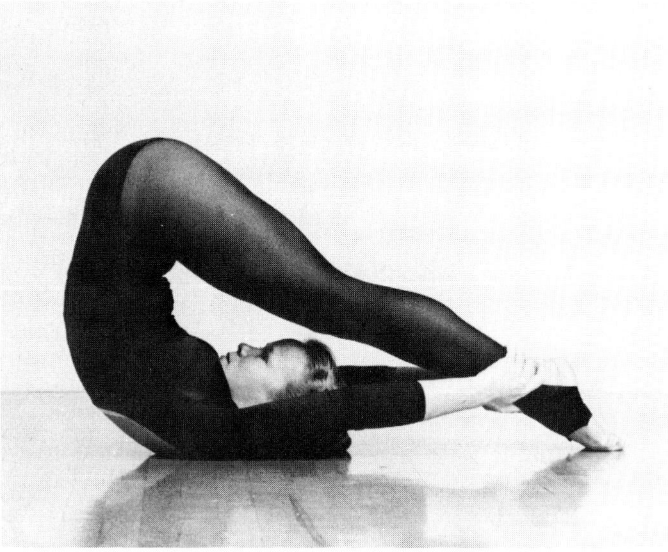

5. Strecken Sie die Beine wieder aus und fassen Sie die Fußgelenke mit beiden Händen.

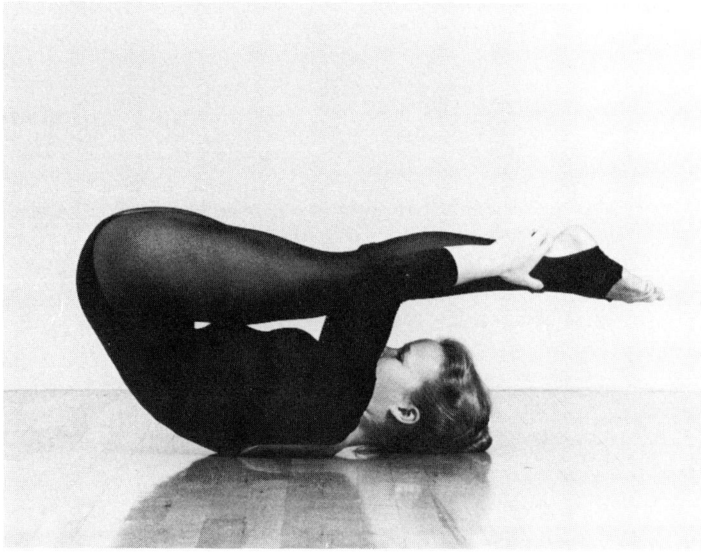

6. Rollen Sie sich langsam ab, Wirbel für Wirbel. Behalten Sie dabei die Geschwindigkeit unter Kontrolle, indem Sie die Fußgelenke festhalten und Ihre Beine langsam an Ihrem Gesicht vorbeigleiten lassen.

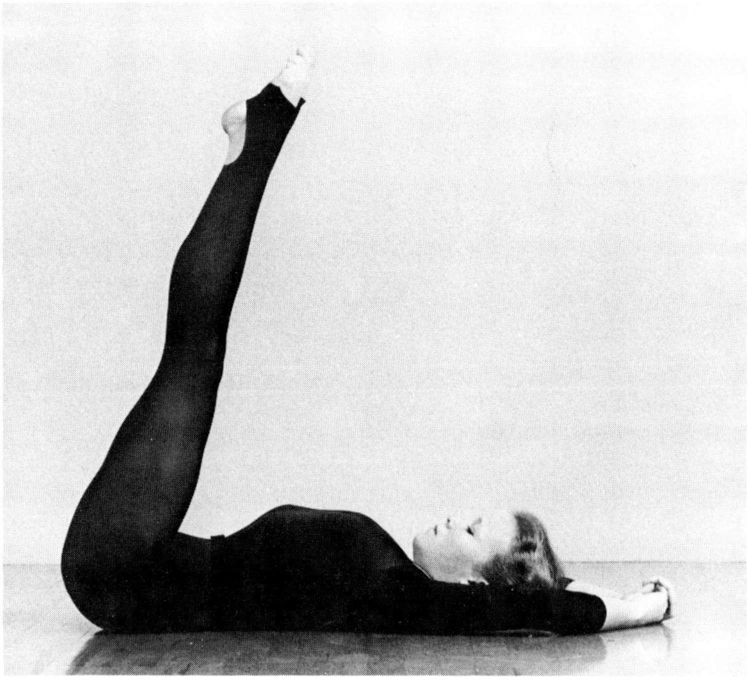

7. Sobald das Kreuz auf dem Boden aufliegt, lassen Sie die Beine los.

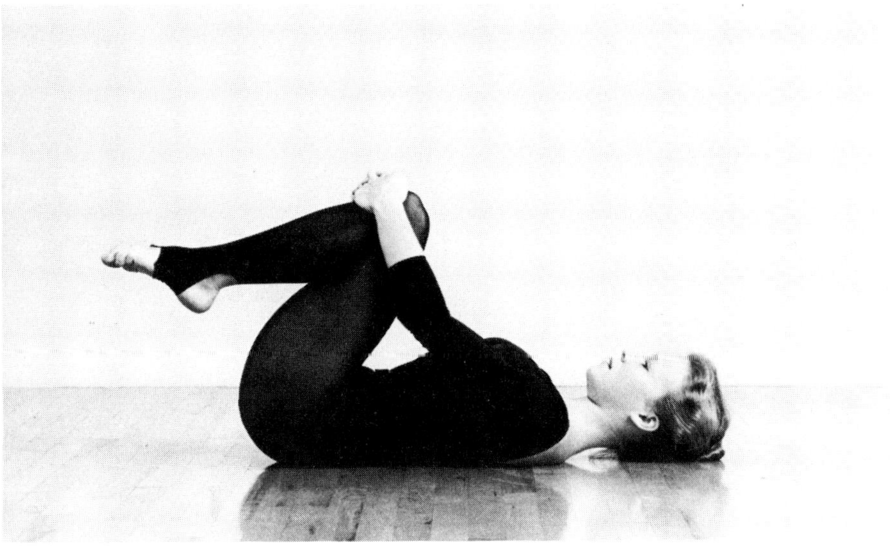

8. Fassen Sie Ihre Knie und drücken Sie sie fest an die Brust.

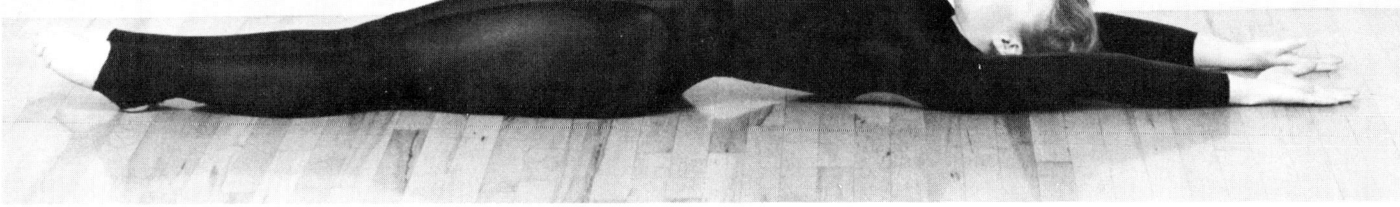

9. Strecken Sie die Arme und Beine so weit Sie können in die entgegengesetzte Richtung.

Atmung: normal

Diese Joga-Pflugübung ist eine der besten Streckübungen überhaupt. Sie dehnt die Wirbelsäule, fördert den Blutkreislauf und regt durch das Kinn-auf-die-Brust-Pressen die Schilddrüse an, die bekanntlich den Stoffwechsel reguliert.

Der Pflug empfiehlt sich, wenn Sie müde sind. Wenn Sie sich in der Stellung 3 zwei Minuten lang halten und dann sehr langsam auf dem Rücken abrollen, werden Sie sich erfrischt fühlen.

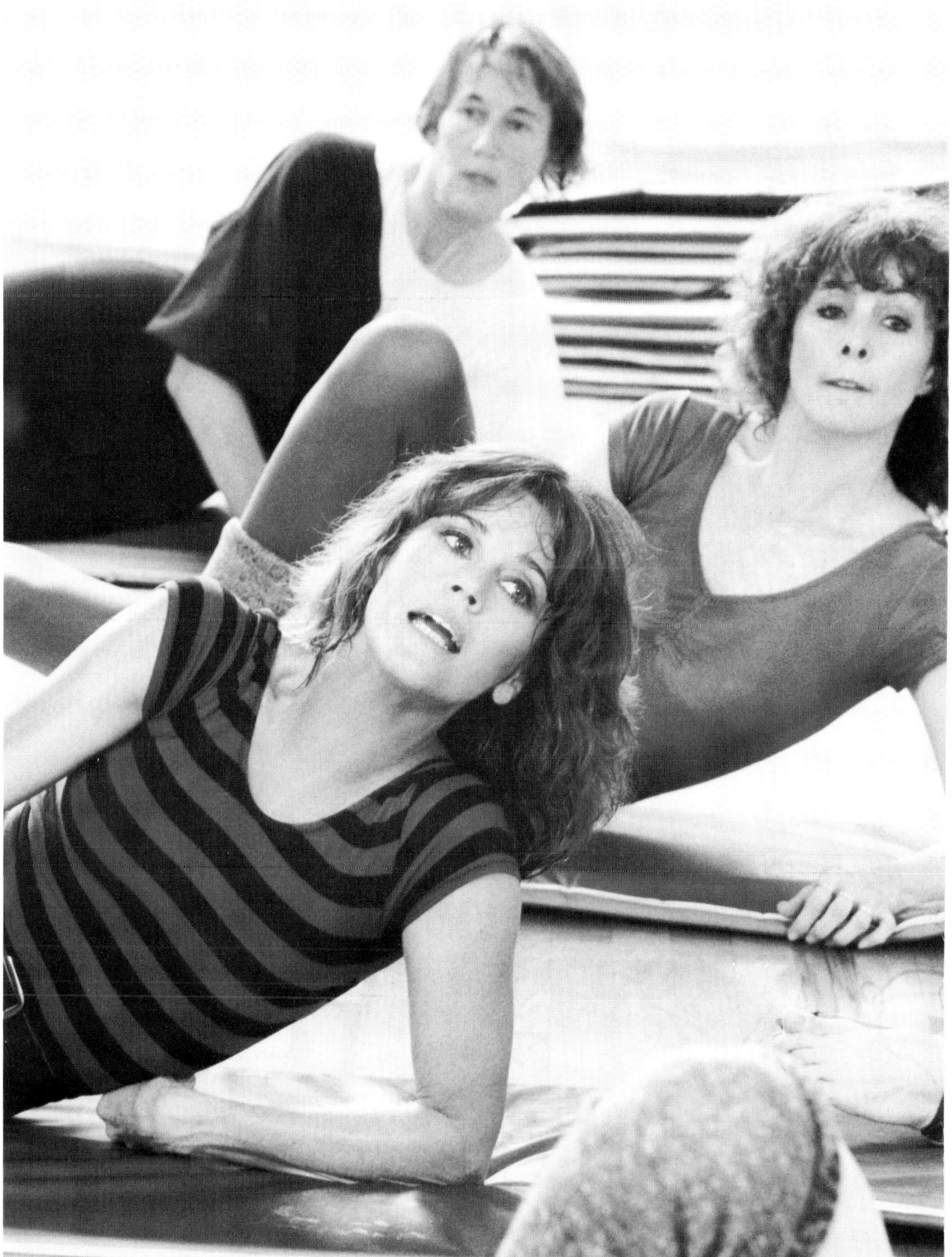

Übungen für spezielle Probleme

Rücken

Nach einer Entbindung leiden viele Frauen an Kreuzschmerzen. Dies ist häufig die Folge einer Dislozierung der Wirbelsäule oder des Beckens. Als vorbeugende Maßnahme empfiehlt es sich, nach der Entbindung einen guten Chiropraktiker aufzusuchen.

Wenn Sie an Rückenschmerzen leiden, sollten Sie folgende Grundsätze beachten:

1. Stehen Sie gerade und mit gestrecktem Oberkörper. Halten Sie den Kopf aufrecht, ohne dabei das Kinn vorzustrecken.

2. Ziehen Sie die unteren Bauchmuskeln ein und nehmen Sie das Becken zurück, wobei Sie den Magen strecken und heben.

3. Stehen Sie nicht zu lange in einer Stellung, ohne sich zu bewegen.

4. Vermeiden Sie es, ständig hohe Absätze zu tragen, denn sie verkürzen Ihre Achillessehnen.

5. Wenn Ihre Füße beim Sitzen flach auf dem Boden ruhen, sollten Ihre Knie noch über der Hüfthöhe sein. Die Rücklehne des Stuhls oder Sessels sollte fest sein und Ihre obere Lendengegend gut abstützen.

6. Setzen Sie sich nie auf einen Stuhl, dessen Rücklehne sich Ihnen ins Kreuz drückt.

7. Kleine Menschen sollten einen Schemel als Fußstütze verwenden, wenn ihre Knie beim Sitzen unterhalb der Hüfthöhe bleiben oder ihre Beine in der Luft baumeln.

8. Schlafen Sie auf einer festen Matratze. Wenn Ihr Bett zu weich ist, legen Sie eine ca. 2 cm starke Sperrholzplatte unter die Matratze. Eine dünnere Platte ist nicht stabil genug.

Nachstehend einige Übungen für Frauen, die ernsthaftere Rückenbeschwerden haben:

1

Ausgangsstellung: Legen Sie sich auf den Rücken, beugen Sie die Knie und stellen Sie die Füße dabei bequem auf den Boden. Die Arme liegen neben dem Kopf.

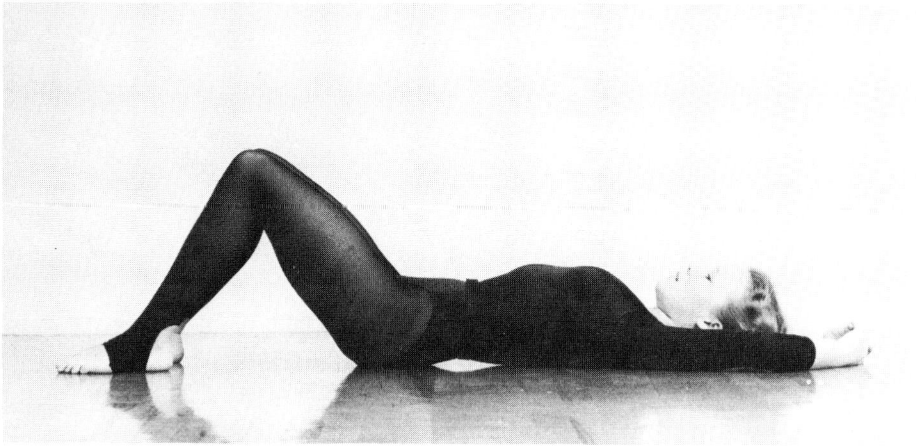

1. Pressen Sie langsam das Kreuz auf den Boden und neigen Sie das Becken leicht nach oben. Dabei atmen Sie aus. Zählen Sie in dieser Stellung bis vier, dann lockern Sie sich wieder. Wiederholen Sie das Pressen 3mal.

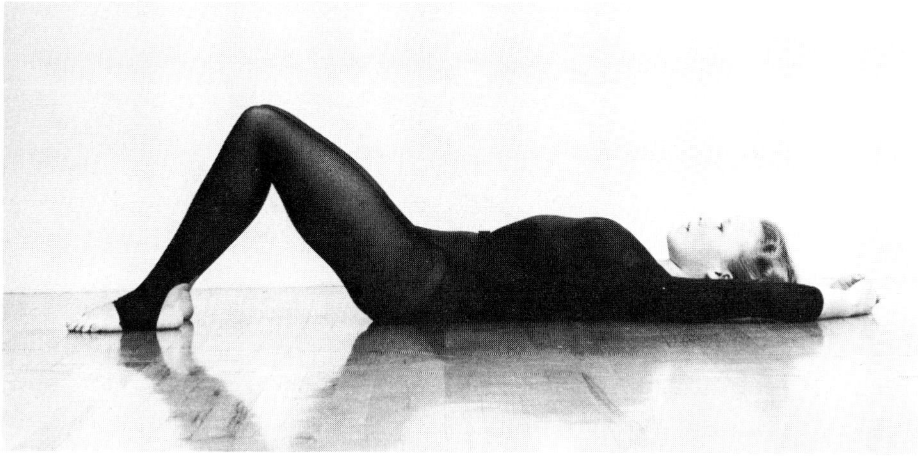

2. Pressen Sie das Kreuz noch einmal auf den Boden und strecken Sie dann die Beine langsam aus, wobei das Kreuz auf dem Boden bleibt.

Mit dieser Übung können Sie Verspannungen in der Lenden- und Steißgegend lösen.

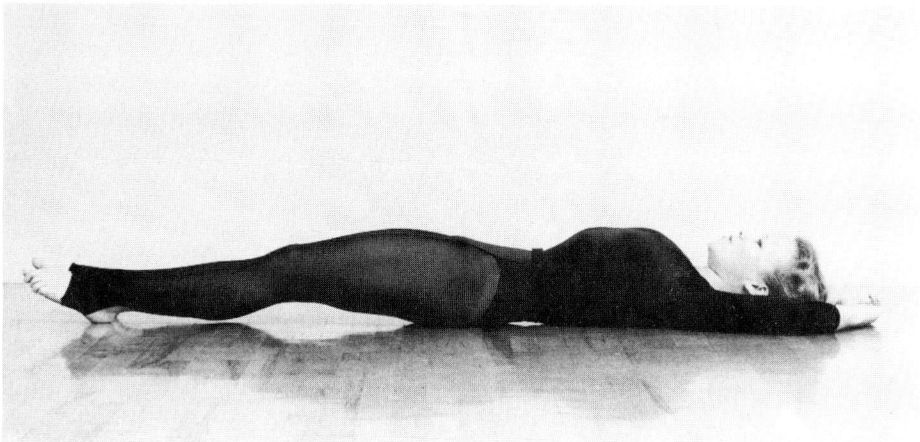

2

Ausgangsstellung: Legen Sie sich auf den Rücken und beugen Sie die Knie. Die Arme ruhen flach auf dem Boden.

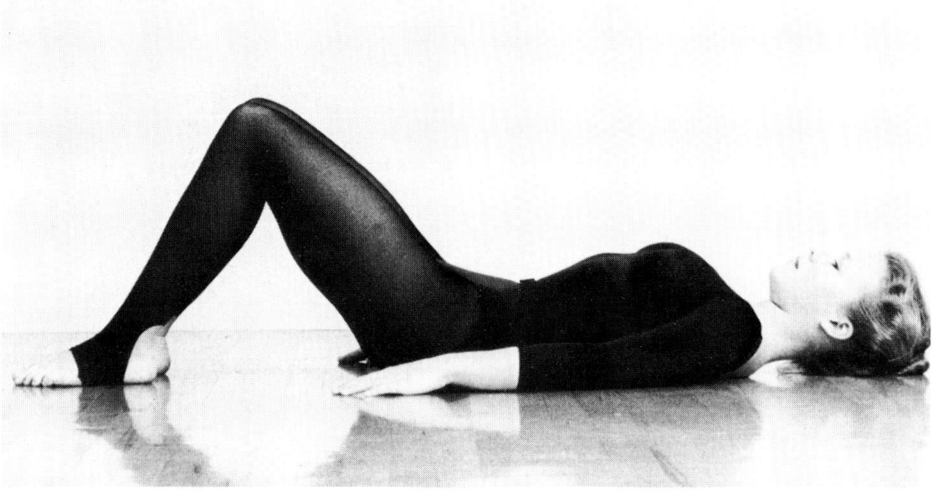

1. Richten Sie sich langsam auf, Wirbel für Wirbel, wobei das Kinn auf die Brust gedrückt bleibt . . .

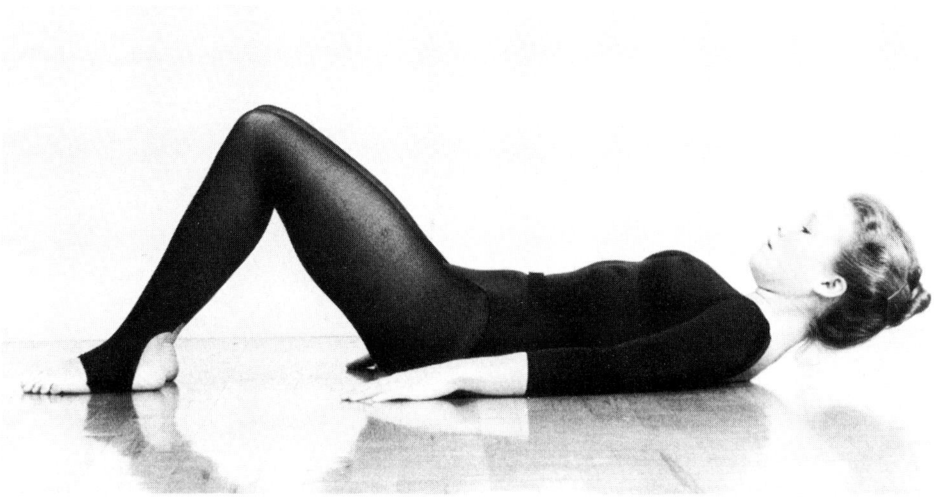

2. . . . bis sich die Nackenpartie vom Boden hebt. Dabei atmen Sie aus und lassen sich dann wieder auf den Boden sinken.

Wiederholen Sie die Übung 5mal. Sie stärkt die Bauchmuskeln und entlastet dadurch den Rücken.

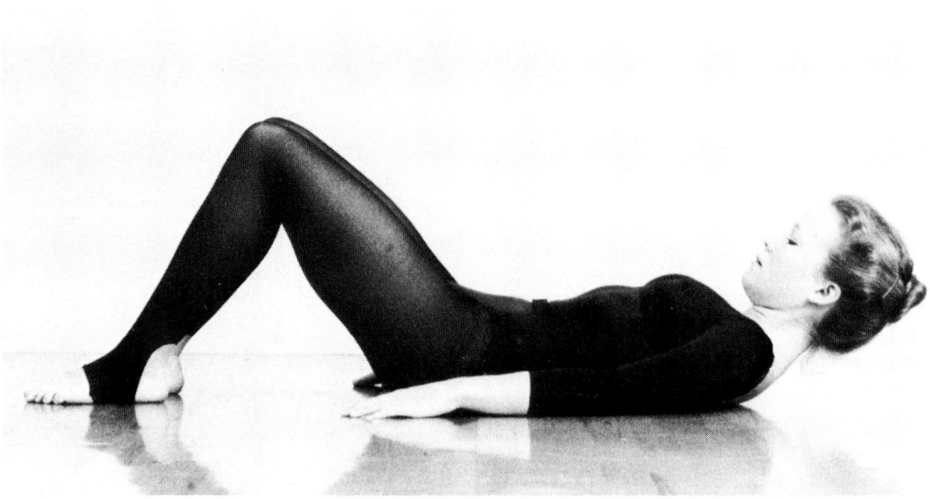

3

Ausgangsstellung: Stützen Sie sich auf Hände und Knie, wobei die Knie etwa hüftbreit voneinander entfernt sind.

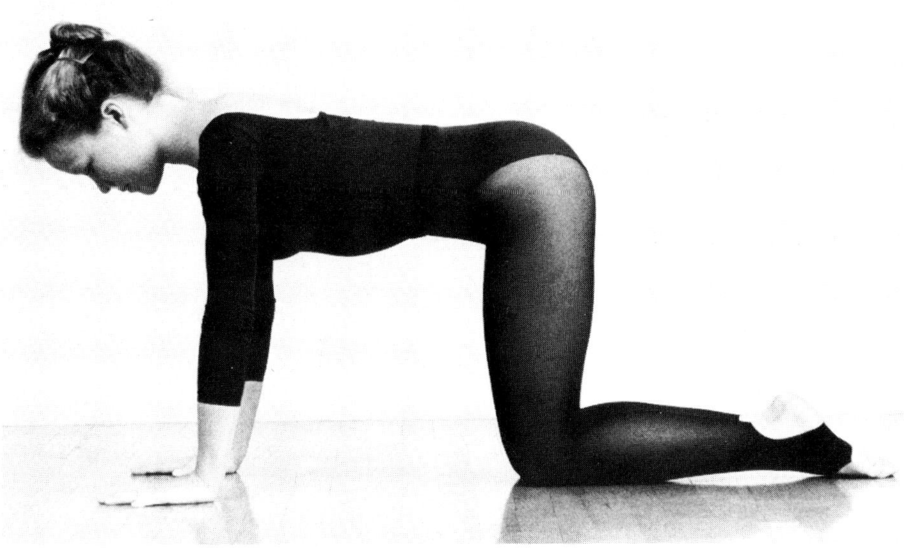

1. Krümmen Sie langsam den Rücken, ausgehend vom unteren Ende der Wirbelsäule . . .

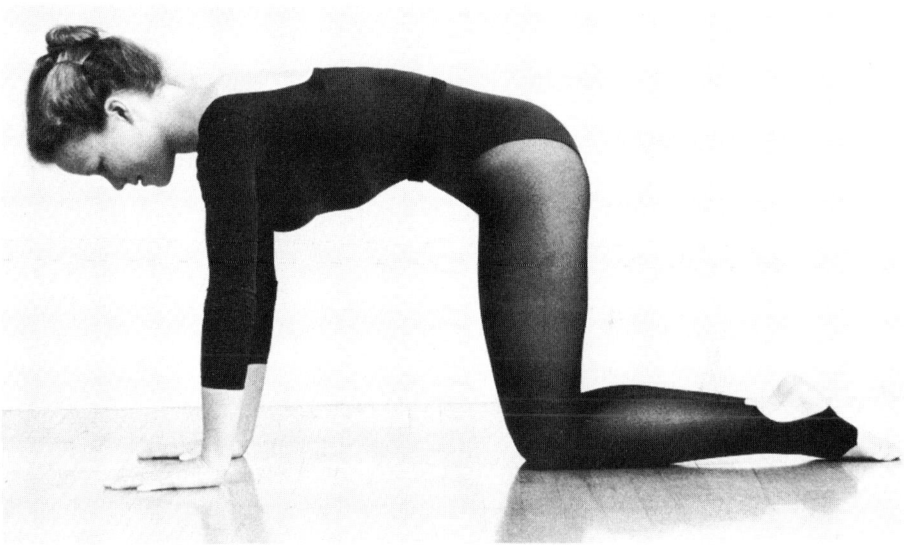

. . . und lassen Sie dabei das Kinn auf die Brust gedrückt. Atmen Sie ein, sobald Sie den Rücken zu krümmen beginnen.

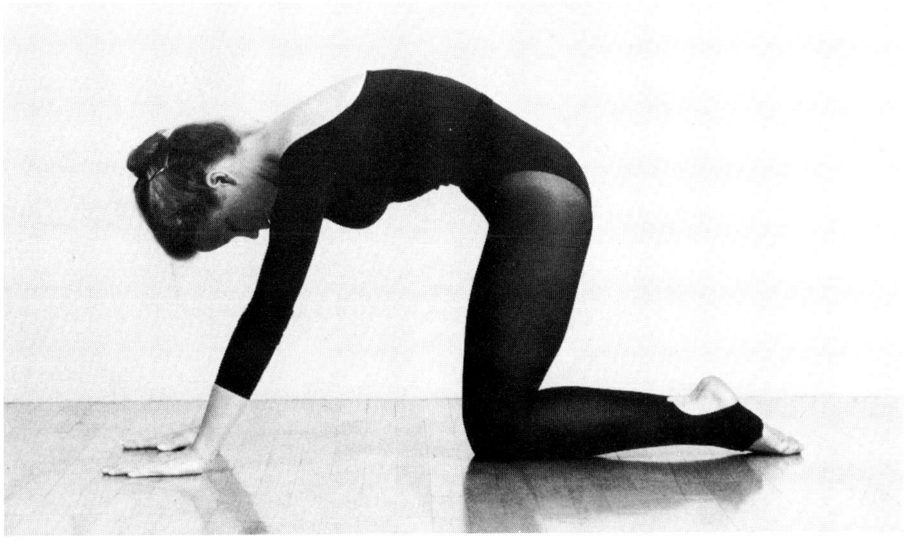

Fortsetzung der Übung →

2. Lockern Sie sich . . .

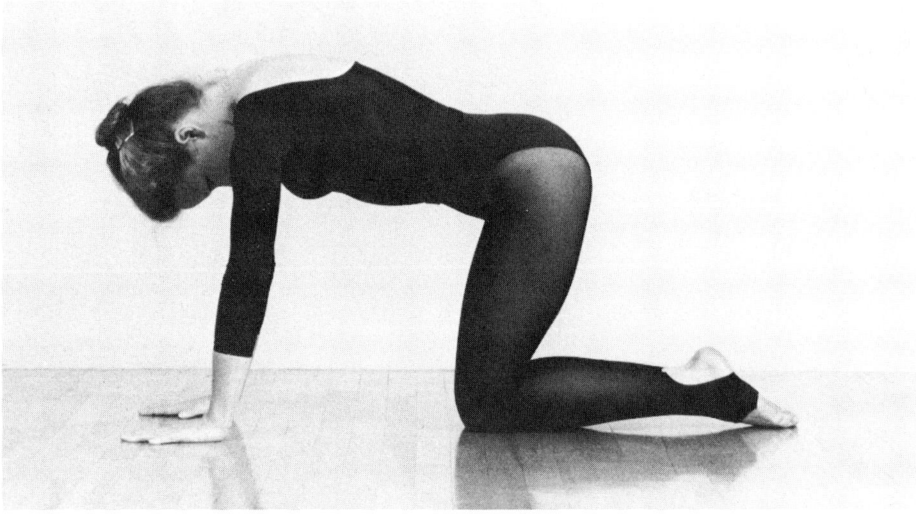

. . . und drücken Sie den Rücken jetzt nach unten durch, ausgehend vom unteren Ende der Wirbelsäule . . .

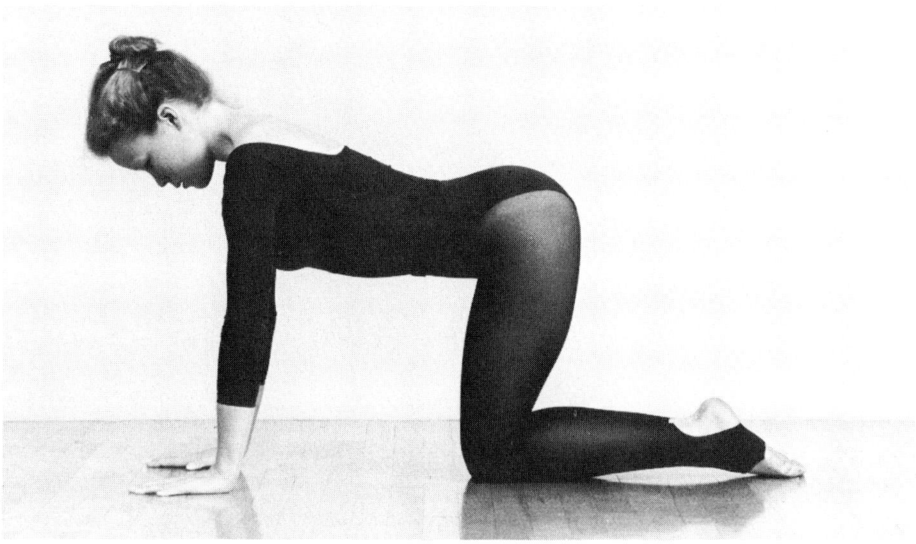

. . . und heben Sie den Kopf. Atmen Sie aus, sobald Sie den Rücken durchzudrücken beginnen.

Wiederholen Sie die Übung 5mal. Sie löst Verspannungen in der Lendengegend und stärkt das Kreuz.

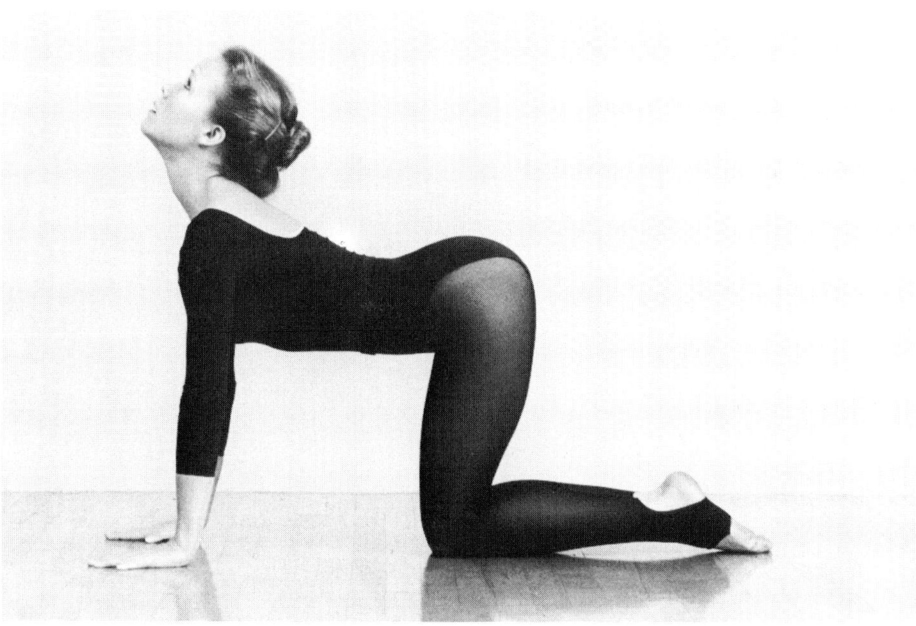

4

Ausgangsstellung: Setzen Sie sich auf einen Stuhl; die Füße stehen flach auf dem Boden, die Beine sind hüftbreit voneinander entfernt.

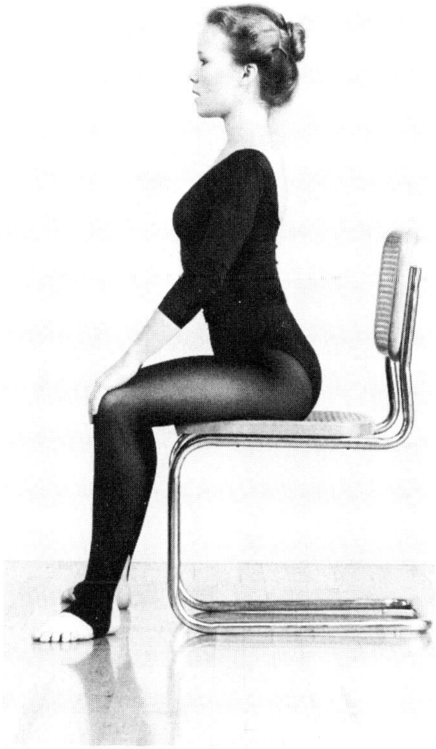

1. Drücken Sie den unteren Teil des Rückens nach vorn und nach oben, wobei Sie versuchen, die Wirbelsäule zu strecken und die Brust zur Decke zu recken. Atmen Sie dabei aus.

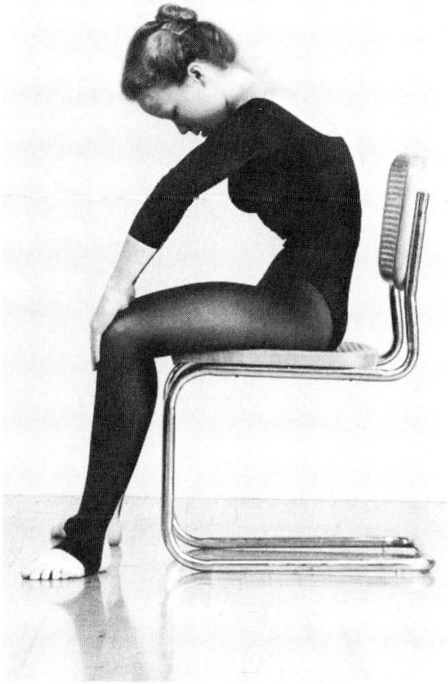

2. Entspannen Sie sich wieder.

Wiederholen Sie die Übung 5mal. Sie stärkt den oberen und unteren Teil des Rückens, streckt und kräftigt insbesondere die Muskeln im Bereich der Wirbelsäule, lockert die Lendengegend und macht sie geschmeidiger.

5

Ausgangsstellung: Stellen Sie sich, die Beine etwas mehr als Hüftbreite gegrätscht, hinter einen Stuhl.

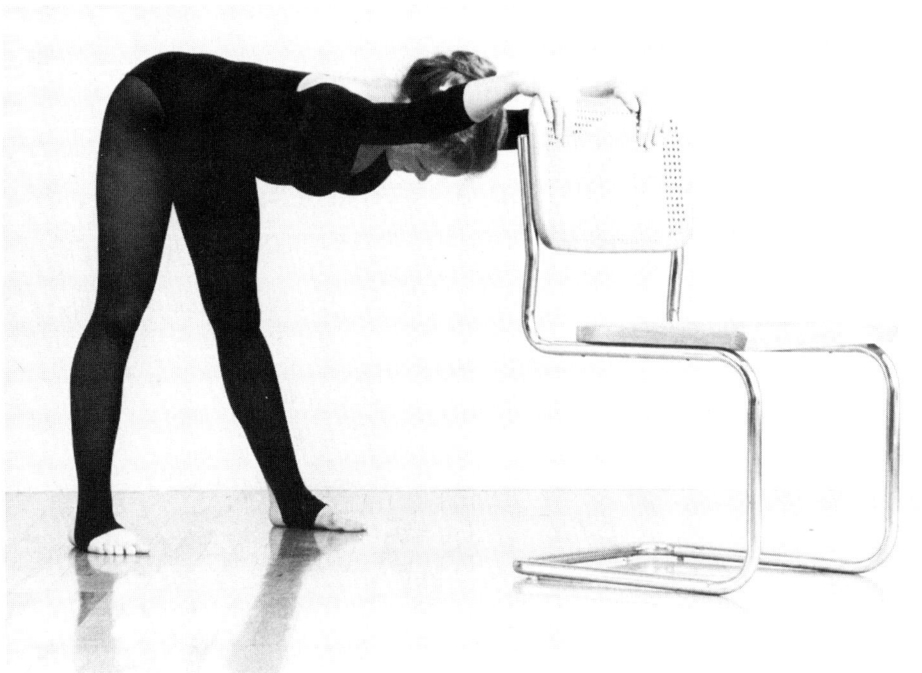

1. Beugen Sie sich aus der Hüfte nach vorn und umfassen Sie die Rückenlehne mit den Händen, wobei der Rücken eine Gerade parallel zum Boden bildet.

2. Ohne die Hüften zu bewegen, drehen Sie allmählich den Oberkörper vom Steiß aufwärts bis zum Kopf, bis Sie auf Ihren rechten Arm schauen. Atmen Sie während des Drehens aus.

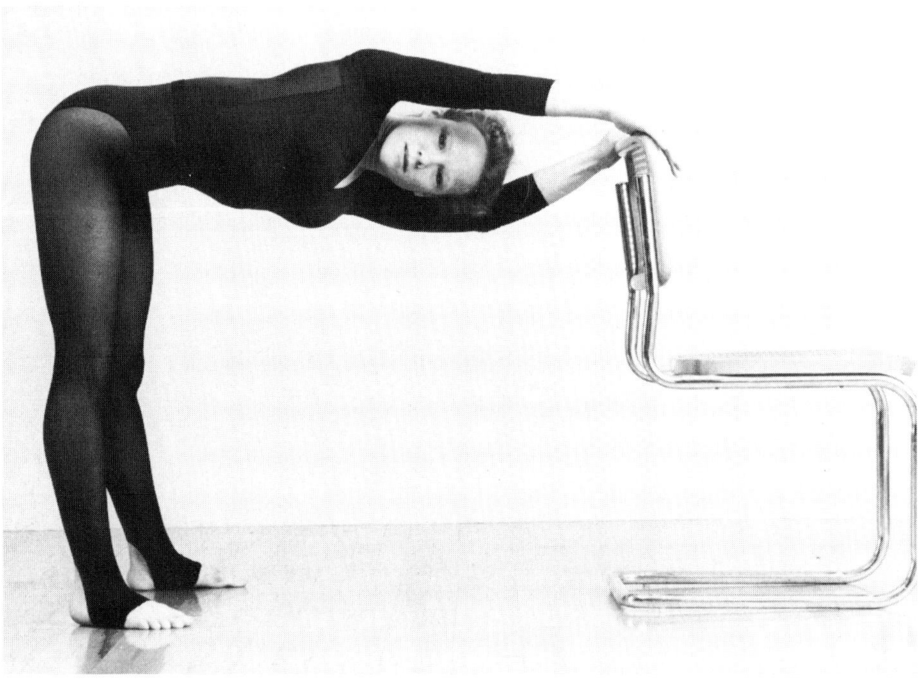

3. Kehren Sie die Bewegung um und drehen Sie sich nach der anderen Seite, vom Kopf abwärts bis zum Steiß.

Drehen Sie sich zweimal nach rechts und zweimal nach links. Sie kräftigen mit dieser Übung die Muskeln entlang der Wirbelsäule, insbesondere in der Kreuzgegend.

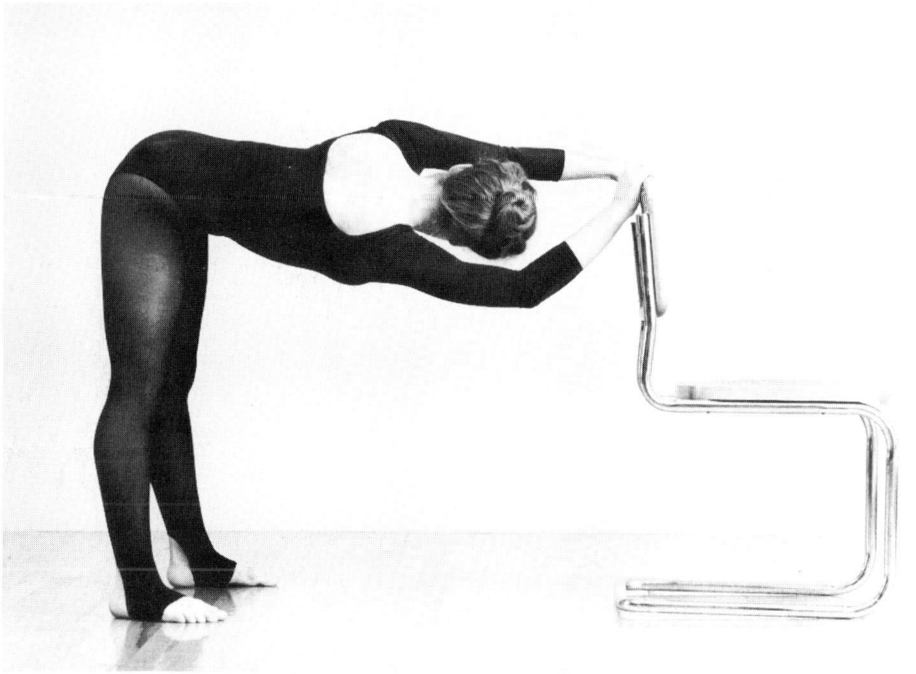

Waden und Fesseln

Das allgemeine Gymnastikprogramm enthält bereits viele Übungen für Waden und Fesseln. Wer diese Partien jedoch noch zusätzlich trainieren und in Form bringen möchte, findet nachfolgend die drei besten Übungen dafür:

1

1. Halten Sie sich an einer Stuhllehne, einem Tisch oder einem Geländer fest. Grätschen Sie die Beine weit auseinander und drehen Sie die Füße nach außen. Je weiter Ihre Füße voneinander entfernt sind, desto intensiver trainieren Sie Ihre Waden und Fußgelenke. Beugen Sie die Knie, bis Ihr Gesäß etwas höher ist als Ihre Knie.

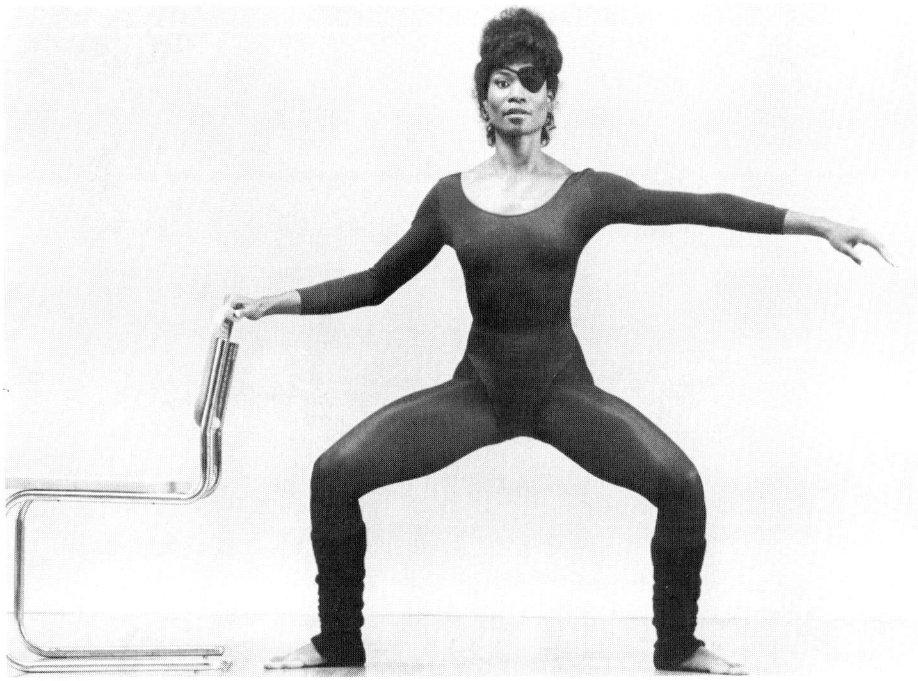

2. Heben Sie die Fersen so hoch Sie können vom Boden und senken Sie sie wieder. Lassen Sie sich dabei Zeit und bewegen Sie nicht die Hüften, sondern nur die Fersen. Senken Sie die Fersen erst dann, wenn Sie das Ziehen nicht mehr ertragen können.
Heben Sie die Fersen 3mal, dann schütteln Sie die Beine aus. Üben Sie weiter! Versuchen Sie, die Anzahl der Trainingseinheiten von Tag zu Tag zu steigern.

Atmung: Beim Fersenanheben ausatmen, beim Absenken einatmen.

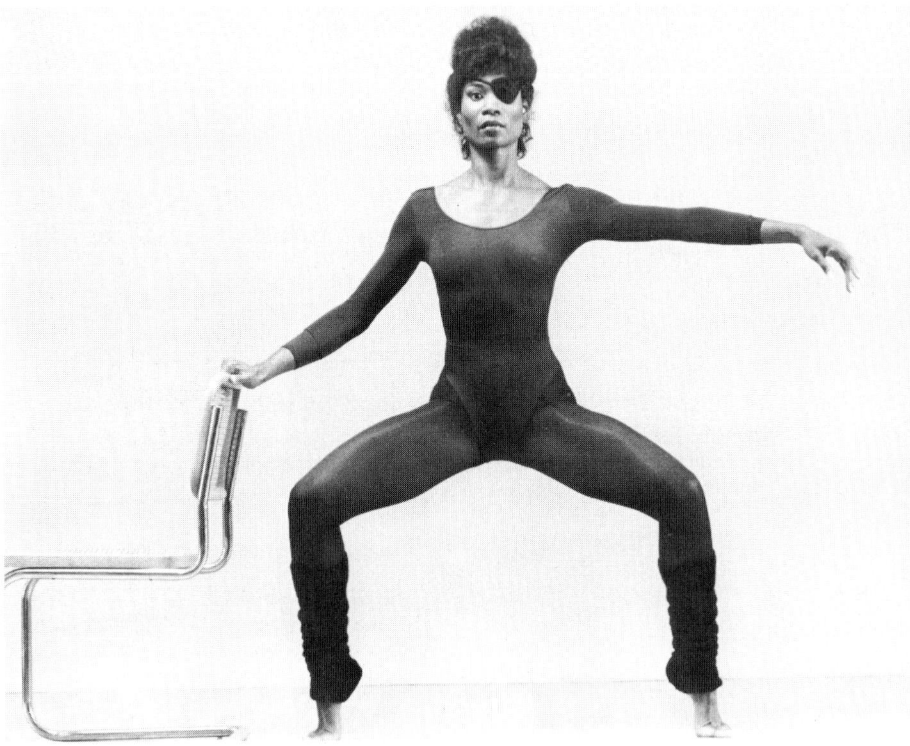

2

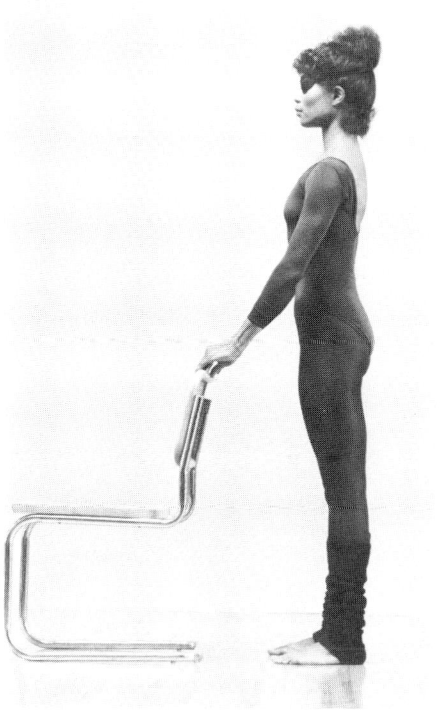

1. Stellen Sie sich vor eine Stuhllehne, einen Tisch oder eine Mauer – vor irgend etwas, worauf Sie sich abstützen können, um das Gleichgewicht zu halten. Die Füße stehen im Abstand von ca. 15 cm nebeneinander.

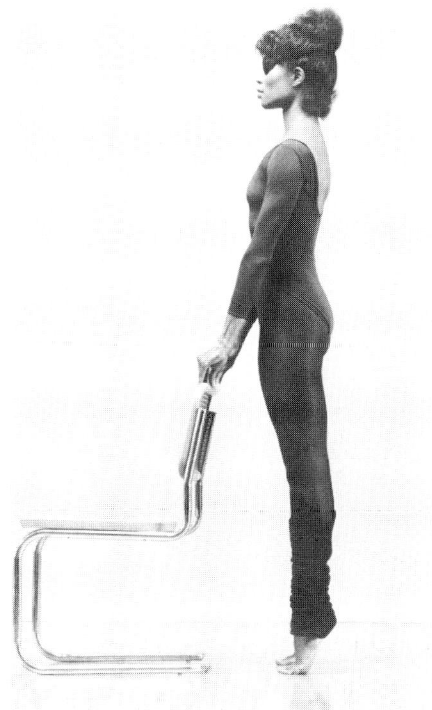

2. Stützen Sie sich leicht ab und heben Sie sich auf den Zehenspitzen möglichst hoch. Dabei ist der Bauch eingezogen, das Gesäß gespannt und der Rücken gestreckt.

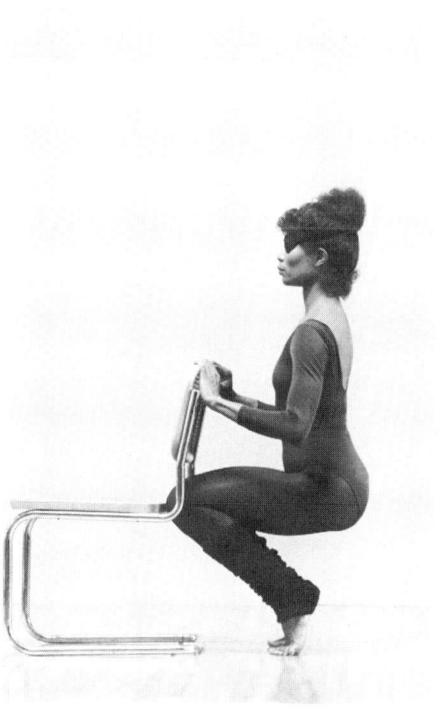

3. Beugen Sie die Knie und gehen Sie so tief Sie können in die Hocke, wobei Sie hoch auf den Zehenspitzen stehen bleiben.

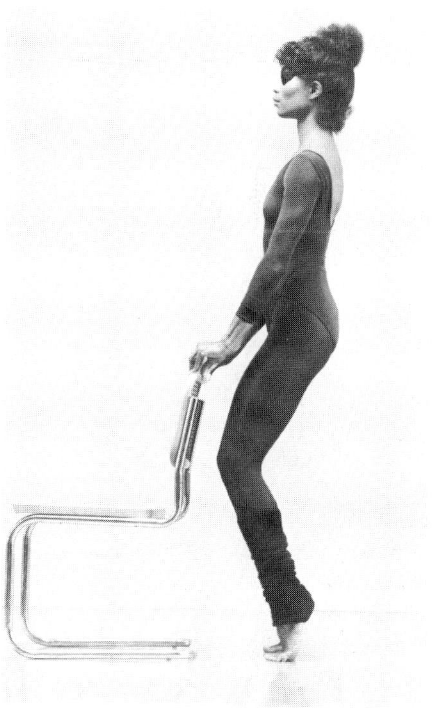

4. Richten Sie sich, immer noch auf Zehenspitzen stehend, wieder auf. Ziehen Sie sich nicht an Ihrer Stütze hoch: die Kraft für diese Bewegung sollte von Ihren Fußgelenken, Waden und Oberschenkeln ausgehen.

Fortsetzung der Übung →

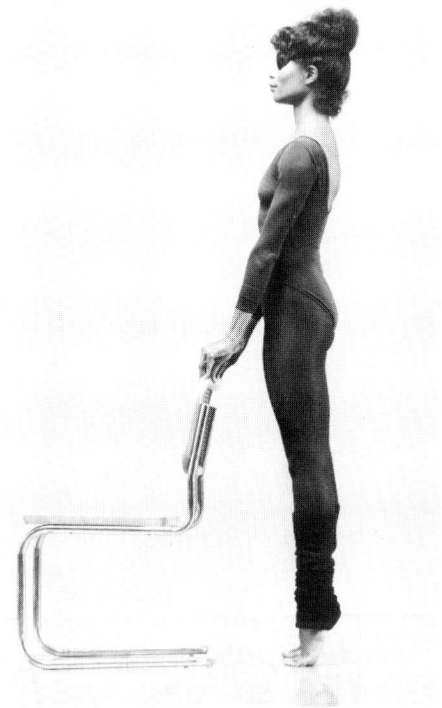

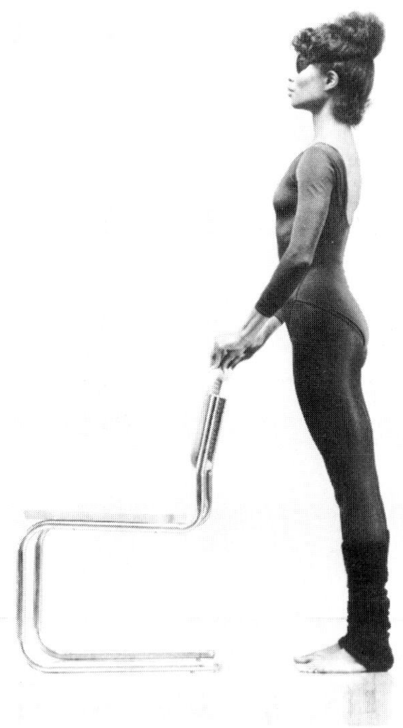

Wiederholen Sie alle sechs Bewegungen, bis Sie keine Kraft mehr zum Heben haben. Versuchen Sie, diese Sequenz jeden Tag etwas länger zu üben.

Atmung: normal

5. Heben Sie Ihren Oberkörper, auf Zehenspitzen stehend, wieder so weit wie möglich nach oben.

6. Senken Sie die Fersen.

3

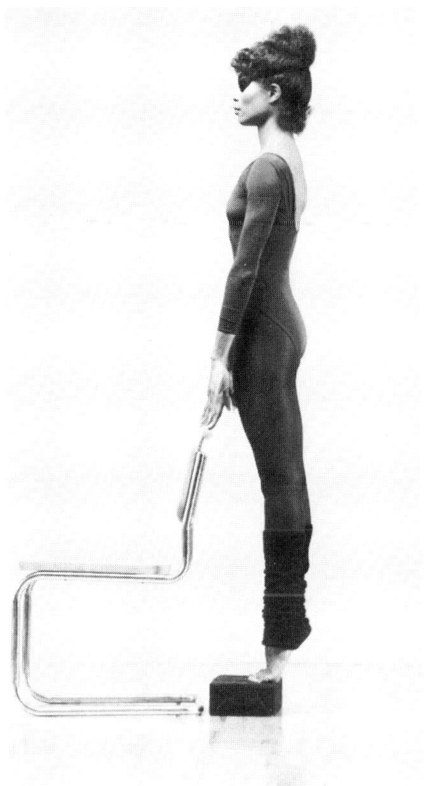

1. Stellen Sie sich am Rand einer Stufe oder eines Holzblocks auf die Zehenspitzen und stützen Sie sich irgendwo ab, um das Gleichgewicht zu halten.

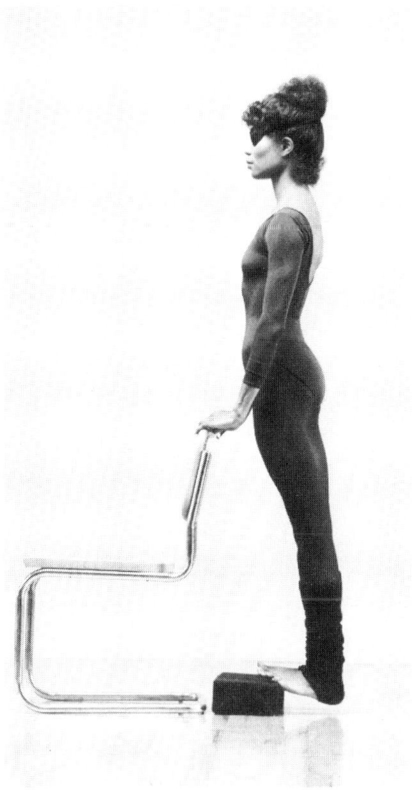

2. Senken Sie die Fersen so tief Sie können unter den Rand.

3. Stellen Sie sich wieder hoch auf die Zehenspitzen.

Wiederholen Sie die Übung so oft wie Sie Kraft dafür haben. Wenn Sie Ihnen zu leicht ist, befestigen Sie zusätzliche Gewichte an den Fußgelenken.

Atmung: Atmen Sie beim Fersensenken aus und beim Fersenheben ein.

Menstruations-beschwerden

Viele Frauen leiden vor und während ihrer Periode an akuten körperlichen und seelischen Beschwerden. Abgesehen von häufiger auftretenden Kopfschmerzen und Blähungen können die Symptome den starken Gefühlsschwankungen ähneln, die manche Frauen in der Anfangsphase der Schwangerschaft erleben: Reizbarkeit, Überempfindlichkeit, Depressionen, Müdigkeit und bisweilen auch Heißhunger auf bestimmte Lebensmittel.

Es wird inzwischen angenommen, daß diese Probleme unmittelbar mit der Flüssigkeitsretention und der dadurch entstehenden Gewebsaufschwemmung im Gehirn und im übrigen Körper zusammenhängen.

Während der Menstruation werden zwei Hormone freigesetzt, die die Salz- und Flüssigkeitsretention beeinflussen: Aldosteron aus der Nebennierenrinde und Progesteron aus dem »Gelbkörper« (Corpus luteum).

Körperliche Bewegung ist in dieser Situation äußerst empfehlenswert, denn unter anderem wird durch das Schwitzen die Flüssigkeits- und Salzmenge im Körper reduziert.

Mehrere Schnapsgläser mit frisch gepreßtem Petersiliensaft, einem milden Entwässerungsmittel, können Abhilfe schaffen. Dasselbe gilt für das Vitamin B_6, das in großen Dosen (50 bis 200 mg) eine harntreibende Wirkung hat.

Sollten Ihre Symptome schwerwiegender sein, fragen Sie Ihren Arzt nach einem geeigneten Diuretikum. Nehmen Sie es *nur während der Menstruation.* Selbst milde, natürliche Entwässerungsmittel belasten die Nieren. Je seltener Sie sie nehmen, desto wirksamer sind sie.

Und vergessen Sie bitte nicht, Ihre Kaliumzufuhr zu erhöhen, solange Sie Diuretika nehmen. Bananen, getrocknete Aprikosen und Tomatensaft sind gute Kaliumlieferanten. Sie können aber auch Kaliumchlorid nehmen, falls Sie höhere Dosen brauchen.

Allgemein läßt sich sagen, daß das gesamte Gymnastikprogramm zur Linderung von Menstruationsbeschwerden beiträgt. Frauen mit hartnäckigen Beschwerden empfehle ich die folgenden Übungen.

1

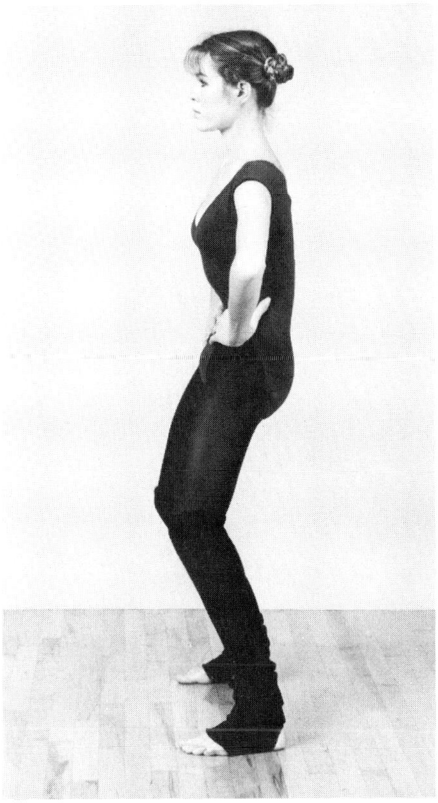

1. Sie stehen aufrecht mit etwas mehr als hüftbreit gegrätschten Beinen und leicht gebeugten Knien. Ziehen Sie das Becken ein . . .

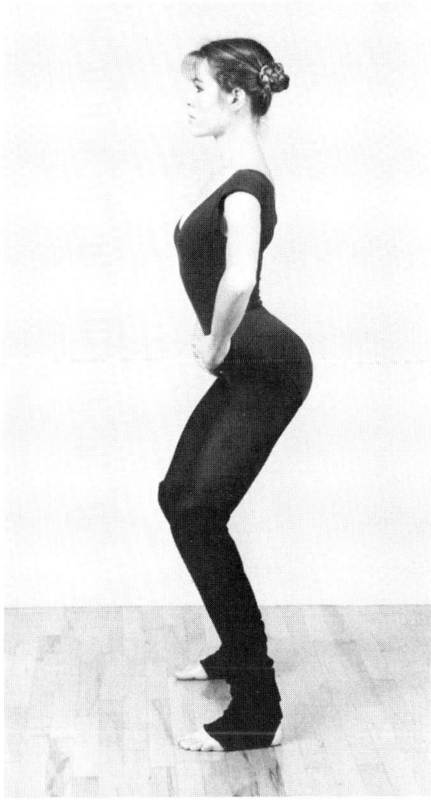

2. . . . und strecken Sie es nach hinten heraus. Atmen Sie beim Einziehen des Beckens aus, beim Herausstrecken ein. Wiederholen Sie die Übung 20mal.

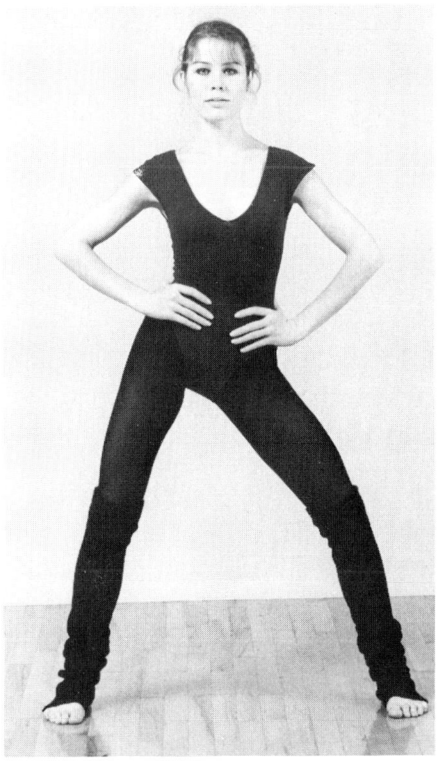

3. Kreisen Sie mit dem Becken 5mal nach rechts.

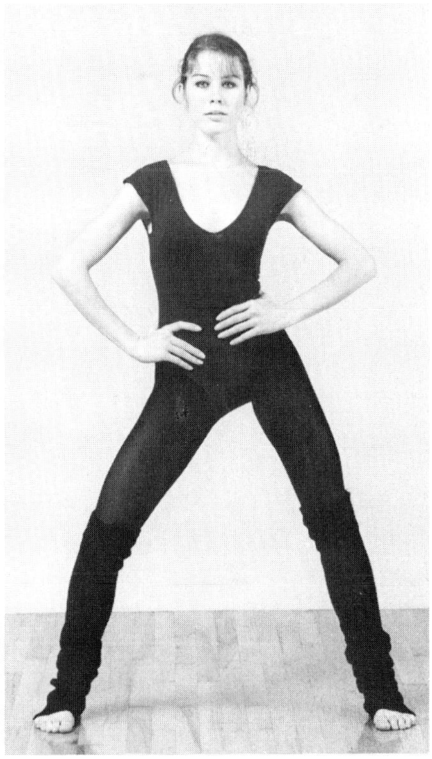

4. Kreisen Sie 5mal nach links.

2

1. Die Beine sind etwas mehr als hüftbreit gegrätscht. Gehen Sie in die Hocke und achten Sie darauf, daß die Knie genau über den Zehen gebeugt sind und die Fersen auf dem Boden bleiben. Lassen Sie die Hüften locker nach unten fallen und schwingen Sie leicht von einer Seite . . .

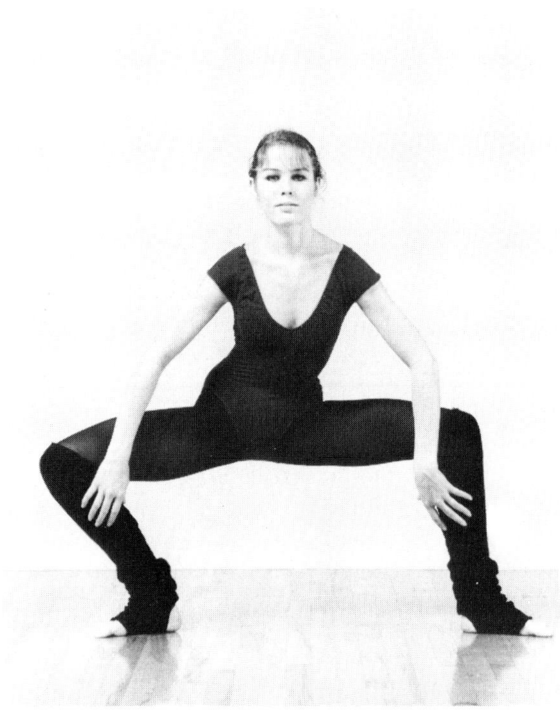

2. . . . auf die andere. Atmen Sie gleichmäßig. Schwingen Sie 10mal hin und her.

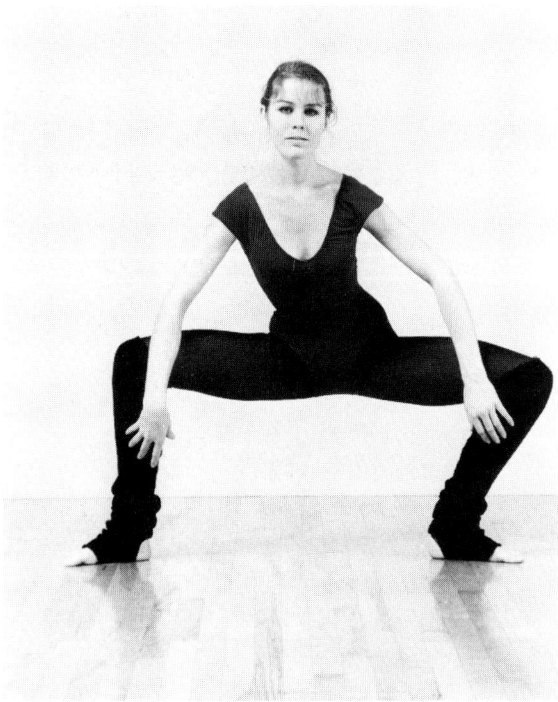

3

1. Legen Sie sich auf den Rücken, beugen Sie die Knie und stellen Sie die Füße bequem auf den Boden. Holen Sie Luft, ziehen Sie den Bauch ein und zählen Sie bis fünf.

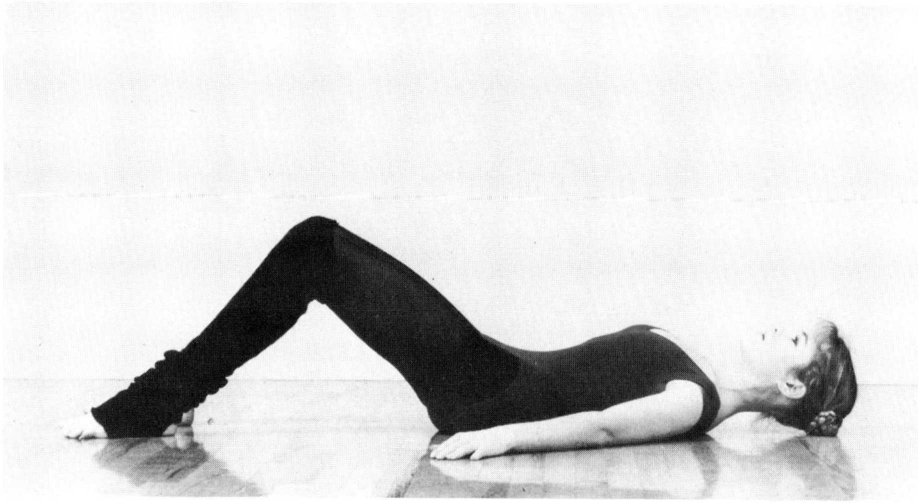

2. Atmen Sie aus und lockern Sie den Bauch. Dabei zählen Sie wieder bis fünf.

Üben Sie das Baucheinziehen und -lockern 10mal.

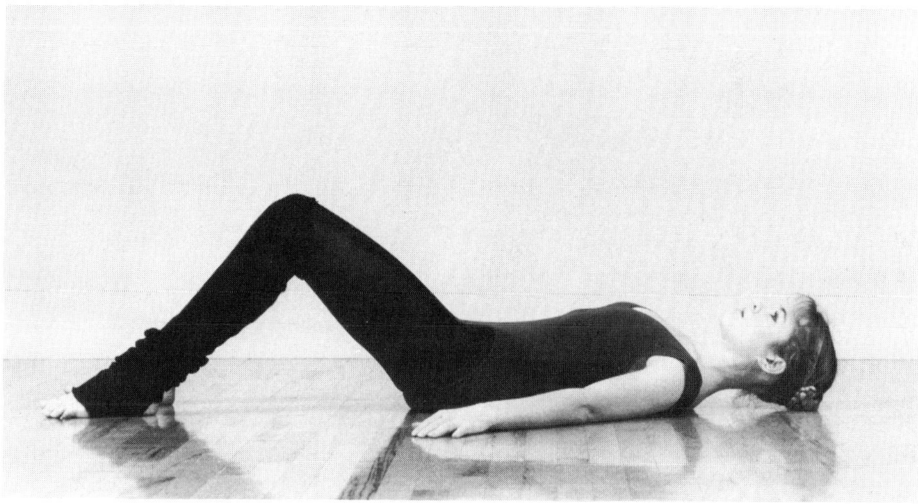

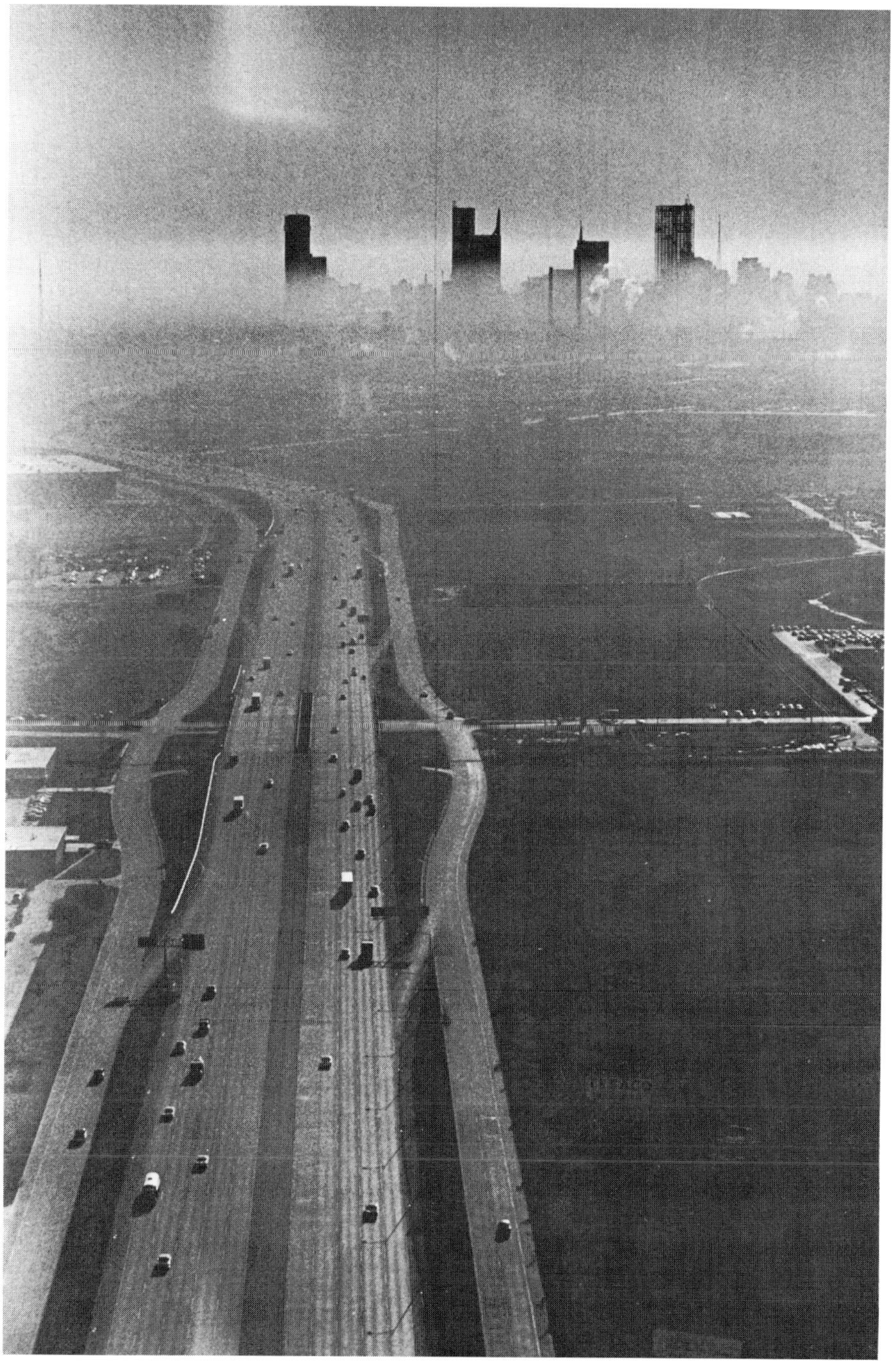

Fünfter Teil

Angriffe auf unseren Körper

Ich weiß, daß manche von Ihnen beim Lesen des folgenden Kapitels sagen werden: »Typisch Jane Fonda! Es reicht ihr nicht, zu einer vernünftigen Ernährungsweise und zum regelmäßigen Fitness-Training aufzurufen und es dabei bewenden zu lassen. Sie will die Welt verändern!«

Nun, in gewisser Weise stimmt das. Mein politisches Engagement ist bekannt. Ich bringe es einfach nicht fertig, über Gesundheit zu schreiben und es bei dem Appell zu belassen, daß Sie Ihre Ernährung umstellen und sich körperlich betätigen sollen. Die Tatsache, daß sich immer mehr Menschen entschiedener zu einer gesunden Lebensweise, zum regelmäßigen Körpertraining und zu einer natürlichen Ernährung bekennen, ermutigt mich sehr, aber es ist unbestreitbar, daß wir nur so gesund sein können wie unsere ökologische Umwelt – das System, das uns alle am Leben erhält. Wenn es aus dem Gleichgewicht gerät, ist unsere individuelle Entscheidung für einen bestimmten Lebensstil lediglich eine gutgemeinte Geste. Wir müssen uns bewußt werden, wie sich unsere Umwelt auf uns auswirkt, und was wir tun können, um unser Leben als Individuen, als Gemeinschaft und als Teil des gesamten Ökosystems zu schützen.

Vielleicht möchten Sie nach Lektüre der folgenden Abschnitte über Ihre positive Einstellung zur Gesundheit hinaus auch ein wenig aktiv werden. Ich hoffe das. Jedenfalls finden Sie am Ende des Kapitels dazu einige Vorschläge.

Vom Fortschritt zur Katastrophe

Vor nicht allzulanger Zeit, in der Jugend meiner Eltern, lebten die Menschen in einer Welt, in der Gesundheit die zwangsläufige Folge des Fortschritts zu sein schien:

Die Tuberkulose verlor ihren Schrecken als Massenkrankheit, als die modernen Sanitäranlagen und fortschrittliche Bauvorschriften die furchtbarsten Lebensbedingungen in den Mietskasernen der Großstädte beseitigten.

Malaria und Gelbfieber, die früher insbesondere im Süden gewütet hatten, waren dank rigoroser Moskitobekämpfung praktisch ausgerottet.

Die Qualität des Trinkwassers wurde nunmehr ständig überwacht, mit dem Ergebnis, daß Cholera und andere Infektionskrankheiten, die durch Wasser übertragen werden, keine Gefahr mehr darstellten.

Und die Milch war jetzt ohne Erkrankungsrisiko trinkbar. Gegen die Pasteurisierung, damals in technologischer Hinsicht die einzig praktikable Methode, die Masse der Bevölkerung mit hygienisch sicherer Milch versorgen zu können, hatte sich die Molkereiindustrie erbittert zur Wehr gesetzt. Wir verdanken es der Tatkraft von Frauenorganisationen, daß der Kampf für die Pasteurisierung schließlich doch gewonnen wurde.

Reine, unverfälschte Lebens- und Arzneimittel wurden nun durch staatliche Kontrollinstanzen garantiert, als Antwort auf die Empörung der Öffentlichkeit über Skandale, die von Zeitungen, Zeitschriften und Romanen wie Upton Sinclairs *Der Dschungel* aufgedeckt worden waren.

Krankheiten und Todesfälle am Arbeitsplatz wurden zum Gegenstand genauer Untersuchungen, als sich die Arbeiter der Großindustrie gewerkschaftlich zu organisieren begannen. Über die Gewerkschaften forderten die Arbeiter mehr Mitspracherechte bezüglich ihrer Arbeitsbedingungen – nicht nur im Hinblick auf Arbeitszeit und Löhne, sondern auch auf Gesundheitsrisiken wie Bleivergiftungen und Belastungen durch Metallstaub und andere giftige Nebenprodukte des Produktionsprozesses. In den vierziger Jahren konnte Dr. Alice Hamilton, die Begründerin der Arbeitsmedizin in den Vereinigten Staaten und die erste Frau, die eine Professur an der Harvard University erhielt, in ihrer Autobiographie die Hoffnung äußern, daß Sicherheit am Arbeitsplatz ein Ziel sei, das bald erreicht werden könnte.

Den Kindern mögen die Fortschritte, die in der Jugendzeit meiner Eltern und während meiner Kindheit erzielt wurden, am meisten zugute gekommen sein. Die Säuglingssterblichkeit, einer der empfindlichsten Indikatoren der Volksgesundheit, ging drastisch zurück. Impfungen zur Vorbeugung und später Antibiotika zur Heilung rotteten die Infektionskrankheiten aus, die bei Kindern die häufigste Todesursache gewesen waren. Sogar die gefürchtete Kinderlähmung wurde schließlich besiegt, und es war wieder ungefährlich, in öffentlichen Gewässern zu baden. Das glaubten wir jedenfalls.

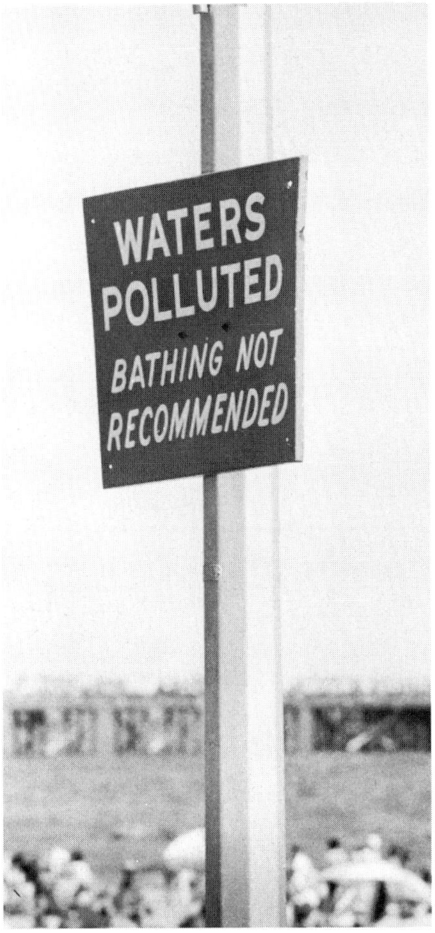

Verunreinigtes Wasser –
Baden ist nicht zu empfehlen

Angesichts all dieser Siege könnten wir meinen, daß es lediglich eines vernünftigen persönlichen Lebensstils bedurfte, um im großen und ganzen gesund zu bleiben. Die Luft war damals sauber. Die Lebensweise der Menschen erforderte sowohl bei der Arbeit als auch zu Hause mehr körperliche Bewegung als heute. Die Nahrungsmittel kamen aus dem eigenen Garten oder vom Kaufmann, der sie direkt von den Bauern der Umgebung bezog.

Zu dieser Zeit war für das Wohlergehen lediglich eine Spur gesunden Menschenverstands erforderlich. So schien es wenigstens. Das alte Sprichwort: *An apple a day keeps the doctor away (Ein Apfel am Tag hält den Arzt fern)* muß einem solchen Optimismus entsprungen sein. Heutzutage reicht diese Laissez-faire-Einstellung zur Gesundheit jedoch nicht mehr aus. Zu viele schädliche Fremdfaktoren wirken in unserer Nahrung, am Arbeitsplatz und in unserer Umwelt auf uns ein: Bevor Sie in den besagten Apfel beißen, sollten Sie wissen, womit er gespritzt wurde.

In meiner Kindheit gab es in Los Angeles selten einen Tag, an dem wir nicht die ganze Bucht von den San Gabriel Mountains bis zur ferngelegenen Catalina Island überblicken konnten. Im Sommer spielte ich oft am Strand von Santa Monica. Meine Tochter Vanessa hingegen wußte jahrelang nicht, daß Los Angeles von Bergen umgeben ist, weil sie sie durch die Dunstglocke nicht sehen konnte. Wir wohnen heute nur eineinhalb Häuserblocks von Santa Monica Beach entfernt, doch Vanessa mag dort nicht schwimmen gehen.

Sie hat Angst, davon Krebs zu bekommen, und ihre Angst ist begründet. Fünf der am Strand beschäftigten Bademeister wurden krebskrank. Vermutlich hängt ihre Krankheit mit den giftigen Chemikalien zusammen, die aus einem Abwasserkanal in der Nähe der Wasserwachtstation ins Meer geleitet wurden und sich von dort ausbreiteten – einen Kilometer von der Stelle entfernt, wo ich als Kind spielte.

Die Einwohner von Santa Monica überlegen es sich heute gut, ob sie noch Wasser aus der Leitung trinken. Viele kaufen sich lieber Quellwasser aus dem Supermarkt. Vor nicht allzu langer Zeit wurde eine der Hauptquellen der Stadt vorübergehend stillgelegt, weil sich herausstellte, daß sie mit Trichloräthylen, einer krebserregenden Chemikalie, verseucht war. Die Quelle entsprang unterhalb einer ehemaligen Giftmülldeponie, von der aus Chemikalien ins Wasser sickerten.

Es ist kein großer Trost für uns in Santa Monica zu wissen, daß dies nicht nur bei uns vorkommt, sondern daß Hunderte von anderen kommunalen Quellgebieten ähnlich verseucht sind. Ein Untersuchungsausschuß des amerikanischen Kongresses, der sich 1980 mit diesem Thema befaßte, erklärte, die Gesundheit von Millionen von Amerikanern sei gefährdet, weil Regierung und Industrie es in der Vergangenheit versäumt hätten, für die Reinerhaltung des Grundwassers zu sorgen.

Wir haben uns in Los Angeles inzwischen an ein gewisses Maß von Smog gewöhnt, besonders im Sommer. Im Oktober 1980 erreichte die Luftverschmutzung allerdings einen solchen Grad, daß sich die Kinder in der Schule erbrachen. Mein Sohn Troy, damals sieben, gehörte auch dazu. Seine Augen waren eingefallen und rotumrändert, und er litt wochenlang unter Übelkeit, Erschöpfung und nervösen Störungen. Eine Frau aus dem nahe gelegenen San Fernando Valley erzählte mir, ihr kleiner Sohn sei in der Schule ohnmächtig geworden.

Ich bekam ein Ekzem im Gesicht und eine sich über Wochen hinziehende Halsinfektion. Viele meiner Freunde hatten dieselben Symptome. Die Krankenhäuser im Bereich von Los Angeles waren überfüllt von Patienten, die an Erkrankungen der Atemwege litten. Noch beklemmender war die Veränderung,

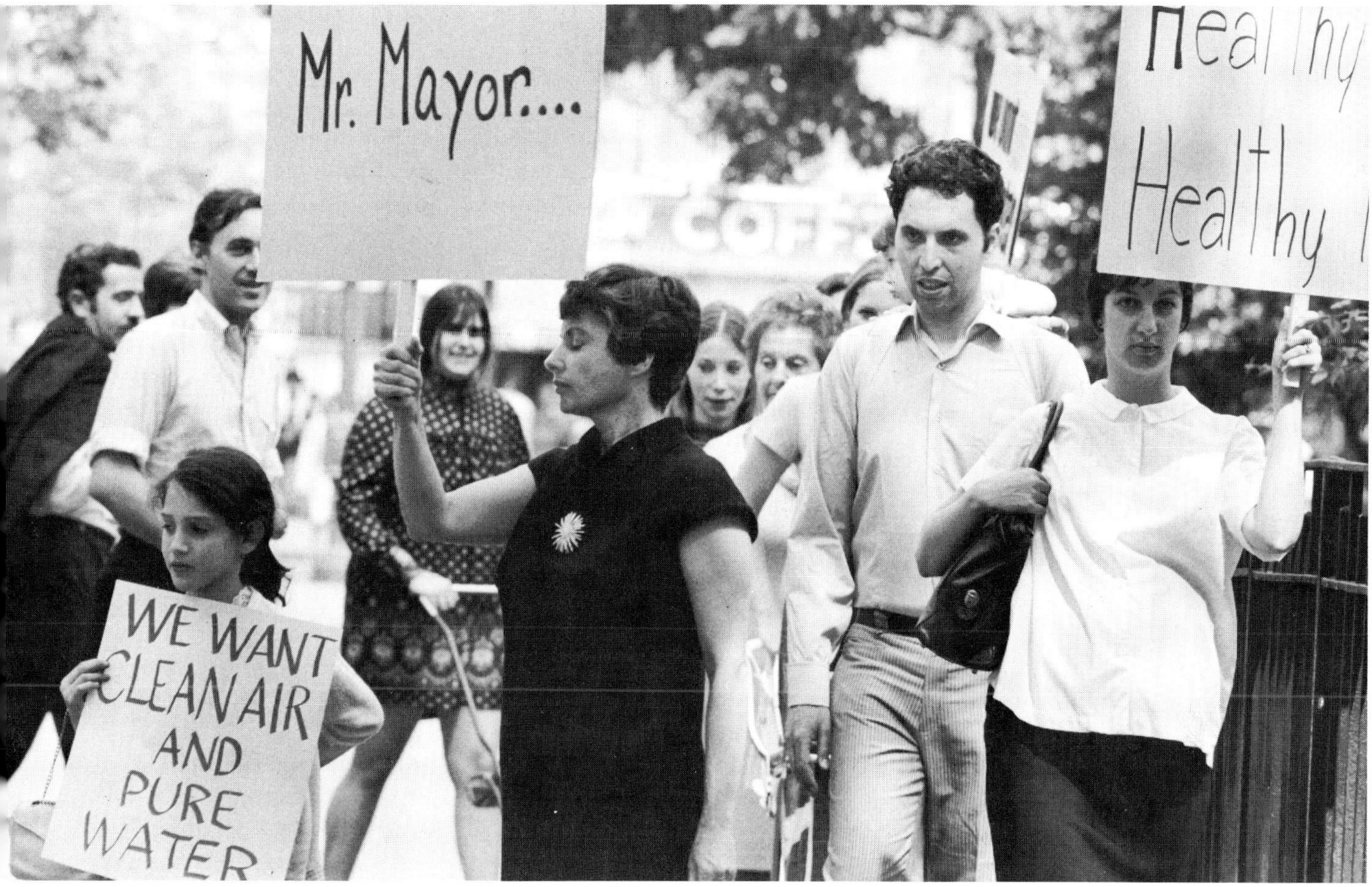
Mr. Mayor....
Healthy
WE WANT CLEAN AIR AND PURE WATER
Herr Bürgermeister . . . wir fordern saubere Luft und reines Wasser

die sich im Verhalten der Menschen zueinander vollzog. Wir wurden reizbar und aggressiv. Manchen Menschen fiel es schwer, klar zu denken. Ich fühlte mich, als hätte ich Watte im Kopf.

Inmitten dieser Krise zitierten die Medien einen Satz des damaligen Präsidentschaftskandidaten Ronald Reagan, in dem es hieß, seiner Meinung nach sei die Luftverschmutzung »weitgehend unter Kontrolle«. Müssen eigentlich unsere Kinder erst krank werden und sterben wie die Fliegen, bevor er begreift, wie ernst das Problem der Luftverschmutzung nach wie vor ist? Meine Frage ist um so aktueller, als seine Regierung erneut eine Herabsetzung der Grenzwerte von Autoabgasen, die zu einer Luftverbesserung beitragen würde, aufgeschoben hat.

Ursprünglich waren Tom und ich auch deshalb nach Santa Monica gezogen, weil wir dem Smog entkommen wollten. Wir wechselten den Wohnort, aber wir entkamen ihm nicht. Und so leben wir heute in einem hübschen, mittelständischen Stadtteil am Meer, an der Westküste unseres Kontinents in einer sonnigen Stadt, die seit fast hundert Jahren immer wieder Utopia-Suchende angelockt hat – und trauen uns nicht, im Meer zu schwimmen; vom Einatmen der Luft werden wir krank, und das Wasser ist ungenießbar.

Hätte mir jemand vor fünfzehn Jahren vorausgesagt, daß ich mich eines Tages damit abfinden würde, unter solchen Bedingungen zu leben, dann hätte ich an seinem Verstand gezweifelt. Aber es ist so. Unsere Arbeit, die Schule unserer Kinder, unser Haus, unsere Verpflichtungen – all das bindet uns hier. Sicher, wir könnten nochmals umziehen, aber wir wissen, daß es irgendwann keine Berggipfel mehr geben wird, auf die wir uns noch flüchten könnten. Wir können der Misere nicht davonlaufen. Wir müssen hierbleiben wie so viele andere, und ebenso wie sie müssen wir eine Lösung für die Umweltprobleme finden.

Was ist aus dem zivilisatorischen Fortschritt geworden, den die Generation meiner Großeltern und meiner Eltern errungen haben und den wir für unsere Kinder hätten bewahren sollen? Die Säuglingssterblichkeit, einstmals im Sinken begriffen, stagniert weit über der Quote anderer industrialisierter Länder. Unser Wasser, von der Cholera gereinigt, ist jetzt durch Chemikalien verseucht, die noch heimtückischer, wenngleich auch weniger unmittelbar tödlich sind. Unsere Luft, frei von der Gefahr krankheitsübertragender Moskitos, ist heute durch petrochemische Schadstoffe vergiftet. Unsere Nahrungsmittel enthalten mehr ungesunde Fremdstoffe als jemals zuvor. Und unsere Arbeitsplätze gewährleisten bei weitem nicht die gewünschte Sicherheit. Statt dessen sind sie zu Experimentierfeldern geworden, auf denen täglich Millionen berufstätiger Frauen und Männer neuen Chemikalien und Arbeitsprozessen ausgesetzt sind, deren langfristiges Gesundheitsrisiko noch völlig im dunkeln liegt.

Die Nahrung, die wir essen, die Luft, die wir atmen, das Wasser, das wir trinken, die Schadstoffe, die am Arbeitsplatz auf uns wirken, indem wir sie einatmen oder durch die Haut absorbieren – all das hat unmittelbare Folgen für unsere Gesundheit. Alle unsere lebenserhaltenden Systeme haben in den letzten drei Jahrzehnten tiefgreifende Veränderungen erfahren, die sich in immer stärkerem und katastrophalerem Maß auf die Volksgesundheit auswirken werden, wenn nichts dagegen unternommen wird.

Wir Frauen können in dieser Situation viel bewirken. Schließlich sind wir es, die die Lebensmittel einkaufen und zubereiten. Wir können die Eßgewohnheiten unserer Kinder beeinflussen, statt das dem Werbefernsehen zu überlassen. Wir bestimmen heute schon die Qualität der Umwelt, die unsere Kinder einmal erben werden. Wir dürfen diese Verantwortung nicht den Interessen der Großindustrie überlassen. Mehr Frauen als jemals zuvor sind heute berufstätig, und wir können uns einfach keine Arbeitsplätze mehr leisten, die ungesund und belastend sind. Es liegt an uns, sichere und humane Lebensbedingungen durchzusetzen.

Das beginnt bei der Ernährung. Sehen wir uns also zunächst einmal an, wie es damit bei uns steht.

Übergewichtig und mangelernährt

Wenn ich irgendwo anstehe, höre ich gern der Unterhaltung anderer Leute zu, insbesondere dann, wenn sie auf ihr Essen warten. Vor kurzem vernahm ich in einem Schnellimbiß ein Gespräch unter Teenagern, die alle einen schlechten Teint hatten. Ein Mädchen bestellte sich einen Schoko-Milchshake. Ihre Freundinnen ermahnten sie, doch etwas *Richtiges* zu essen. »Du hast seit 24 Stunden nichts gegessen«, sagte eine, »du solltest dir 'was Besseres gönnen als einen Milchshake.«

»Okay«, sagte das Mädchen und nahm noch eine Tüte Pommes frites dazu.

»Schon besser«, befand eine andere von ihren Freundinnen. »Und heute abend gehen wir ins Taco Bell (eine Imbißkette) und bestellen uns eine *richtige Mahlzeit.*«

Das Essen aus dem Schnellimbiß ist für allzu viele von uns zum Inbegriff einer richtigen Mahlzeit geworden. Heute wachsen Kinder heran, die nie den Geschmack einer sonnengereiften Tomate kennenlernen. Manche glauben, Hühner hätten sechs Beine, weil jeweils sechs Schenkel in einer Packung verkauft werden. Und wie viele Mütter meinen, Tang (aromatisiertes, zuckerhaltiges Fruchtpulver) sei ein Orangensaft? Und »crispy« (knusprig) sei ein Geschmack? Und gesunde Ernährung bestünde darin, das »Frühstück der Weltmeister« mit synthetischen Vitaminen zu veredeln? Werden wir 1984 die Frage: »Wie war das Abendessen, Liebling?« mit »Danke, zeitsparend!« beantworten?

Unsere Mahlzeiten haben sich irgendwie verändert, aber viele Leute setzen sich zu Tisch und denken nicht weiter darüber nach. Anheimelnde Markenbezeichnungen wie Mrs. Butterworth's Syrup, Dad's Root Beer und Ma Brown's Ol-Fashun Pickles geben uns das Gefühl, daß es immer noch einen konkurrenzfreudigen, lebendigen und schöpferischen Unternehmergeist gibt, der uns mit gut zubereiteten Nahrungsmitteln aus der Küche eines engagierten Familienbetriebes versorgt. Die Wirklichkeit sieht dagegen so aus, daß der Sirup von dem britisch-holländischen Unilever-Konzern hergestellt wird, das Root Beer von Illinois Central Railroad stammt und die Essiggurken von Beatrice Foods Company geliefert werden, einem multinationalen Konzern mit einem Jahresumsatz von drei Milliarden Dollar, der fünftausend verschiedene Lebensmittel produziert. ITT, Procter and Gamble, United Brands und General Foods zählen zu den fünfzig Unternehmen, die etwa 70 Prozent der Gesamtgewinne der Lebensmittelindustrie für sich verbuchen können. Die riesigen Konzerne haben das Monopol über unser Frühstück, unser Mittag- und unser Abendessen erobert.

Während sie ihre Konkurrenten schlucken und ihrem Imperium Tausende von Markenprodukten einverleiben, dehnen manche Konzerne ihre Marktkontrolle auch in vertikaler Richtung aus. Sie kaufen beispielsweise Firmen, die Saatgut und Düngemittel produzieren, und manchmal auch das Land, auf dem die Produkte wachsen, die Mittel zum Transport der Produkte sowie die Verpak-

Vorspeisen

Gedünstete Champignons von Clorox
auf Speckscheiben von ITT
Lachs von Unilever

Salate

Grüner Salat von Dow Chemical
mit Tomaten von Gulf & Western
Avocadosalat von Superior Oil

Hauptgerichte

Truthahn von Ling-Temco-Vought
Schinken von Greyhound
Roast Beef von Oppenheimer Industries

Gemüse

Artischocken von Purex
Karotten von Tenneco
Kartoffeln von Boeing
Apfelmus von American Brands
Gekochte Eier mit Mayonnaise von Cargill
Oliven von Zapata Oil

Getränke

Wein von Heublein
Zitrussaft von Pacific Lighting Corporation

Nachtisch

Pfirsiche von Westgate-California Corporation
Mandeln von Getty Oil

kungs- und Verarbeitungsbetriebe auf. Häufig verfügen sie zudem über ihre eigenen Absatzmöglichkeiten, wozu Restaurants, Verkaufsautomaten und Lieferkonzessionen für Fluglinien, Hotels, Krankenhäuser und so weiter gehören. Ein Kleinunternehmen könnte ein noch so köstliches und nahrhaftes Getreidefrühstück anbieten – es hätte praktisch keine Chance gegen die Großkonzerne, die den Markt eisern im Griff halten und über Werbeetats von vielen Millionen Dollar verfügen.

»Alle, denen es imponiert, was die Großen Drei von Detroit für das Automobil getan haben«, schreibt Jim Hightower in seinem Buch *Eat Your Heart Out,* »werden sich über das auf uns zukommende Lebensmittelangebot freuen, denn unsere Nahrung wird künftig eine ebenso hohe Qualität und Produktzuverlässigkeit haben und in bezug auf Preise und Auswahl genauso viel Konkurrenz bieten.« Nun, wir haben Hoffnung. Die Amerikaner/innen stimmten 1980 und 1981 mit ihrem Geldbeutel gegen die von Detroit produzierten Autos ab. Wir können uns auch auf dem Lebensmittelsektor gegen das Überhandnehmen von Fertigprodukten wehren, indem wir mehr naturbelassene Lebensmittel fordern und weniger chemische Zusätze akzeptieren, indem wir mehr Rohkost und Produkte essen, die am Anfang der Nahrungskette stehen. Aber das wird nicht leicht sein. Versuchen Sie mal, Ihren Big Mac auf einem Vollweizen-Brötchen zu bekommen oder dem nächstgelegenen Automaten einen fettarmen Joghurt zu entlocken. Genau so schwierig dürfte es sein, in einem Flugzeug frisches Obst oder Magermilch vorzufinden. Wirklich nahrhafte, bekömmliche Lebensmittel sind schwer beziehbar.

Konzentration bedeutet Inflation

Wenn Ihnen die steigenden Lebensmittelpreise Sorgen machen, können Sie sich dafür bei den Monopolgesellschaften bedanken. Die Firmengiganten können sich überhöhte Preise leisten, weil es so wenig Konkurrenz auf dem Markt gibt und wir auf sie angewiesen sind – das glauben wir jedenfalls. Nach einer Schätzung des amerikanischen Landwirtschaftsministeriums bezahlten wir 1980 mindestens 16 Milliarden Dollar zuviel für unsere Lebensmittel – aufgrund der marktbeherrschenden Stellung der Konzerne. Das entspricht fast 6 Prozent des Durchschnittsbetrags, der pro Haushalt für die Ernährung aufgewendet wurde.

Die Werbung zählt zu den Hauptkosten, die auf den Verbraucher abgewälzt werden. Drei Milliarden Dollar werden in den Vereinigten Staaten jährlich in die Lebensmittelwerbung investiert; 90 Prozent davon entfallen auf die Fernsehwerbung. Werbespots für kleine Zwischendurchmahlzeiten, Süßigkeiten und gezukkerte Getreidekost bilden das Kernstück des Kinderfernsehens. Für Konserven und Fertignahrung wird zur besten Sendezeit geworben, für frisches Gemüse, Sauerteig- und Vollkornbrot finden sich leider keine Werbesponsoren.

In den Supermärkten stehen stark zuckerhaltige und konservierte, verarbeitete Lebensmittel im Mittelpunkt des Angebots. Ist Ihnen schon aufgefallen, daß Fertigprodukte stets an den *Enden der Regale* stehen, die gewöhnlich den besten Umsatz aufweisen? Und daß Süßigkeiten meistens in Augenhöhe der Kinder angeboten werden? Preiswerte und nahrhafte Lebensmittel wie Bohnen oder Naturreis werden selten auffällig plaziert, weil ihr niedriger Preis keine Milliarden-Dollar-Profite verspricht. Fertigprodukte stehen im Mittelpunkt der Werbung, weil sie mehr Verdienst einbringen. Je weniger naturbelassen ein Produkt ist, je mehr Aufwand damit betrieben wurde, desto mehr können die Hersteller dafür verlangen.

Nehmen wir gewöhnliche Kartoffeln als Beispiel. Sie kosten zur Zeit in meinem Supermarkt 69 Cents pro Pfund. Werden sie geschält und als Konserve verkauft, kosten sie 10 Cents mehr. Werden sie zu Kartoffelchips verarbeitet, steigt ihr Preis auf 1 Dollar 19 Cents pro Pfund – und *Ihr* Gewicht wird ebenfalls steigen! Bei gleichem Gewicht enthalten Kartoffelchips 6mal so viele Kalorien, 250mal soviel Salz und 400mal soviel Fett wie lose Kartoffeln.

Konservierung und Verpackung gibt den Lebensmitteln ein attraktiveres Aussehen; noch wichtiger ist allerdings ihre fast unbegrenzte Haltbarkeit, so daß sie lange in den Verkaufsregalen stehenbleiben können. Durch ihre Konservierung und Verpackung können Lebensmittel ohne Schwierigkeiten in die ganze Welt versandt werden, wodurch sich den Waren ein um ein Vielfaches vergrößerter Markt eröffnet. Wer wollte sich deshalb noch darüber beklagen, daß wir schließlich für die Konservierung und Verpackung mehr bezahlen müssen als für die Lebensmittel selbst, und daß unsere Mahlzeiten nur noch aus faden Fertiggerichten und chemisch aufbereiteten Snacks aus Schnellimbißlokalen bestehen? Damit lassen sich die großen Profite machen, dahin geht die Tendenz.

Die Reaktion der Konzerne auf das wachsende Gesundheits- und Ernährungsbewußtsein der Öffentlichkeit hat bisher nicht darin bestanden, einen Teil ihrer Profite zur Qualitätsverbesserung der Produkte zu verwenden. Sie vernichten im Verlauf des Herstellungsprozesses weiterhin einen Großteil der so wichtigen Vitamine, Mineralien und Ballaststoffe; sie »veredeln« das Produkt lieber durch den Zusatz synthetischer Nährstoffe und investieren dann riesige Summen, um es als »angereichert und nahrhaft« zu überhöhten Preisen auf den Markt zu bringen.

Der Konzern General Mills, der Wheaties, das »Frühstück der Weltmeister«, herstellt, ist ein gutes Beispiel dafür. Wir bezahlen für eine Packung Wheaties 1 Dollar und 21 Cents, obwohl sie nur Weizen für 2 Cents enthält. Die Schachtel kostet mehr als der Weizen. Dem Autor Jim Hightower zufolge bekämen wir aus der Verpackung etwa den gleichen Nährwert, wenn wir sie zerschnipseln, Milch darangießen und aufessen würden.

General Mills reagierte auf das wachsende Ernährungsbewußtsein der Verbraucher, indem er ein neues Getreidefrühstück namens Total einführte. Es besteht aus nichts anderem als aus Wheaties, die mit synthetischen Vitaminen im Wert von weiteren 2 Cents »angereichert« wurden. Obwohl es General Mills nur etwa 2 Cents mehr kostet, eine 340-Gramm-Packung Total herzustellen, zahlt der Verbraucher bis zu 42 Cents mehr dafür als für Wheaties! Sie finden das empörend? Ich auch. Aber mit einem Werbebudget von vielen Millionen Dollar

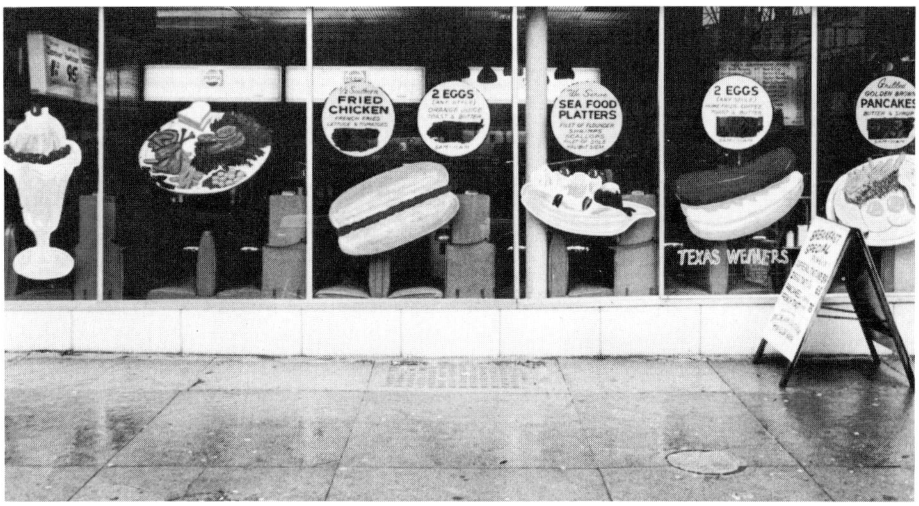

gelingt es dem Konzern tatsächlich, die Verbraucher so von dem neuen Produkt zu überzeugen, daß sie es zu diesem Preis kaufen. Allein mit diesem Trick hat das Unternehmen Millionen von Dollar verdient.

Seitdem das Werbefernsehen darüber befindet, was für uns am besten ist, wird Geschmack durch schnelle Zubereitung, das Echte durch das Synthetische und Gesundheit durch Bequemlichkeit ersetzt. Die Vermarktung dieser künstlich aufbereiteten Lebensmittel treibt die Profite der Großkonzerne in die Höhe, aber sie fordert auch einen hohen Preis in bezug auf unsere Volksgesundheit. Ein Großteil der essentiellen Vitamine, Mineralstoffe und Spurenelemente, die zu unserer Gesunderhaltung notwendig sind, werden durch das Zermahlen, Raffinieren, Flocken, Häckseln und Schroten zerstört. Und nur sehr wenige dieser wichtigen Ingredienzien werden durch nachträgliche »Anreicherung« wieder ersetzt.

Während Sie die Verpackungen der Konzernprodukte vergeblich nach reichhaltigen Nährstoffangaben absuchen, werden Sie statt dessen auf eine Unzahl höchst exotischer Substanzen stoßen, deren Namen Ihnen wahrscheinlich nur schwer über die Lippen kommen (es sei denn, Sie hätten zufällig Biochemie studiert).

Stellen Sie sich vor, eine Schnellimbißkette wäre dazu verpflichtet, eine vollständige Liste aller in ihren Gerichten verwendeten Lebensmittelzusätze auf die Speisekarte zu schreiben und Sie müßten sie beim vollen Namen bestellen. Vielleicht wären Sie schon verhungert, bevor Sie der Bedienung Ihren Wunsch nach »butylisiertem Hydroxytolud«, »Heptyl-Hydroxydenzoat« oder »Kaliumpropionat« mitgeteilt hätten. Aber diese Dinge beinhalten unsere »neuen Mahlzeiten«.

Unsere Nahrung wird durch etwa 2500 verschiedene Zusätze »angereichert«. Laut Jim Hightower nimmt der/die Amerikaner/in jährlich 6 Pfund Lebensmittelzusätze zu sich. »Hunderte dieser Chemikalien sind so wenig erforscht, daß wir nicht mit Bestimmtheit sagen können, ob sie Gefahren in sich bergen oder nicht; auch wissen wir nichts darüber, wie diese 2500 Ingredienzien aufeinander reagieren, wenn sie im Magen zusammenkommen.«

In einem Artikel von *Fortune,* der die Verwendung von Lebensmittelzusätzen dennoch befürwortete, wurde eingeräumt, daß ein gewisser Grund zur Besorgnis angesichts der Tatsache bestehe, daß »in den letzten Jahren die Entdeckung gemacht wurde, daß zahlreiche Substanzen verändernd auf die Zusammensetzung der DNA-Moleküle einwirken, die die entscheidende Erbinformation für alle Lebewesen enthalten«.

Lebensmittelzusätze sind nicht nur als Mutagene und Karzinogene gefährlich. Viele, einschließlich des vielfach verwendeten gelben Farbstoffs Nr. 5, verursachen bei manchen Menschen allergische Reaktionen, bringen das empfindliche Stoffwechselgleichgewicht im Körper durcheinander und hemmen die Resorption wichtiger Vitamine und Mineralstoffe. Hyperaktivität und Lernstörungen bei Kindern sind in manchen Fällen mit künstlichen Farb- und Aromastoffen in Verbindung gebracht worden.

Sollte die Redensart zutreffen, daß »der Mensch ist, was er ißt«, dann hätten manche Leute heute mehr mit einem Reagenzglas gemeinsam als mit ihrer Urgroßmutter.

Statt sich im Hinblick auf die Ernährung selbstmörderisch wie Lemminge zu verhalten und die eigene Gesundheit blind dem Einfluß der Lebensmittelkonzerne zu überlassen, haben sich viele Verbraucherverbände, Frauenorganisationen und Elternvereine dagegen zur Wehr gesetzt. Dank ihrer Aktionen wurde die Werbung in den Fernsehprogrammen für Kinder von 16 auf 9 Minuten pro Stunde reduziert. Im Dienst der Volksgesundheit werden in der Öffentlichkeit mehr Informationen verbreitet, die eine Verbesserung der Eßgewohnheiten zum Ziel haben. Die Schulspeisungen sind nahrhafter geworden (allerdings müssen wir nun darum kämpfen, daß sie nicht ganz abgeschafft werden). Es gibt inzwischen mehr Lebensmittelkooperativen, landwirtschaftliche Genossenschaften und Stadtgartengemeinschaften, seit Bürgerinitiativen darangegangen sind, die nahrungsmittelverarbeitende Industrie und den Zwischenhandel mit Selbstorganisationen zu umgehen und die Produkte so direkt vom Erzeuger an den Verbraucher zu bringen. In der Landwirtschaft arbeitende Frauen, Männer und Kinder haben sich um Leitfiguren wie Cesar Chávez zusammengeschlossen und fordern die Eindämmung des Gebrauchs von Pestiziden, die bei der Feldarbeit ihre Gesundheit gefährden und die landwirtschaftlichen Produkte entlang der Nahrungskette vergiften. Alternativen zu der wahllosen Berieselung des Landes mit petrochemischen Giften – Programme wie das *Integrated Pest Management* – gewinnen an Bedeutung. Im Jahr 1967, als ich mich für gesunde Ernährung zu interessieren begann, waren die Bücher von Adelle Davis meine einzige Informationsquelle. Inzwischen hat sogar der ehemalige Surgeon General (der höchste Beamte im amerikanischen Gesundheitswesen) Dr. Julius B. Richmond die Empfehlung ausgesprochen, Vollkornbrot zu essen. Das symbolisiert einen großen Schritt vorwärts zur Legitimierung eines neuen Ernährungsbewußtseins, und es ist ein Ergebnis öffentlicher Forderungen.

Wie diese Beispiele zeigen, ist es durchaus möglich, Veränderungen herbeizuführen. Wir Amerikaner, die wir so stolz auf unsere Individualität sind und das Recht der freien Wahl so hoch bewerten, dürfen nicht darauf verzichten, über etwas so Fundamentales wie die Nahrungsversorgung unseres Körpers selbst zu bestimmen. »Wenn es in unserem Leben in irgendeiner Hinsicht auf Unverfälschtheit ankommt«, schreibt Jim Hightower, »wenn irgend etwas der Natur überlassen bleiben sollte, statt von Konzerntechnikern künstlich hergestellt zu werden, dann ist es unser Essen. Monopolgesellschaften sind ja nicht einmal imstande zu gewährleisten, daß unser Telefon funktioniert; woher nehmen sie also die Arroganz zu glauben, sie könnten unsere Nahrungsversorgung übernehmen? Vor allem, warum sollten wir so dumm sein, ihnen überhaupt die Möglichkeit dazu zu geben?«

Eine gute Frage. Finden Sie nicht auch?

Krebskrankheiten und Umweltskandale

Chemische Stoffe in unserer Nahrung sind nur eine Art des Angriffs auf unseren Körper. Wenige Menschen müssen heute noch davon überzeugt werden, daß wir uns mitten in einer Krebsepidemie befinden. Nach Informationen der Amerikanischen Krebsgesellschaft stirbt in den USA alle eineinviertel Minuten ein Mensch an Krebs, und jeder Vierte in diesem Land wird an Krebs erkranken. Um die Jahrhundertwende war es nur jeder Fünfundzwanzigste, und im Jahre 2000 wird es vielleicht schon jeder Zweite sein.

Krebs hat sich im Laufe unserer Generation zu einer der gefährlichsten Bedrohungen unseres Lebens entwickelt, und zwar nicht nur, weil andere Todesursachen entsprechend zurückgegangen sind: Selbst unter Berücksichtigung aller anderen Faktoren ist das Auftreten von Neuerkrankungen absolut gesehen in einem stetigen, aber nicht unvermeidlichen Anstieg begriffen. 1981 starben in Amerika 400 000 Menschen an Krebs. Es gibt kaum jemanden, unter dessen Bekannten und Verwandten bisher niemand von dieser furchtbaren Krankheit befallen wurde.

Millionen sind für die Krebsforschung ausgegeben worden, aber mit Ausnahme einiger bemerkenswerter Fortschritte – beispielsweise im Falle von Leukämie bei Kindern – scheinen wir erfolgreichen Behandlungsmethoden nicht nähergekommen zu sein. Gegen die gefährlichsten Karzinome wie Lungen-, Brust-, Dickdarm-, Prostata- und Bauchspeicheldrüsenkrebs sind kaum echte Fortschritte erzielt worden.

Aber nehmen wir einmal an, die Lösung des Problems liege in einem ganz anderen Vorgehen? Nehmen wir an, wir versuchten, Krebskrankheiten durch *Vorbeugung* unter Kontrolle zu bekommen, statt durch Heilung? Dies liegt heute durchaus im Rahmen unserer Fähigkeiten. Vielleicht wäre es auch schon früher möglich gewesen, aber es wird immer noch viel zu wenig in dieser Richtung getan, obwohl es weithin unbestritten ist, daß ein Großteil aller Krebserkrankungen durch Vorbeugung verhindert werden könnte. De facto ist es für die im Namen des Fortschritts und des Profits handelnde Wirtschaftspolitik billiger, so weiterzuwursteln wie bisher und Millionen für die Erforschung möglicher Heilmethoden, aber nichts in vorbeugende Maßnahmen zu investieren.

Warum ist das so? Wir sind mit Halbwahrheiten und mystischen Vorstellungen über die Ursachen von Krebskrankheiten aufgewachsen. Manche glauben, Krebs sei erblich, ansteckend oder werde durch ein physisches Trauma oder verminderte Abwehrkräfte ausgelöst. Selbst »negative Strahlen« werden dafür verantwortlich gemacht. Aber allmählich zwingen uns immer mehr Untersuchungsergebnisse dazu, unser Augenmerk auf die Gesellschaft zu richten, in der wir leben: Krebs ist ein Nebenprodukt des petrochemischen Zeitalters.

Die Untersuchungen kommen zu dem Ergebnis, daß praktisch alle Einwohner der Vereinigten Staaten einen oder mehrere nicht abbaufähige synthetische Stoffe in ihrem Körper gespeichert haben, die nachweisbar in höheren Konzentrationen äußerst gesundheitsschädlich sind. In einem Kommentar zu diesen Untersuchungen erklärte der ehemalige Surgeon General Dr. Julius B. Richmond, daß wir es mit einer sehr ernsten, möglicherweise der ernstesten Gefahr für die menschliche Gesundheit zu tun haben, die heute in den USA existiert. Die Weltgesundheitsorganisation (WHO) berichtet, daß 80 Prozent aller Krebserkrankungen »umweltbedingt« seien. Damit ist gemeint, daß wir am Arbeitsplatz, in unserer Umwelt, durch Lebensmittel und infolge unserer Lebensweise (wie Rauchen und eine fettreiche, ballaststoffarme Ernährung) einer Krebsgefährdung ausgesetzt sind.

Das Nationale Krebsinstitut schätzt, daß 20 Prozent aller Krebserkrankungen zumindest teilweise durch Schadstoffeinwirkungen am Arbeitsplatz verursacht werden. Und diese Zahl wird in den kommenden Jahren auf 40 Prozent emporschnellen. Das Institut sagt voraus, daß von der Bevölkerung, die mit Asbest in Berührung kommt, über zwei Millionen Menschen an Krebs sterben werden. Das sind mehr als die Gefallenen sämtlicher Kriege in der Geschichte Amerikas.

Asbestfasern werden seit über 60 Jahren als Isoliermittel verwendet, und die Gefahr der Schädigung durch dieses Material droht auch außerhalb der Fabriktore. Frauen von Asbestarbeitern sind an Krebs erkrankt, weil sie den Faserstaub beim Waschen der Arbeitskleidung ihrer Männer einatmeten. Kinder sind schwer erkrankt, weil sie in der Nähe von Asbestabfällen spielten. Einer Schätzung der amerikanischen Umweltschutzbehörde zufolge könnten Zehntausende von asbestisolierten Schulen im Land eine Gefahr für die Gesundheit der Kinder darstellen. In meinem eigenen Arbeitsbereich drohen vor allem den Filmbeleuchtern und Technikern unnötige Gefahren durch elektrische Isolierungen aus Asbest. Millionen von Amerikanerinnen kamen schon durch ihre Haartrockner mit diesem Material in Berührung.

Asbest ist nur eine von vielen gefährlichen Substanzen, denen die Menschen leichtfertig ausgesetzt werden. Seit den vierziger Jahren werden wir mit einer Flut

Hopewell, Virginia, »Die Chemiefabrik des Südens«

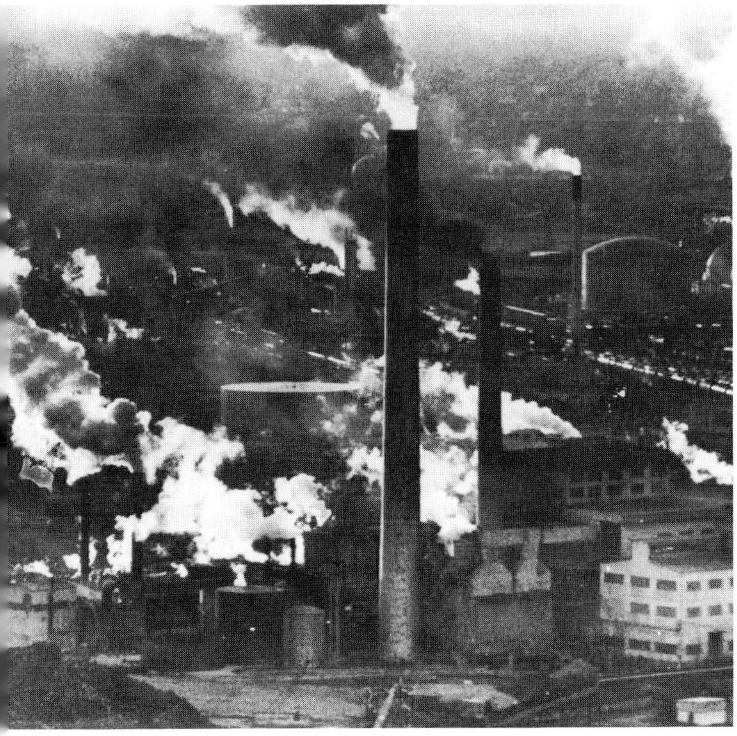

Umgestürzter Lastwagenanhänger, der Tonnen mit radioaktivem Uran geladen hatte, auf einer Landstraße in Wichita, Kansas

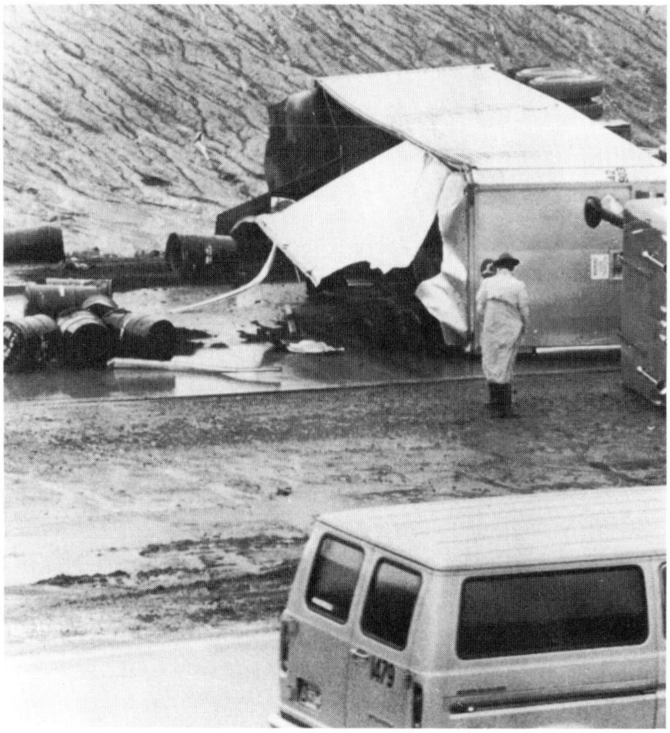

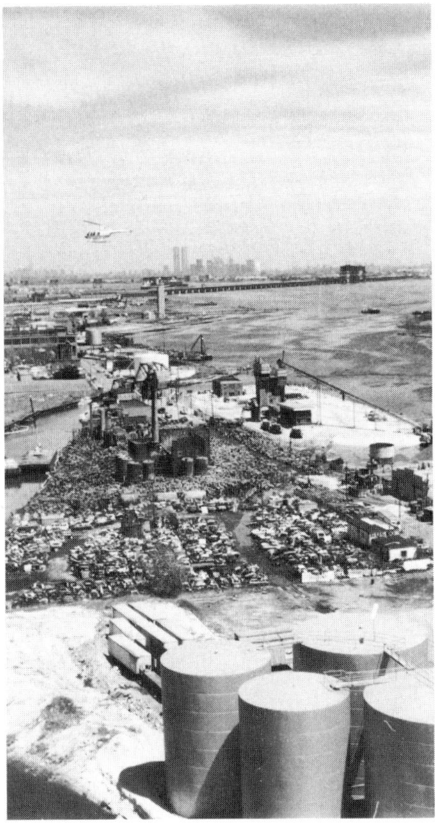

Das Hafengebiet von Elizabeth, New Jersey, verwüstet durch den Brand in einer Giftmülldeponie

exotischer neuer Chemieprodukte überschüttet – von denen die meisten nicht auf ihre karzinogene Wirkung untersucht wurden. Asbestabfälle machen nur einen kleinen Teil der 57 Millionen Tonnen Giftmüll aus, die jährlich anfallen und die nach Feststellung der Umweltschutzbehörde zu 90 Prozent unsachgemäß gelagert werden. Der Umweltschutzanwalt und Autor Mark Green hat diese irregulären Giftmülldeponien als »toxische Zeitbomben« bezeichnet, von denen der Love-Canal-Skandal lediglich die größte publizistische Aufmerksamkeit erregt hat. Der Vergleich mit einer Zeitbombe ist zutreffend. Die durchschnittliche Latenzperiode (die Zeitspanne, die vergeht, bis eine Krebskrankheit medizinisch evident wird) nach dem Kontakt mit Karzinogenen beträgt 20 Jahre oder mehr. Die Krebsepidemie, deren Zeugen wir heute sind, ist die Folge von Verseuchungen, die vor 20 oder 30 Jahren stattfanden, als die petrochemische Industrie noch in den Kinderschuhen steckte. Stellen Sie sich vor, was in den nächsten zwei Jahrzehnten auf uns zukommt!

Krebs ist nicht die einzige Gefahr, die giftige Chemikalien für unseren Körper darstellen. Sie verursachen nachweislich auch Erb- und Nervenschäden, Sterilität, Geisteskrankheiten und todbringende Erkrankungen des Blutes, der Nieren und Lungen sowie andere, weniger bekannte, aber darum nicht weniger lebensbedrohende Krankheiten als Krebs. Wenn die Chemiekonzerne sagen, daß ihre Produkte in Ihr Leben eingreifen, dann können Sie das wörtlich nehmen.

In den vierziger Jahren bahnten sich noch andere brisante Entwicklungen an, deren Vermächtnis uns heute in Form von Waffenlagern, ausgebrannten Reaktorbrennstäben und radioaktivem Atommüll erhalten geblieben ist. Letzterer sickert aus rostigen Tonnen in unsere Meere, ruht in unserer Erde – und täglich kommt mehr hinzu. Wissenschaftler geben zu, daß für das Problem der Endlagerung des Atommülls keine Lösung in Sicht ist. Trotzdem wird an Plänen weitergearbeitet, noch mehr Kernkraftwerke zu bauen und uns durch eine erhöhte Waffenproduktion mit weiterem Industriemüll zu belasten. Dadurch werden sich Krebs, Erbschäden und andere Krankheiten weiter verbreiten.

Was können wir tun? Zunächst müssen wir uns der drohenden Gefahren bewußt werden, aber wir dürfen uns durch sie nicht entmutigen lassen. Krebs ist kein unabänderliches Schicksal. Neben all den mystischen Vorstellungen über die Krebsursachen gibt es auch die weit verbreitete, aber völlig falsche Meinung: »Alles verursacht Krebs, also ist es zwecklos, etwas dagegen zu unternehmen.« Das ist eine gefährliche Haltung. Die Wissenschaft hat uns gezeigt, daß bestimmte, weitverbreitete chemische Stoffe Krebs auslösen können. Aber die Wissenschaft hat auch nachgewiesen, daß die meisten Substanzen frei von solchen Risiken sind! Die existierenden Karzinogene können heute als solche erkannt und in ihrer Wirkung eingeschränkt, wenn nicht sogar in vielen Fällen vernichtet werden. Sie sollten sich zwei Faktoren vor Augen führen:

Es stimmt nicht, daß alles Krebs auslöst.
Es gibt Lösungen für das Krebsproblem.

Die wissenschaftliche und medizinische Krebsforschung hat sich bislang auf die Entwicklung ebenso umstrittener wie kostspieliger, hochtechnisierter Heilmethoden kapriziert. In den siebziger Jahren wurde das Budget des Nationalen Krebsinstituts – des »Pentagons« der Regierung im Krieg gegen den Krebs – auf 937 Millionen Dollar (also fast eine Milliarde) erhöht, aber nur ein geringer Teil dieses Geldes wurde in Präventivmaßnahmen investiert. Es wäre sinnvoll, mit diesen Mitteln die *Ursachen* der Krebskrankheiten zu erforschen und zu bekämpfen, wie unsere Eltern und Großeltern es erfolgreich praktiziert haben. Aber statt dessen geschieht das Gegenteil: Das Budget des Center for Disease Control, der wichtigsten staatlichen Einrichtung für Präventivmaßnahmen, soll um mehr als 40 Prozent gekürzt werden. Die gegenwärtige Regierung der Vereinigten Staaten attackiert mit solchen Maßnahmen die regulären und außerordentlichen Bemühungen der Behörden um die Sicherheit am Arbeitsplatz, um Gesundheitsfürsorge, Lebensmittelkontrollen und Umweltschutz.

Wir sollten unsere Abgeordneten in der Regierung darauf hinweisen, daß die Prävention von Krankheiten eine der zuverlässigsten Waffen im Kampf gegen die Inflation darstellt. Die Kosten eines Produkts, das Krebs verursacht, sind nicht an dem Preisschild ablesbar, mit dem es auf den Markt kommt. Die Arbeiter/innen, die es herstellen, und die Konsumenten, die es kaufen, subventionieren seine Erzeugung mit ihrer Gesundheit und ihrem Leben. Diese Kosten sind unberechenbar und erschreckend.

Sogar Union Carbide mußte in einer 1979 in Auftrag gegebenen Untersuchung feststellen, daß 70 Prozent der Öffentlichkeit strengere Maßstäbe als die zur Zeit üblichen zum Schutz der Arbeiter/innen vor Gesundheitsgefahren wie Krebs wünschen, und 65 Prozent fordern ähnlich strikte Maßnahmen für den Verbraucherschutz – obwohl die Befragten davon ausgehen, daß sich die Konsumentenpreise durch eine Verschärfung der Kontrollen erhöhen würden. Unsere Regierung scheint die Lebensregel vergessen zu haben, die uns noch sehr geläufig ist: Vorbeugen ist besser als Heilen!

Es gibt verschiedene Möglichkeiten für verschärfte staatliche Interventionen auf Bundes- und Landesebene. Eine der wichtigsten orientiert sich am Verursacherprinzip. Unternehmen, die gesundheitsschädliche Stoffe herstellen oder verwenden, müssen rigoros für die Schäden haftbar gemacht werden, die diese Substanzen hervorrufen. Es ist unglaublich, aber in der Regel müssen die Opfer von Vergiftungen nachweisen, daß ihre Erkrankung durch *absichtliche* Fahrlässigkeit des Industriebetriebes ausgelöst wurde und nicht »nur« die Folge eines schlechten Managements, von Unwissenheit oder Profitsucht ist. Wenn die Verursacherfirmen nicht für die Schäden haftbar gemacht werden, sind es die Steuerzahler, also wir, die dafür aufkommen müssen. Wir subventionieren das Mißmanagement der Unternehmen.

Des weiteren müssen wir erreichen, daß das »Recht auf Information« in jedem Bundesstaat gesetzlich verankert wird. Weder nach Bundesgesetzen noch in den meisten Fällen nach Landesgesetzen machen sich Firmen strafbar, wenn sie der Öffentlichkeit Informationen über die schädlichen Wirkungen ihrer chemischen Produkte vorenthalten. Tatsächlich wurden erst jetzt in Bundesstaaten wie Kalifornien und New York Gesetzesentwürfe zur Abstimmung gebracht, die den Werktätigen das Grundrecht garantieren, über die Gefahren ihres Arbeitsplatzes informiert zu werden. Solche Entwürfe sollten in jedem Bundesstaat eingebracht werden.

Auf kommunaler Ebene können wir noch viel mehr tun. In Philadelphia wurde jüngst zum erstenmal ein »Recht der Verbraucher auf Information« gesetzlich verankert. Es ermächtigt die Gemeinden dazu, Ermittlungen über die Chemikalien anzustellen, die innerhalb ihrer Grenzen Verwendung finden. Andere Gemeinden haben sich zwecks Überwachung gefährlicher Transporte zusammengeschlossen, die früher unbeaufsichtigt und unbemerkt ihre Straßen und Bahnwege passierten, bis sich durch eine Katastrophe zeigte, daß weder die örtlichen noch die bundesstaatlichen Behörden solchen Gefahren wirkungsvoll begegneten.

Kein Umweltproblem bedroht die Kommunen unmittelbarer als die fahrlässige Lagerung chemischer Abfallstoffe. Scheinbar über Nacht kann sich ein ruhiger, wohnlicher Stadtteil in eine Hölle ausströmender Chemiegifte, zerstörter Lebens-

Love Canal: Kein Durchgang – verseuchtes Gebiet

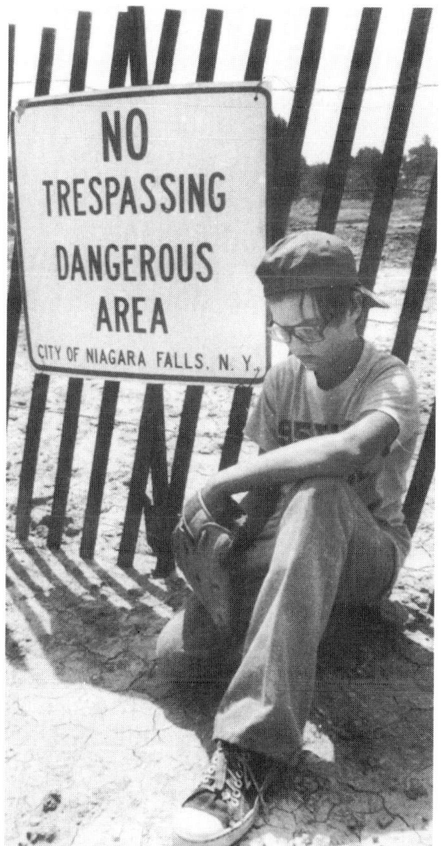

qualität und ruinierter Gesundheit verwandeln. Nach Ansicht des Krebsexperten Dr. Samuel Epstein gibt es einfach keine sicheren Lagerstätten für giftige Chemikalien. Er vertritt die Auffassung, daß wir durch die immer neue Bereitstellung von Erdlagern für den Industriemüll die Notwendigkeit aus den Augen verlieren, nach gefahrloseren Entsorgungsmethoden zu suchen. Wir verfügen heute über eine Reihe von biologischen, chemischen und physikalischen Entsorgungsmethoden für einen Großteil der Chemieabfälle, die gegenwärtig in Deponien gekippt werden. Dr. Epstein weist auf die folgenden Alternativen zur gegenwärtigen Lagerpraxis hin: neue Entgiftungsstrategien (durch Neutralisierung, Erhärtung, Dehydrierung, Hochtemperaturverbrennung), Wiederaufbereitungsverfahren der Abfälle und schließlich die Änderung der Produktherstellung mit dem Ziel, die Industrieabfälle bereits während des Herstellungsprozesses zu reduzieren. Derartige Alternativen schützen unsere Gesundheit, sie sind ökonomisch sinnvoll, fördern neue Technologien und sparen gleichzeitig Energie. Es müssen wirtschaftliche Anreize geschaffen werden, die diese Entsorgungsformen attraktiver machen als das Wegkippen.

Chemieabfälle, verseuchtes Wasser, Luftverschmutzung, Vergiftungsgefahr am Arbeitsplatz, Krebs, Erbschäden ... die Liste scheint endlos und die Situation niederdrückend. Die meisten Menschen leben weiter wie bisher, in der Hoffnung, daß sie nicht als frühes Opfer der Entwicklung in der Statistik auftauchen werden. Sie haben in der Regel eine pessimistische Lebenshaltung. Was kann ich als einzelne/r schon ausrichten, sagen sie sich.

Ich persönlich bin optimistisch, und das nicht zuletzt wegen Lois Gibbs. Sie ist eine recht scheue und nicht sehr gesellige Frau, und bis vor kurzem war sie eine mehr oder weniger typische Hausfrau und Mutter von zwei Kindern. Ihre Zeit war mit der Versorgung ihres Haushalts und ihrer Familie ausgefüllt.

Das Besondere an Lois war, daß sie in Love Canal lebte. Die Schule ihrer

Love Canal, das durch eine Giftmülldeponie gefährdete Gebiet

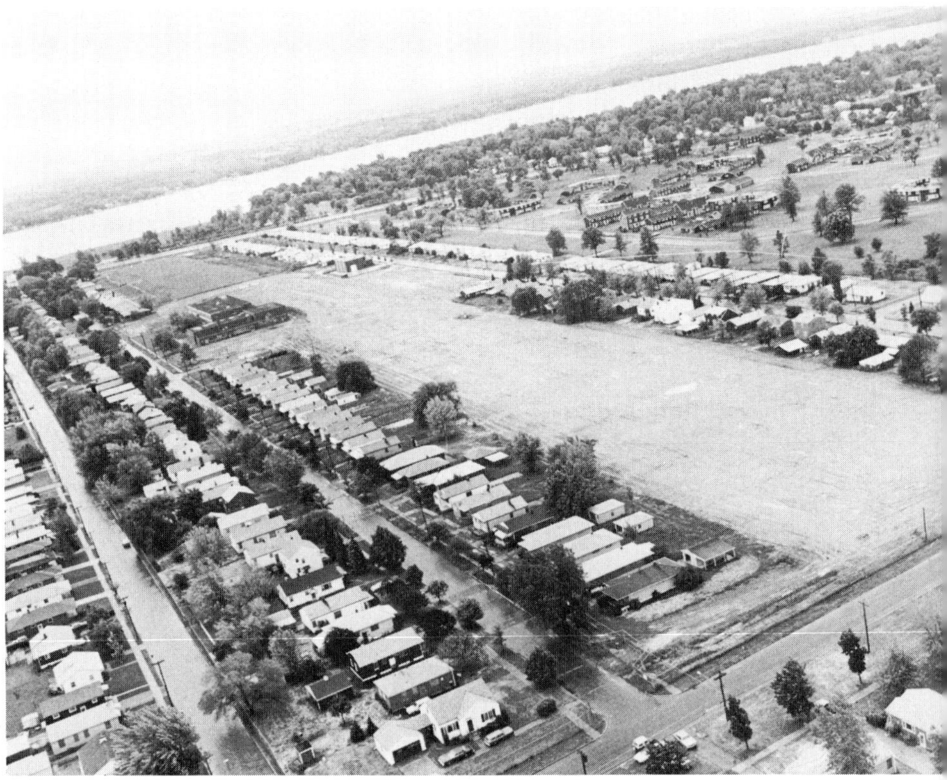

Kinder war auf einer ehemaligen Giftmülldeponie in der inzwischen sehr unrühmlich bekannt gewordenen Region Niagara Falls im Staat New York errichtet worden. Als ihre beiden Kinder ernste und unerklärliche gesundheitliche Beschwerden zu entwickeln begannen, wurde ihr klar, daß diese mit der Müllkippe zusammenhängen mußten. Sie startete eine Unterschriftenkampagne zur Schließung der Schule.

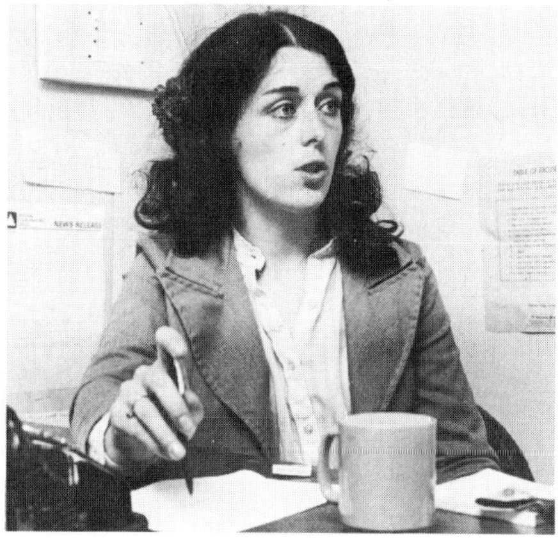

Lois Gibbs

Sie forderte ihre Nachbarn auf, über die Krankheitsfälle in ihren Familien zu sprechen. Es stellte sich heraus, daß in der Nachbarschaft mehrfach Fehlgeburten, Mißbildungen bei Neugeborenen, Störungen des Zentralnervensystems, Epilepsie, Erkrankungen der Harnwege und furchtbare Hautausschläge aufgetreten waren, die die Leute als »Hooker-Beulen« bezeichneten, nach dem Chemiekonzern Hooker, der die Giftstoffe in der Deponie abgelagert hatte.

Es gelang Lois, die Schließung der Schule durchzusetzen. Zusammen mit anderen Frauen gründete sie einen Verein von Hausbesitzern in Love Canal, der die Behörden mit Nachdruck aufforderte, eine medizinische Untersuchung durchzuführen und Abhilfe für ihr Problem zu schaffen. Es bedurfte einer zwei Jahre langen, mühseligen und erfahrungsreichen Kampagne, bis sie den Staat New York und die Regierung zum Eingeständnis des ungeheuerlichen Skandals und zur Umsiedlung der Einwohner von Love Canal gezwungen hatten.

»Wir stehen erst am Anfang. Wir haben noch nicht einmal ein Drittel der Krankheiten oder ein Drittel des entstandenen Schadens geklärt«, sagte Lois vor dem Untersuchungsausschuß des Kongresses, der sich mit Love Canal befaßte. »Das ist lediglich die Spitze eines Eisbergs. Wir sind nicht die einzig Betroffenen. Jeder hat irgendwo Giftstoffe vor seiner Haustür, ob offen oder versteckt. Uns hat es als erste erwischt, aber wir werden nicht die letzten sein. Deshalb muß etwas geschehen«, erklärte Lois mit Nachdruck. »Ich fordere Sie auf, alles für uns zu tun, was Sie können, und alles zu tun, was Sie tun *müssen,* ich betone *müssen,* um zu verhindern, daß sich die Ereignisse von Love Canal woanders wiederholen.«

Frauen wie Lois gibt es im ganzen Land. Einfache Mütter, die sich nie als Anführerinnen oder Agitatorinnen fühlten, die aber echten Mut und große Entschlossenheit aufbringen, wenn die Gesundheit ihrer Familie in Gefahr ist. Ob es sich um eine Giftmülldeponie in Love Canal/New York oder in Riverside/Kalifornien handelt, um die Auswirkungen von Herbizid-Besprühungen der Felder Oregons aus dem Flugzeug in den siebziger Jahren oder um den radioaktiven Fallout in St. George/Utah durch überirdische Atombombenversuche in den fünziger Jahren, ob es um die mysteriöse Häufung von Leukämie-Fällen in Rutherford/New Jersey geht oder um die Epidemie von Lungenerkrankungen der Baumwollarbeiter/innen überall im amerikanischen Süden – Frauen erheben ihre Stimme und mobilisieren ihre Gemeinden zu Gegenmaßnahmen.

Gesundheitliche Gefahren an Frauenarbeitsplätzen

Ein anderer Ort, an dem Frauen zunehmend die Verantwortung für ihre Gesundheit selbst übernehmen, ist das Büro. Sollten Sie das für ein überflüssiges Thema halten, möchte ich Sie daran erinnern, daß die Büroberufe den größten Sektor des Arbeitsmarkts ausmachen und daß diese Arbeitsplätze zu 80 Prozent mit Frauen besetzt sind. Das amerikanische Arbeitsministerium prognostiziert, daß die Bürotätigkeit in den achtziger Jahren mit fast 5 Millionen neuen Arbeitsplätzen der am schnellsten expandierende Beschäftigungsbereich sein wird.

Sekretärinnen stehen in der Liste der Opfer streßbedingter Krankheiten einschließlich Herzkrankheiten an zweithöchster Stelle. Die Framingham-Herz-Studie besagt, daß für Frauen aus Arbeiterfamilien, die neben der Kindererziehung noch im Büro arbeiten, im Durchschnitt ein doppelt so hohes Herzerkrankungsrisiko besteht wie für die untersuchten Männer. Darüber hinaus haben im Büro angestellte Frauen ungeachtet ihres Familienstands und der Zahl ihrer Kinder doppelt so häufig Herzleiden wie andere Frauen.

Als hauptsächliche Streßursachen im Büro bezeichnen Wissenschaftler ungenügende Mitwirkungsmöglichkeiten der Angestellten bei der Gestaltung ihrer Arbeitsumgebung, das Fehlen von Entscheidungsbefugnissen und verantwortungsvollen Tätigkeiten, ökonomischen Druck (niedriger Lohn, keine Aufstiegsmöglichkeiten) und fehlende Unterstützung durch die Vorgesetzten.

In den Büros bahnt sich eine Revolutionierung der Arbeitswelt an, die die Angestelltentätigkeit verbessern – oder sie zu einem noch größeren Gesundheitsrisiko machen könnte. Sie besteht in der vehementen Einführung und integrierten Anwendung hochentwickelter Computer-, Mikroelektronik- und Telekommunikationssysteme, die der Verarbeitung und Übermittlung von Informationen dienen. Sie kombinieren Text- und Datenverarbeitung und verbinden sich mit den heutigen modernen Büromaschinen zu »integrierten Bürosystemen«. »Dies könnte für die Angestellten organisatorische Umwälzungen von einer Größenordnung nach sich ziehen, die sich mit dem Ausmaß der Arbeitsplatzveränderungen in den Fabriken bei der Einführung des Fließbands vergleichen läßt«, so der Computerfachmann James Carlisle.

Das automatisierte Büro von heute gleicht in der Tat mehr und mehr einem Montageband, an dem die Beschäftigten den ganzen Arbeitstag lang eine monotone Funktion ausüben, die lediglich einen Bruchteil eines größeren Arbeitszusammenhangs darstellt. Für diese Tätigkeit brauchen die Arbeitnehmer weniger Qualifikationen und weniger Initiative, und sie bietet ihnen geringere Aufstiegsmöglichkeiten. Statt dessen wird von ihnen erwartet, daß sie ihr – vom Computer überwachtes – Arbeitstempo steigern. Die Arbeitsleistung wird der Kapazität der neuen Maschine entsprechend intensiviert, ohne daß in der Regel zusätzliche Pausenzeiten gewährt werden.

Im Mittelpunkt des neuen automatisierten Büros steht das Bildschirmgerät, das an ein Computersystem angeschlossen ist und Texte oder Daten verarbeitet.

Untersuchungen haben ergeben, daß Bildschirm-Typistinnen doppelt so oft unter extremen Ermüdungserscheinungen, unter der Entmenschlichung und Monotonie des Arbeitsplatzes und unter dem Mangel an Verantwortung leiden als ihre Kolleginnen mit herkömmlichen Büroberufen. Und eine 1979–1980 durchgeführte Untersuchung des Nationalen Instituts für Sicherheit und Gesundheit am Arbeitsplatz (NIOSH) hat bei Bildschirm-Sachbearbeitern eine höhere Streßquote festgestellt als bei jeder anderen Gruppe von Arbeitnehmern, die NIOSH je untersucht hat, einschließlich der Fluglotsen!

Neueste Untersuchungen machen Datensichtgeräte verantwortlich für Augenbeschwerden, Migräne, Übelkeit, Rücken- und Kreuzschmerzen, Depressionen, Angstzustände, Verdauungsprobleme, kurzfristige Beeinträchtigungen der Sehschärfe und vorübergehende Veränderungen der Farbwahrnehmung.

Ein weiterer Grund zur Besorgnis ist die langfristige Strahlenbelastung der Arbeitnehmer/innen durch die Braunschen Röhren in den Datensichtgeräten. Die Fälle, in denen relativ junge Bildschirm-Typistinnen aus Zeitungsredaktionen an grauem Star erkrankten, wurden zwar untersucht, aber nicht geklärt. Ein Vertreter der Journalistengewerkschaft Newspaper Guild sagte dazu vor Delegierten der bundesweiten Vereinigung weiblicher Büroangestellter, Working Women: »Es ist möglich, daß die ganze Sache einmal endet wie die Katastrophe im Kernkraftwerk von Three Mile Island; wir werden den Schaden erst in zehn bis zwanzig Jahren richtig einschätzen können.« Die herkömmliche Bürobeleuchtung ist völlig ungeeignet für die Arbeit an Datensichtgeräten, die gedämpftes Licht und Blendschutz erfordert. Viele Gesundheitsschäden entstehen auch durch die schlechte Haltung und die unbequeme Sitzposition, die die Angestellten an Bildschirmgeräten oft einnehmen müssen, um schlechte Lichtverhältnisse, unleserliche Vorlagen und eine mangelhafte Ausstattung des Arbeitsplatzes zu kompensieren.

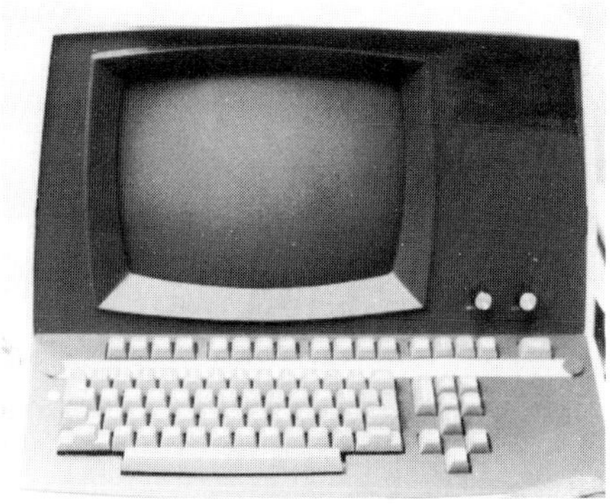

Neueste Untersuchungsergebnisse machen die Arbeit an Datensichtgeräten verantwortlich für eine Reihe von gesundheitlichen Beschwerden der Beschäftigten

Dazu kommt ein weiteres Phänomen, das sogenannte »Bürogebäude-Syndrom«. Die immer luftdichter gebauten Bürohäuser, die neuen Büroeinrichtungen aus synthetischem Material wie Plastik, chemisches Isoliermaterial, Ozon und andere Abgase aus den Büromaschinen, defekte Klimaanlagen und chemische Schadstoffe in Kopierautomaten und anderen Büromaschinen haben einen Wissenschaftler der Weltgesundheitsorganisation (WHO) zu dem Kommentar veranlaßt: »Der menschlichen Gesundheit wird durch Luftverschmutzung in geschlossenen Gebäuden wahrscheinlich mehr Schaden zugefügt als durch die Luft draußen.«

Eine Sekretärin, die als Sachbearbeiterin bei einer Versicherung in Boston arbeitet, hat die Fähigkeit verloren, Tränen hervorzubringen – die Diagnose lautet: allergische Bindehautentzündung. Fast die Hälfte aller Frauen in ihrer Abteilung leidet unter Augenbeschwerden, die sie auf die unangenehmen Luftausströmungen der Kopiergeräte und die Einwirkung anderer Chemikalien in dem schlecht gelüfteten Bürogebäude zurückführen. Die Geschäftsleitung erklärt, die Luft sei in Ordnung, doch alle Mitarbeiter, die einen Augenarzt aufsuchen, hören dasselbe: »Ihre Beschwerden kommen von der Büroluft, in der Sie arbeiten.«

Keine der gesundheitlichen Gefahren in den heutigen Büros ist unvermeidlich. Angemessene Lüftungsanlagen, die Ersetzung von Bürogeräten mit giftigen Substanzen durch unschädliche Produkte, ordnungsgemäß gewartete Büromaschinen und Gesetze, die uns eine bessere Luftqualität in den Büroräumen garantieren – all das ist machbar. Die neue Technologie steckt noch in den Kinderschuhen. Die oben genannten Gesundheitsrisiken brauchen nicht für alle Zeiten mit der Büroarbeit verbunden zu bleiben.

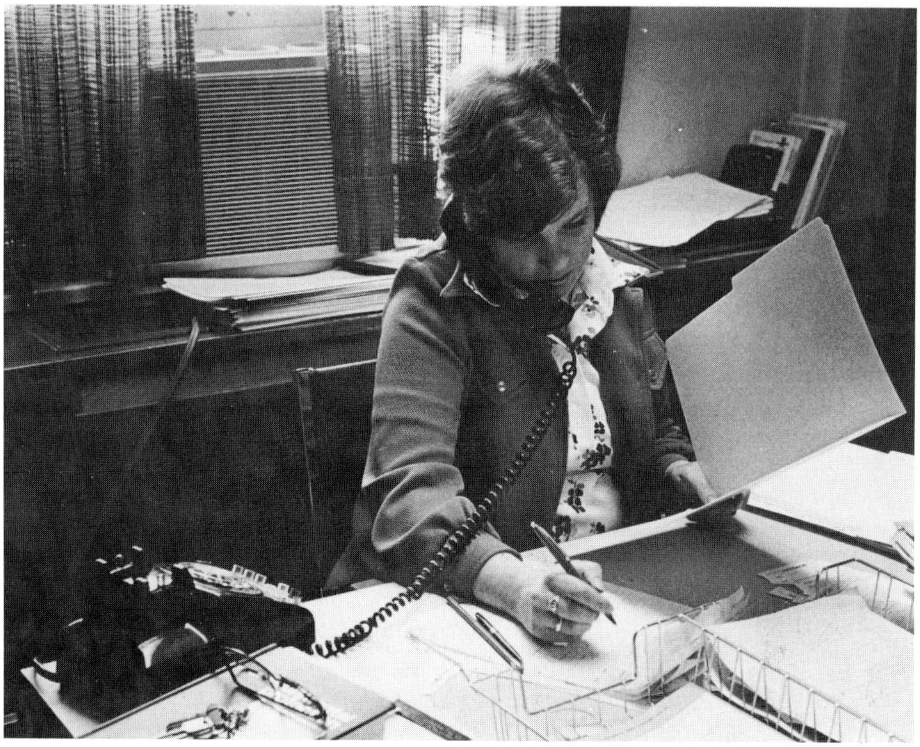

Die Büroangestellten beginnen sich selbst zu diesen Problemen zu äußern und die Initiative zu ergreifen. Sie wollen das Gefühl haben, daß sie nicht das Anhängsel des Computers sind, sondern daß er zu ihrer Arbeitserleichterung da ist. Sie wissen, daß regelmäßige Pausen ebenso wichtig sind wie die Umorganisation der Arbeitsplätze im Zuge ihrer Technisierung. Sie fordern von den Arbeitgebern die Einrichtung von Mischarbeitsplätzen nach einem Rotationsprinzip, um ständiges Sitzen und monotone Tätigkeiten zu vermeiden. Sie fordern geeignete Bürostühle und ein freundlicheres Design ihrer Arbeitsumgebung und der Maschinen.

Die Gewerkschaft, der die österreichischen Bildschirm-Sachbearbeiter/innen angehören, hat gefordert, daß sie jeweils nur maximal eine Stunde am Bildschirmgerät arbeiten dürfen und sich danach für eine Weile anderen, herkömmlichen Bürotätigkeiten zuwenden. Im Arbeitsvertrag der britischen Postbediensteten heißt es, daß »die tägliche Arbeitszeit am Datensichtgerät 100 Minuten nicht überschreiten und ein Sachbearbeiter nicht länger als 50 Minuten ohne Pause an dem Bildschirmgerät eingesetzt werden darf«.

Büroarbeit ist nicht die einzige Beschäftigung, bei der Frauen Gefahren ausgesetzt sind. Ob sie nun von 8 bis 17 Uhr im Büro oder von 14 bis 23 Uhr Schicht in der Elektronikindustrie, die ganze Nacht im Krankenhaus oder rund um die Uhr als Hausangestellte arbeiten – Frauen sind im Berufsleben zahlreichen Risiken ausgesetzt. In der folgenden Tabelle finden Sie eine Reihe von (Frauen-)Berufen und deren hauptsächliche Gefahrenquellen.

Wir sollten auch berücksichtigen, daß Frauen, die ihren Beruf überwiegend in den eigenen vier Wänden ausüben – und natürlich alle Hausfrauen –, den Gefahren von Haushaltsprodukten ausgesetzt sind, die von eben den Industrien hergestellt werden, die für all die bereits beschriebenen Gesundheitsgefährdungen verantwortlich sind. Vinylchlorid beispielsweise, das erwiesenermaßen Leber-, Lungen- und Gehirnkrebs verursacht, wurde als Treibgas in Insektenvertilgungsmitteln und anderen Produkten im Haushalt verwendet, bis die Regie-

Gefahren am Arbeitsplatz in Wirtschaftsbereichen mit hohem Anteil weiblicher Arbeitnehmer

Berufe	Gefahrenquellen
Textilindustrie und verwandte Bereiche	Rohbaumwollstaub, Lärm, Kunstfaserstaub, Formaldehyd, Hitze, Farbstoffe, Feuerschutzmittel, Asbestfasern
Näherinnen und Stepperinnen, Polsterinnen	Baumwoll- und Kunstfaserstaub, Lärm, Formaldehyd, organische Lösemittel, Benzol, Toluol, Trichloräthylen, Perchloräthylen, Chloropren, Styrol, Schwefelkohlenstoff, Feuerschutzmittel, Asbesttasern
Krankenhaus- und Pflegepersonal: Krankenschwestern, Pflegerinnen, Hilfspersonal	Anästhesiegase, Äthylenoxyd, Röntgenstrahlen, Alkohol, Infektionskrankheiten, Punktionswunden
Zahnhygienikerinnen	Röntgenstrahlen, Quecksilber, Ultraschallärm, Anästhesiegase
Labortechnikerinnen (in Klinik und Forschung)	Verschiedenste giftige Chemikalien einschließlich Karzinogene, Mutagene und Teratogene, Röntgenstrahlen
Elektronikmonteurinnen	Blei, Zinn, Antimon, Trichloräthylen, Methylenchlorid, Epoxydharze, Methyläthylketon
Friseurinnen und Kosmetikerinnen	Haarsprayharze, Ärosol-Treibgase, halogenierte Kohlenwasserstoffe, Haarfärbemittel, Nagellackentferner, Benzylalkohol, Äthylalkohol, Azeton
Reinigungspersonal, Wäscherinnen	Waschmittel, Detergentien, Enzyme, Hitze, Feuchtigkeit, industriell verseuchte Kleidung
Trockenreinigungspersonal	Perchloräthylen, Trichloräthylen, Stoddard Lösungsmittel (Naphta), Benzol, industriell verseuchte Kleidung
Photolaborantinnen	Ätzmittel, eisenhaltige Salze, Quecksilberchlorid, Bromide, Jodide, Pyrogallol, Silbernitrat
Plastikherstellerinnen	Acrylonitril, Phenolformaldehyd, Ureaformaldehyd, Hexamethylentetramin, Säuren, Laugen, Peroxid, Vinylchlorid, Polystyren, Vinylydenchlorid
Hauspersonal	Lösungsmittel, Kohlenwasserstoffe, Wasch- und Bleichmittel, Laugen
Transportarbeiterinnen	Kohlenmonoxyd, mehrkernige Aromastoffe, Blei und andere Verbrennungsprodukte von Benzin, Erschütterung, körperlicher Streß
Schilder- und Schriftenmalerinnen	Bleioxyd, Bleichromfarben, Epichlorhydrin, Titandioxyd, Spurenmetalle, Xylen, Toluol
Bürokräfte	Körperlicher Streß, schlechte Beleuchtung, Trichloräthylen, Kohlentetrachlorid und verschiedene andere Reinigungsmittel, Asbestfasern in den Klimaanlagen
Optikerinnen und Linsenschleiferinnen	ätherische Öle (Steinkohlenteer), Eisenoxyd, staublösende Kohlenwasserstoffe
Druckereiarbeiterinnen	Dämpfe der Druckerschwärze, 2-Nitropropan, Methanol, Kohlentetrachlorid, Methylenchlorid, Blei, Lärm, Kohlenwasserstoff-Lösungsmittel, Trichloräthylen, Toluol, Benzol, Spurenmetalle

Nach: U. S. Department of Health, Education and Welfare, National Institute for Occupational Safety and Health, *Guidelines on Pregnancy and Work*, Washington, D. C.: U. S. Government Printing Office, 1977, S. 65 f.

rung schließlich dagegen einschritt. Es wurde nachgewiesen, daß die Benutzer solcher Sprühmittel für wenige Sekunden der gleichen Gesundheitsbelastung ausgesetzt sind wie die mit der Produktherstellung beschäftigten Arbeiter.

Es ist ebenfalls eine Tatsache, daß sich die Belastungen, die uns am Arbeitsplatz erwarten, durch die in unserer Sozial- und Wirtschaftsordnung vorhandenen Belastungen verdoppeln und vervielfachen. Die fehlende Mitbestimmung und der wirtschaftliche Druck im Beruf finden ihre Entsprechung in unserem Privatleben, wo wir ebenfalls keinen Einfluß auf in unser Leben eingreifende Unternehmerentscheidungen haben, wenn Sie zum Beispiel an die Einführung eines gesundheitsschädlichen Produkts auf dem Markt oder die Ablagerung von Giftmüll in unserer Umgebung denken.

Und diese Entfremdung endet auch bei Feierabend nicht. Alljährlich sterben 30 000 Amerikaner/innen an Leberzirrhose, einer der furchtbaren Folgen der Alkoholkrankheit. Rauchen ist eine der Hauptursachen von Lungenkrebs und Herzerkrankungen. Der Drogenmißbrauch fordert einen hohen Tribut. Die schwerwiegendste Anklage gegen unsere streßgeplagte Welt ist vielleicht die Tatsache, daß die vier hauptsächlichen Todesursachen bei Frauen und Männern zwischen 15 und 34 Jahren Krebs, Unfälle, Selbstmorde und Morde sind! Mehr als 60 000 junge Menschen sterben in Amerika alljährlich eines gewaltsamen Todes. Und dabei leben wir in einer Friedenszeit.

Frauen der Cleveland Women Working-Organisation fordern eine bessere Bezahlung der Arbeit von Frauen und Minderheiten bei der National City Bank, dem »Geizkragen des Jahres«

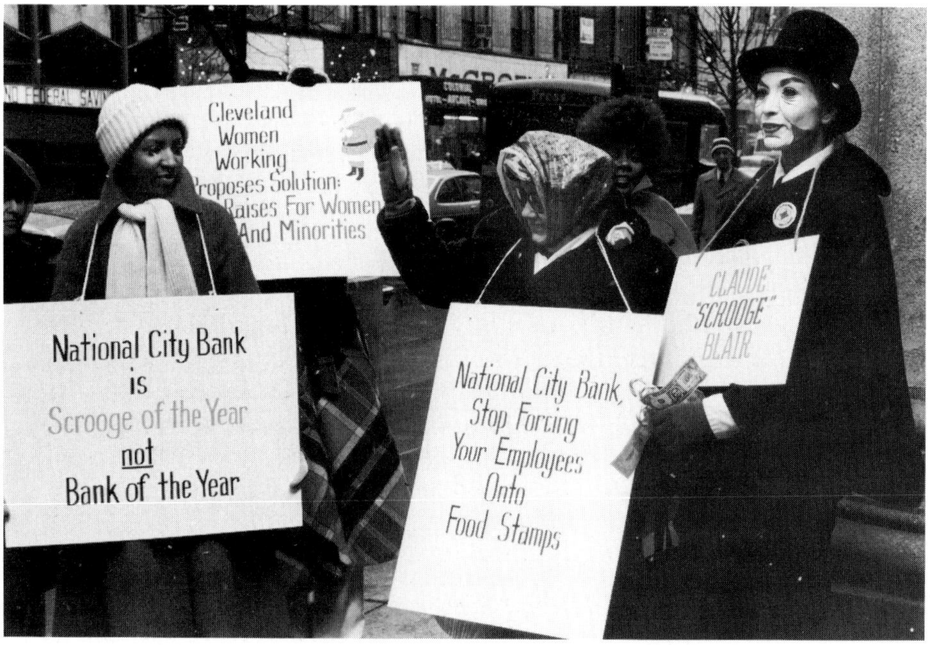
Cleveland Women Working Proposes Solution: Raises For Women And Minorities
National City Bank is Scrooge of the Year not Bank of the Year
National City Bank, Stop Forcing Your Employees Onto Food Stamps
CLAUDE "SCROOGE" BLAIR

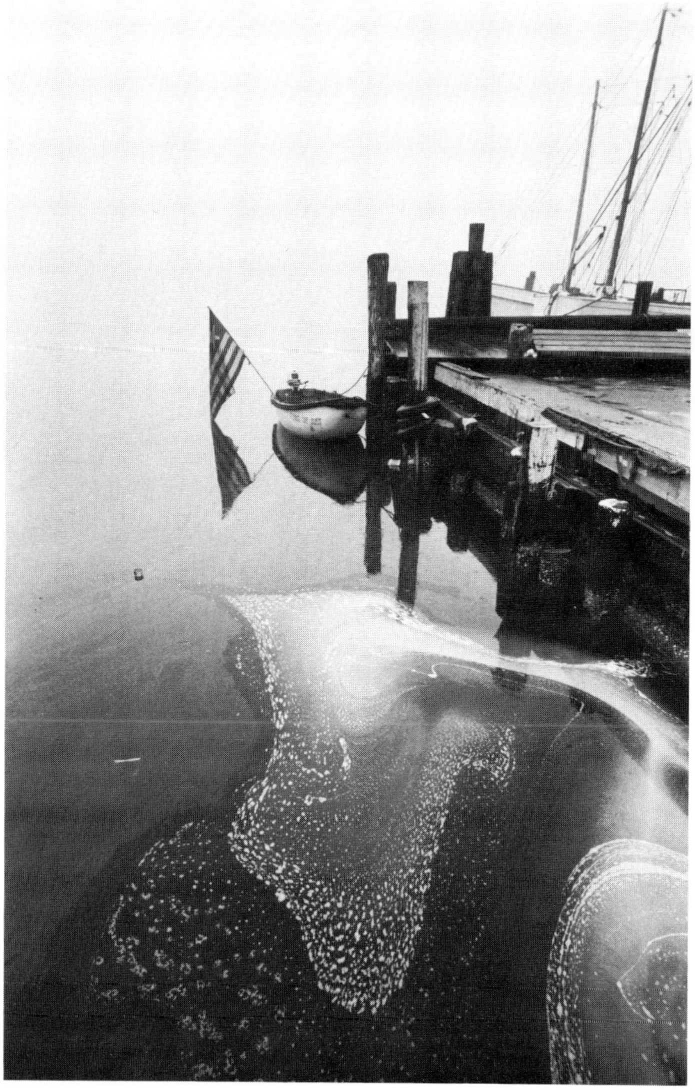

Wer sollte etwas verändern, wenn wir es nicht tun?

Nahrung, die es wert ist, auf unseren Tisch zu kommen, ein Schulhof, auf dem Kinder ungefährdet spielen, und Wasser, in dem sie ohne Angst baden können, saubere Luft am Arbeitsplatz und zu Hause – das waren für uns früher ganz einfache und selbstverständliche Dinge, und so sollte es auch sein. Wir müssen unsere Gesundheit *nicht* auf dem Altar der Effizienz- und Profitinteressen opfern. Krebs und andere Krankheiten sind keine unvermeidlichen Nebenerscheinungen des Fortschritts.

Wir brauchen nicht auf die techno-chemischen Fortschritte der letzten vier Jahrzehnte zu verzichten (wenn wir das überhaupt könnten). Es gibt kein Zurück. Wissen, das wir uns erworben haben, können wir nicht über Bord werfen. Leute, die eine solche Vogel-Strauß-Politik befürworten, diskreditieren nur ihren guten Willen.

Aber wir können und müssen die Anwendung dieser Technologien steuern. Wir sollten dafür sorgen, daß sie nicht unverantwortlich und kurzsichtig genutzt werden und daß ihre Verwendungskriterien nicht nur aus ökonomischen, sondern vor allem aus ökologischen und sozialen Gesichtspunkten heraus bestimmt werden.

Es liegt an uns. Als Individuen können wir uns für *richtige* Mahlzeiten und gegen Schnellimbißlokale entscheiden; wir können unsere Ernährung mit naturbelassenen und gesundheitsfördernden Nahrungsmitteln bereichern, und wir können unseren Körper täglich trainieren. Soll aber unsere private Entscheidung für ein gesundes Leben wirklich Sinn haben, müssen wir uns aktiv, kämpferisch und systematisch mit den umfassenderen Problemen der nationalen Politik auseinandersetzen. Denn letztlich hängt es von politischen Entscheidungen ab, wie sicher und gesund unsere Nahrung, unsere Umwelt und unsere Arbeitsplätze sind.

Das ist noch nie leicht gewesen, und es wird noch schwieriger werden. Die gegenwärtige Regierung in Washington scheint der Auffassung zu sein, daß die dem Umweltschutz dienenden gesetzlichen Bestimmungen vorrangig die Interessen der Konzernspitzen zu berücksichtigen haben. Luella Kenny ist eine Nachbarin und Freundin von Lois Gibbs aus Love Canal. In ihrem Appell an Occidental Petroleum (den Eigentümer von Hooker Chemical, der Firma, die den Giftmüll in Love Canal lagerte), unternehmerisches Verantwortungsbewußtsein zu beweisen, sagte Luella: »Wir brauchen uns keine Sorgen über den Luxus zu machen, den wir uns wegen der Inflation nicht leisten können. Und warum sollten wir uns vor einem Feind fürchten, der uns vernichten wird, wenn wir uns bereits selbst vernichten? Es bedarf keiner hochgezüchteten Atomwaffen. Es genügen die strategisch über das ganze Land verteilten zahllosen Giftmüllkippen, die heimtückisch das Leben in ihrer Umgebung ausrotten.« Luella Kenny hat, ebenso wie Lois Gibbs, vor dem Skandal in Love Canal niemals öffentlich ihre Stimme erhoben. Sie und andere Frauen wie sie müssen sich jetzt bei unseren führenden Politikern und Entscheidungsträgern Gehör verschaffen. Sollten diese sich taub stellen, dann müssen unsere Stimmen eben lauter werden, bis sie uns hören.

Es liegt an uns. Wer sollte etwas verändern, wenn wir es nicht tun?

Zitatquellen

Seite 20 »... darunter die Gattinnen der Generäle Thieu und Ky«, Tom Hayden, *The Love of Possession Is a Disease with Them* (New York: Holt, Rinehart and Winston, 1972).

Seite 33 »... daß Männer, die eine faserstoffreiche Diät von 2500 Kalorien täglich zu sich nahmen, fast fünf Prozent weniger Kalorien absorbierten als eine Vergleichsgruppe«, Mark Bricklin, *Lose Weight Naturally* (Emmaus, Pa.: Rodale Press, 1979), S. 93.

Seite 35 »Eine Zunahme unseres Zuckerverbrauchs«, Letitia Brewster and Michael F. Jacobson, Ph. D., *The Changing American Diet* (Washington, D.C.: Center for Science in the Public Interest, 1978), S. 3.

Seite 37 »Schätzungen zufolge werden fast 90 Prozent aller in den USA auf den Markt kommenden Rinder ihr Leben lang mit Antibiotika und anderen Medikamenten behandelt«, Harrison Wellford, *Sowing the Wind* (New York: Bantam Books, 1973), S. 126.

Seite 40 »Die Forschung hat gezeigt, daß früh am Tag eingenommene Mahlzeiten weniger dick machen als späte Mahlzeiten.« Mark Bricklin, op. cit., S. 213–214.

Seite 46 »... wird in Amerika alle zwei Minuten eine Frau vergewaltigt«, Jane E. Brody in *The New York Times* vom 15. Oktober 1980.

Seite 49 »... vergleichsweise weniger körperliche Anstrengung erfordert, als eine Dusche zu nehmen.« *President's Association of Physical Fitness Directors in Business and Industry*.

Seite 50 »In Amerika hat jede(r) dritte Übergewicht«. Marie V. Krause and Kathleen L. Mahan, *Food, Nutrition and Diet Therapy* (New York: W. B. Saunders, 1979), S. 556.

Seite 230 »... weil Regierung und Industrie es in der Vergangenheit versäumt hätten, für die Reinerhaltung des Grundwassers zu sorgen«, *Interim Report on Groundwater Contamination: Environmental Protection Agency Oversight Committee on Government Operations,* 96. Kongreß, September 1980.

Seite 231 »... seiner Meinung nach sei die Luftverschmutzung ›weitgehend unter Kontrolle‹«, Artikel von Jack Nelson mit dem Titel »Pollution Curbed, Reagan Says; Attacks Air Cleanup« in der *Los Angeles Times* vom 9. Oktober 1980.

Seite 233 »Die Wirklichkeit sieht dagegen so aus, daß ... die Essiggurken von Beatrice Foods Company geliefert werden.« Jim Hightower, *Eat Your Heart Out* (New York: Vintage Books, 1976), S. 21.

Seite 233 »... fünfzig Unternehmen, die etwa 70 Prozent der Gesamtgewinne der Lebensmittelindustrie für sich verbuchen können«, ibid., S. 21.

Seite 234 »... unsere Nahrung wird künftig eine ebenso hohe Qualität und Produktzuverlässigkeit haben und in bezug auf Preise und Auswahl genausoviel Konkurrenz bieten.« Ibid., S. 12.

Seite 234 »... bezahlten wir 1980 mindestens 16 Milliarden Dollar zuviel für unsere Lebensmittel«, Arthur E. Rowse, *Help: The Indispensable Almanac of Consumer Information, 1981* (New York: Everest House, 1980), S. 192.

Seite 234 »Drei Milliarden Dollar werden in den Vereinigten Staaten jährlich in die Lebensmittelwerbung investiert«, ibid., S. 191.

Seite 235 »... obwohl sie nur Weizen für 2 Cents enthält«, Jim Hightower, op. cit., S. 61–62.

Seite 235 »... Wheaties, die mit synthetischen Vitaminen im Wert von weiteren 2 Cents ›angereichert‹ wurden«, Dr. Michael F. Jacobson, *Nutrition Scoreboard* (Washington, D.C.: Center For Science in the Public Interest, Juli 1973), S. 88.
Siehe auch: Jim Hightower, op. cit., S. 15.

Seite 236 »... wie diese 2500 Ingredienzien aufeinander reagieren, wenn sie im Magen zusammenkommen«, Jim Hightower, op. cit., S. 106.

Seite 236 »... die entscheidende Erbinformation für alle Lebewesen«, Tom Alexander, »The Hysteria About Food Additives«, *Fortune Magazine,* März 1972, S. 64.

Seite 236 »... Lernstörungen bei Kindern sind in manchen Fällen mit künstlichen Farb- und Aromastoffen in Verbindung gebracht worden.« Ben F. Feingold, M. D., »Are We Becoming Paranoid About Additives In Food?«, *Washington Post* vom 19. September 1974, S. F-1.

Seite 237 »Vor allem, warum sollten wir so dumm sein, ihnen überhaupt die Möglichkeit dazu zu geben?« Jim Hightower, op. cit., S. 279.

Seite 238 »1981 starben in Amerika 400000 Menschen an Krebs«, *Cancer Facts and Figures,* American Cancer Society, 1981.

Seite 239 »... möglicherweise der ernstesten Gefahr für die menschliche Gesundheit..., die heute in den USA existiert.« *Health Effects of Toxic Pollution:* A Report from the Surgeon General (Washington, D.C.: U.S. Government Publication, August 1980), S. 153.

Seite 239 »... daß von der Bevölkerung, die mit Asbest in Berührung kommt, über zwei Millionen Menschen an Krebs sterben werden«, Mark Green, »The Progressive Alternative to Indifference« in *The Village Voice,* 25.–31. März 1981, S. 14.

Seite 240 »... von denen die meisten nicht auf ihre karzinogene Wirkung untersucht wurden.« Aussage von Dr. Samuel Epstein, Professor für Arbeits- und Umweltmedizin der School of Public Health, University of Illinois, während einer Anhörung der Regierung von Kalifornien über Giftmüllentsorgung im November 1980.

Seite 240 »... hat diese irregulären Giftmülldeponien als ›toxische Zeitbomben‹ bezeichnet«, ibid.

Seite 240 »... aber nur ein geringer Teil dieses Geldes wurde in Präventivmaßnahmen investiert.« Samuel S. Epstein, M.D., *The Politics of Cancer* (New York: Anchor/Doubleday, 1979), S. 331.

Seite 244 »... haben im Büro angestellte Frauen... doppelt so häufig Herzleiden wie andere Frauen.« Dept. of Health, Education & Welfare, *Proceedings of Conference on Occupational Stress* (Cincinnati, Ohio: NIOSH Publication, März 1978), S. 78–156.
Siehe auch: Working Women, *Race Against Time* (Cleveland, Ohio: National Association of Office Workers, April 1980), zu den Ergebnissen der Framingham-Herz-Studie.

Seite 244 »... Arbeitsplatzveränderungen in den Fabriken bei der Einführung des Fließbands«, zitiert nach John Markoff und John Stewart, »The Microprocessor Revolution: An Office on the Head of a Pin«, *In These Times,* 3.–17. März 1979.

Seite 245 »... daß Bildschirm-Typistinnen... unter Monotonie des Arbeitsplatzes und unter dem Mangel an Verantwortung leiden«, A. Cakir, D. J. Hart und T. F. M. Stewart, *The VDT Manual* (Darmstadt 1979), Kapitel 5: »The Health, Safety & Organizational Aspects of Working With VDTs«; deutsche Ausgabe: A Cakir, D. J. Hart und T. F. M. Stewart, *Bildschirmarbeitsplätze*, Heidelberg 1980. Siehe auch

Gunilla Bradley, *Computerization and Psychosocial Factors in the Working Environment* (Soziologisches Institut der Universität Stockholm).

Seite 245 »... einschließlich der Fluglotsen!« U.S. Dept. of Health and Human Services, NIOSH, *Health Consequences of Video Viewing: San Francisco Study* Februar 1981. Siehe auch Michael J. Smith, Ph. D., u. a.: *VDTs: A Preliminary Health Risk Evaluation,* NIOSH, Januar 1980.

Seite 245 »... kurzfristige Beeinträchtigungen der Sehschärfe«, NIOSH, op. cit.
Siehe auch: Smith, op. cit.

Seite 245 »... schlechte Lichtverhältnisse, unleserliche Vorlagen und eine mangelhafte Ausstattung des Arbeitsplatzes«, National Association of Office Workers: *Race Against Time: Automation of the Office,* Report des Working Women Education Fund (Cleveland, Ohio, 1980).

Seite 245 »Der menschlichen Gesundheit wird durch Luftverschmutzung in geschlossenen Gebäuden wahrscheinlich mehr Schaden zugefügt als durch die Luft draußen.« *Warning: Health Hazards for Office Workers, An Overview of Problems and Solutions in Occupational Health in the Office.* Report des Working Women Education Fund (Cleveland, Ohio, April 1981), S. 29.

Seite 245 »Ihre Beschwerden kommen von der Büroluft, in der Sie arbeiten.« Ibid., S. 30.

Seite 246 »... ein Sachbearbeiter nicht länger als 50 Minuten ohne Pause an dem Bildschirmgerät eingesetzt werden darf.« *Testimony of Andrea Hricko, L. O. H. P. Before the State of California's Industrial Welfare Commissions, Wage Board Nr. 4, Concerning the Need for Rest Breaks for VDT Users,* 12. April 1979.

Seite 250 »... die heimtückisch das Leben in ihrer Umgebung ausrotten.« *Statement to the Annual Meeting of Occidental Petroleum Shareholders, Corporate Responsibility Resolution,* 21. Mai 1980.

Empfehlenswerte Sachliteratur

Die für diese Bibliographie zusammengestellten Buchtitel bieten interessierten Leserinnen und Lesern Anregungen zur Weiterbeschäftigung mit den Themen: Körper und Gesundheit / Ernährung / Bewegungstraining / Umweltgefahren. Die Auswahl berücksichtigt vor allem Standardwerke und Bücher, die uns durch praktische Anleitungen, Sachinformationen und Adressenhinweise die Möglichkeit eröffnen, aktiv an der Verbesserung unseres Lebens und unserer Umwelt mitzuwirken.

Körper und Gesundheit

Unser Körper – unser Leben
Ein Handbuch von Frauen für Frauen (zwei Bände). Überarbeitete Ausgabe 1981. Rowohlt Taschenbuch Verlag GmbH Reinbek, Band Nr. 7271 und 7272.

Ein umfassendes Informationsbuch über den weiblichen Körper und alle wichtigen Lebensbereiche von Frauen. Mit ausführlichen Literaturangaben zur Frauenbewegung und einem Adressenteil über Frauenbuchläden, Frauenzentren und Frauengruppen in der BRD, in Österreich und der Schweiz.

Liselotte und Hans Petersohn
Für eine andere Medizin
Gesund bleiben – gesund werden. Bewährte Naturheilverfahren.
Fischer Taschenbuch Verlag GmbH, Ffm. 1981, Band Nr. 4058

Die Autoren setzen den physikalisch-chemischen Behandlungsmethoden der herkömmlichen Medizin die ganzheitliche Naturheilmethode der biologischen Medizin gegenüber, deren vordringlichstes Anliegen die Gesunderhaltung des Körpers und das Vorbeugen vor Krankheiten ist. Mit Kontakt-Adressen von Ärzten für Naturheilverfahren etc.

Kurt Langbein, Hans-Peter Martin, Hans Weiss, Roland Werner
Gesunde Geschäfte
Die Praktiken der Pharma-Industrie
Verlag Ullstein GmbH, erweiterte Taschenbuchausgabe Berlin 1982, Ullstein TB Nr. 34094

Die Autoren haben 40000 Dokumente internationaler Pharma-Konzerne ausgewertet. Das Ergebnis ihrer Recherchen: Die Praktiken der Pharma-Industrie gefährden oftmals die Gesundheit ihrer Patienten; so werden z. B. wichtige Nebenwirkungen von Medikamenten geheimgehalten. Ein brisanter Bericht.

Ilona Kickbusch, Alf Trojan
Gemeinsam sind wir stärker
Selbsthilfegruppen und Gesundheit. Selbstdarstellungen – Analysen – Forschungsergebnisse.
Fischer Taschenbuch Verlag GmbH, Ffm. 1981, Band Nr. 4050

Eine umfassende Dokumentation über die Arbeit von Selbsthilfegruppen aus verschiedenen Krankheitsbereichen (Alkoholiker, Drogenabhängige, Anfallkranke, Herzkranke etc.). Mit Kontaktadressen für weitere Informationen über Selbsthilfegruppen:

Mildred Scheel, Jochen Aumiller
Der Krebshilfe-Ratgeber
Band 1: Wer behandelt mich richtig?
Goldmann Verlag München, Taschenbuch Nr. 10880

Mit nützlichen Adressen (Tumorzentren, Selbsthilfegruppen, Nachsorgezentren etc.)
Der Krebshilfe-Ratgeber, Band 2, Goldmann Taschenbuch Nr. 10881

O. Carl Simonton, Stephanie Matthews Simonton, James Creighton
Wieder gesund werden
Eine Anleitung zur Aktivierung der Selbstheilungskräfte für Krebspatienten und ihre Angehörigen; mit Cassette.
Rowohlt Verlag GmbH, Reinbek 1982

Gesund essen – gesund bleiben

Gerd Billen, Otmar Schmitz
Alternative Ernährung
Handbuch für eine gesunde Kost und autonome Verbraucher. Fischer Taschenbuch Verlag GmbH, Ffm. 1982, Band Nr. 4067

Mit einem Verzeichnis der bundesdeutschen Bio-Läden, Anschriften von Öko-Bauern, Food-Coops, Verbraucherzentralen und verbraucherpolitischen Gruppen, einer Bio-Versand-Liste sowie einem Literaturverzeichnis.

Frances Moore-Lappé
Die Öko-Diät
Wie man mit wenig Fleisch gut ißt und die Natur schont.
Fischer Taschenbuch Verlag GmbH, Ffm. 1978, Bd. Nr. 4013

Ein Plädoyer für die Einschränkung des Fleisch-Essens zugunsten einer vegetarischen Ernährung; mit vielen Rezepten.

Chemie in Lebensmitteln
Herausgegeben von der Katalyse-Umweltgruppe Köln e. V.
Zweitausendeins Versand; Ffm. 1982

Ein umfassendes, übersichtliches Handbuch über unsere Lebensmittel und die Gefahren ihrer Verseuchung durch Umweltgifte und Chemikalienzusätze.

Eva Kapfelsperger, Udo Pollmer
Iß und stirb
Chemie in unserer Nahrung
Kiepenheuer und Witsch, Köln 1982

Das Buch gibt einen Überblick über Umfang und Methoden der Vergiftung unserer Grundnahrungsmittel, setzt sich kritisch mit dem Lebensmittelrecht auseinander und zeigt Wege auf, wie wir uns als Verbraucher schützen und gesünder ernähren können.

Biologisch kochen und backen

Coline André
Biologisch kochen mit Gemüse
Hörnemann Verlag, Bonn 1982

Jedem Gemüse, von Artischocke bis Zwiebel, ist ein eigenes Kapitel gewidmet, in dem neben vielen Rezepten die gesundheitsfördernden Nährstoffe und eine möglichst schonende Zubereitung beschrieben werden.

Inge Früchtel
Das große Vollkorn-Kochbuch
Rat und Rezept-Ideen zum Kochen und Backen von Vollwert-Kost.
Gräfe und Unzer Verlag GmbH, München

Inge Früchtel
Das große Vollkorn-Backbuch
Alles über das Backen mit Vollgetreide und naturbelassenen Zutaten.
Gräfe und Unzer Verlag GmbH, München

Bewegungstraining

Mildred und Kenneth H. Cooper
Bewegungstraining für die Frau
Fischer Taschenbuch Verlag GmbH, Ffm. 1981, Band Nr. 1608

Ein Fitness-Anleitungsprogramm speziell für Frauen, entwickelt aus Dr. Coopers »Bewegungstraining« zur Erhöhung und Erhaltung der Leistungsfähigkeit. Mit Tabellen zum Bewegungstraining der verschiedenen Sportarten (Laufen, Schwimmen, Radfahren etc.) und Konditionstests.

James F. Fixx
Das komplette Buch vom Laufen
Wolfgang Krüger Verlag, Ffm. 1979

Das Standardbuch über das Laufen. Es erläutert ausführlich alle Aspekte dieses Sports für Anfänger wie für trainierte Läufer (innen).

Manfred Steffny und Rosemarie Breuer
Das Frauen-Laufbuch
Spiridon Verlags GmbH; Hilden 1982

Ein praxisbezogenes und vielseitiges Buch über Frauen als Läuferinnen.

Umweltgefahren und Krebskrankheiten

Der Fischer Öko Almanach 82/83
Herausgegeben von Gerd Michelsen, Uwe Rühling, Fritz Kalberlah und dem Öko-Institut, Freiburg/Br.
Daten, Fakten, Trends der Umweltdiskussion
Fischer Taschenbuchverlag GmbH, Ffm. 1982, Band Nr. 4057

Der Fischer Öko Almanach gibt einen aktuellen Überblick über bestehende und mögliche Gefährdungen und Schäden unserer Umwelt. Der Anhang bietet eine dokumentarische Übersicht über Behörden, Institutionen, ökologische Organisationen, Zeitschriften etc.

Jochen Bölsche (Hg.)
Natur ohne Schutz
Neue Öko-Strategien gegen die Umweltzerstörung
Rowohlt Taschenbuch Verlag GmbH, Reinbek 1982, Spiegel-Buch Nr. 22

Spiegel-Autoren beschreiben in diesem Buch die weltweite Naturzerstörung – sterbende Wälder, verseuchte Meere, verschmutzte Flüsse – und porträtieren die westdeutsche Umweltbewegung von Grzimek bis Greenpeace.

Emanuel Eckardt, Sebastian Knauer
Kein schöner Land
Ein deutscher Umweltatlas
Wilhelm Goldmann Verlag GmbH, München 1982, Goldmann STERN-Buch Nr. 11515

Eine umfassende Bestandsaufnahme der ökologischen Situation in der BRD und ein Ausblick auf die noch ungenutzten Möglichkeiten einer Umweltpolitik der achtziger Jahre.

Hartmut Bossel, Hans-Joachim Grommelt, Kurt Oeser (Hrsg.)
Wasser
Wie ein Element verschmutzt und verschwendet wird.
Fischer Taschenbuch Verlag GmbH, Ffm. 1982, Band Nr. 4056

Eine eindringliche und umfassende Dokumentation über die Trinkwasser-Situation in der BRD.

Arbeitsgruppe »Wiederaufarbeitung« (Hg.)
Atommüll oder Der Abschied von einem teuren Traum
Rowohlt Taschenbuch Verlag GmbH, Reinbek, Band 4117

Dieses Buch informiert über die Probleme und Gefahren durch Wiederaufarbeitungsanlagen für abgebrannte Brennelemente aus Atomkraftwerken und setzt sich kritisch mit der ›friedlichen‹ Nutzung der Kernenergie auseinander.

Fotonachweis

Die Fotos stammen von Steve Schapiro, mit Ausnahme der folgenden:
Steve Cagan: 246, 248
Adger Cowans: 54, 55
Bruce Davidson/Magnum: 231
James Drake/*Sports Illustrated* © Time Inc.: 48 unten
Elliott Erwitt/Magnum: 227
Jane Fondas Familienarchiv: 8, 11, 13
Gamma: 28
Charles Gatewood/Magnum: 230
Philip Jones Griffiths/© Magnum: 20
Mark Haven/© Magnum: 235
© Janeart Ltd.: 59
Jacques-Henri Lartigue: 45
Neil Leifer/*Sports Illustrated* © Time Inc.: 48 oben
Sammlungen der Library of Congress: John Collier, »Seed Catalogue«, Dorchester Co., Md., 1942: 36, 44
Richard Mackson: *Sports Illustrated* © Time Inc.: 47 unten
Metropolitan Museum of Art: James Peale, *Stilleben,* Maria de Witt Jesup Fund, 1939: 31; Paul Cézanne, *Stilleben,* Vermächtnis von Samuel A. Lewisohn, 1951: 37
Movie Star News: 17 oben und unten, 18
Karen Radkai, mit freundlicher Genehmigung von *Vogue,* Copyright © 1960 by The Condé Nast Publications, Inc.: 15
John Rose: 29
Sam Shere/UPI: 46
Sports Illustrated © Time Inc.: 47 oben
Suzanne Tenner: 60
United Press International: 239 rechts, 241, 242, 243
Burk Uzzle/Magnum: 249
Jean Louis Urli/Gamma-Liaison: 48, oben rechts
Wide World Photos: 49 unten, 239 links, 240
Working Women: 245
Zeichnung auf den Seiten 18/19: Catherine Kenner

Diskographie

Blondie, *American Gigolo,* Polydor 2391447
Brothers Johnson, *Light Up the Night,* CBS 63716
Cara, Irene, *Fame,* Polydor-RSO 2394265
Chic, *C'est Chic,* WEA 50686
Fleetwood Mac, *Rumours,* WEA 56344
Hayes, Isaac, *Don't Let Go,* Polydor 2417337
Jackson, Michael, *Off the Wall,* CBS 83468
Jacksons, *Destiny,* CBS 83200
Jacksons, *Triumph,* CBS 86112
Kongas, *Africanism,* CBS 82655
Lee, Johnny, *Urban Cowboy,* WEA 99101
London Symphony Orchestra, *Star Wars,* Phonogramm 6641699 (2 LP)
Manchester, Melissa, *Manchester, Melissa,* Ariola 201181
Newton-John, Olivia, *Totally Hot,* EMI 064-061813
Paillard Chamber Orchestra, Jean-François, *Pachelbel – Canon in D,* ERA 2L 30645
Parton, Dolly, *Heartbreaker,* RCA 12797
Pointer Sisters, *Energy,* WEA 52107
Richard, Cliff, *I'm No Hero,* EMI 064-007342
Santana, *Inner Secrets,* CBS 86075
Scaggs, Boz, *Silk Degrees,* CBS 81193
Seger, Bob, *Against the Wind,* EMI 064-086097
Stewart, Amii, *Knock on Wood,* Ariola 200461
Streisand, Barbra, *Main Event,* CBS 70171
Summer, Donna, *Bad Girls,* Phonogramm 6685031 (2 LP)
Summer, Donna, *Live and More,* Phonogramm 6685030 (2 LP)
Sylvester, *Step 2,* Metronome 0061105